神経解剖は"ワシ"にまかせて！

QUESTION & ANSWER

0ゼロからの脳神経外科学

鈴木 慶やすらぎクリニック

窪田 惺 著

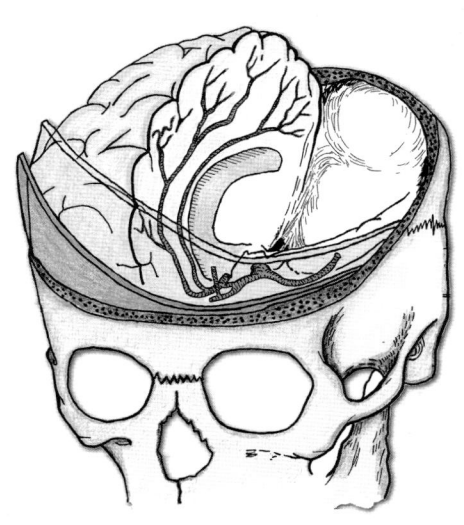

ぱーそん書房

増補版の刊行にあたり

　お陰様で、本書は多くの読者からご好評を頂いており、今回増刷の運びとなりました。
　中枢神経系腫瘍のWHO（World Health Organization；世界保健機関）分類が2016年に改訂され、従来の光学顕微鏡による組織診断名に遺伝子型が組み合わさった診断名が用いられるようになりましたので、この機会に、この部門を少し補填しました。
　本書が微力ながらも、引き続き皆様方の知識向上の一助となることを願っています。
　最後になりましたが、増補版作成にあたり、ぱーそん書房の山本美恵子社長および近野さくら様には大変お世話になりました。この場をかりて心より御礼申し上げます。
　2019年3月

　　　　　　　　　　　　　　　　　　　　　　　　　　　　　　　　　窪田　惺

はじめに

「神経学は難しい」ということをよく耳にします。筆者は、その原因を、「神経系の解剖（構造）の理解不足からきているのだ」と思っています。では、「どのようにすれば神経学を学ぶ方々に解剖を理解してもらえるだろうか？」と考えたとき、「図を多く取り入れればよいのではないか」と思い、その結果できあがったのが本書です。

本書の題名は「0（ゼロ）からの脳神経外科学」ですが、この題名にした理由は、神経学の基礎となっている神経解剖学や生理学をしっかりと身につけてほしいということが一番ですが、その他、既に脳神経外科学を学ばれた研修医の方や神経系を専門にし日夜診療に励んでおられる先生方にも、再度知識の整理や確認をして頂きたいとの思いからです。

本書の構成は次のようになっています。
第1章は「神経系の構造（解剖）と働き（生理）」で、図を多く取り入れ、かつ図の説明文を詳しくし、本文を読まなくても理解できるようにしました。お気づきのように、図はすべて筆者の手描きです。稚拙な図ですが、それだけに親しみがもてるのではないかと思っています。神経系の解剖を理解するうえで大事なことは、読むだけでなく図を描いてみることだと筆者は思っています。そこで読者の方々には、第1章は読むだけでなく、是非一度は自分で図を描いてみてください。最初は、本書や他の解剖学の本を見ながらで結構です。図が描けたらしめたものです。間違いなくその部の構造は理解できています。第1章を挫折することなく突破できれば、あとは、「す〜い」、「ス〜イ」と難なく理解できるものと思っています。
第2章は脳神経外科を学ぶための一般的事項、いわゆる「総論」です。
第3章〜第9章は各脳神経系の疾患で、他書の「各論」に相当します。本書ではQ(question) & A(answer)形式で記載してあります。'Q'は筆者が読者の身になって、その内容を決めました。
頁のところどころに「隠れ家」と称する空欄がありますが、読者の方々のメモとしてご利用ください。
本書の執筆にあたっては間違いのないように書いたつもりですが、読者の方々が読まれて異論のある箇所があるかも知れません。ご意見やご批判がございましたら、それらを編集室の方にお寄せ頂ければ幸いです。
最後に、本書の執筆の機会を与えてくださったぱーそん書房の高山静氏と山本美恵子様に心より感謝致します。
用語については、日本脳神経外科学会用語委員会編の脳神経外科用語集改訂第2版（南江堂, 2006年）に準じて記載しました。
なお、サイバーナイフに関しては医療法人社団東京石心会新緑脳神経外科太田誠志院長に、また脊髄動静脈奇形については東京都立神経病院脳神経外科医長髙井敬介博士に助言

を頂きました。両先生には、お忙しい中、訂正や加筆をして頂きありがとうございました。この場を借りて御礼申し上げます。

〔お断りとお願い〕
　本書は、医療関係者の知識の向上を図る目的で出版されたものです。したがって、一般の方々からの著者や出版社への問い合わせについてはご相談に応じかねますので、ご了承ください。また、各種係争事などの判断材料や資料としてのご利用もご遠慮ください。
　　　2015年10月

窪田　惺

目　次

第1章　構造と働き

I　頭蓋骨、脊椎とその付属物 ─ 2
- 1．頭蓋（骨） ─ 2
- 2．脊　椎 ─ 8
- 3．髄膜と硬膜静脈洞 ─ 13
  - ①髄膜 ─ 13
  - ②硬膜静脈洞 ─ 15

II　中枢神経系 ─ 16
- 1．脳 ─ 16
  - ①大脳 ─ 17
    - 1. 概説 ─ 17
    - 2. 脳葉 ─ 20
      - A．前頭葉(20)　B．側頭葉(22)　C．頭頂葉(24)　D．後頭葉(26)　E．島(27)
      - F．辺縁葉(28)
    - 3. 大脳基底核 ─ 29
    - 4. 神経線維と神経線維の連絡（神経路、伝導路） ─ 30
      - A．交連線維と交連神経路、連合線維と連合神経路(30)　B．投射線維と投射神経路(32)
    - 5. 内包 ─ 46
  - ②間脳 ─ 48
    - 1. 視床（背側視床） ─ 49
      - A．概説(49)　B．視床の区分と分類(50)　C．視床の働き（機能）(53)
    - 2. 視床下部 ─ 53
      - A．概説(53)　B．視床下部の分類と働き(54)　C．視床下部ホルモン(56)
  - ③小脳 ─ 57
    - 1. 概説 ─ 57
    - 2. 小脳の分類 ─ 59
    - 3. 小脳の働き ─ 62
  - ④脳幹 ─ 63
  - ⑤下垂体 ─ 65
    - 1. 概説 ─ 65
    - 2. 分類 ─ 65
    - 3. 各種ホルモン ─ 68
      - A．下垂体前葉ホルモン(68)　B．下垂体後葉ホルモン(73)
- 2．脊　髄 ─ 74

III　末梢神経系 ─ 79
- 1．脳神経 ─ 79
- 2．脊髄神経 ─ 85
- 3．自律神経 ─ 86

i

Ⅳ 脳動脈 ——————————————————————— 87
1. 概　説 ————————————————————————— 87
2. 内頸動脈系 ———————————————————————— 89
3. 椎骨脳底動脈系 —————————————————————— 91

Ⅴ 脳室系、くも膜下腔、脳脊髄液と髄液循環 ——————————— 92
1. 脳室系 —————————————————————————— 92
　[1] 側脳室 ·· 92
　[2] 第3脳室 ··· 93
　[3] 第4脳室 ··· 93
2. くも膜下腔 ———————————————————————— 93
3. 脳脊髄液と髄液循環 ———————————————————— 94

第2章　脳神経外科学を学ぶための一般的事項

- **Q.1** 脳神経外科はどんなことを勉強する科ですか？ ——————————— 98
- **Q.2** 脳神経外科ではどんな病気を扱うのですか？ ———————————— 98
- **Q.3** 頭の病気ではどんな症状が出るのですか？ ————————————— 98
- **Q.4** 病気によって症状の出方は違うのですか？ ————————————— 98
- **Q.5** 視覚情報はどのような経路を通って伝達されるのですか？ —————— 99
- **Q.6** 視交叉、視索や視放線について説明してください ————————— 99
- **Q.7** 頭囲の測り方や意義を教えてください ——————————————— 100
- **Q.8** 大泉門の診かたや意義を説明してください ————————————— 102
- **Q.9** 頭の病気でも'めまい'は起こるのですか？　危険な'めまい'と、そうでない'めまい'とがあると聞きましたが ———————————————————— 103
- **Q.10** '生命に危険な頭痛'とはどんな頭痛をいうのですか？ ———————— 104

- **Q.11** 出血と血腫はどう違うのですか？ ————————————————— 104
- **Q.12** 'バイタル サイン'とはなんですか？ ———————————————— 104
- **Q.13** 意識のない患者さんが救急車で搬送されてきた場合、どのように診察し評価するのですか？ ———————————————————————————— 104
- **Q.14** 瞳孔を観察するうえで大切なことを教えてください ————————— 106
- **Q.15** 対光反射について説明してください ———————————————— 107
- **Q.16** 視野障害について教えてください —————————————————— 109
- **Q.17** 中枢性と末梢性の顔面麻痺の違いを教えてください ———————— 110
- **Q.18** 末梢性顔面神経麻痺（顔面のゆがみ）にも程度があると思うのですが、その程度をどのように評価したらよいのかを教えてください—評価法— ———————— 112
- **Q.19** くも膜下腔はどこにあるのですか？ ————————————————— 112
- **Q.20** リハビリとはなんですか？ —————————————————————— 112

- **Q.21** 理学療法士の方たちが、「Aさんはブルンストロームのステージ3だね」とか言われているのを聞いたことがあるのですが、ブルンストロームとはなんですか？ ———— 113
- **Q.22** 日常生活動作自立度の評価法であるバーセル指数について教えてください ——— 115
- **Q.23** 頭蓋内腔とはなんですか？ —————————————————————— 118

- Q.24 頭を打つとどうして死ぬのでしょうか？ ——— 118
- Q.25 脳浮腫について教えてください ——— 119
- Q.26 では、血液脳関門とはなんですか？ ——— 121
- Q.27 血液脳関門についてはわかりましたが、血液脳関門は頭蓋内のすべての部位に備わっているのですか？ ——— 122
- Q.28 血液脳関門を通過する物質と、通過しない物質を教えてください ——— 122
- Q.29 頭蓋内圧とはなんですか？ また、頭蓋内圧が高くなるとどうなるのですか？ ——— 122
- Q.30 頭蓋内圧が高くなるとどんな症状が出るのですか？―頭蓋内圧亢進症状― ——— 123
- Q.31 なぜ早朝に頭痛が生じるのですか？ ——— 123
- Q.32 脳ヘルニアとその種類について説明してください ——— 124
- Q.33 遷延性意識障害(いわゆる植物状態)とはなんですか？ また、脳死と同じですか、それとも違うのですか？ ——— 127
- Q.34 では、脳死について教えてください ——— 128
- Q.35 患者さんが脳神経外科の外来に来られた際、どのような手順で診断を進めていくのですか？ ——— 129
- Q.36 脳神経外科疾患の一般的な治療法について教えてください ——— 129

第3章　脳血管障害

I　総説 ——— 134
- Q.1 脳の血管の病気を説明してください―脳血管障害― ——— 134
- Q.2 脳卒中ではどのような症状が出たときに病院を受診すればよいのですか？ ——— 134
- Q.3 脳動脈は頭蓋内のどの部分を走るのですか？ ——— 136
- Q.4 動脈壁の構造を教えてください ——— 136
- Q.5 Willis動脈輪とはなんですか？ ——— 138
- Q.6 脳卒中患者の重症度を評価する方法があれば教えてください ——— 139

II　くも膜下出血 ——— 140
- Q.1 くも膜下出血とはなんですか？ ——— 140
- Q.2 くも膜下腔に出血するとどのような症状が出るのですか？―症状― ——— 140
- Q.3 くも膜下出血の診断はどのようにするのですか？―診断― ——— 140
- Q.4 くも膜下出血の重症度分類とはなんですか？―重症度分類― ——— 142
- Q.5 くも膜下出血の患者さんの治療はどうするのですか？―治療― ——— 142

III　脳動脈瘤 ——— 143

1. 概説
- Q.1 動脈瘤にはどのような種類があるのでしょうか？―動脈瘤の分類― ——— 143
- Q.2 脳動脈瘤とはなんですか？ ——— 145
- Q.3 脳動脈瘤はどのようにしてできるのでしょうか？ ——— 146
- Q.4 脳動脈瘤が破れるとどうなるのですか？ ——— 147
- Q.5 脳動脈瘤の名前は発生している脳動脈の名前で呼ぶのですか？ ——— 147

2．囊状脳動脈瘤
- **Q.1** 囊状脳動脈瘤の'瘤'の各部位の名前を教えてください ─── 148
- **Q.2** 脳動脈瘤はどのようにしてみつかるのですか？ ─── 149
- **Q.3** 脳動脈瘤は破れてみつかることが多いということですが，破れた場合どのような症状が出るのでしょうか？─破裂症状─ ─── 149
- **Q.4** 脳動脈瘤は破裂したら，くも膜下出血をきたすというのはわかりましたが，それ以外に何が起こるのでしょうか？─破裂性脳動脈瘤の病態生理─ ─── 149
- **Q.5** 脳動脈瘤の発生しやすい年齢は何歳でしょうか？─好発年齢─ ─── 151
- **Q.6** 脳動脈瘤ができやすい部位はどこでしょうか？─好発部位─ ─── 151
- **Q.7** 脳動脈瘤の診断はどのようにするのですか？─診断─ ─── 151
- **Q.8** 破裂脳動脈瘤の治療法について教えてください─治療法─ ─── 153
- **Q.9** 破裂脳動脈瘤は発見され次第，直ちに開頭・直達手術をするのですか？─破裂脳動脈瘤の直達手術の時期─ ─── 155

3．脳動脈解離
- **Q.1** 脳動脈解離について説明してください ─── 156
- **Q.2** 脳動脈解離の好発年齢と性差について教えてください─好発年齢と性差─ ─── 157
- **Q.3** 脳動脈解離の好発部位や初発症状について教えてください─好発部位と初発症状─ ─── 157
- **Q.4** 脳動脈解離では，くも膜下出血をきたす場合と，脳虚血症状を呈する場合とがありますが，どうしてこのような違いが生じるのですか？ ─── 157

4．細菌性脳動脈瘤
- **Q.1** 細菌性脳動脈瘤について教えてください ─── 158
- **Q.2** 細菌性脳動脈瘤はどの年代に多いのですか？─好発年齢─ ─── 158
- **Q.3** 細菌性脳動脈瘤の好発部位は囊状脳動脈瘤と同じですか？─好発部位─ ─── 158

IV 脳動静脈奇形 ─── 159
- **Q.1** 脳動静脈奇形の'動静脈奇形'とは耳慣れない言葉ですが，'動静脈奇形'について教えてください ─── 159
- **Q.2** では，脳動静脈奇形の概略について説明してください ─── 159
- **Q.3** 脳動静脈奇形はどのようにしてみつかることが多いのですか？ ─── 160
- **Q.4** 脳動静脈奇形の症状を教えてください─症状─ ─── 161
- **Q.5** 脳動静脈奇形はどの年代に多いのですか？─好発年齢─ ─── 161
- **Q.6** 脳動静脈奇形の発生しやすい部位はどこでしょうか？─好発部位─ ─── 162
- **Q.7** 脳動静脈奇形の診断はどのようにするのですか？─診断─ ─── 162
- **Q.8** 脳動静脈奇形の治療法について教えてください─治療法─ ─── 162
- **Q.9** 脳動静脈奇形を外科的（開頭術）に治療する場合，どのような基準が用いられているのですか？─外科的治療の適応症例─ ─── 163

V 頚動脈海綿静脈洞瘻 ─── 164
- **Q.1** 頚動脈海綿静脈洞瘻について説明してください ─── 164
- **Q.2** 頚動脈海綿静脈洞瘻ではどんな症状が出るのですか？─症状─ ─── 165
- **Q.3** 頚動脈海綿静脈洞瘻の診断はどのようにするのですか？─診断─ ─── 166

- **Q.4** 頸動脈海綿静脈洞瘻の治療は？―治療― ―― 166

VI 高血圧性脳出血 ―― 168
- **Q.1** 高血圧性脳出血について説明してください ―― 168
- **Q.2** 高血圧性脳出血はどの部位に起こりやすいのですか？―好発部位― ―― 168
- **Q.3** 高血圧性脳出血はどのような年代に多いのですか？―好発年齢― ―― 168
- **Q.4** 高血圧性脳出血ではどんな症状が出るのですか？―症状― ―― 168
- **Q.5** 高血圧性脳出血の診断はどのようにするのですか？―診断― ―― 170
- **Q.6** 高血圧性脳出血の治療について教えてください―治療法― ―― 171

VII もやもや病 ―― 173
- **Q.1** 'もやもや病' は日本語の病名ですが、この名前の由来はなんですか？ ―― 173
- **Q.2** 病名の由来はわかりましたが、では、'もやもや病' とはどういう病気ですか？ ―― 173
- **Q.3** 'もやもや病' はどの年代に多いのですか？―好発年齢― ―― 173
- **Q.4** 'もやもや病' はどのような症状で発症することが多いのですか？―初発症状― ―― 173
- **Q.5** 'もやもや病' の診断はどのようにするのですか？―診断― ―― 174

VIII 脳梗塞 ―― 176
- **Q.1** 脳梗塞とはなんですか？ ―― 176
- **Q.2** 脳梗塞にはどんな種類があるのですか？―分類― ―― 176
- **Q.3** 一過性脳虚血発作（TIA）について説明してください ―― 178
- **Q.4** 脳梗塞ではどのような症状が出るのですか？―症状― ―― 178
- **Q.5** 脳梗塞のCT所見を教えてください ―― 179
- **Q.6** Early CT sign とはなんですか？ ―― 180
- **Q.7** 脳梗塞のMRI所見を教えてください ―― 181
- **Q.8** 脳梗塞の治療について教えてください―治療― ―― 182
- **Q.9** 脳梗塞を表にまとめてください―まとめ― ―― 184

第4章 頭部外傷

I 総説 ―― 188
- **Q.1** 頭を打った場合にどんなことが起こるのでしょうか？―頭部外傷の種類― ―― 188
- **Q.2** 'こぶ' とはなんですか？ ―― 189
- **Q.3** 意識清明期とはなんですか？ ―― 190
- **Q.4** 頭蓋内出血における急性、亜急性や慢性という用語には、どのような違いがあるのですか？―急性期、亜急性期、慢性期について― ―― 190

II 頭蓋骨骨折 ―― 191
- **Q.1** 頭蓋骨骨折にはどんな種類がありますか？―頭蓋骨骨折の種類― ―― 191
- **Q.2** 頭蓋骨骨折は手術をするのですか？ ―― 191
- **Q.3** 頭蓋底骨折の診断ですが、頭蓋底の骨は凹凸があり、また、頭部エックス線単純撮影では種々の構造物と重なって診断は難しいのではないですか？ ―― 192

- Q.4 頭蓋底骨折は手術をして治すのですか？ ─── 193
- Q.5 拡大性頭蓋骨骨折とはなんですか？ ─── 193

Ⅲ 眼窩壁骨折 ─── 195
- Q.1 眼窩吹き抜け骨折について説明してください ─── 195
- Q.2 眼窩吹き抜け骨折の治療はどうするのですか？─治療─ ─── 196

Ⅳ 頭蓋内血腫 ─── 197
- Q.1 硬膜外血腫について説明してください ─── 197
- Q.2 硬膜下血腫について説明してください ─── 198
- Q.3 脳内血腫について説明してください ─── 199
- Q.4 慢性硬膜下血腫について説明してください ─── 199
- Q.5 慢性硬膜下血腫は急性硬膜下血腫の慢性化したものですか？ ─── 200
- Q.6 慢性硬膜下血腫は治療可能な認知症といわれていますが？ ─── 200

Ⅴ 脳損傷 ─── 202
- Q.1 脳損傷について説明してください ─── 202
- Q.2 びまん性軸索損傷（DAI）の画像所見を説明してください ─── 203

Ⅵ 小児および高齢者の頭部外傷 ─── 204
- Q.1 小児の頭部外傷では成人と違った特徴はあるのですか？ ─── 204
- Q.2 高齢者の頭部外傷は成人と異なるところがあるのでしょうか？ ─── 205

第5章　脳腫瘍

Ⅰ 総説 ─── 208
- Q.1 '腫瘍' という言葉について説明してください ─── 208
- Q.2 '脳腫瘍' の概略について説明してください ─── 208
- Q.3 では、'転移' とはどういうことですか？ ─── 208
- Q.4 脳腫瘍にはどんな種類があるのですか？─種類─ ─── 208
- Q.5 小児と成人の代表的な悪性の原発性脳腫瘍はなんですか？ ─── 209
- Q.6 脳腫瘍の症状を教えてください─症状─ ─── 209
- Q.7 脳腫瘍の診断法について教えてください─診断─ ─── 209
- Q.8 脳腫瘍の治療を教えてください─治療─ ─── 209

Ⅱ 神経膠腫 ─── 212
- Q.1 神経膠腫について説明してください ─── 212
- Q.2 神経膠腫にはどんな種類があるのですか？─神経膠腫の種類─ ─── 212
- Q.3 脳腫瘍に遺伝子診断がなされるとのことですが、教えてください ─── 213

Ⅲ 髄膜腫 ——————————————————————————— 214
Q.1 髄膜腫について説明してください ——————————————— 214

Ⅳ 髄芽腫 ——————————————————————————— 215
Q.1 髄芽腫について説明してください ——————————————— 215

Ⅴ 下垂体腫瘍 ————————————————————————— 216
Q.1 下垂体腫瘍と下垂体腺腫は同じですか、あるいは違うのですか？ ——— 216
Q.2 下垂体腺腫はどのように分類されるのですか？―分類― ————— 216
Q.3 下垂体腺腫の症状を教えてください―症状― ————————— 216
Q.4 プロラクチン(乳腺刺激ホルモン)産生腺腫の症状である無月経や乳汁漏出について説明してください ———————————————————————— 217
Q.5 下垂体腺腫の発生しやすい年齢や性別を教えてください ————— 217
Q.6 下垂体腺腫の治療方針や治療について教えてください―治療方針と治療― — 218

Ⅵ 頭蓋咽頭腫 ————————————————————————— 221
Q.1 頭蓋咽頭腫とは難しい名前ですが、最初に概要を説明してください ——— 221
Q.2 頭蓋咽頭腫のできやすい部位、好発年齢、性別や症状について教えてください―好発部位、好発年齢、性別、症状― ——————————————— 221
Q.3 頭蓋咽頭腫の治療はどうするのですか？―治療― ———————— 221

Ⅶ Germinoma(ジャーミノーマ) ————————————————— 222
Q.1 Germinoma とはなんですか？ ————————————————— 222
Q.2 Germinoma の発生しやすい部位と症状について説明してください―好発部位と症状― ——————————————————————————————— 222

Ⅷ 前庭神経腫瘍(聴神経腫瘍) ——————————————————— 223
Q.1 耳の神経からできる腫瘍があると聞きましたが、なんですか？ ——— 223
Q.2 前庭神経腫瘍の症状と治療について教えてください―症状と治療― — 224

Ⅸ 血管芽腫 ——————————————————————————— 225
Q.1 血管芽腫について教えてください ——————————————— 225

Ⅹ 転移性脳腫瘍 ————————————————————————— 226
Q.1 他臓器の癌が脳へ転移することがあると聞きましたが、何が多いのですか？ —— 226
Q.2 髄膜癌腫症とはなんですか？ ————————————————— 226

第6章 奇形

Ⅰ 総説 ————————————————————————————— 228
Q.1 中枢神経系の奇形の発生頻度を教えてください ————————— 228

Q.2 中枢神経系の奇形にはどのようなものがありますか？―種類― ……… 228

Ⅱ 二分脊椎 ……… 229
Q.1 二分脊椎とはどんな病気ですか？ ……… 229
Q.2 囊胞性二分脊椎はどこにできることが多いのですか？―好発部位― ……… 231
Q.3 囊胞性二分脊椎ではどのような症状がみられるのですか？―症状― ……… 231

Ⅲ 二分頭蓋 ……… 232
Q.1 二分頭蓋とはどんな病気ですか？ ……… 232
Q.2 囊胞性二分頭蓋の症状、好発部位や治療などについて教えてください―症状、好発部位、治療― ……… 232

Ⅳ Chiari 奇形 ……… 234
Q.1 Chiari 奇形とはどんな病気ですか？ ……… 234
Q.2 では、Chiari Ⅰ型奇形とはどんな病気ですか？ ……… 234
Q.3 では、Chiari Ⅱ型奇形とはどんな病気ですか？ ……… 235

Ⅴ Dandy-Walker 症候群 ……… 236
Q.1 Dandy-Walker 症候群とはどんな病気ですか？ ……… 236

Ⅵ 水頭症 ……… 237
Q.1 水頭症とはなんですか？ ……… 237
Q.2 では、新生児期や乳児期にみられる水頭症について説明してください ……… 237
Q.3 正常圧水頭症について説明してください ……… 237
Q.4 正常圧水頭症ではどのような症状がみられるのですか？―症状― ……… 238
Q.5 正常圧水頭症の画像診断はどのように行われるのですか？―診断― ……… 238
Q.6 正常圧水頭症の治療にはどのような方法があるのですか？―治療法― ……… 239
Q.7 正常圧水頭症に対してシャント術が有効であるのはわかりましたが、シャント術の効果があるのかどうかを術前に判定する方法はあるのですか？ ……… 239
Q.8 正常圧水頭症は「治療可能な認知症」の1つとのことですが、アルツハイマー型認知症との違いを教えてください―鑑別診断― ……… 240

Ⅶ くも膜囊胞 ……… 241
Q.1 くも膜囊胞とはなんですか？ ……… 241
Q.2 くも膜囊胞はどこにできやすいのですか？―好発部位― ……… 241
Q.3 くも膜囊胞があるとどのような症状が出るのですか？―症状― ……… 241
Q.4 くも膜囊胞がみつかるとどのような治療を行うのですか？―治療― ……… 241

Ⅷ 頭蓋骨縫合早期癒合症 ……… 243
Q.1 頭蓋骨縫合早期癒合症とはどんな病気ですか？ ……… 243
Q.2 頭蓋骨縫合早期癒合症にはどんな種類があるのですか？―種類― ……… 243
Q.3 頭蓋縫合の中で早期に癒合するのはどの縫合が多いのでしょうか？ ……… 244
Q.4 縫合の早期癒合により頭部はどのような形になるのでしょうか？ ……… 244

- Q.5 頭蓋骨縫合早期癒合症では何が問題となりますか？ — 246
- Q.6 頭蓋骨縫合早期癒合症の診断はどのようにするのですか？―診断― — 246
- Q.7 頭蓋骨縫合早期癒合症ではどのような手術をするのですか？―手術法― — 246
- Q.8 Crouzon 病（クルーゾン病）の概要を説明してください — 247
- Q.9 Crouzon 病ではどんな頭の形になるのですか？ — 247
- Q.10 Crouzon 病ではどのような症状が出るのですか？―症状― — 247
- Q.11 Apert 症候群（アペール症候群）の概要を説明してください — 248
- Q.12 Apert 症候群ではどんな頭の形になるのですか？ — 248
- Q.13 Apert 症候群ではどのような症状が出るのですか？―症状― — 248
- Q.14 クローバー葉頭蓋症候群の概要を説明してください — 249
- Q.15 クローバー葉頭蓋症候群ではどんな頭の形になるのですか？ — 249
- Q.16 クローバー葉頭蓋症候群ではどのような症状が出るのですか？―症状― — 249

IX 頭蓋底陥入症 — 250
- Q.1 頭蓋底陥入症の概要を説明してください — 250
- Q.2 頭蓋底陥入症の症状はなんですか？―症状― — 250
- Q.3 頭蓋底陥入症の画像上での診断基準はなんですか？―画像診断― — 251
- Q.4 頭蓋底陥入症の手術的治療法を教えてください―手術的治療法― — 252

第7章　脊椎・脊髄疾患

I 総論 — 254
- Q.1 脊椎・脊髄の病気にはどのようなものがあるのですか？ — 254
- Q.2 脊椎・脊髄疾患ではどのような症状が出るのでしょうか？―症状― — 254
- Q.3 では、神経根症についてもう少し詳しく説明してください — 255
- Q.4 頸神経根痛の誘発法について教えてください — 255
- Q.5 脊髄症とはなんですか？ — 256
- Q.6 髄節徴候と神経根症とは症状が大変よく似ているようですが、どこが違うのですか？ — 256
- Q.7 病歴より脊髄疾患を疑った場合、どのように診察を進めていくのですか？ — 256
- Q.8 脊髄疾患にみられる痛みについて説明してください — 257
- Q.9 Brown-Séquard 症候群（ブラウン・セカール症候群）について説明してください — 257
- Q.10 馬尾症候群を説明してください — 258
- Q.11 脊髄円錐症候群について説明してください — 258

II 頸椎症 — 259
- Q.1 頸椎症の概要を教えてください — 259
- Q.2 頸椎症は何番目の頸椎に多いのですか？―好発部位― — 259
- Q.3 頸椎症ではどのような症状が出るのですか？―症状― — 259
- Q.4 頸椎症の画像所見を教えてください―画像所見― — 260
- Q.5 頸椎症の治療法を教えてください―治療法― — 261

Ⅲ 頸椎椎間板ヘルニア —————————————————————————— 262
- **Q.1** 頸椎椎間板ヘルニアの概要を教えてください ————————————— 262
- **Q.2** 頸椎椎間板ヘルニアはどこに多いのですか？—好発部位— ————— 262
- **Q.3** 頸椎椎間板ヘルニアではどのような症状が出るのですか？—症状— — 262
- **Q.4** 頸椎椎間板ヘルニアの画像所見を教えてください—画像所見— ——— 263
- **Q.5** 頸椎椎間板ヘルニアの治療について教えてください—治療方針と治療法— — 263

Ⅳ 後縦靭帯骨化症 —————————————————————————— 264
- **Q.1** 後縦靭帯骨化症の概要を教えてください ——————————————— 264
- **Q.2** 後縦靭帯骨化症の分類について教えてください ————————————— 265
- **Q.3** 後縦靭帯骨化症はどの脊椎に多く発生するのですか？ ————————— 266
- **Q.4** 後縦靭帯骨化症では骨化は椎体のどこから始まるのですか？ ————— 266
- **Q.5** 後縦靭帯骨化症ではどのような症状が出るのですか？—症状— ——— 266
- **Q.6** 後縦靭帯骨化症の画像所見を教えてください—画像所見— —————— 266
- **Q.7** 頸椎後縦靭帯骨化症の治療法を教えてください—治療法— —————— 268

Ⅴ 脊髄空洞症 ———————————————————————————— 269
- **Q.1** 脊髄空洞症の概要を教えてください ———————————————— 269
- **Q.2** 脊髄空洞症の好発部位はどこですか？—好発部位— ————————— 269
- **Q.3** 脊髄空洞症ではどのような症状が出るのですか？—症状— ————— 269
- **Q.4** 脊髄空洞症の画像所見を教えてください—画像所見— ——————— 270
- **Q.5** 脊髄空洞症の治療について教えてください—治療法— ——————— 270

Ⅵ 脊髄腫瘍 ————————————————————————————— 271
- **Q.1** 脊髄腫瘍の概要を説明してください ————————————————— 271
- **Q.2** 脊髄腫瘍ではどのような症状が出るのですか？—症状— ——————— 272
- **Q.3** 脊髄腫瘍の画像所見を教えてください ———————————————— 272
- **Q.4** 脊髄腫瘍と診断された場合にはどのような治療をするのですか？—治療法— — 273

Ⅶ 脊髄動静脈奇形 —————————————————————————— 274

1．概　説（274）
- **Q.1** 脊髄動静脈奇形の概要を説明してください ——————————————— 274
- **Q.2** 脊髄動静脈奇形の一般的な症状について説明してください ——————— 276
- **Q.3** 脊髄動静脈奇形でどうして症状が出るのでしょうか？—症状発現機序— — 276
- **Q.4** 脊髄動静脈奇形の画像所見を教えてください—画像所見— —————— 276

2．脊髄硬膜動静脈瘻（276）
- **Q.1** 脊髄硬膜動静脈瘻の概要を説明してください —————————————— 276
- **Q.2** 脊髄硬膜動静脈瘻の脊髄血管造影所見を教えてください—脊髄血管造影所見— — 277
- **Q.3** 脊髄硬膜動静脈瘻の治療を教えてください—治療— —————————— 278

3．脊髄辺縁部動静脈瘻（278）
- **Q.1** 脊髄辺縁部動静脈瘻の概要を説明してください ————————————— 278

- Q.2 脊髄辺縁部動静脈瘻の脊髄血管造影所見を教えてください─脊髄血管造影所見─ ─── 279
- Q.3 脊髄辺縁部動静脈瘻の治療を教えてください─治療─ ─── 279

4．脊髄髄内動静脈奇形(280)
- Q.1 脊髄髄内動静脈奇形の概要を説明してください ─── 280
- Q.2 脊髄髄内動静脈奇形の脊髄血管造影所見を教えてください─脊髄血管造影所見─ ─── 281
- Q.3 脊髄髄内動静脈奇形の治療を教えてください─治療─ ─── 281

第8章　頭蓋内の感染症

Ⅰ　総　論 ─── 284
- Q.1 頭蓋内の感染症の概略を説明してください ─── 284
- Q.2 病原体はどのような経路で頭蓋内に入ってくるのでしょうか？─感染経路─ ─── 284
- Q.3 髄膜刺激症状について説明してください ─── 284

Ⅱ　髄膜炎 ─── 286
- Q.1 髄膜炎の概略を説明してください ─── 286
- Q.2 髄膜炎の起炎菌について教えてください ─── 286
- Q.3 各種髄膜炎の髄液所見について教えてください ─── 286
- Q.4 結核性髄膜炎の髄液所見にある日光微塵とはなんですか？ ─── 287

Ⅲ　単純ヘルペス脳炎 ─── 288
- Q.1 単純ヘルペス脳炎の概略を説明してください ─── 288
- Q.2 単純ヘルペス脳炎の起こりやすい部位はどこですか？─好発部位─ ─── 288
- Q.3 単純ヘルペス脳炎の症状を教えてください─症状─ ─── 288
- Q.4 単純ヘルペス脳炎の髄液所見を教えてください ─── 288
- Q.5 単純ヘルペス脳炎の画像所見を教えてください─画像所見─ ─── 288
- Q.6 単純ヘルペス脳炎の診断はどのようにするのですか？─診断─ ─── 289
- Q.7 単純ヘルペス脳炎の治療および予後を教えてください─治療と予後─ ─── 289

Ⅳ　頭蓋内硬膜下膿瘍 ─── 290
- Q.1 硬膜下膿瘍の概略を説明してください ─── 290
- Q.2 硬膜下膿瘍の感染源を教えてください─感染源─ ─── 290
- Q.3 硬膜下膿瘍の画像所見を教えてください─画像所見─ ─── 291
- Q.4 硬膜下膿瘍の治療はどうするのですか？─治療─ ─── 291

Ⅴ　脳膿瘍 ─── 292
- Q.1 脳膿瘍の概略を説明してください ─── 292
- Q.2 脳膿瘍の感染源や感染経路を教えてください─感染源と感染経路─ ─── 292
- Q.3 脳膿瘍の症状を教えてください─症状─ ─── 292
- Q.4 脳膿瘍の画像所見を教えてください─画像所見─ ─── 293
- Q.5 脳膿瘍の治療はどうするのですか？─治療─ ─── 294

第9章　神経血管圧迫症候群

I　総　論 ───── 296
- **Q.1** 神経血管圧迫症候群とは聞き慣れない言葉ですが、なんですか？ ───── 296
- **Q.2** 神経血管圧迫症候群の外科的治療を教えてください─外科的治療法─ ───── 297

II　片側顔面痙攣 ───── 298
- **Q.1** 片側顔面痙攣について説明してください ───── 298
- **Q.2** 片側顔面痙攣の好発部位や責任血管を教えてください ───── 298
- **Q.3** 片側顔面痙攣の治療法を教えてください─治療─ ───── 298

III　三叉神経痛 ───── 300
- **Q.1** 三叉神経痛について説明してください ───── 300
- **Q.2** 三叉神経痛の痛みはどの部位に多いのですか？─好発部位─ ───── 300
- **Q.3** 三叉神経痛の責任血管はなんですか？─責任血管─ ───── 300
- **Q.4** 三叉神経痛の治療法を教えてください─治療─ ───── 300

IV　舌咽神経痛 ───── 301
- **Q.1** 舌咽神経痛について説明してください ───── 301
- **Q.2** 舌咽神経痛の痛みはどこに多いのですか？─好発部位─ ───── 301
- **Q.3** 舌咽神経痛の責任血管はなんですか？─責任血管─ ───── 301
- **Q.4** 舌咽神経痛の治療法を教えてください─治療─ ───── 301

脳の病気を理解するためには、脳の構造（解剖）や働き（生理）を知る必要があります。したがって、まずはじめに脳の構造と働きについて述べます。

第1章 構造と働き

I 頭蓋骨、脊椎とその付属物

1. 頭蓋（骨） Skull

　　　　頭蓋は、脳の容器である**神経頭蓋（脳頭蓋）**と、顔面を形成している**顔面頭蓋**とからなりますが、慣習的に、神経頭蓋（脳頭蓋）を単に「頭蓋」、顔面頭蓋を「顔面骨」と呼んでいます（**図1の左図**）。神経頭蓋と顔面頭蓋との境界は、鼻根部から眼窩上縁を経て外耳道に至る面（線）とされています（**図1の右図**）。

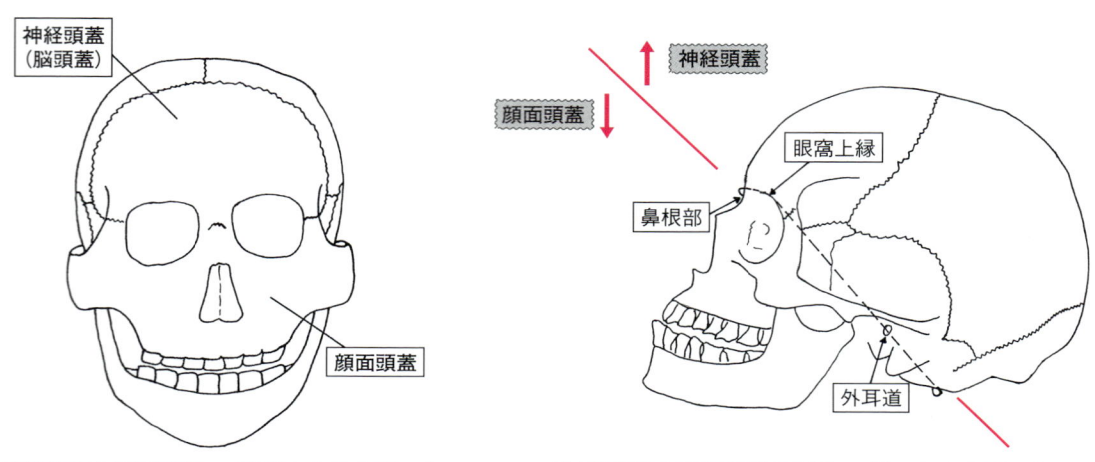

〔神経頭蓋と顔面頭蓋 ― 正面からみた図 ―〕　　〔神経頭蓋と顔面頭蓋の境界 ― 横からみた図 ―〕

図 1. 神経頭蓋と顔面頭蓋

1. 頭蓋骨は、脳の容器である神経頭蓋（脳頭蓋）と顔面を形成している顔面頭蓋とからなりますが、慣習的に、神経頭蓋を単に頭蓋、顔面頭蓋を顔面骨といいます（左図）。
2. 神経頭蓋と顔面頭蓋との境界は、鼻根部から眼窩上縁を経て外耳道に至る面です（右図）。

頭蓋(**神経頭蓋**)は、1対の頭頂骨、1対の側頭骨、前頭骨、後頭骨および蝶形骨からなっています(図2)。顔面骨(顔面頭蓋)は、頬骨、上顎骨、鼻骨、下顎骨、舌骨や茎状突起などからなっています(眼窩は顔面骨に属します)(図2)。

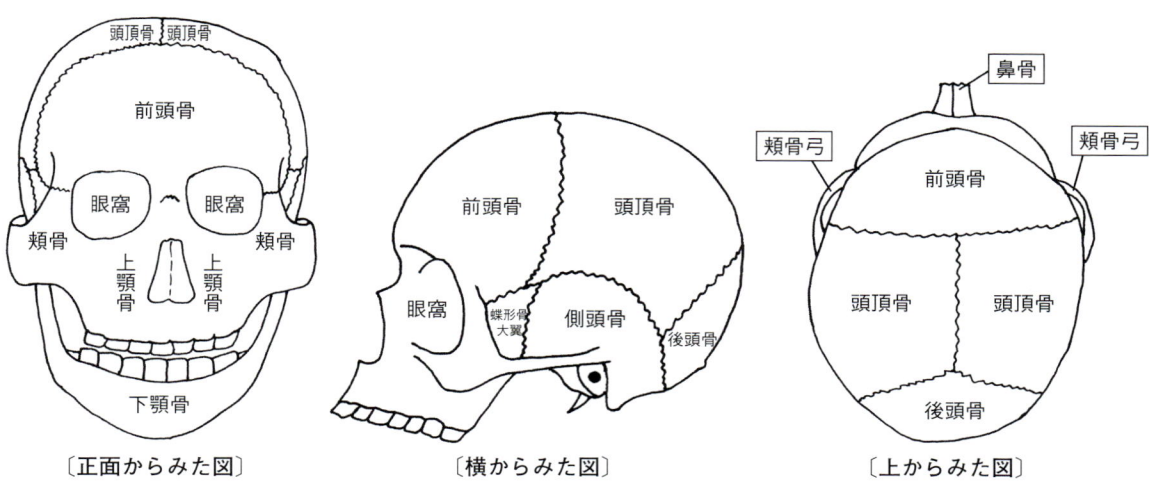

図 2. 神経頭蓋と顔面頭蓋の構成

1. 神経頭蓋(頭蓋)は、1対の頭頂骨、1対の側頭骨、前頭骨、後頭骨および蝶形骨からなります。
2. 顔面頭蓋(顔面骨)は、篩骨、頬骨、鋤骨、上顎骨、鼻骨、涙骨、下顎骨、口蓋骨や舌骨などからなります。眼窩は種々の骨で囲まれていますが、顔面骨に属します。
(※神経頭蓋や顔面頭蓋の構成骨については成書により若干異なります)

脳を容れている腔を**頭蓋腔**といい、その天井をなすドーム状の部分を**頭蓋冠**(**頭蓋円蓋部**)、底部(床)を**頭蓋底**といいます(図3の**左図**)。頭蓋冠と頭蓋底との境界は、厳密なものではありませんが、眼窩上縁、外耳孔上縁、および外後頭隆起を結ぶ環状面(線)です(図3の**右図**)。

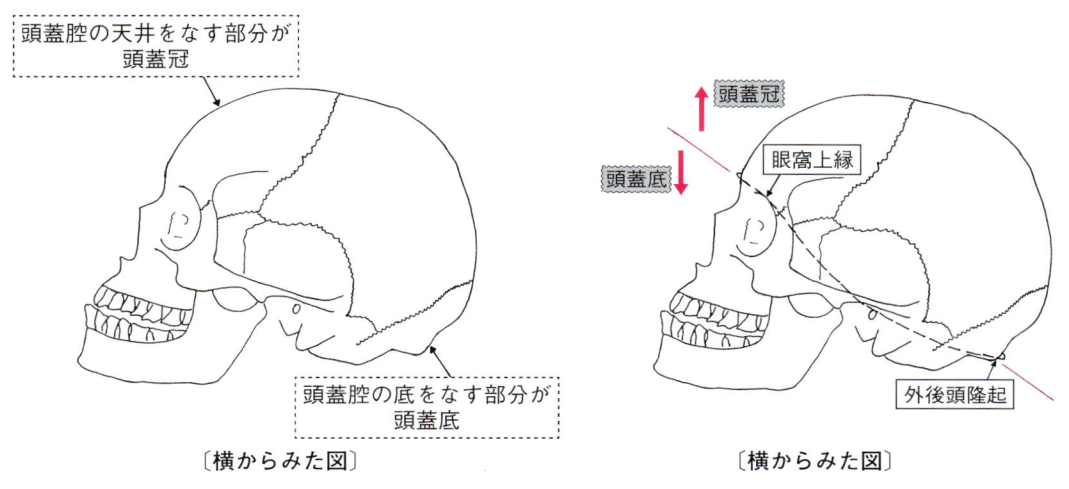

図 3. 頭蓋冠と頭蓋底

1. 頭蓋腔の天井をなすドーム状の部分を頭蓋冠(頭蓋円蓋部)、底部(床)を頭蓋底といいます(左図)。
2. 頭蓋冠と頭蓋底との境界は、眼窩上縁、外耳孔上縁および外後頭隆起を結ぶ環状線(面)です(右図)。

頭蓋冠は縫合(suture)により連結されていますが、主要な縫合には、前頭骨と頭頂骨を結合している'冠状縫合(coronal suture)'、左右の頭頂骨を結合している'矢状縫合(sagittal suture)'、左右の頭頂骨と後頭骨を結合している'ラムダ縫合(lambdoid suture)'、側頭骨鱗部と頭頂骨を結合している'鱗状縫合(squamous suture)'があります（図4）。

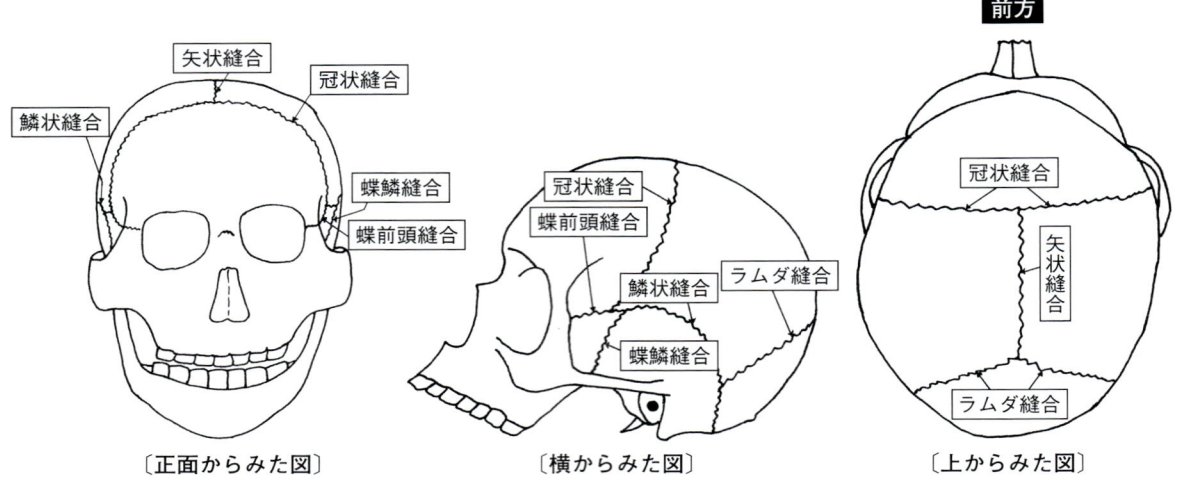

図 4. 頭蓋冠の縫合

また、出生時には、各頭蓋骨の間には結合組織性の部分が残っていますが、この部分を泉門(fontanel)といいます。主な泉門は、冠状縫合と矢状縫合との間にある大泉門と、矢状縫合とラムダ縫合との間にある小泉門です（図5）。

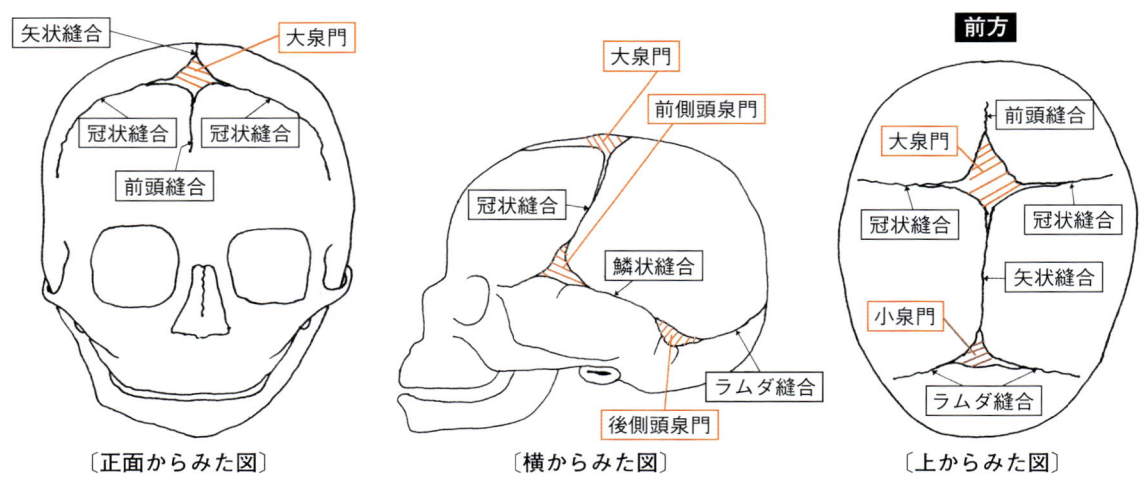

図 5. 泉門

1. 泉門とは、各頭蓋骨の間の結合組織性の部分をいいます。出生時には認められますが、生後数ヵ月～1.5歳くらいで閉じてしまいます（閉鎖時期は各泉門により異なります）。
2. 主な泉門は、大泉門と小泉門です。

頭蓋底の内腔側（頭蓋底大脳面）は、前頭蓋窩、中頭蓋窩および後頭蓋窩に分けられますが、**前頭蓋窩**は前頭葉を収めており、中頭蓋窩との境界は蝶形骨小翼です。**中頭蓋窩**は側頭葉を収めており、後頭蓋窩との境界は側頭骨の錐体骨です。**後頭蓋窩**には小脳、橋および延髄が入っており、上方は小脳テントで境されています（図6、図7、65頁の図45の**右図**参照）。

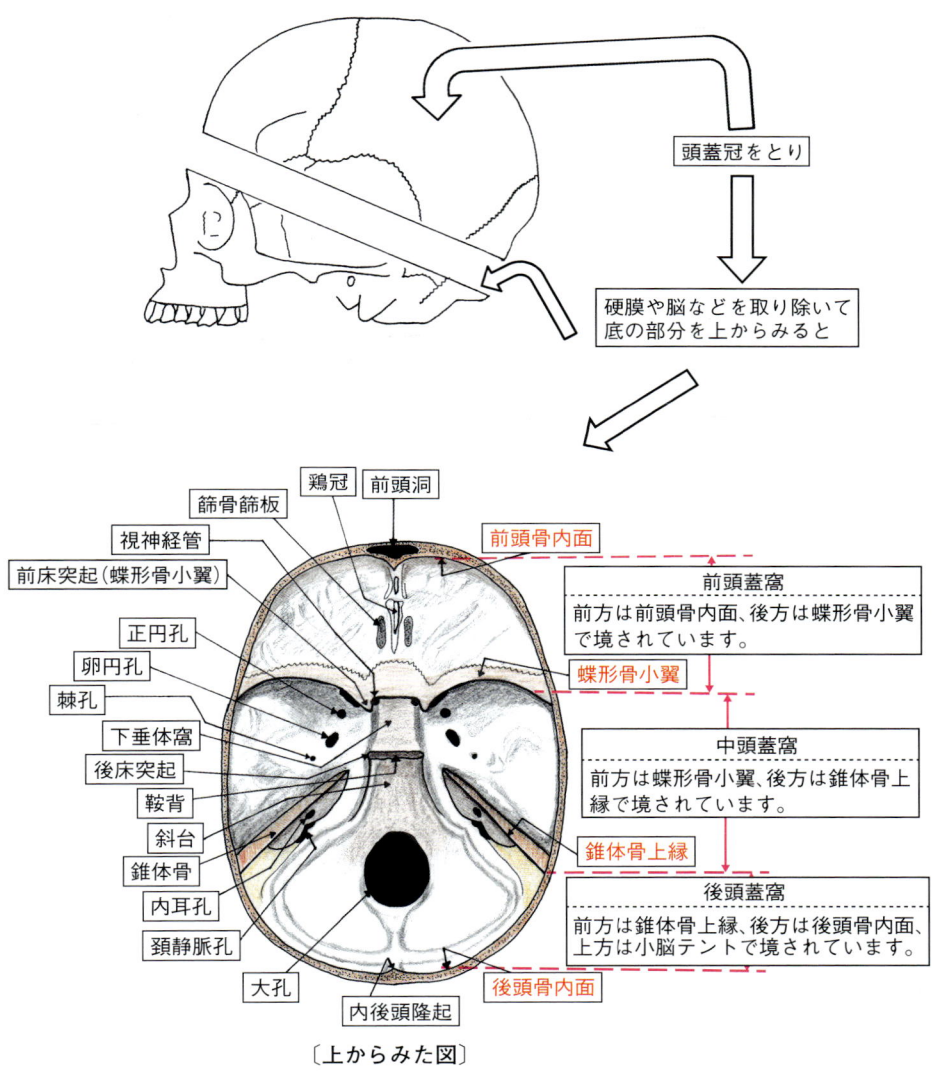

図 6．頭蓋底内面（断面図）

1. 頭蓋底（内頭蓋底）は前頭蓋窩、中頭蓋窩および後頭蓋窩に分けられます。
2. 前頭蓋窩の前方は前頭骨内面、後方は蝶形骨小翼で境され、前頭葉が収まっています。中頭蓋窩の前方は蝶形骨小翼、後方は錐体骨上縁で境され、側頭葉が収まっています。そして後頭蓋窩の前方は錐体骨上縁、後方は後頭骨内面、上方は小脳テントで境され、小脳、橋および延髄が収まっています。

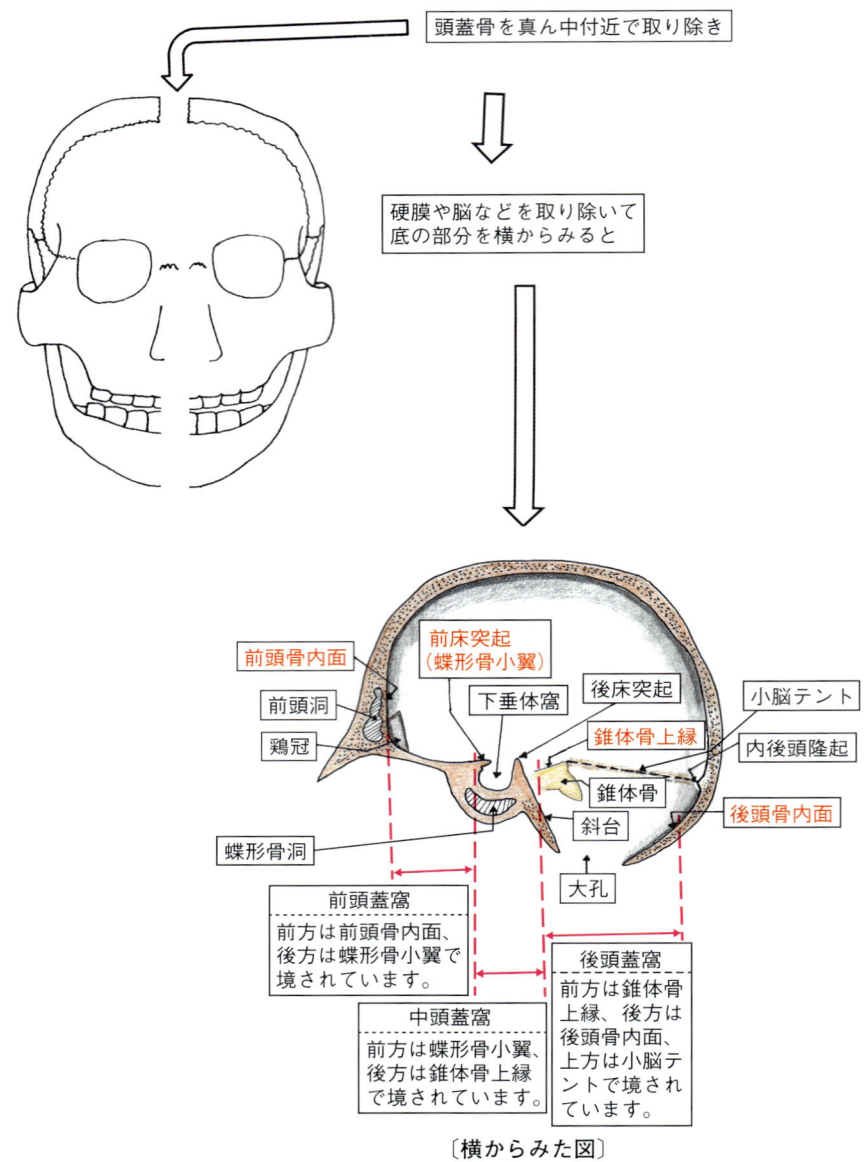

図 7. 頭蓋底内面(側面図)

1. 内頭蓋底は前頭蓋窩、中頭蓋窩および後頭蓋窩に分けられます。
2. 前頭蓋窩の前方は前頭骨内面、後方は蝶形骨小翼で境され、前頭葉が収まっています。中頭蓋窩の前方は蝶形骨小翼、後方は錐体骨上縁で境され、側頭葉が収まっています。そして後頭蓋窩の前方は錐体骨上縁、後方は後頭骨内面、上方は小脳テントで境され、小脳、橋および延髄が収まっています。

なお、頭蓋は、外板、内板および板間層からなります（図8）。

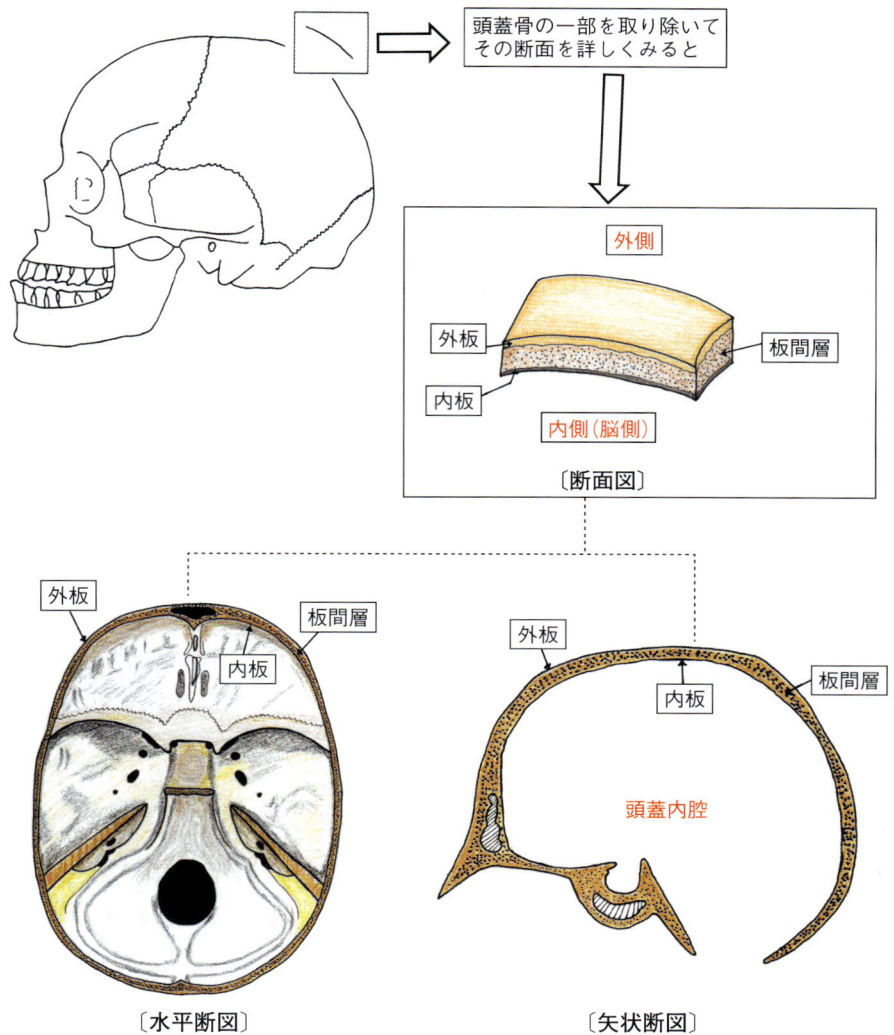

図 8. 頭蓋骨の構成

頭蓋骨は、外側は緻密骨（緻密質）である外板、内側（脳側）は緻密骨である内板、外板と内板との間は網目状の海綿骨（海綿質）である板間層からなります。

2．脊椎　Vertebra

　いわゆる背骨である**脊柱**は、32〜34個の**脊椎**（椎骨、または脊椎骨）からなります（図9）。すなわち、7個の頚椎（第1頚椎は環椎、第2頚椎は軸椎とも呼ばれます）、12個の胸椎、5個の腰椎、5個の仙椎、3〜5個の尾椎からなりますが、仙椎は癒合して仙骨に、尾椎は癒合して尾骨になります（図9）。

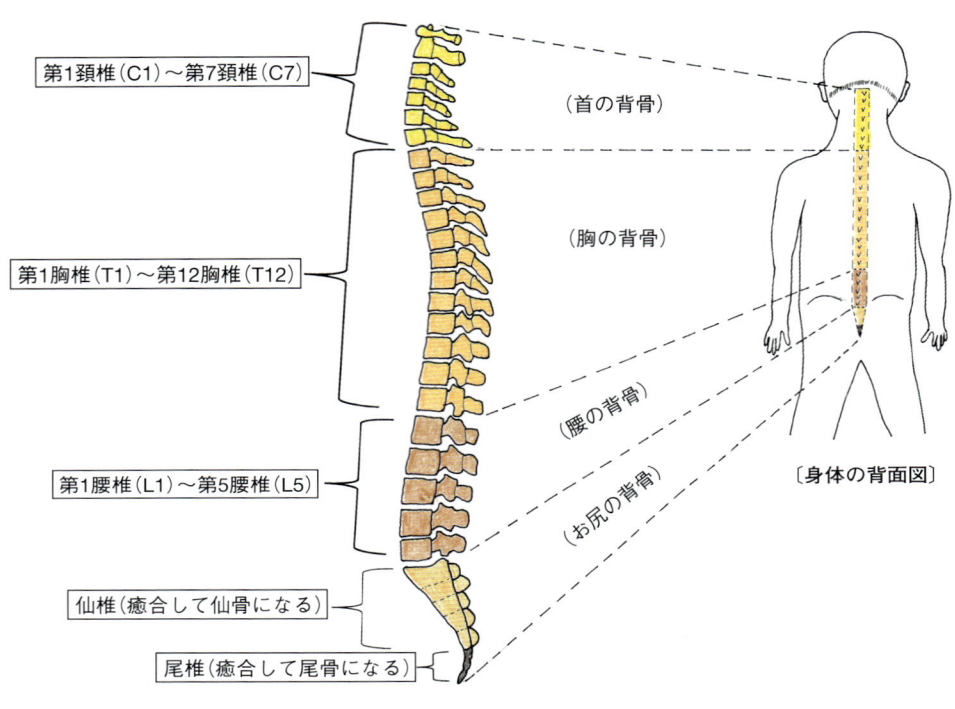

図 9．脊柱

1．脊柱は、7個の頚椎、12個の胸椎、5個の腰椎、5個の仙椎、および3〜5個の尾椎からなります。
2．仙椎は癒合して仙骨に、尾椎は癒合して尾骨になります。

各椎骨の構造は頚椎、胸椎と腰椎で多少の差はありますが、基本的には、椎体、椎弓（椎弓根と椎弓板）、横突起（左右）、上関節突起（左右）、下関節突起（左右）および棘突起よりなります（**図10**）。

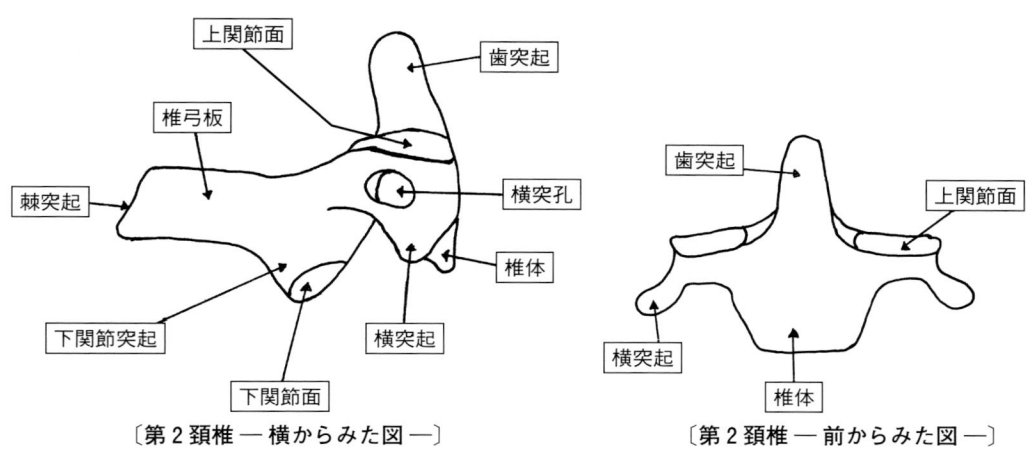

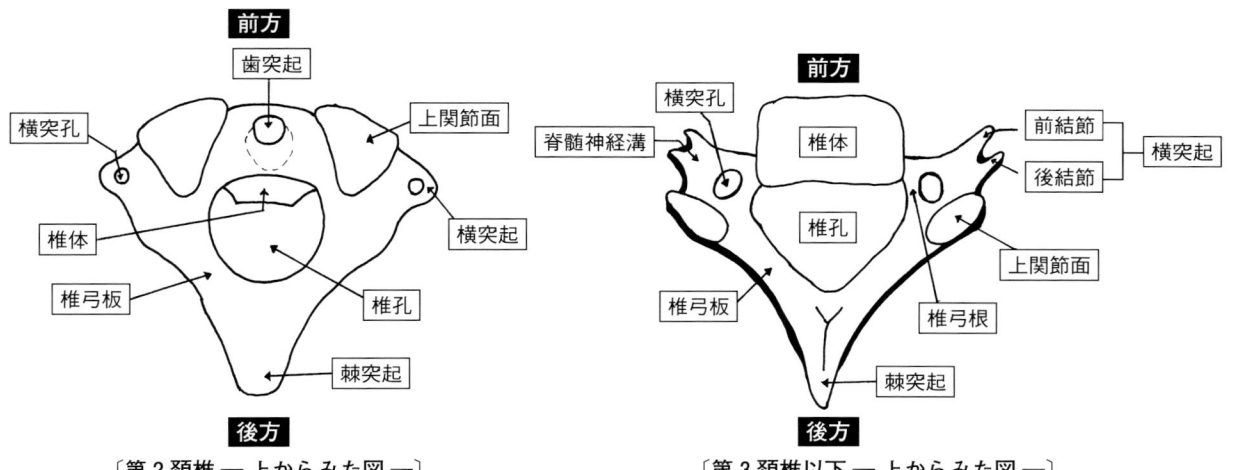

図 10. 頚椎各部位の名称

第1頚椎と第2頚椎の形態は、他の頚椎と若干異なります。

椎体と下関節突起の間にある**下椎切痕**と椎体と上関節突起との間にある**上椎切痕**が合わさって、言い換えれば椎弓の根元(椎弓根)にある切痕により**椎間孔**(intervertebral foramen)が形成されますが(**図11**の**下図**)、この椎間孔を**脊髄神経**が通ります。また、各椎体間は**椎間板**(椎間円板)という組織により連結されています(**図11**)。ちなみに、第1頸椎と頭蓋骨は後頭顆により連結されています(**図12**)。また、後頭骨と第1頸椎との間、および第1頸椎と第2頸椎との間には椎間(円)板はなく、さらに第1頸椎と第2頸椎の形態は他の頸椎と若干異なっています(**図10**の**上図**と**左下図**、**図12**の**右上図**)。なお、脊柱管は隣接する**椎孔**(椎体と椎弓に囲まれた孔)(**図10**の**下図**、**図11**の**下図**、**図12**の**右上図**)が上下に連なって形成されますが、脊髄はこの脊柱管の中に収められています(**図13**)。

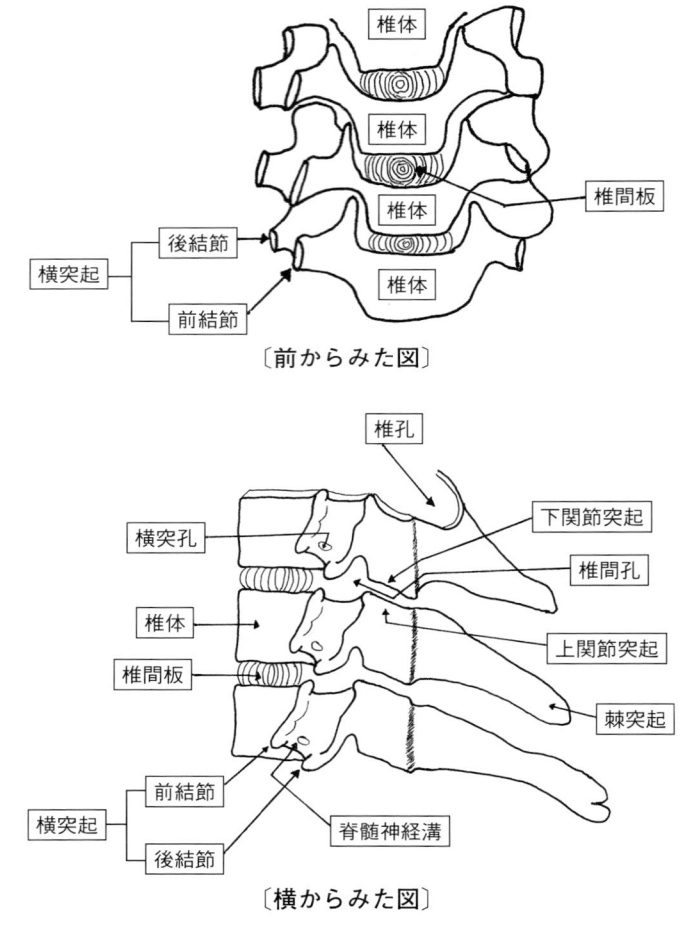

〔前からみた図〕

〔横からみた図〕

図 11. 頸椎連結図

1. 各椎体間は椎間板(椎間円板)という組織により連結されています。但し、後頭骨と環椎(第1頸椎)との間、および環椎と軸椎(第2頸椎)との間には椎間板はありません。
2. 椎体と下関節突起の間にある下椎切痕と、椎体と上関節突起との間にある上椎切痕が合わさって椎間孔が形成されます。
3. 椎間孔を脊髄神経が通ります。

第1章 構造と働き

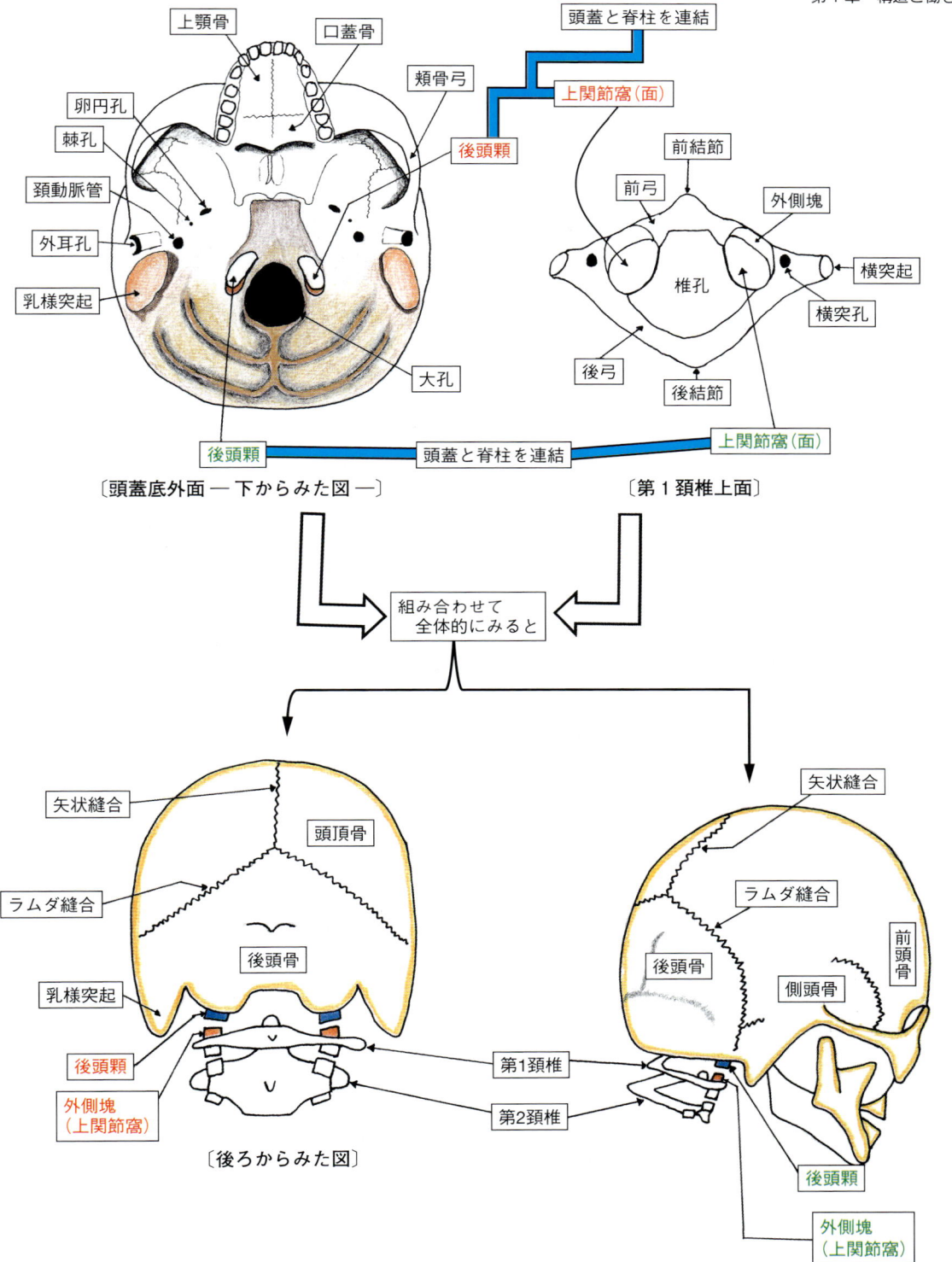

図 12. 頭蓋と脊椎の連結

1. 第1頸椎(環椎)は頭蓋骨を支えています。
2. 第1頸椎は、後頭骨との間で環椎後頭関節を形成しています。
3. 環椎後頭関節は、後頭骨の後頭顆と第1頸椎の上関節窩からなります。

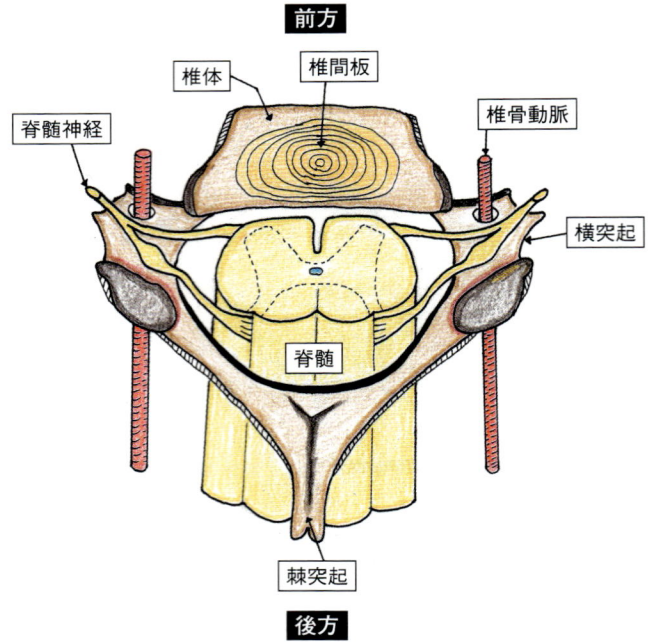

図 13. 頚椎、椎骨動脈、脊髄神経および脊髄

1. 脊柱管は隣接する椎孔が上下に連なって形成される上下に長い管です。言い換えれば、脊柱管は各椎骨が互いに重なり合って形成されます。
2. 脊柱管の中には脊髄が収められています。
3. 脊髄神経は椎間孔を通ります。
4. 椎骨動脈は横突孔の中を通ります。

3．髄膜と硬膜静脈洞

1 髄膜 Meninx

　　頭蓋骨や脊椎の内側には、線維性の膜である**髄膜**があります。**髄膜**は外側（頭蓋骨側）より硬膜、くも膜および軟膜の3層よりなります（図14）。

　　硬膜は頭蓋内では左右の大脳半球の間に入り込んで大脳鎌を形成し、後頭部では後頭葉を後頭蓋窩から区別するために左右に広がり小脳テントを形成しています（図15）。したがって、大脳鎌はテント上腔を左右に分け、**小脳テント**はテント上腔とテント下腔に分けています（図15）。テント下腔には小脳と脳幹がおさまっています（図15の上図）。テント下腔と後頭蓋窩とは同じ部位を指します。なお、硬膜は内葉と外葉の2葉からなり、頭蓋内では両葉の間には**硬膜静脈洞**（次項）が形成されていますが、静脈洞部以外では内葉と外葉はしっかりと結合しており、肉眼的に区別することはできません。

　　脊柱管内にも同様に髄膜があり、頭蓋内腔と同様、外側から硬膜、くも膜および軟膜の3層からなります。脊柱管内の硬膜は大孔（大後頭孔）で頭蓋内の硬膜と連続しています。

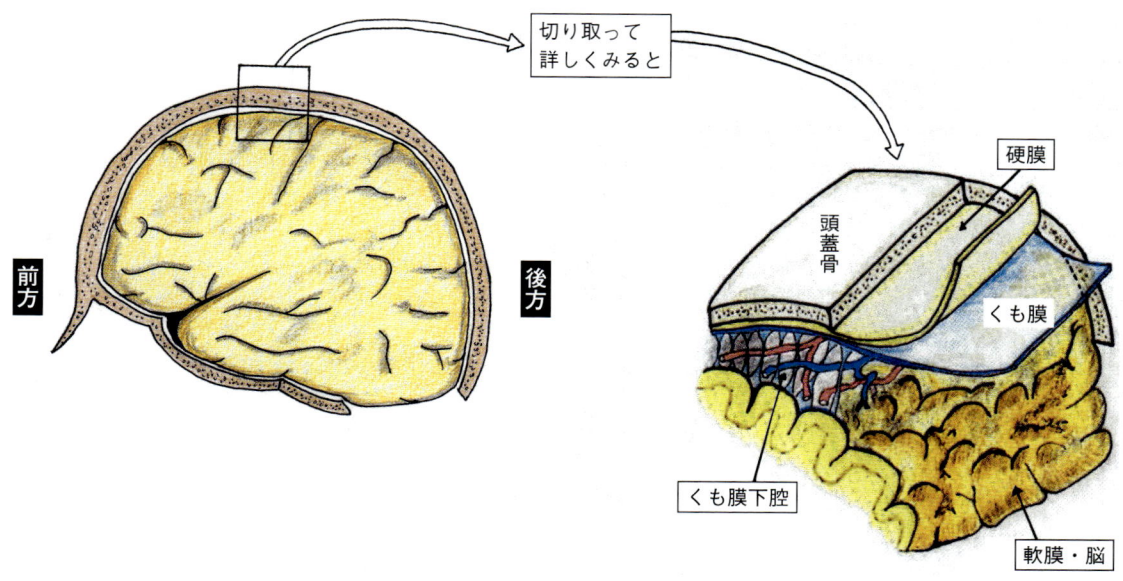

図 14．頭蓋骨の髄膜

1．頭蓋骨や脊椎の内側には髄膜があります。
2．髄膜は、外側より硬膜、くも膜および軟膜の3層よりなります。
3．くも膜と軟膜との間はくも膜下腔と呼ばれ、太い脳動脈（主幹動脈）や脳静脈が走っています。また、髄液も流れています。
4．軟膜は脳表面に密着しています。

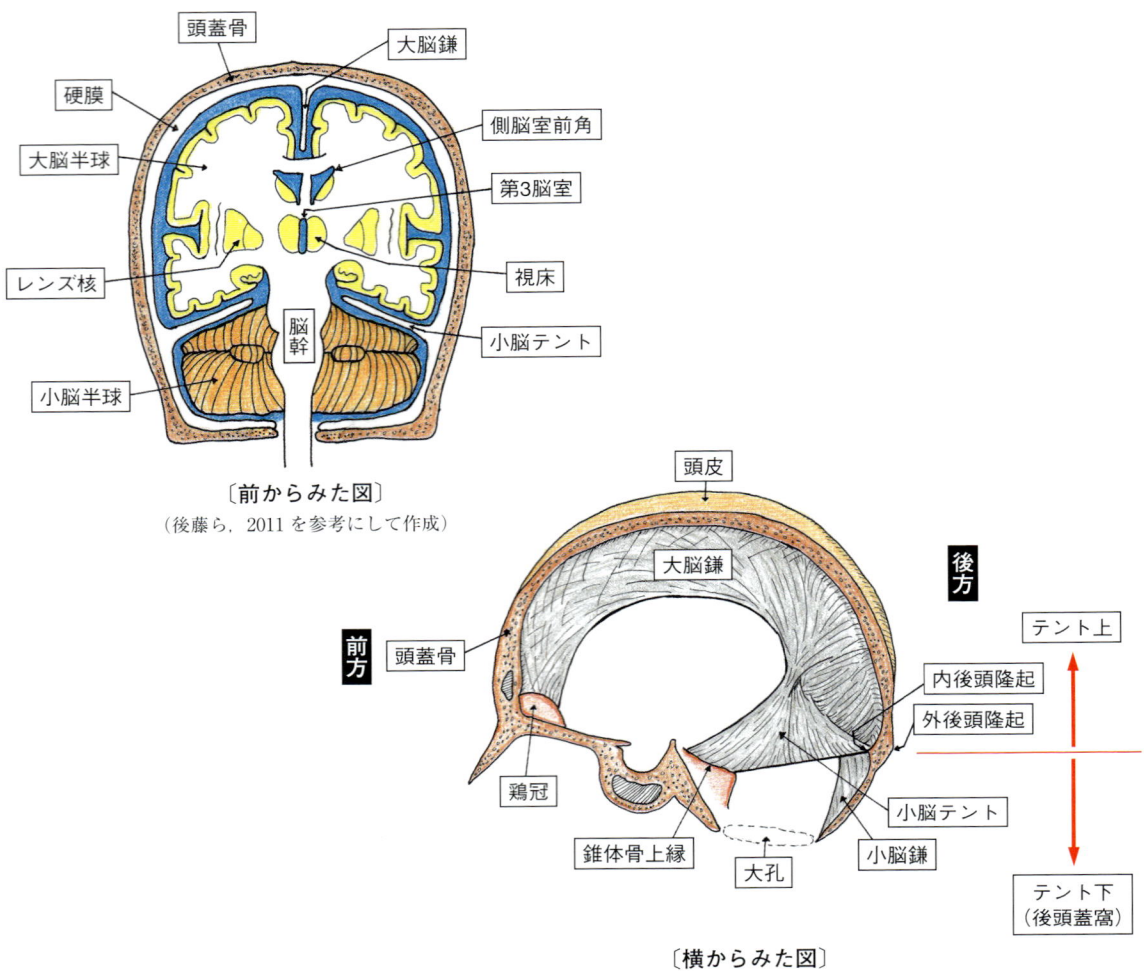

図 15. 大脳鎌、小脳テント、および小脳鎌

1．大脳鎌
 ⓐ大脳鎌は鶏冠に始まり、上矢状静脈洞溝に沿って後走し内後頭隆起に達し、その後下縁は小脳テント上縁に移行します。
 ⓑ大脳鎌は、大脳半球を左右に隔てています。
2．小脳テント
 ⓐ小脳テントは小脳の上にテント状に張られており、大脳と小脳とを隔てています。
 ⓑ小脳テントは内後頭隆起から起こり、横静脈洞溝および上錐体静脈洞溝に沿って前走し、錐体骨先端部に達します。
 ⓒ小脳テントは錐体骨上縁に固定されています。
 ⓓ小脳テントの口側（前方）は開いており、脳幹が通っています。
  ➡この小脳テントの開口部、すなわち小脳テント遊離縁（自由縁）で取り囲まれた空間はテント切痕と呼ばれています。
 ⓔ小脳テントはテント上腔とテント下腔に分けています。
3．小脳鎌
 ⓐ小脳テント下面には、内後頭稜に沿って小脳鎌が後頭蓋窩の中へ入り込んでいます。
 ⓑ小脳鎌は内後頭隆起から起こり、内後頭稜に沿って下降して大孔後縁に達します。
 ⓒ小脳鎌は小脳半球を左右に隔てています。

2 硬膜静脈洞 Dural venous sinous

　頭蓋内には、硬膜内葉と外葉の間に**硬膜静脈洞**という特殊な構造物が形成されています。すなわち、大脳鎌の上縁（付着縁）は2葉に分かれ、中に**上矢状静脈洞**を容れ、下縁（自由縁）は上縁と同様に2葉に離開して**下矢状静脈洞**を容れています（図16）。また、小脳テントの中央部の中には**直静脈洞**が走り、それらは内後頭隆起の高さで合流し**静脈洞交会**となります（図16）。そして静脈洞交会より**横静脈洞**が始まり、横静脈洞は後頭骨内面の横静脈洞溝を小脳テント付着部に沿って外前方に走り、乳様突起の内面で**S状静脈洞**と名前を変え頸静脈孔に達します（図16）。その後、静脈血は頸静脈孔から始まる内頸静脈に注がれ、心臓に戻ります。硬膜静脈洞には、その他、トルコ鞍の外側に海綿静脈洞（**90頁の図60の上図**）があります。

　硬膜静脈洞に至るまでの血流ですが、脳表の側面上半分の静脈血は上矢状静脈洞に注がれ、下半分からの静脈血は、下吻合静脈（ラベ静脈）から横静脈洞に注がれる経路と、浅中大脳静脈から海綿静脈洞へ注がれる経路とがあります。また、大脳基底核などの脳深部からの静脈血は下矢状静脈洞やガレン大静脈を経て直静脈洞に注がれます。

　なお、硬膜静脈洞の内面は内皮細胞で覆われていますが、弁はなく、また、固有の静脈壁もありません。

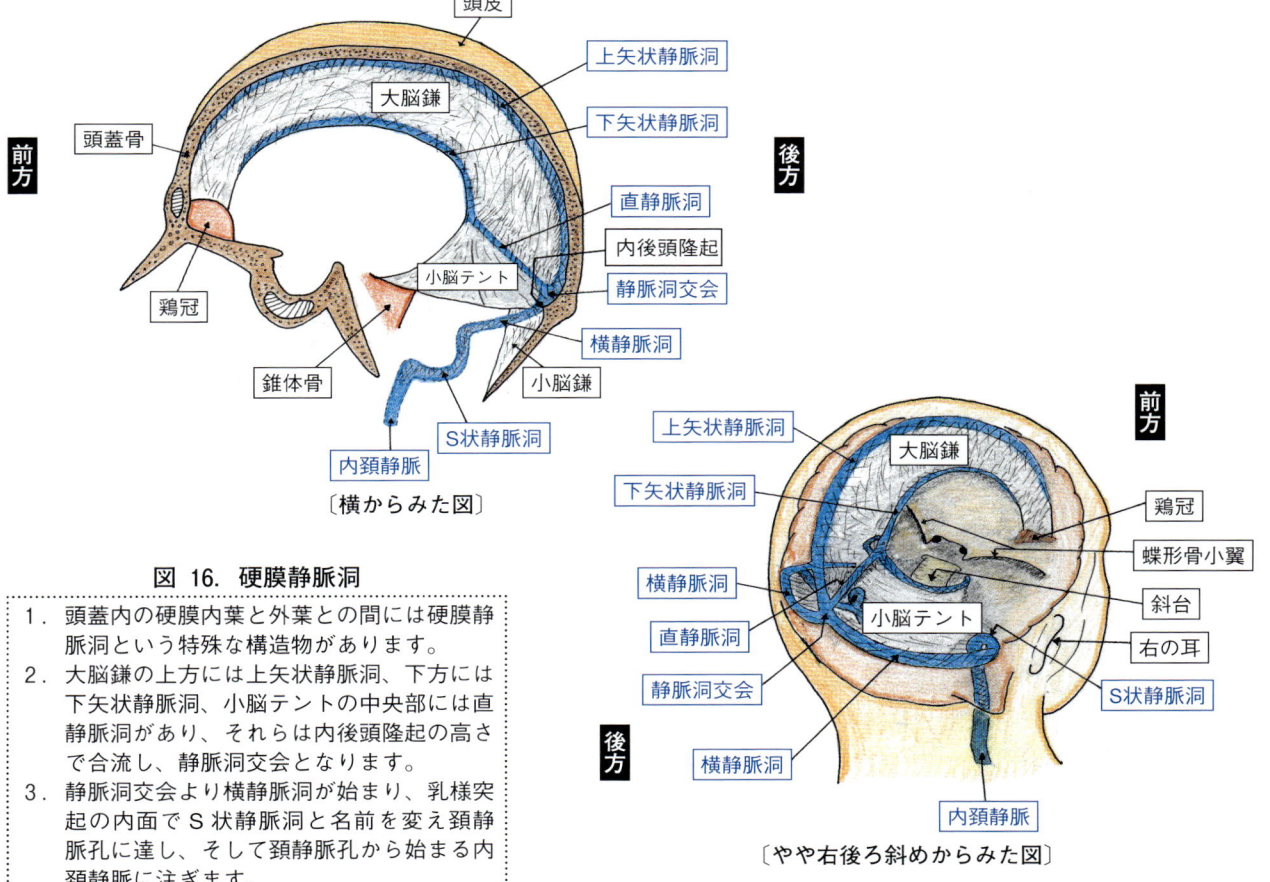

図 16．硬膜静脈洞

1．頭蓋内の硬膜内葉と外葉との間には硬膜静脈洞という特殊な構造物があります。
2．大脳鎌の上方には上矢状静脈洞、下方には下矢状静脈洞、小脳テントの中央部には直静脈洞があり、それらは内後頭隆起の高さで合流し、静脈洞交会となります。
3．静脈洞交会より横静脈洞が始まり、乳様突起の内面でS状静脈洞と名前を変え頸静脈孔に達し、そして頸静脈孔から始まる内頸静脈に注ぎます。

II 中枢神経系

　神経系は中枢神経系と末梢神経系に分けられ、**中枢神経系には脳と脊髄**がありますが（チャート1）、脳や脊髄は、くも膜下腔にある脳脊髄液の中に浮いている状態で保たれています。

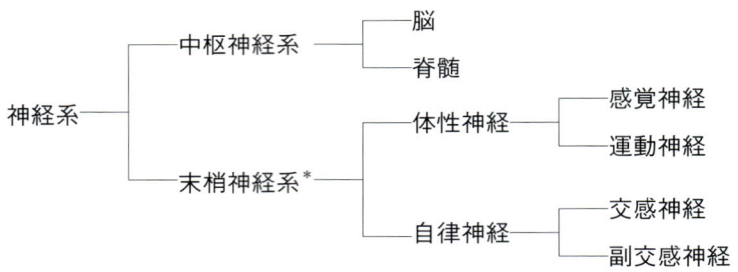

チャート 1．神経系の分類

> ＊【末梢神経系】
> 　末梢神経系は、チャート1に示した分類のほか、刺激伝達方向からも分類されます。すなわち、**求心性神経**と**遠心性神経**とに分けられます。
> 1．求心性神経
> 　ⓐ求心性神経は末梢（受容器）の情報を中枢神経系に伝える神経です。
> 　ⓑ感覚神経とほぼ同義語に用いられます。
> 2．遠心性神経
> 　ⓐ遠心性神経は中枢神経系が発した指令を筋肉や腺組織などに伝え、筋肉を動かしたり、腺組織より分泌を促したりする神経です。
> 　ⓑ運動神経とほぼ同義語に用いられます。

1．脳 Brain

　脳（brain）は、大脳、小脳および脳幹に分けられます（図17）。
　大脳とは、大脳半球（終脳）と間脳を合わせたものをいいます。**脳幹**は中脳、橋、延髄を合わせたものです。間脳を以前は脳幹に含めていましたが、現在では脳幹に含めないのが普通です。

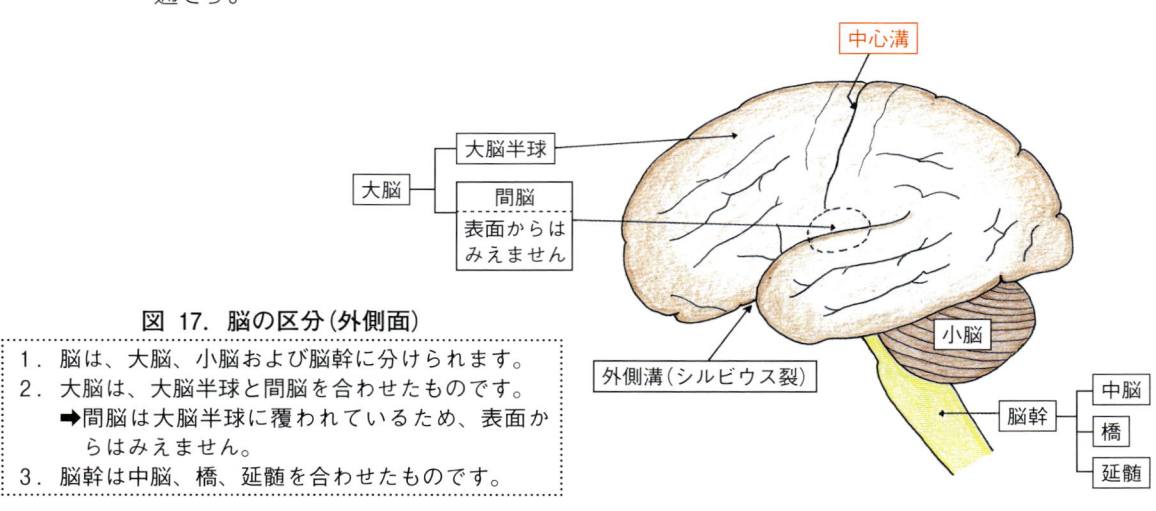

図 17．脳の区分（外側面）

> 1．脳は、大脳、小脳および脳幹に分けられます。
> 2．大脳は、大脳半球と間脳を合わせたものです。
> 　➡間脳は大脳半球に覆われているため、表面からはみえません。
> 3．脳幹は中脳、橋、延髄を合わせたものです。

1 大脳 Cerebrum

1．概　説

　まず、大脳の表面をみてみましょう。**大脳**は、正中を前後に広がる広い溝の**大脳縦裂**（図19）により左右の**大脳半球**（cerebral hemisphere）に分けられているのがわかります。大脳半球の名前の由来は、大脳を'球'に見立てると大脳は大脳縦裂によって左右半分に分かれていることによります。

　大脳半球の表面にはいくつかの溝、すなわち**脳溝**（sulcus）（いわゆる'脳のしわ'）があり、脳溝により前頭葉、側頭葉、頭頂葉および後頭葉の4つの'**脳葉**（lobe）'に分けられますが（図18）、この4つのほかに、**島**（Reil 島）（27頁）や**辺縁葉**（limbic lobe）（28頁）を加えることもあります。上に述べた各脳葉を隔てている脳溝のうち外側溝（シルビウス裂）、中心溝（Roland 溝）や頭頂後頭溝を、特に（脳）**葉間溝**と呼びます。なお、脳溝と脳溝の間の高まり（凸）の部分は**脳回**（gyrus）と呼ばれます。

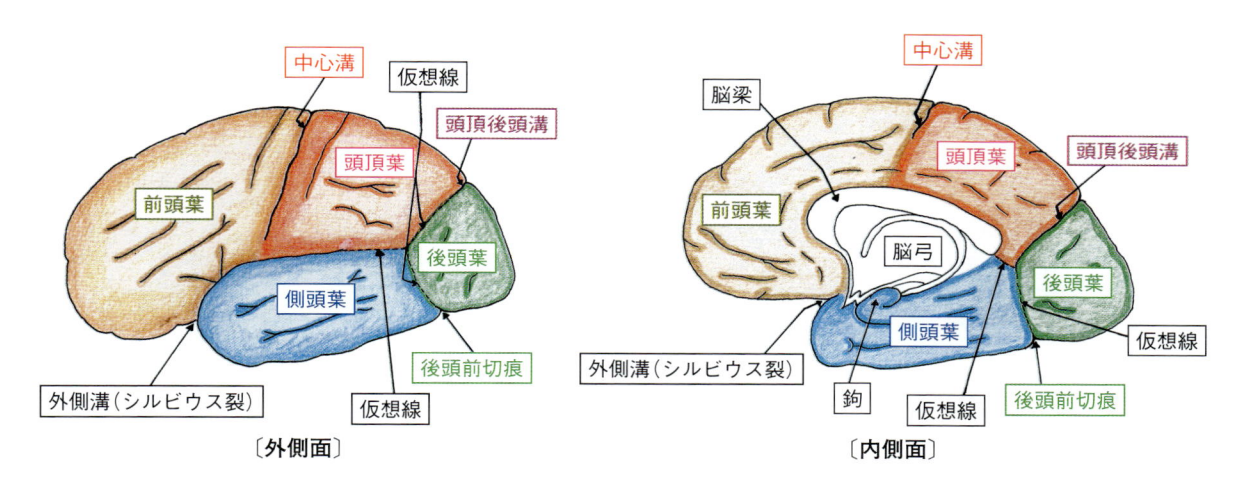

図 18．各脳葉

1．前頭葉
　ⓐ下方は外側溝（シルビウス裂）により側頭葉と境されています。
　ⓑ後方は中心溝により頭頂葉と境されています。
2．頭頂葉
　ⓐ前方は中心溝により前頭葉と境されています。
　ⓑ下方は外側溝により側頭葉と境されています。
　ⓒ後方、すなわち後頭葉とは頭頂後頭溝（外側面では溝は短い）により境されています。
　ⓓ側頭葉後上部とは、後頭前切痕と頭頂後頭溝とを結ぶ前方に凸な仮想線の中心と外側溝の終わりの部分とを結ぶ線により境されています。
3．側頭葉
　ⓐ上方は外側溝（シルビウス裂）により前頭葉および頭頂葉と境されています。
　ⓑ後方、すなわち後頭葉とは、後頭前切痕と頭頂後頭溝とを結ぶ前方に凸な仮想線により境されています。
　ⓒ側頭葉後上部と頭頂葉とは、後頭前切痕と頭頂後頭溝とを結ぶ前方に凸な仮想線の中心と外側溝の終わりの部分とを結ぶ線により境されています。
4．後頭葉
　ⓐ前上方では頭頂後頭溝（外側面では溝は短い）により頭頂葉と境されています。
　ⓑ前下方、すなわち側頭葉とは、後頭前切痕と頭頂後頭溝とを結ぶ前方に凸な仮想線により境されています。

次に、大脳の中（内部）をみてみましょう。大脳の内部をみるためには大脳を水平あるいは垂直に切る必要があります。大脳を切ると、大脳半球の表面には（大脳）**皮質**（cortex）と呼ばれる部分がありますが、**皮質**は脳の表面において神経細胞体の集まりである**灰白質**（gray matter）が層をなした部分です（図 19）。一方、深部には**白質**（**髄質**）と灰白質の塊である**大脳基底核**（basal ganglia, or basal nuclei）（大脳核 cerebral nuclei）（29 頁）とがあります（図 19）。**白質**（white matter）は神経線維、すなわち神経突起の集まりです。**白質**には、①大脳皮質と小脳、脳幹や脊髄を結ぶ神経線維、すなわち**投射線維**、②左右の大脳半球の皮質を結ぶ神経線維、すなわち**交連線維**、および、③同側の大脳半球の異なる皮質領域を連絡する神経線維、すなわち**連合線維**、の 3 つがあります（31 頁の図 26）。そのうち交連線維の代表が**脳梁**（corpus callosum）であり（図 18 の**右図**、図 19）、投射線維の代表が**皮質脊髄路**（32 頁）です。なお、脳梁幹上部の水平断面では肉眼的に半卵円形を呈する広大な白質の塊、すなわち**半卵円中心**がみられます。半卵円中心は投射線維、連合線維や交連線維からなります。また、脳梁の下部水平断面では大脳核により分離されている**内包**（46 頁）がみられます（図 19）。ちなみに、灰白質と白質の名前の由来ですが、脳の断面を肉眼的にみた

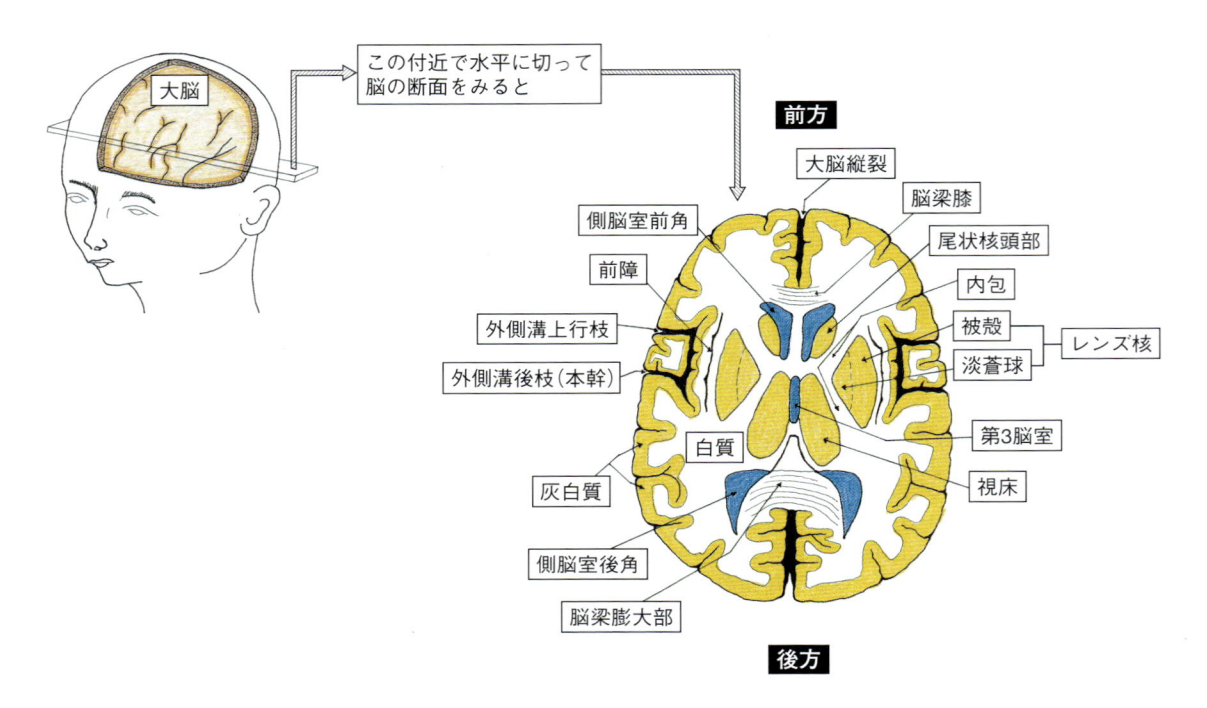

図 19. 大脳の灰白質、白質と基底核 ― 水平断図 ―

1. 大脳半球の表面には、神経細胞体の集まりである灰白質（皮質）があります。
2. 大脳半球の深部には、白質と大脳基底核とがあります。
   ⓐ白質は有髄神経線維の集まりです。
   ⓑ基底核は大脳皮質下の神経核の集団で、尾状核、レンズ核（被殻と淡蒼球）、扁桃体および前障の総称です。

とき、白質は白色をしているのに対し、灰白質は薄い灰色にみえることによります。白質が白色にみえるのは、有髄神経線維の髄鞘（ミエリン鞘）にリン脂質が豊富に含まれているためです。

なお、同一系統に属する神経線維が集合して束（線維束）になったものが**神経路（伝導路、線維路）**です。言い換えれば、**Neuron（神経細胞）**がつながることによって形成される連絡網が神経路です。ちなみに、Neuron とは、細胞体とそこから出る神経突起（樹状突起と軸索）を合わせたもので、神経系の機能単位をなしています。

【隠れ家】

2．脳 葉
A．前頭葉 Frontal lobe

　前頭葉(frontal lobe)は、下方は外側溝(シルビウス裂)により側頭葉と、後方は中心溝(central sulcus)により頭頂葉と境されています(図18、図20)。

　前頭葉は運動、言語(運動性)、知性、人格や眼球運動などにかかわっています(図20)。すなわち、一次性**運動野**は中心溝の前の**中心前回**(precentral gyrus)にあり(図20)、身体各部に対応する運動の中枢です。すなわち、一次性運動野(中心前回)には**体部位局在**(体性局在)があり、大脳半球の内側〜背側〜腹外側に向かって、趾、下肢、体幹、上肢、手、指、顔面(頭部)の順に並んでいます［運動系の**Homunculus**(小人)］(33頁の図27)。運動野が障害されると、障害部位と反対側の身体の運動麻痺が生じます。**運動性言語野**は**Broca(領)野**とも呼ばれ、**優位半球**の前頭葉下部の下前頭回の**三角部**と**弁蓋部**にあります(図20)。この部位が障害されると**運動性失語**(喋れないが、理解はよい失語)が生じます。**前頭眼野**(前頭葉眼球運動野；Broadmann 8野の下部)は大脳半球外側面の中前頭回の後部にあり(図20)、眼球の側方注視(眼球共同水平運動)の皮質中枢(上位中枢)で、この部位が障害されると、両眼球は病巣(障害のある側)を見つめるように水平に変位します［健側(障害部位と反対側)への側方共同注視ができなくなります］。こういう状態を '**側方注視麻痺**'、あるいは '**水平性共同偏視**' といいます。前頭葉の前部にある**前頭連合野**は思考、判断や感情にかかわる部位で、この部位が障害されると、判断力の低下、人格の変化、道徳性の欠如、自発性の欠如がみられ、また、物事に無関心になったり、駄洒落を飛ばしたり、集中力がなくなったりします(図20)。前頭連合野は運動前野(第6野)、8野(前頭眼野がある)の前方の前頭葉の部分で、**前頭前野**とも呼ばれています。第9〜12、32野などからなりますが、第8野を含める人もいます。視床背内側(dorsomedial；DM)核や他の大脳皮質から種々の連絡があります。

　なお、**優位半球**(dominant hemisphere)とは、ある機能の局在する半球をいいますが、通常、**言語機能の局在する半球**をいいます。すなわち、左右の大脳半球は、対称性に等しい機能をもっているのではないということです。利き手では、右利きの人の約95％、左利きの人の約60〜70％で左大脳半球が優位脳です。

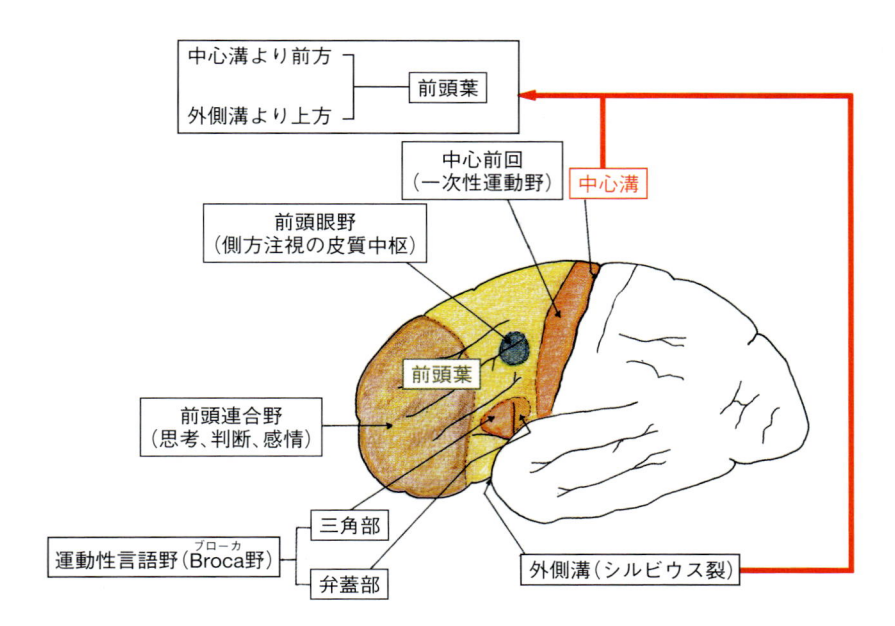

図 20. 前頭葉の機能

1. 中心溝より前方で外側溝(シルビウス裂)より上方が前頭葉です。
2. 前頭葉は運動、言語(運動性)、知性、人格や眼球運動に関与しています。
3. 前頭葉が障害されると、運動麻痺、運動性失語、側方注視麻痺や、物事に無関心になったり、自発性が欠如したりします。
 ⓐ中心前回が障害されると、障害部位と反対側の身体の運動麻痺が生じます。
 ⓑ運動性言語野(Broca野)が障害されると、運動性失語(喋れないが、理解はよい失語)を生じます。
 ⓒ前頭眼野が障害されると、両眼球は病巣(障害のある側)を見つめるように水平に変位します。こういう状態を'側方注視麻痺'、あるいは'水平性共同偏視'といいます。
 ⓓ前頭連合野が障害されると、判断力の低下、人格の変化、道徳性の欠如、自発性の欠如がみられ、また、物事に無関心になったり、駄洒落を飛ばしたり、集中力がなくなったりします。

B．側頭葉 Temporal lobe

　側頭葉（temporal lobe）は、上方では外側溝（シルビウス裂）により前頭葉および頭頂葉と境されています（**17頁の図18、図21**）。後方、すなわち後頭葉との境界については明瞭な脳溝はありませんが、後頭前切痕より前方が側頭葉で、後方が後頭葉となります（**17頁の図18、図21**）。言い換えると後頭葉の前端は、後頭前切痕と頭頂後頭溝とを結ぶ前方に凸な仮想線です（**17頁の図18**）。また、側頭葉後上部と頭頂葉との境界も不明瞭ですが、後頭前切痕と頭頂後頭溝とを結ぶ前方に凸な仮想線の中心と外側溝の終わりの部分とを結ぶ線とされています（**17頁の図18**）。なお、後頭前切痕は大脳半球外側面下端のくぼみで、後頭極（大脳半球の後端）より約4cm前方にあります。

　側頭葉は言語（感覚性）、聴覚、嗅覚や近時記憶（recent memory）などに関与しています。すなわち、**感覚性言語野**はWernicke（領）野（ウェルニッケ）とも呼ばれ、優位半球の上側頭回の後方部にあります（**図21の上図**）。この部位が障害されると**感覚性失語**（重度の理解障害）が生じます。**聴覚野**はHeschl（ヘシュル）横回にあり、外側溝の深部にあり表面からはみえません（**図21の上図**）。この部位の障害により聴覚障害をきたします。側頭葉内側には**大脳辺縁系**である海馬（**図21の下図**）や扁桃体があります。このうち**海馬**は側脳室下角の下内側壁を形成していますが、この部位（海馬）が障害されると**近時記憶障害**（最近の出来事の記憶障害）をきたします。なお、側頭葉の白質には**視放線**の一部が通っているので（**図21の下図**）、この部位の障害により病変と反対側の**上四分盲**（1/4盲）が生じます（**110頁の図11**）。

　ちなみに、**大脳辺縁系**（limbic system）とは、**辺縁葉（28頁）**と、その部と密接に関係のある扁桃体、中隔核、脳弓、視床前核や乳頭体（視床下部）などを合わせたものをいいます（機能的単位）（**28頁の図25**）。大脳辺縁系は、本能に結びついた行動（飲食行動や性行動）、情動（快感、不快感、怒り、攻撃）、自律神経機能（血圧、立毛、体温、唾液分泌など）や記憶に関与しています。なお、**海馬体**（hippocampal formation）は、歯状回、アンモン角（狭義の海馬で固有海馬ともいいます）、海馬台（海馬支脚）をいいますが、これに脳梁灰白層を加える場合もあります。

第 1 章　構造と働き

聴覚野（Heschl横回）
外側溝の深部にあり、表面からはみえません。

側頭葉

感覚性言語野（Wernicke野）

後頭前切痕

外側溝（シルビウス裂）

後頭前切痕より前方 ─┐
外側溝より下方　　　├ 側頭葉

〔外側面〕

脳梁　脳弓　頭頂後頭溝

鉤　側頭葉

海馬
・側頭葉の内側で側脳室下角の底部にあるため、表面からはみえません。
・記憶に関与。

視放線
側頭葉内側の白質を通るため、表面からはみえません。

後頭前切痕より前方 ─┐
外側溝より下方　　　├ 側頭葉

外側溝（シルビウス裂）

後頭前切痕

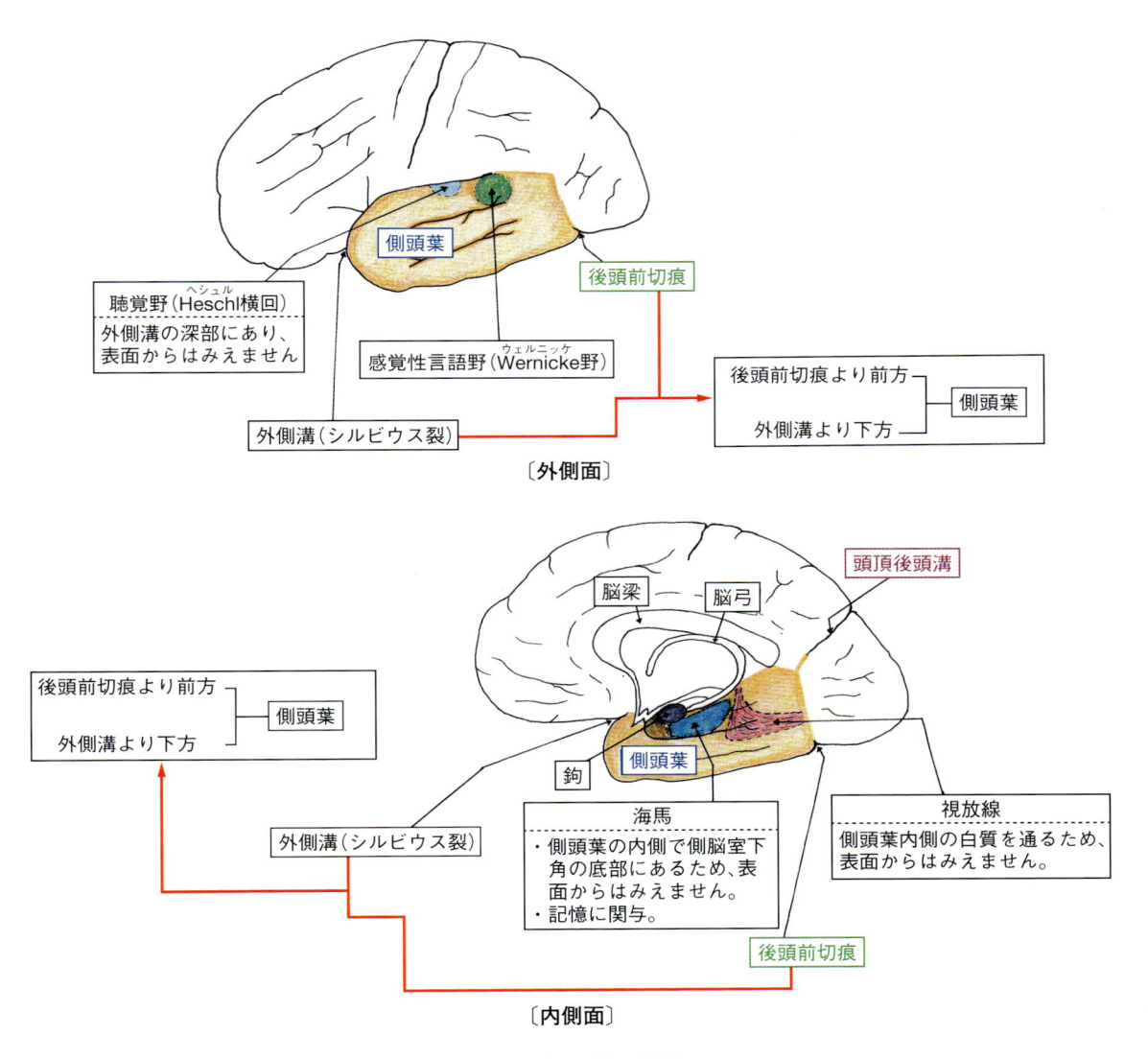

〔内側面〕

図 21．側頭葉の機能

1．外側溝より下方、後頭前切痕より前方が側頭葉です。
2．側頭葉は言語（感覚性）、聴覚、嗅覚や近時記憶にかかわっています。
3．側頭葉が障害されると、感覚性失語、聴覚障害、近時記憶障害や視野障害が生じます。
　ⓐ感覚性言語野（Wernicke野）が障害されると、感覚性失語（重度の理解障害）が生じます。
　ⓑ海馬が障害されると、近時記憶障害（最近の出来事を忘れてしまう）が生じます。
　ⓒ視放線が障害されると、視野障害（上四分盲）をきたします。

C．頭頂葉 Parietal lobe

　頭頂葉（parietal lobe）は、前方は中心溝により前頭葉と、下方は外側溝（シルビウス裂）により側頭葉と、後方、すなわち後頭葉とは頭頂後頭溝（外側面では溝は短い）により境されています（17頁の図18、図22）。なお、側頭葉後上部との境界は、明瞭な脳溝がなく不明瞭ですが、前に述べたように、後頭前切痕と頭頂後頭溝とを結ぶ前方に凸な仮想線の中心と外側溝の終わりの部分とを結ぶ線とされています（17頁の図18、図22）。

　頭頂葉は、体性感覚や立体空間の中でのからだの位置に関する情報の統合や認識に関与しています。すなわち、中心溝のすぐ後方の**中心後回**（postcentral gyrus）にある一次性**感覚野**が障害されると、障害部位と反対側のからだの感覚障害が生じます。一次性体性感覚野（中心後回）にも、一次性運動野と同様、体部位局在があり、大脳半球の内側～背側～腹外側に向かって、趾、下肢、体幹、上肢、手、指、顔面（頭部）の順に並んでいます［感覚系の**Homunculus**（小人）］（36頁の図28、40頁の図30、42頁の図31、44頁の図32）。外側溝後端にある**縁上回**や上側頭溝後端にある**角回**が優位側で障害されると、**Gerstmann症候群**（計算障害、左右識別障害、手指失認および失書）をきたします（図22の上図）。また、非優位側の頭頂葉の障害では、**半側空間無視**や**着衣失行**がみられます。**失行**とは、運動麻痺や運動失調などの運動障害がないのに、行うべき動作がうまくできないことをいいます。例えば、衣類を着たり、脱いだりする動作ができない（**着衣失行**といいます）、あるいはマッチ箱で火をつける動作ができないなどです。**失認**とは、感覚路（視覚、聴覚や触覚など）を通じて対象物が何かを判定することができないことをいいます。例えば、日常用いている物をみせても、それが何であるかがわからない（**視覚性失認**といいます）、あるいは1側の空間内にある対象物の存在がわからない（**半側空間無視**といいます）、指定された指を示せなかったり、触れられた指が何指か言えなかったり（**手指失認**）、などです。また、**左右識別障害**とは左右がわからなくなることをいい、**失書**とは字が書けないことをいいます。なお、頭頂葉後下方の白質には**視放線**の一部が通っているので（図22の下図）、この部位の障害により病変と反対側の**下四分盲**（1/4盲）が生じます（110頁の図11）。

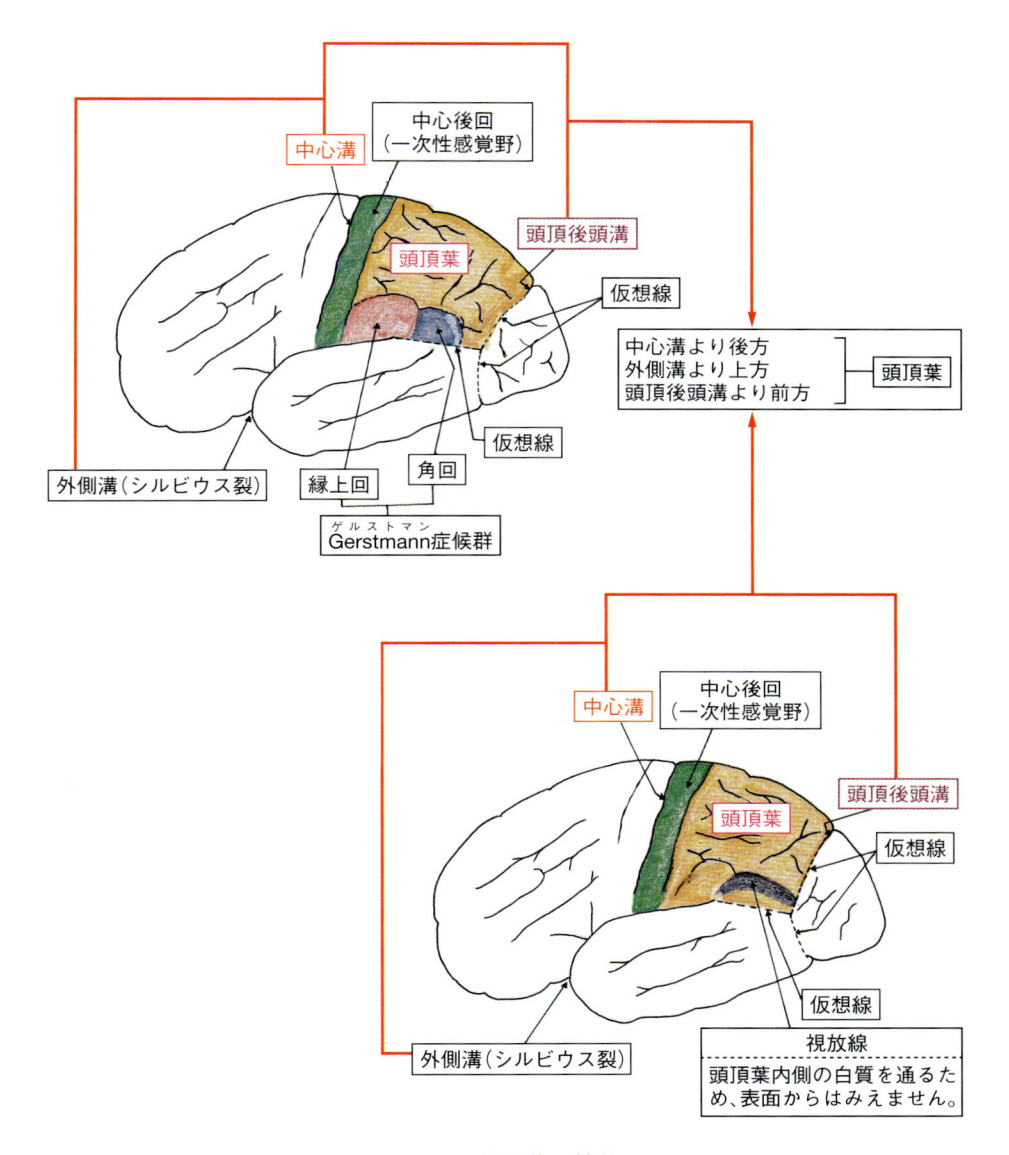

図 22. 頭頂葉の機能

1. 中心溝より後方、外側溝より上方、頭頂後頭溝より前方が頭頂葉です。なお、側頭葉後上部との境界は、後頭前切痕と頭頂後頭溝とを結ぶ前方に凸な仮想線の中心と外側溝の終わりの部分とを結ぶ線です。
2. 頭頂葉は体性感覚、立体空間の中でのからだの位置に関する情報の統合や認識に関与しています。
3. 頭頂葉が障害されると、感覚障害、失行、失認や視野障害が生じます。
   ⓐ中心後回が障害されると、反対側のからだの感覚障害が生じます。
   ⓑ優位側の縁上回や角回が障害されると、Gerstmann症候群(計算障害、左右識別障害、手指失認および失書)をきたします。
   ⓒ非優位側の頭頂葉が障害されると、半側空間無視や着衣失行を生じます。
   ⓓ視放線が障害されると、視野障害(下四分盲)をきたします。

D．後頭葉 Occipital lobe

後頭葉（occipital lobe）は、前上方では頭頂後頭溝（外側面では溝は短い）により頭頂葉と境されています（17 頁の図 18、図 23）。前下方、すなわち側頭葉との境界については明瞭な脳溝はありませんが、後頭前切痕より前方が側頭葉で、後方が後頭葉となります。言い換えると後頭葉の前端は、後頭前切痕と頭頂後頭溝とを結ぶ前方に凸な仮想線です（17 頁の図 18、図 23）。

後頭葉は、主に**視覚に関与**しています（図 23）。なお、視覚情報は最終的には一次視覚野（有線野、鳥距野）に伝えられますが、この有線野は後頭葉の内側面にある鳥距溝を挟んだ部位に位置しています（99 頁の図 2）。鳥距溝より上方が上唇、下方が下唇です（99 頁の図 2）。

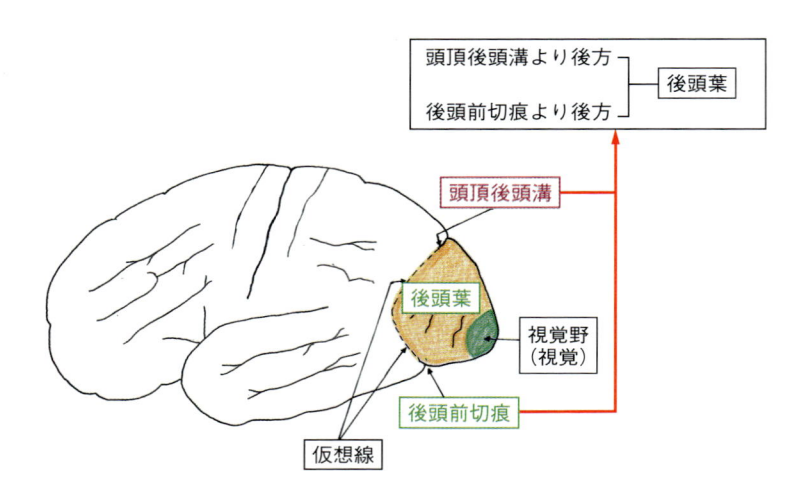

図 23. 後頭葉の機能

1. 頭頂後頭溝と後頭前切痕とを結ぶ前方に凸な仮想線より後方が後頭葉です。
2. 後頭葉は、視覚に関与しています。

E．島 Insula(Reil's island)

側頭葉と頭頂葉（下部）を分けている外側溝（シルビウス裂）の深部には、**島**(insula)が隠れています（**図24**）。島は Reil 島、島葉、島回や島皮質とも呼ばれています。

島は皮質の一部で、**弁蓋**(operculum)で覆われていますが、島の表面を覆っている弁蓋は前頭弁蓋(frontal operculum)、前頭頭頂弁蓋(frnotoparietal operculum)、および側頭弁蓋(temporal operculum)の3つの部分に分けられます（**図24**）。側頭弁蓋の内側面には、聴覚野である Heschl 横回があります（**23頁の図21の上図**）。なお、島は発生の途中で発育が悪くなり、よく発達する大脳半球に覆われるようになったものです。

島の働きについてですが、最近の研究により、島は、味覚、痛み、自律神経系、言語や感情などの機能に関与し、さらには摂食障害、気分障害や統合失調症などの精神神経疾患の病態にも関与していることが示されています。

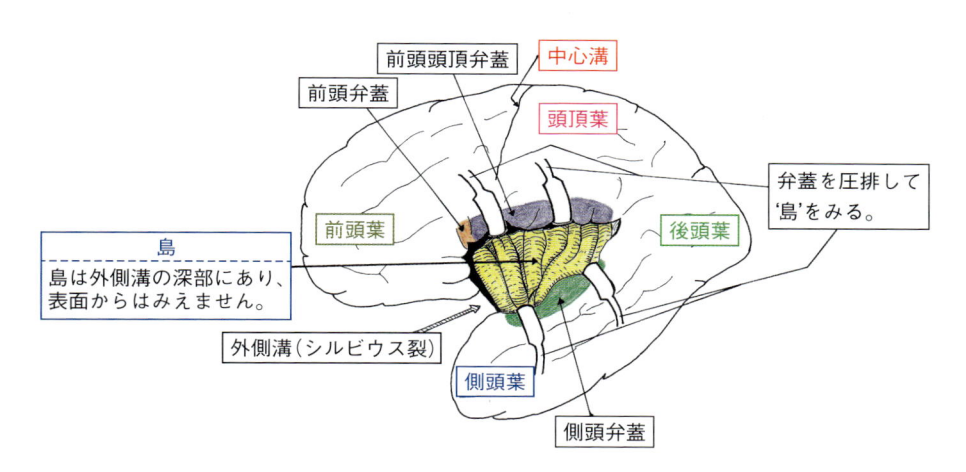

図 24. 島（横からみた図）

1. 島は外側溝の深部にあり、前頭葉、頭頂葉および側頭葉に覆われ、表面からはみえません。
2. 外側溝を押し広げると、初めて島をみることができます。

F．辺縁葉 Limbic lobe

辺縁葉（limbic lobe）は、側脳室の辺縁を取り囲んでいる系統発生学的に古い皮質部分で（これに対して、大脳半球の皮質を**新皮質**といいます）、大脳皮質の外側部の発達に伴って大脳半球の内部に押しやられたものですが、大脳皮質の一部です。具体的には、梁下野（嗅旁野）、終板傍回、帯状回、脳梁灰白層（脳梁の上の薄い灰白質の部分）、アンモン角（狭義の海馬）、歯状回（アンモン角の内縁に連続し、表面に凹凸のある皮質部分）、海馬台（海馬支脚）、鉤や海馬傍回（海馬回）などです（図25）。

なお、（海馬傍回）**鉤**（uncus gyri parahippocampalis）は側頭葉の内側が鉤状に突出した部分で、海馬傍回の前端が鋭く後外側に曲がって形成されます（**図25の左図**）。また、**大脳辺縁系**（limbic system）とは、辺縁葉と皮質下中枢との結合路をいいます（**図25の右図**）。すなわち、辺縁葉（梁下野、終板傍回、帯状回、脳梁灰白層、アンモン角、歯状回、海馬台、鉤や海馬傍回など）のほかに、扁桃体、中隔核、脳弓、視床前核や乳頭体（視床下部）などを加えたもので、機能的単位です。

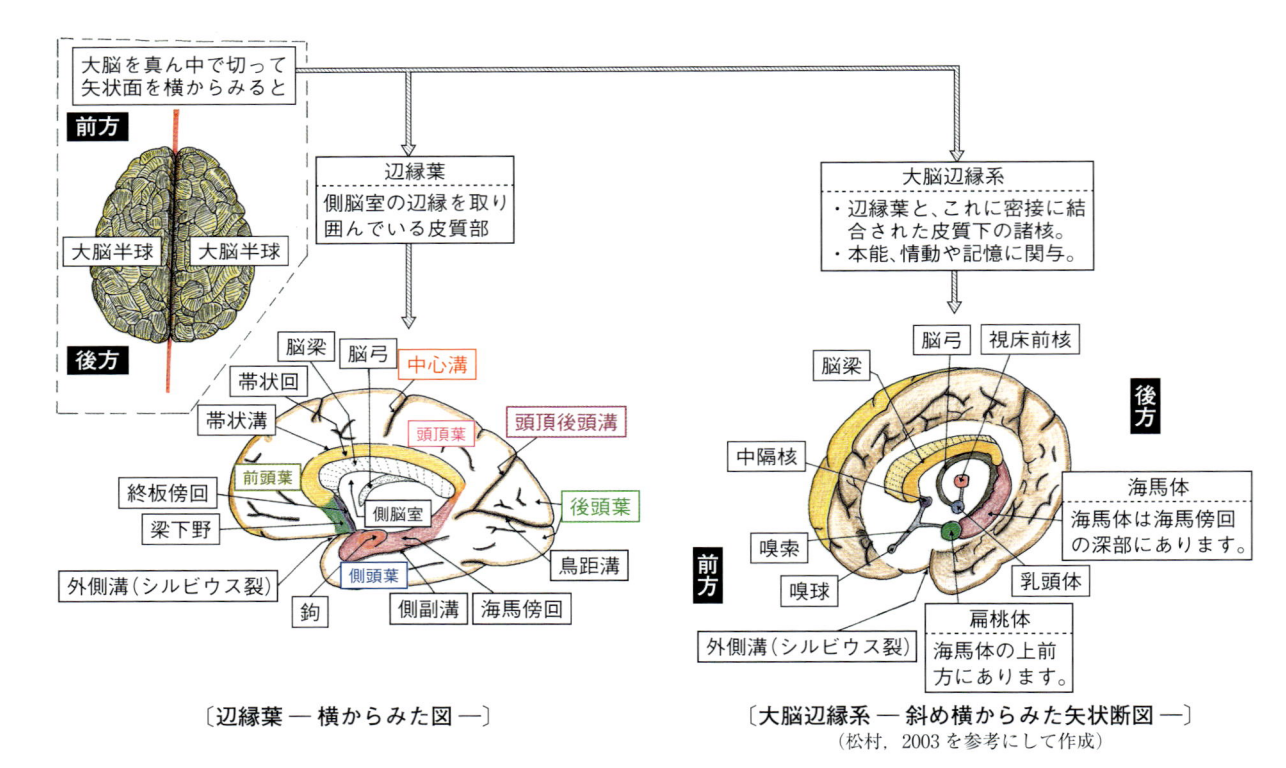

〔辺縁葉 ― 横からみた図 ―〕　〔大脳辺縁系 ― 斜め横からみた矢状断図 ―〕
（松村，2003を参考にして作成）

図 25．辺縁葉と大脳辺縁系

1．辺縁葉
　ⓐ辺縁葉は側脳室の辺縁を取り囲んでいる皮質部分です。
　ⓑ具体的には、梁下野、終板傍回、帯状回、アンモン角（狭義の海馬）、歯状回、海馬台（海馬支脚）、鉤や海馬傍回などです。
2．大脳辺縁系
　ⓐ大脳辺縁系は、辺縁葉に、扁桃体、中隔核、脳弓、視床前核や乳頭体などを合わせたものです。
　ⓑ大脳辺縁系は、本能、情動、自律神経機能や記憶に関与しています。

3．大脳基底核

　大脳基底核は大脳の奥の方（深部）、すなわち大脳皮質下にある神経核の集団です（**18 頁の図 19**）。単に**基底核**（basal ganglia, or basal nuclei）とも呼ばれます。具体的には、尾状核、レンズ核（被殻と淡蒼球）、扁桃体および前障を指しますが（総称名）、尾状核とレンズ核（被殻、淡蒼球）だけをいう場合、尾状核、レンズ核に扁桃体と前障を含めていう場合、さらには視床を含める場合もあり、その定義は曖昧です。

　尾状核は側脳室の前角、体部、後角および下角に沿ってあり、また、視床の外側にも接しており、「つ」の字の形をしています。尾状核は**頭部、体部**と**尾部**に分けられます。**頭部**は尾状核の前端の膨らんだ部分であり、側脳室前角の底部および外側壁の一部をなしています。**体部**は側脳室体部の下外側壁にあり、徐々に細くなります。その後前方に曲がって側脳室下角の上壁に至りますが、この部分が**尾部**です。尾部の後端は下角上壁の一部をなしており、その先端は扁桃体に続きます。

　ちなみに、**線条体**とは尾状核と被殻を指します。なお、**神経核**（nucleus）とは、島状に点在する灰白質の塊、すなわち神経細胞体が集まった部位をいいます。

【隠れ家】

4．神経線維と神経線維の連絡（神経路、伝導路）
A．交連線維と交連神経路、連合線維と連合神経路

　左右の大脳半球の皮質を結んでいる神経線維を**交連線維**といい、その神経線維の集合が**交連神経路**（交連伝導路）です（図26の上図）。交連線維の代表が**脳梁**（corpus callosum）で、その他、前交連、後交連や手綱交連などがあります。**脳梁**は、正中矢状断では前方から脳梁吻、脳梁膝、脳梁幹（脳梁体）、脳梁膨大に区分されます。

　同側の大脳半球の異なる皮質領域を連絡する神経線維を**連合線維**といい（図26）、その神経線維の集合が連合神経路（連合伝導路）です。連合線維は半球内の連絡路ですが、①同一の脳葉内あるいは近傍にある脳回との間をつなぐ短い連合線維、すなわち**短連合線維**（図26の上図）と、②異なる脳葉にまたがる長い連合線維、すなわち**長連合線維**（図26の下図）、の2つの経路があります。短連合線維（弓状線維ともいう）にはU線維、長連合線維には、脳弓、帯状束、弓状束や鉤状束などがあります。ちなみに、**脳弓**（fornix）は脳梁の下に左右対をなして弓形を呈している線維束で、海馬体から出て乳頭体に至る線維系（図25の右図）、すなわち大脳辺縁系の複数の領域をつなぐ長連合線維です。

【隠れ家】

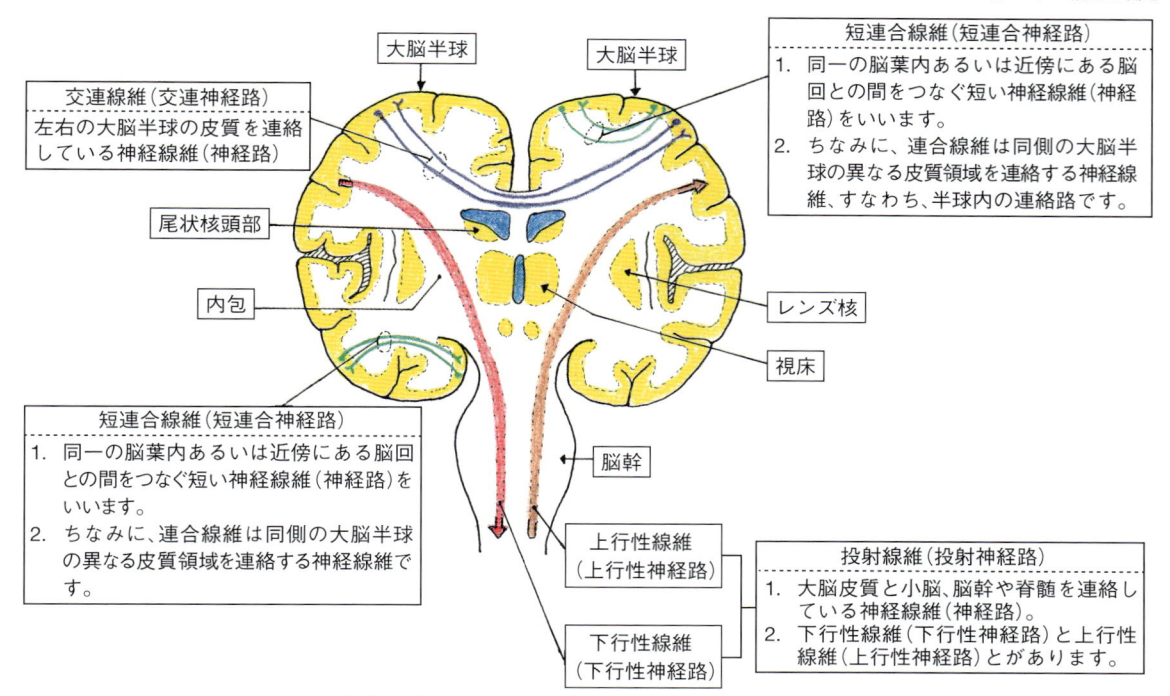

第1章 構造と働き

交連線維（交連神経路）
左右の大脳半球の皮質を連絡している神経線維（神経路）

- 大脳半球
- 尾状核頭部
- 内包

短連合線維（短連合神経路）
1. 同一の脳葉内あるいは近傍にある脳回との間をつなぐ短い神経線維（神経路）をいいます。
2. ちなみに、連合線維は同側の大脳半球の異なる皮質領域を連絡する神経線維、すなわち、半球内の連絡路です。

- レンズ核
- 視床
- 脳幹

短連合線維（短連合神経路）
1. 同一の脳葉内あるいは近傍にある脳回との間をつなぐ短い神経線維（神経路）をいいます。
2. ちなみに、連合線維は同側の大脳半球の異なる皮質領域を連絡する神経線維です。

- 上行性線維（上行性神経路）
- 下行性線維（下行性神経路）

投射線維（投射神経路）
1. 大脳皮質と小脳、脳幹や脊髄を連絡している神経線維（神経路）。
2. 下行性線維（下行性神経路）と上行性線維（上行性神経路）とがあります。

〔投射線維、交連線維と短連合線維 ― 前額断図 ―〕

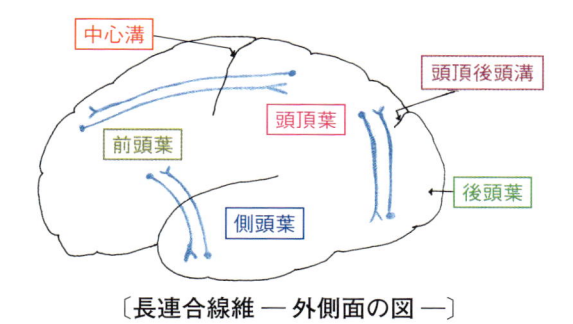

- 中心溝
- 頭頂後頭溝
- 前頭葉
- 頭頂葉
- 側頭葉
- 後頭葉

〔長連合線維 ― 外側面の図 ―〕

1. 長連合線維は異なる脳葉にまたがる長い神経線維をいいます。
2. ちなみに、連合線維は同側の大脳半球の異なる皮質領域を連絡する神経線維です。

図 26．神経線維とその連絡

白質には３つの神経線維があります。
1. 投射線維
   ⓐ大脳皮質と小脳、脳幹や脊髄を結ぶ神経線維です。
   ⓑ上行性線維（上行性神経路）と下行性線維（下行性神経路）とがあります。
   　➡上行性線維は知覚性、下行性線維は運動性です。
   ⓒ上行性神経路には感覚路（表在感覚や深部感覚）、視覚路や聴覚路、下行性神経路には錐体路（皮質脊髄路）、皮質核路や錐体外路があります。
2. 交連線維
   ⓐ左右の大脳半球の皮質を結ぶ神経線維です。
   ⓑ交連線維には脳梁、前交連や後交連などがあります。
3. 連合線維
   ⓐ同側の大脳半球の異なる皮質領域を連絡する神経線維です。
   ⓑ連合線維には、同一の脳葉内あるいは近傍にある脳回との間をつなぐ短連合線維と、異なる脳葉にまたがる長連合線維の２つがあります。
   ⓒ短連合線維（弓状線維）にはＵ線維、長連合線維には脳弓、帯状束、弓状束や鉤状束などがあります。

B．投射線維と投射神経路

　大脳皮質と小脳、脳幹や脊髄を結んでいる神経線維が**投射線維**で、上行性線維と下行性線維とがあります（図26の上図）。投射線維の集合が**投射神経路**（投射路）です。

　投射神経路には、大脳皮質に向かう**上行性神経路**（上行性伝導路、上行性線維）と大脳皮質から起こる**下行性神経路**（下行性伝導路、下行性線維）とがあります（図26の上図）。

　投射線維は、レンズ核と尾状核、視床との間で**内包**（internal capsule）という神経線維束をつくります（図27、36頁の図28、40頁の図30、42頁の図31、44頁の図32、46頁の図33、47頁の図34）。内包より上では、投射線維は大脳皮質に向かって花束のように開いて**放線冠**を形成し（図27、36頁の図28、40頁の図30、42頁の図31）、内包より下では中脳の前面に向かって走り、**大脳脚**をつくります（図27）。

a）下行性伝導路（下行性神経路、下行性線維）

　下行性伝導路（下行性神経路）は上位の中枢から下位の中枢あるいは末梢に向かうもので、運動性であり**運動性伝導路**とも呼ばれます。下行性伝導路には**皮質脊髄路**と**皮質核路**、および錐体外路があります。このうち、**皮質脊髄路**は体幹と四肢の骨格筋の随意運動にあずかる伝導路で、**錐体路**（pyramidal tract）とも呼ばれます（図27）。ちなみに**錐体路**とは、神経線維が延髄の錐体を通ることから名づけられたもので、厳密（狭義）には**皮質脊髄路**を指しますが、皮質核路も錐体路（皮質脊髄路）と同様に下位運動ニューロンに終止することより機能的には同じなので、広義には錐体路に含めます。

　錐体路（皮質脊髄路）は、大脳皮質の運動野（大多数は一次性運動野の中心前回と、その前方にある運動前野）から出て白質（**放線冠**）を通り内包後脚に集まり、中脳の大脳脚のほぼ中1/3を走行し（大脳脚中央部3/5を占めます）、橋を経て延髄に行きます。**内包後脚**では前から後ろに向かって上肢、体幹、下肢への線維の順に配列し、**大脳脚**では内側から外側に向かって上肢、体幹、下肢の順に配列しています（図27）。また、**中心前回（一次性運動野）には体部位局在**があり、大脳半球の内側～背側～腹外側に向かって、趾、下肢、体幹、上肢、手、指、顔面（頭部）の順に並んでいます（図27）。

　錐体路の大部分（75～90％）は延髄下端の錐体で交叉し、反対側の脊髄側索内を**外側皮質脊髄路**（錐体側索路）となって下行し、脊髄前角細胞に至ります。延髄での交叉に際しては、上肢への線維が先に交叉を完了し、下肢への線維は上肢線維より遅れて少し下方で交叉します。また、脊髄側索内では上肢への線維は内側、下肢への線維は外側を通ります（図27）。残りの線維（非交叉線維）は同側の脊髄前索内側を**前皮質脊髄路**（錐体前索路）として下行し、脊髄前角細胞に至ります。前皮質脊髄路は、これらの線維が終わる脊髄の高さで下位ニューロンと連絡する直前に反対側へと交叉します（図27）。なお、運動野（一次性）から起こる運動ニューロンは、大まかには、上肢および下肢へは外側皮質脊髄路、体幹へは前皮質脊髄路、顔面（頭部）へは皮質核路を通って分布しています。また、体幹に対しては、外側皮質脊髄路と前皮質脊髄路の二重支配になっています。

　ちなみに、錐体路の約半数は頚髄に終わり、約20％は胸髄に、約25～30％は腰仙髄に終わります。また、前皮質脊髄路は胸髄の中ほどでみえなくなります。

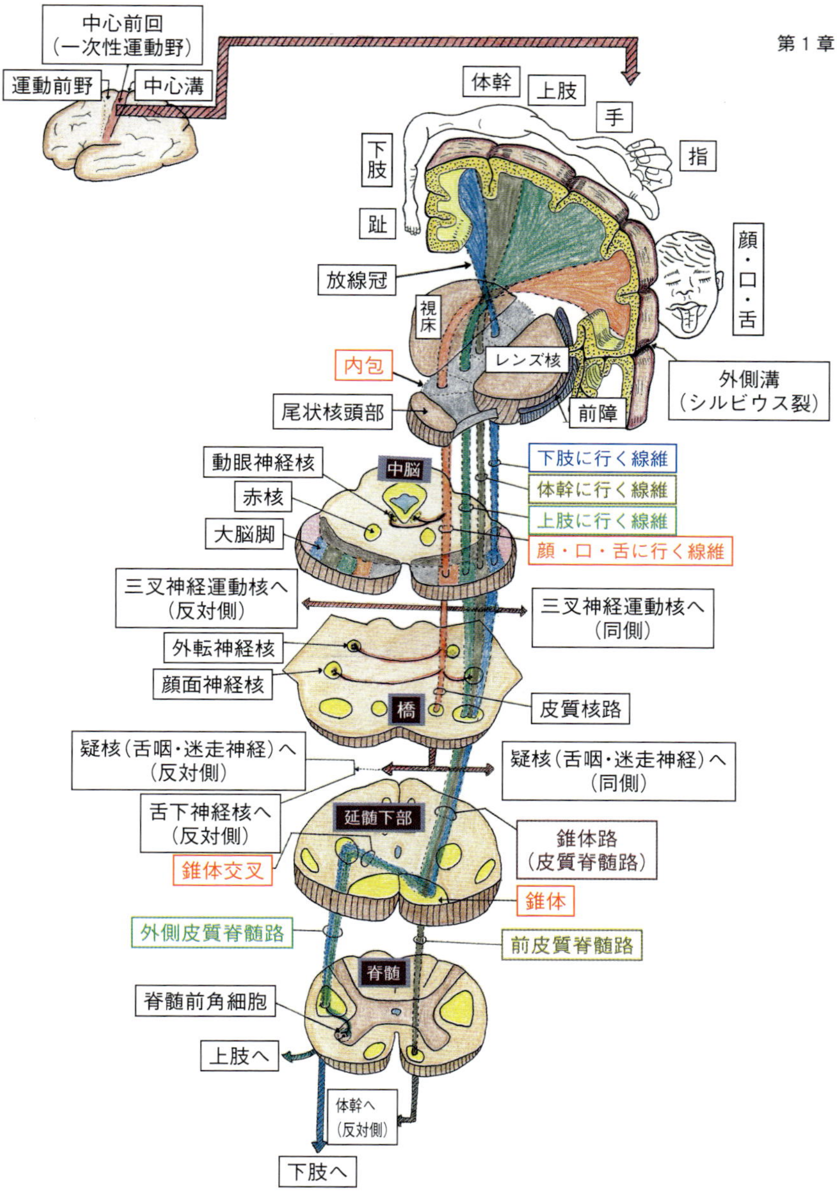

図 27. 錐体路と皮質核路
(川北ら, 1979；半田ら, 1983；佐藤ら, 1987；平田, 2013 を参考にして作成)

1. **錐体路**
   ⓐ錐体路(皮質脊髄路)は、大脳皮質の運動野(大多数は一次性運動野の中心前回と、その前方にある運動前野)から出て内包後脚に集まり、大脳脚(中脳)のほぼ中 1/3 を走行し、橋を経て延髄に行きます。
   ⓑ延髄下端の錐体で大部分(75～90%)は交叉し、反対側の脊髄側索内を**外側皮質脊髄路**(錐体側索路)となって下行し、脊髄前角細胞に至ります。
   ⓒ残りの線維(非交叉線維)は同側の脊髄前索内側を**前皮質脊髄路**(錐体前索路)として下行し、脊髄前角細胞に至ります。前皮質脊髄路は、これらの線維が終わる脊髄の高さで下位ニューロンと連絡する直前に反対側へと交叉します。

2. **皮質核路**
   ⓐ皮質核路は、前頭葉の中心前回(一次性運動野)の下方約 1/3 (顔面部)から起こり脳幹の脳神経の運動核に至る神経路で、内包の膝を通りますが、延髄の錐体は通りません。
   ⓑ皮質核路のうち、両側性に脳幹の脳神経運動核に終わるのは動眼神経核、三叉神経運動核、顔面神経核の吻側部(上半部)(顔面筋の上半分を支配)および疑核(舌咽・迷走神経)、交叉して反対側の運動核に終わるのは外転神経核、顔面神経核の尾側部(下半部)(顔面筋の下半分を支配)および舌下神経核です。

※中心前回(一次性運動野)には体部位局在があり、図(最上部)のように、大脳半球の内側～背側～腹外側に向かって、趾、下肢、体幹、上肢、手、指、顔面(頭部)の順に並んでいます。

皮質核路は大脳皮質の一次性運動野（中心前回）から脳幹の脳神経の運動核に至る神経路で、内包の膝および大脳脚を通りますが（大脳脚内側1/5を占めます）（図27）、**延髄の錐体は通りません**。皮質核路のうち、両側性に脳幹の脳神経運動核に終わるのは動眼神経核、三叉神経運動核、顔面神経核の中の顔面筋上半分（額の筋肉や眼輪筋の表情筋）を支配する核、および疑核（舌咽神経および迷走神経の運動核）です（図27）。また、交叉して反対側の運動核に終わるのは外転神経核、顔面神経核の中の顔面筋下半分（頬筋や口輪筋の表情筋）を支配する核、および舌下神経核です（図27）。さらには、交叉しないで同側の核に終わるのは滑車神経核と副神経核です。なお、外転神経核については、「両側性に終わる」との報告もあります。また、動眼神経核、滑車神経核および外転神経核（外眼筋支配運動性神経核）を皮質核路の終止する運動性脳神経核から除外している成書もあります。この場合、これらの外眼筋支配運動性神経核に投射する大脳皮質領域は中心前回でなく、前頭眼野（Broadmann 8野の下部）です。そして、前頭眼野より起こる下行路については、「内側縦束を介して外眼筋支配運動性神経核に終わる」と記載してある成書と、「前頭眼野（第8野）からの線維は錐体路の線維と一緒になり内包後脚の腹側を走り、その後、背側へ向かい眼球運動核（動眼神経核、滑車神経核および外転神経核）に行く」と記載してある成書とがあります。
　ちなみに、**皮質延髄路**という用語がありますが、厳密には皮質延髄路は大脳皮質の運動野から**延髄の脳神経運動核**に至る神経路を意味しますが、一般には、橋における脳神経運動核への線維も含めて取り扱われることが多く、**皮質核路と同義語**に使われます。
　錐体外路系は皮質脊髄路と皮質核路以外の運動路で、骨格筋の筋緊張および運動を反射的に支配しています。

　b）上行性伝導路（上行性神経路、上行性線維）
　上行性伝導路（上行性神経路）は末梢あるいは下位の中枢から上位の中枢へと向かう伝導路で、知覚性であり**感覚性伝導路**とも呼ばれます。上行性伝導路には表在感覚や深部感覚を伝える体性感覚路、視覚路や聴覚路などがあります。
　体性感覚路は視床から内包を通って放線冠を経て大脳皮質の一次性感覚野（中心後回）に至りますが、一次性感覚野には運動野と同様、体部位局在があります（36頁の図28、40頁の図30、42頁の図31、44頁の図32）。したがって身体各部位からの線維はそれぞれ大脳皮質の一次性感覚野上の局在部位（手、脚、顔など）に投射します。なお、**体性感覚**は触覚、温度覚や痛覚の表在感覚と、骨膜、筋肉や関節などに起こる深部感覚からなり、内臓感覚は含みません。ちなみに、**表在感覚**は皮膚や粘膜の感覚で、触覚、痛覚や温度覚がこれに属します。一方、**深部感覚**（固有感覚）は筋（筋紡錘）、腱（腱紡錘）や関節などから伝えられる感覚で、振動覚や位置覚（四肢がどんな位置をとっているかを判断する感覚）などがあります。なお、**筋紡錘**は筋肉の伸展の程度を伝える受容器であり、**腱紡錘**は**ゴルジ腱器官**とも呼ばれ、筋肉が強く緊張する場合に働く規制回路の受容器です。この腱紡錘が働くと筋緊張が軽減されます。
　体性感覚を伝える伝導路ですが、顔面を除く体部の体性感覚を伝える伝導路と顔面の体性感覚を伝える伝導路は異なりますので、別々に記載します。

（i）四肢および体幹からの体性感覚の伝導路

最初は、顔面を除く体部、すなわち四肢や体幹からの体性感覚の伝導路について述べます。**識別のある触覚**（物の大きさや形などを識別する触覚）・**圧覚**（圧迫の加わった部位の局在を識別する）や**識別のある深部感覚**を伝えるのは**後索・内側毛帯系**で、**痛覚と温度覚**（痛・温覚）を伝えるのは**脊髄視床路系**です。どちらの伝導路も、感覚受容器から大脳皮質に情報が伝わるまでに3つのニューロンがかかわっています。すなわち、末梢から順に、一次ニューロン、二次ニューロン、三次ニューロンと呼ばれますが、一次ニューロンは脊髄後根神経節に細胞体があり、その細胞体から軸索が末梢の感覚受容器と脊髄の両方に伸びています。

まず、**識別性の触覚・圧覚**（微細触覚・圧覚）や**深部感覚**を伝える**後索・内側毛帯系**からお話します（図28）。一次ニューロンである脊髄後根神経節からの軸索は脊髄に入ると同側の**後索を上行**します（後角には入らない）。下肢および胸髄下半分（第7胸神経以下）からの線維は**後索の内側にある薄束**を、胸髄上半分（第6胸神経以上）および上肢からの線維は**後索の外側にある楔状束**を通り、それぞれ延髄下部の**薄束核と楔状束核でニューロンを変えます**（二次ニューロンの始まり）。お気づきのように、**後索には体部位局在があり**、仙髄からの線維は最内側を走り、その外側には順に下肢、体幹（胸部）からの線維があり、そして上肢からの線維は最外側を走っています（図28の挿入図）。二次ニューロンの軸索は延髄の錐体交叉のすぐ上で弓状線維となり**交叉し毛帯交叉をつくり、内側毛帯（medial lemniscus）**となって上行します。**毛帯交叉では薄束核からの線維は腹側で、楔状束核からの線維は背側で交叉します**（図28）。内側毛帯となって上行した後、視床の**後外側腹側核（ventral posterolateral nucleus；VPL）でニューロンを変えます**（三次ニューロンの始まり）。視床では薄束核からの線維束は後外側腹側核の外側に終わり、楔状束からの線維束は内側に終わります（図28）。三次ニューロンの軸索は視床から内包後脚を通り放線冠を経て頭頂葉の中心後回（一次性感覚野）に終わります（図28）。ちなみに、**薄束**は第7胸神経〜尾骨神経に由来する上行路（求心性線維）からできているので全脊髄に存在しますが、**楔状束**は第2頚神経〜第6胸神経に由来する上行路（求心性線維）なので第7胸髄以下には認められません。

なお、薄束核と楔状束核を合わせて**後索核**といいます。延髄の後索核（薄束核と楔状束核）から起こる二次ニューロン線維束（軸索）は**延髄視床路（bulbothalamic tract）**ですが、**延髄視床路**は脊髄後索の続きで、後索核に始まり、直ちに交叉して毛帯交叉をつくり、内側毛帯の主体となって上行し、視床（後外側腹側核）に終わります。

おわかりのように、**内側毛帯**は延髄から上行して視床に向かう神経線維の束（感覚路）で、顔面（頭部）を除く体部（四肢および体幹）の識別性の触覚・圧覚と深部感覚を伝える伝導路です。また、内側毛帯内の配列ですが、薄束核の線維束は外側に、楔状束からの線維束は内側にあります（図28）。

深部感覚（位置覚や振動覚）ですが、位置覚（自分の手や脚がどのくらい曲がっているかや自分の脚がどの方向に向いているかなど）や振動覚など意識にのぼる深部感覚（**識別性深部感覚**）は、上に述べたように、後索・内側毛帯系を経て大脳皮質の一次性感覚野に伝わります（図28）。

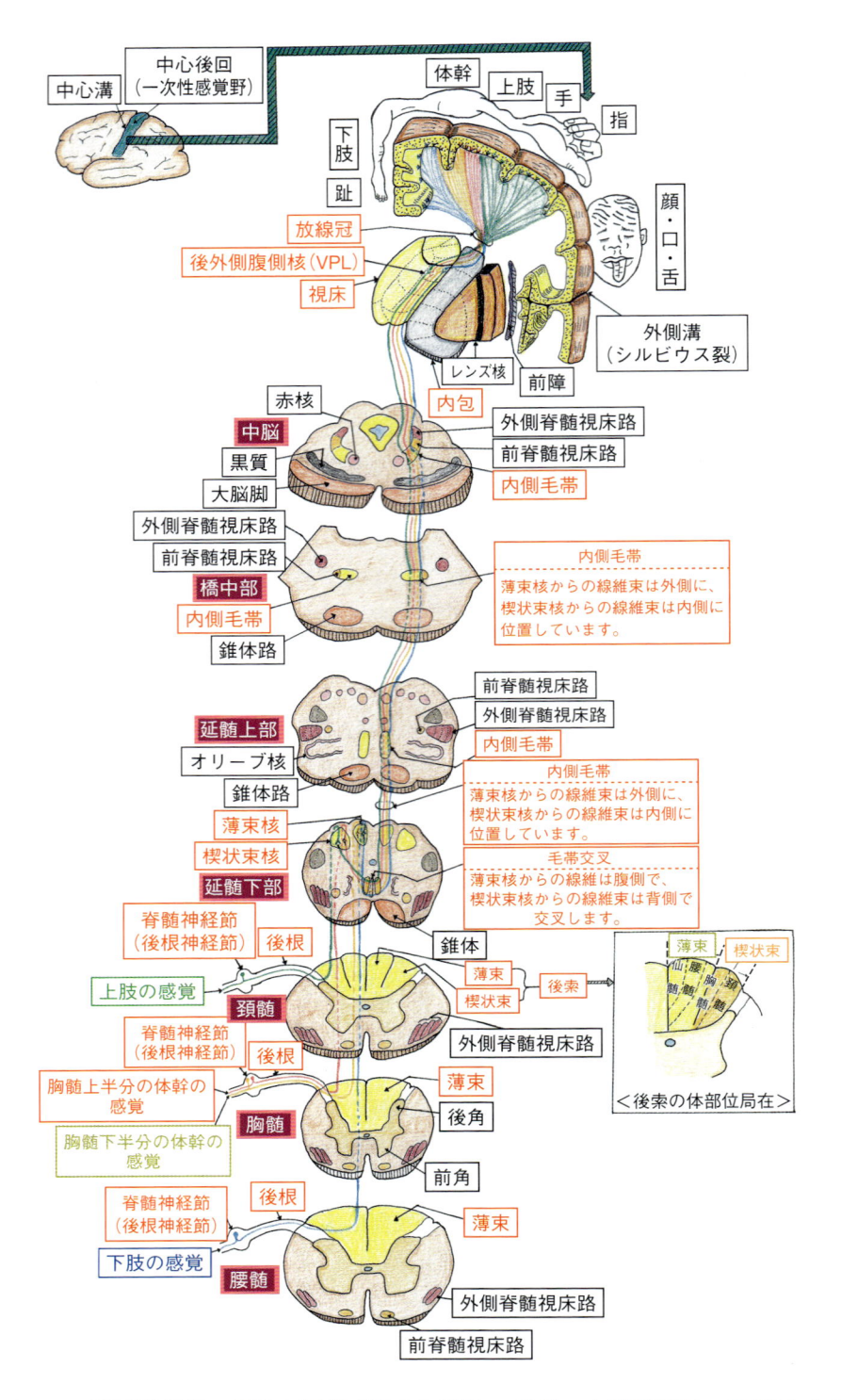

図 28. 識別性触覚・圧覚と深部感覚の伝導路 ―後索・内側毛帯系―（四肢および体幹）
（松村, 2003；後藤ら, 2011；平田, 2013；寺島, 2013 を参考にして作成）

後索・内側毛帯系は四肢や体幹の識別性触覚・圧覚や深部感覚を伝える伝導路で、脊髄の後角は通りません。
1. 下肢および胸髄下半分（第7胸神経以下）からの識別性触覚・圧覚や深部感覚情報は薄束を、胸髄上半分（第6胸神経以上）および上肢からのものは楔状束を通り、それぞれ延髄下部の薄束核と楔状束核でニューロンを変えます。
2. その後、延髄の錐体交叉のすぐ上で交叉し（毛帯交叉）、内側毛帯となって上行し視床の後外側腹側核（VPL）でニューロンを変えます。そして内包後脚を通り、放線冠を経て頭頂葉の中心後回（一次性感覚野）に終わります。
　ⓐ毛帯交叉では、薄束核からの線維は腹側で、楔状束核からの線維は背側で交叉します。
　ⓑ内側毛帯では、薄束核の線維束は外側に、楔状束からの線維束は内側に位置しています。
　ⓒ視床では、薄束核からの線維束は後外側腹側核の外側に終わり、楔状束核からの線維束は内側に終わります。

次に、筋肉の動きや収縮など**意識にのぼらない深部感覚(非識別性深部感覚)**ですが、上半身[上肢と体幹の上半分；第6胸神経以上(C2〜T6)]の後根から脊髄に入った非識別性深部感覚情報(筋紡錘や腱紡錘からの情報)は同側の楔状束を上行して、同側の延髄の**副楔状束核(楔状束の背側にある)でニューロンを変えます。**そして、二次ニューロンの軸索は**下小脳脚を通って小脳虫部や中間部(傍虫部)の皮質**に終わります(**楔状束核小脳路** cuneocerebellar tract；副楔状束核から小脳への投射は、副楔状束核小脳路と呼ぶべきですが、慣習的に楔状束核小脳路と呼ばれています)(**図29**)。下半身[下肢と体幹の下半分；第7胸神経以下(T7〜尾骨神経)]の後根から脊髄に入った深部感覚情報のうち、筋紡錘からの感覚情報は同側の後索(薄束)を上行し、第1胸髄(あるいは第8頸髄)〜第2腰髄(あるいは第3腰髄)の後角基部にある**胸(髄)核(Clarke柱、背核)でニューロンを変えます**(二次ニューロンの始まり)。そして同側の**後脊髄小脳路**を上行し、**下小脳脚を通って小脳虫部や中間部(傍虫部)の皮質**に終わります(**図29**)。なお、胸髄核(Clarke柱)は第2腰髄(あるいは第3腰髄)以下には認められないので、後脊髄小脳路も第2腰髄(あるいは第3腰髄)から尾側にはみられません。したがって、下部腰髄および仙髄に入った一次ニューロンはそのまま上行し、胸髄核に達したところでシナプスを形成します。一方、下半身の深部感覚情報のうち、腱紡錘(ゴルジ腱器官)からの深部感覚情報は腰・仙髄の**後角でニューロンを変えます**(二次ニューロンの始まり)(**図29**)。二次ニューロンは2本に分かれ、同側と反対側(白前交連で交叉)の**前脊髄小脳路**を上行します。すなわち腱紡錘からの情報は、同側の前脊髄小脳路を上行し中脳を経て**上小脳脚を通って小脳虫部や中間部(傍虫部)の皮質**に終わります(**図29**)。これに対し、反対側の前脊髄小脳路に入った情報は上小脳脚を通って小脳に入り、上髄帆を通って再交叉して反対側の小脳虫部や中間部(傍虫部)の皮質に終わります(**図29**)。なお、前脊髄小脳路は後脊髄小脳路の副路とされ、一般に発達が悪いです。

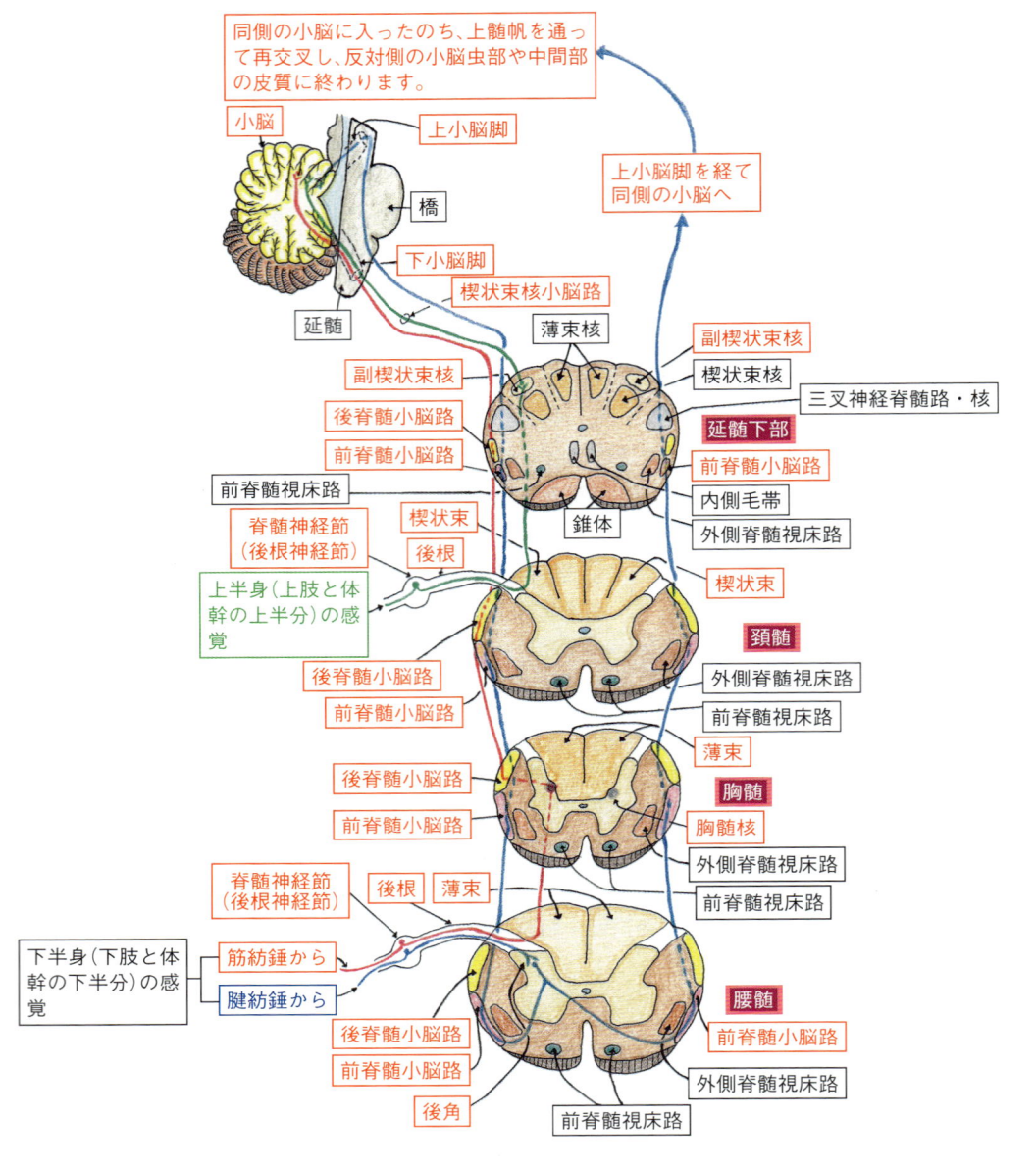

図 29. 非識別性深部感覚の伝導路 ― 四肢および体幹 ―
(半田ら, 1983；松村, 2003；平田, 2013；寺島, 2013 を参考にして作成)

1. 非識別性深部感覚とは筋肉の動きや収縮など意識にのぼらない感覚です。
2. 非識別性深部感覚の伝導路
   ⓐ上半身(上肢と体幹の上半分)の筋紡錘や腱紡錘からの深部感覚
     (ⅰ)後根から脊髄に入った深部感覚情報は、同側の楔状束を上行して延髄の副楔状束核でニューロンを変えます。
     (ⅱ)二次ニューロンの軸索(楔状束核小脳路)は下小脳脚を通って小脳虫部や中間部(傍虫部)の皮質に終わります。
   ⓑ下半身(下肢と体幹の下半分)の深部感覚
     (ⅰ)筋紡錘からの深部感覚
       (ア)後根から入った深部感覚情報は同側の薄束を上行し、胸(髄)核(Clarke柱)でニューロンを変えます。
       (イ)その後、同側の後脊髄小脳路を上行し下小脳脚を通って小脳虫部や中間部(傍虫部)の皮質に終わります。
     (ⅱ)腱紡錘からの深部感覚
       (ア)後根から入った深部感覚情報は腰・仙髄の後角でニューロンを変えます。
       (イ)二次ニューロンは2本に分かれ、同側および反対側(白前交連で交叉)の前脊髄小脳路を上行します。すなわち、同側の前脊髄小脳路に入った情報は、中脳を経て、上小脳脚を通って小脳虫部や中間部(傍虫部)の皮質に終わります。一方、反対側の前脊髄小脳路に入った情報は上小脳脚を通って小脳に入り、上髄帆を通って再交叉して反対側の小脳虫部や中間部(傍虫部)の皮質に終わります。

次は、四肢や体幹の痛覚や温度覚を伝える伝導路についてです。**痛覚や温度覚の伝導路は脊髄視床路系**で、一次ニューロンである脊髄後根神経節からの軸索は脊髄に入ると**後角でニューロンを変えます**（二次ニューロンの始まり）（図30）。二次ニューロンの軸索は脊髄中心灰白質の前方（白前交連）を通って**交叉し反対側の外側脊髄視床路**（側索にある）を上行します（図30）。外側脊髄視床路にも、後索・内側毛帯系と同様、**体部位局在**が認められます。すなわち、仙髄からの線維は最外側（脊髄の表層）に、そして内側に向かって順に腰髄、胸髄からの線維があり、そして頚髄からの線維は最内側を走っています（図30の挿入図）。

脊髄側索を上行した外側脊髄視床路は、延髄ではオリーブ核の背外側を、中脳では内側毛帯と合流しその背外側を走った後、視床に入り**後外側腹側核（ventral posterolateral nucleus；VPL）でニューロンを変えます**（三次ニューロンの始まり）（図30）。三次ニューロンの軸索は内包後脚を通り、放線冠を経て一次性感覚野である頭頂葉の中心後回に終わります（図30）。

【隠れ家】

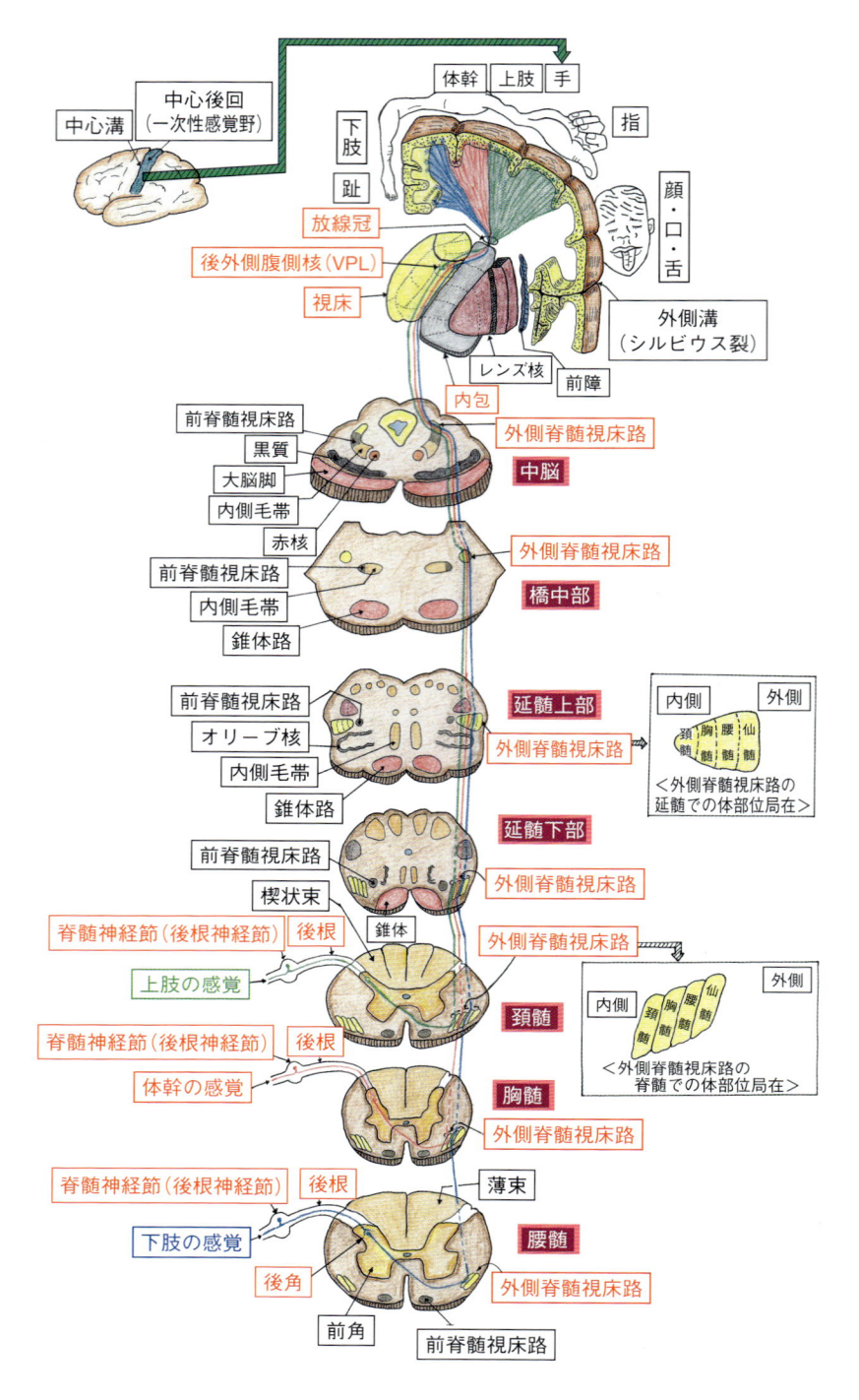

図 30. 四肢、体幹の痛覚および温度覚の伝導路 ― 脊髄視床路系 ―
(松村, 2003；後藤ら, 2011；平田, 2013；寺島, 2013 を参考にして作成)

1. 四肢や体幹からの痛覚・温度覚情報は脊髄の後角でニューロンを変えます。
2. そして、白前交連を通って交叉し、反対側の外側脊髄視床路を上行します。
   ⓐ 仙髄からの線維は最外側（脊髄の表層）に位置します。
   ⓑ そして、内側に向かって順に腰髄、胸髄からの線維があります。
   ⓒ 頚髄からの線維は最内側に位置しています。
3. 脊髄側索を上行した外側脊髄視床路は、中脳で内側毛帯と合流し、その背外側を走り、視床の後外側腹側核（VPL）でニューロンを変えます。
4. その後、内包後脚を通り、放線冠を経て頭頂葉の中心後回（一次性感覚野）に終わります。

最後に、四肢および体幹からの識別のない触覚・圧覚、すなわち**物が触れたか否かだけの感覚**についてですが、識別のない触覚・圧覚は非識別性触覚・圧覚や粗大触覚・圧覚と呼ばれます。**非識別性触覚・圧覚（粗大触覚・圧覚）**は一次ニューロンである脊髄後根神経節からの軸索によって後根から脊髄に入り、**後角でニューロンを変えます**（二次ニューロンの始まり）（図 31）。二次ニューロンは脊髄中心灰白質の前方（白前交連）を通って**交叉し反対側の前脊髄視床路**（前索にある）を上行し、橋と中脳では内側毛帯に合流し、その後視床に入り**視床の後外側腹側核（VPL）でニューロンを変えます**（三次ニューロンの始まり）（図 31）。三次ニューロンの軸索は内包後脚を通り、放線冠を経て感覚野（一次性）である頭頂葉の中心後回に終わります（図 31）。つまり、痛覚および温度覚の伝導路（図 30）と類似した経路をとります。

　なお、脊髄毛帯という用語がありますが、**脊髄毛帯（spinal lemniscus）**は前脊髄視床路（非識別性触覚・圧覚の伝導路）と外側脊髄視床路（痛覚・温度覚の伝導路）を合わせたものをいいますが、これに延髄視床路（**35 頁**）（識別性の触覚・圧覚と深部感覚の伝導路）を加えている成書もあります。

【隠れ家】

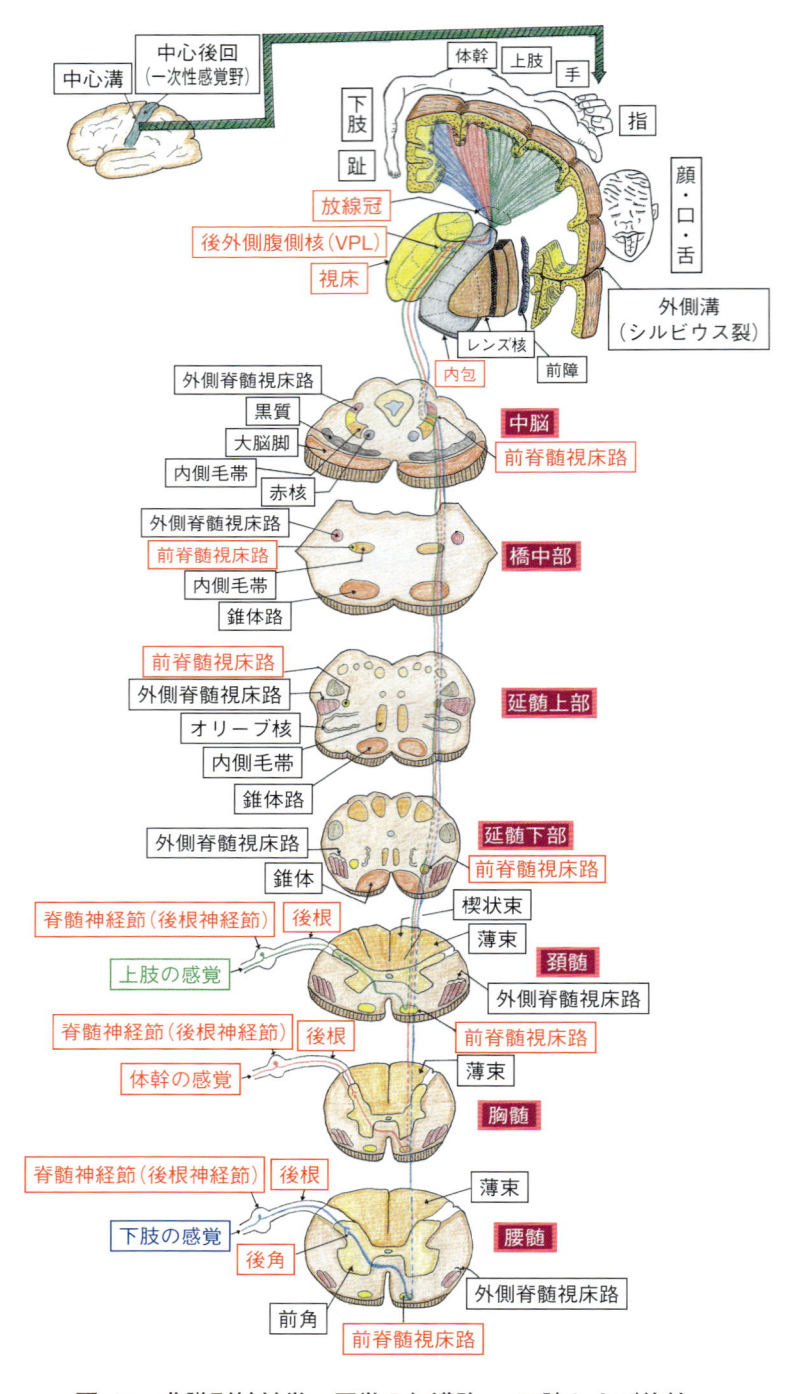

図 31. 非識別性触覚・圧覚の伝導路 ― 四肢および体幹 ―
(松村, 2003;後藤ら, 2011;平田, 2013;寺島, 2013を参考にして作成)

1. 非識別性触覚・圧覚は粗大触覚・圧覚とも呼ばれます。
2. 非識別性触覚・圧覚の伝導路
   ⓐ非識別性の触覚・圧覚情報は後根から脊髄に入り、後角でニューロンを変えます。
   ⓑその後、白前交連を通って交叉し、反対側の前脊髄視床路を上行し視床の後外側腹側核(VPL)でニューロンを変えます。
   ⓒそして、内包後脚を通り、放線冠を経て頭頂葉の中心後回(一次性感覚野)に終わります。

（ⅱ）顔面の体性感覚の伝導路

　顔面（頭部）の体性感覚の一次ニューロンは三叉神経節（半月神経節、Gasser 神経節）にある神経細胞で、その中枢枝（三叉神経知覚根）は脳幹の橋中部に入りますが、識別性触覚・圧覚は三叉神経主知覚核に、痛覚・温度覚は三叉神経脊髄路となって下行しながら三叉神経脊髄路核に終わります（図32）。

　最初に、**顔面（頭部）の識別性触覚・圧覚**の伝導路からお話します。三叉神経の末梢3分枝から集まってきた識別性触覚の情報は三叉神経知覚根を経て橋中部にある**三叉神経主知覚核**（感覚核）に入り、ここでニューロンを変えます（二次ニューロンの始まり）（図32）。二次ニューロンの経路は2つあります。すなわち、1つ目ですが、大部分の線維は橋の正中で交叉した後、反対側の脳幹を**三叉神経毛帯腹側路**として上行し（内側毛帯の内側端部の背側を上行）、視床の**後内側腹側核**（ventral posteromedial nucleus；VPM）でニューロンを変えます（三次ニューロンの始まり）（図32）。2つ目ですが、一部の線維は非交叉で、同側の三叉神経毛帯腹側路を上行し、視床の後内側腹側核（VPM）に入り、ここでニューロンを変えます（三次ニューロンの始まり）。いずれも、三次ニューロンの軸索は内包後脚を通り、放線冠を経て頭頂葉の中心後回（一次性感覚野）に終わります（図32）。

　次は、**顔面（頭部）の痛覚・温度覚**の伝導路です。三叉神経の末梢3分枝から集まってきた痛覚・温度覚の情報は三叉神経知覚根を経て橋に入ったのち、直ちに下行枝として三叉神経脊髄路中を下行し（一部は第2頸髄まで）**三叉神経脊髄路核**に入り、ここでニューロンを変えます（二次ニューロンの始まり）（図32）。**三叉神経脊髄路核**は、三叉神経脊髄路の中心側に存在し、三叉神経脊髄路と同じ長さの細い神経核で、上方は橋の三叉神経主知覚核と接続し、下方では脊髄後角（膠様質）と連絡しています。三叉神経脊髄路核より起こる二次ニューロンの軸索は正中で交叉して反対側の脳幹で**三叉神経毛帯外側路**を形成して上行し（橋では内側毛帯の外側端部を上行し、中脳では外側脊髄視床路と混じて上行）、視床の**後内側腹側核**（VPM）でニューロンを変えます（三次ニューロンの始まり）（図32）。三次ニューロンの軸索は内包後脚を通り、放線冠を経て頭頂葉の中心後回（一次性感覚野）に終わります（図32）。なお、三叉神経脊髄路核内では、腹側より背側にかけて三叉神経第1枝、第2枝、第3枝の順に規則正しく並んでいます（図32の挿入図）。

　最後は**顔面の深部感覚**についてですが、深部感覚の情報は三叉神経中脳路核に入り、ここでニューロンを変えます（二次ニューロンの始まり）。その後の上行路は不明ですが、視床の後内側腹側核（VPM）に入りニューロンを変え（三次ニューロンの始まり）、中心後回（一次性感覚野）に終わります。

　なお、上に述べた三叉神経毛帯腹側路と三叉神経毛帯外側路についてですが、これらは**三叉神経毛帯（trigeminal lemniscus）**と呼ばれています（**三叉神経核視床路 trigeminothalamic tract** ともいいます）。この**三叉神経毛帯**は三叉神経の二次ニューロンの軸索をまとめたもので、上記の**腹側路**と**外側路**のほかに**背側路**があります。このうち**三叉神経毛帯腹側路**は顔面の識別性触覚・圧覚の伝導路で四肢・体幹における後索・内側毛帯系に相当し、**三叉神経毛帯外側路**は顔面の痛覚・温度覚の伝導路で四肢・体幹における外側脊髄視床路に相当します。**三叉神経毛帯背側路**は顔面の非識別性（粗大）触覚・圧覚の伝導路ですが、非識

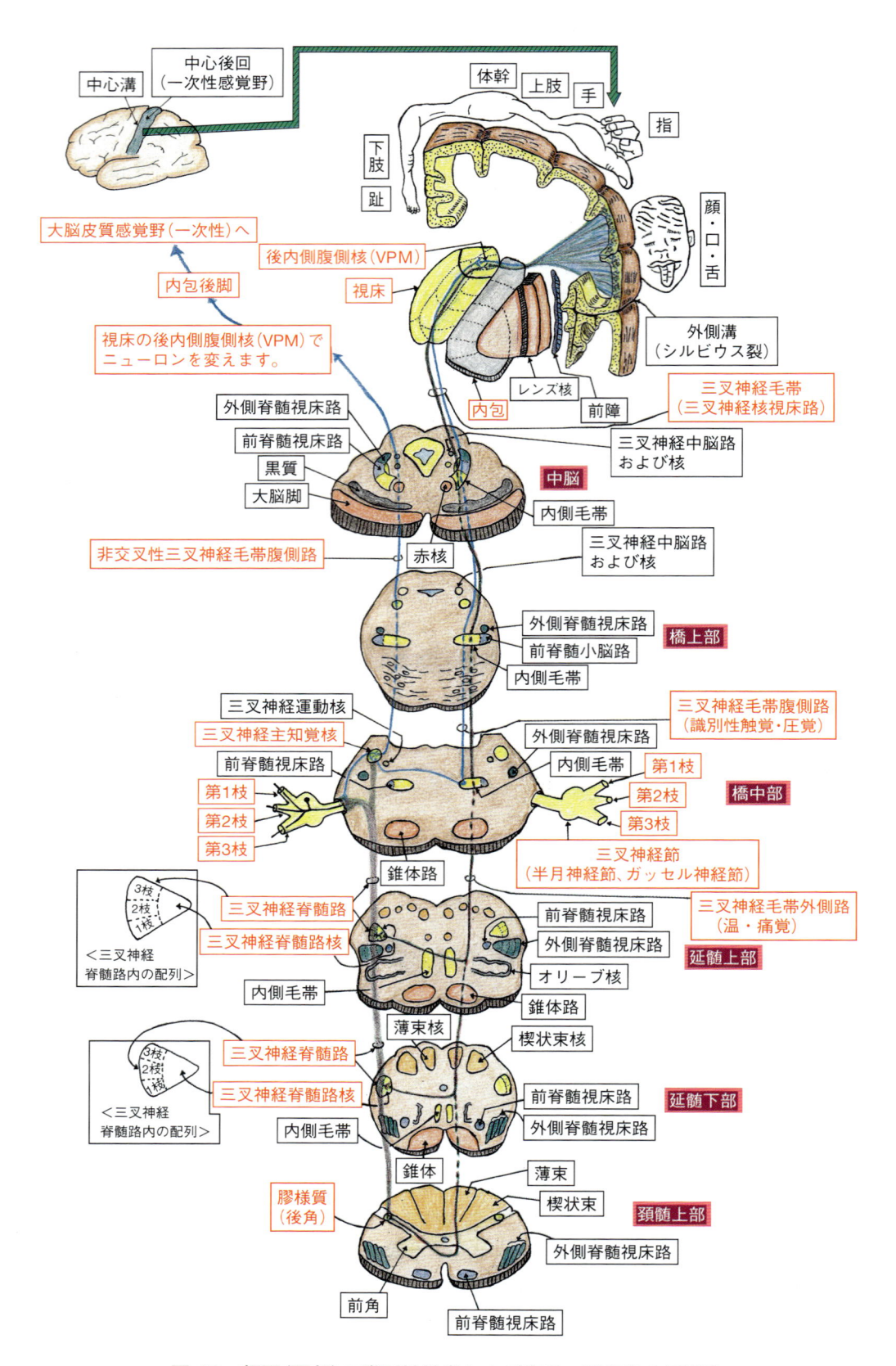

図 32. 顔面（頭部）の識別性触覚および痛覚・温度覚の伝導路
(Carpenter, 1974；後藤ら，2011；寺島，2013；新見，2013 を参考にして作成)

説明は次頁

別性(粗大)触覚・圧覚は三叉神経知覚根を経て橋に入ったのち直ちに下行枝として三叉神経脊髄路を下行し、三叉神経脊髄路核に終わります。そして、三叉神経脊髄路核より起こる二次ニューロンの軸索は交叉して反対側の脳幹を**三叉神経毛帯背側路**を形成して上行し(内側毛帯の背外側を上行し、中脳では前脊髄視床路と混じて上行)、三叉神経毛帯外側路とともに視床の後内側腹側核(VPM)に入り、ここでニューロンを変えます。その後内包後脚を通り、放線冠を経て頭頂葉の中心後回に終わります。お気づきのように、顔面の非識別性触覚・圧覚の伝導路は、顔面の温覚・痛覚の伝導路と似ています。また、背側路は四肢・体幹における前脊髄視床路に相当します。
(※；顔面の感覚の伝導路やその名称などについては、成書により若干異なります)

　最後に、すべての上行性知覚線維は同じ身体部位(下肢なら下肢)から出たものであれば、触覚、痛・温覚などの体性感覚のいかんを問わず、それらを伝達する線維は大脳皮質上の同部位に終わります。したがって、大脳皮質感覚野(一次性)が損傷されるとそれに相当する身体反対部位のすべての知覚が消失することになります。

　ちなみに、脊髄毛帯(**41 頁**)や三叉神経毛帯を内側毛帯系として取り扱うことがあります。

図 32. 図の説明
1. **識別性触覚の伝導路**
   ⓐ三叉神経の末梢3分枝から集まってきた識別性触覚・圧覚の情報は橋中部にある三叉神経主知覚核に入り、ここでニューロンを変えます。
   ⓑ二次ニューロンの経路は2つあります
    (i)大部分の線維は橋で交叉し反対側の脳幹を三叉神経毛帯腹側路として上行し、視床に入り後内側腹側核(VPM)でニューロンを変えます。
    (ii)一部の線維は非交叉で、同側の三叉神経毛帯腹側路を上行し、視床の後内側腹側核(VPM)でニューロンを変えます。
   ⓒそして、内包後脚を通り、放線冠を経て頭頂葉の中心後回(一次性感覚野)に終わります。
2. **痛覚・温度覚の伝導路**
   ⓐ三叉神経の末梢3分枝から集まってきた痛覚・温度覚の情報は橋に入った後、直ちに下行枝として三叉神経脊髄路を下行し(一部は第2頸髄まで)三叉神経脊髄路核に入り、ここでニューロンを変えます。
   ⓑ三叉神経脊髄路核より起こる二次ニューロンの軸索は交叉して反対側の脳幹で三叉神経毛帯外側路を形成して上行し、視床の後内側腹側核(VPM)でニューロンを変えます。
   ⓒそして、内包後脚を通り、放線冠を経て頭頂葉の中心後回(一次性感覚野)に終わります。

　※1.三叉神経脊髄路核内では、腹側より背側にかけて三叉神経第1枝、第2枝、第3枝の順に規則正しく並んでいます(挿入図)。
　※2.顔面の感覚の伝導路やその名称などについては、成書により若干異なります。

5．内包 Internal capsule

内包（internal capsule）は外側のレンズ核と、内側の尾状核頭部および視床との間にある大きい線維束の集団で（**図33**）、視床から大脳皮質に向かう上行性線維（感覚路）（**36頁の図28、40頁の図30、42頁の図31、44頁の図32、図34**）や大脳皮質からの下行性線維（運動路）（**33頁の図27、図34**）などによって構成されています。

内包は大脳半球の水平断では凸側を内側に向けた「く」の字形、あるいは尖端を内側に向けた「V」字形を呈しています（**図33の左図**）。

内包は、前方から前脚、膝、後脚に分けられますが、**前脚**は尾状核頭部とレンズ核吻側端の間、**後脚**はレンズ核と視床との間で、**膝**は前脚と後脚の間の屈曲部をいいます（**図34**）。

内包を通る主な神経路（伝導路）についてですが、**内包前脚**には前頭橋路（前頭葉皮質から同側の橋核に至る錐体外路系の神経路）と前視床放線（視床と前頭葉を連絡する神経路）、**内**

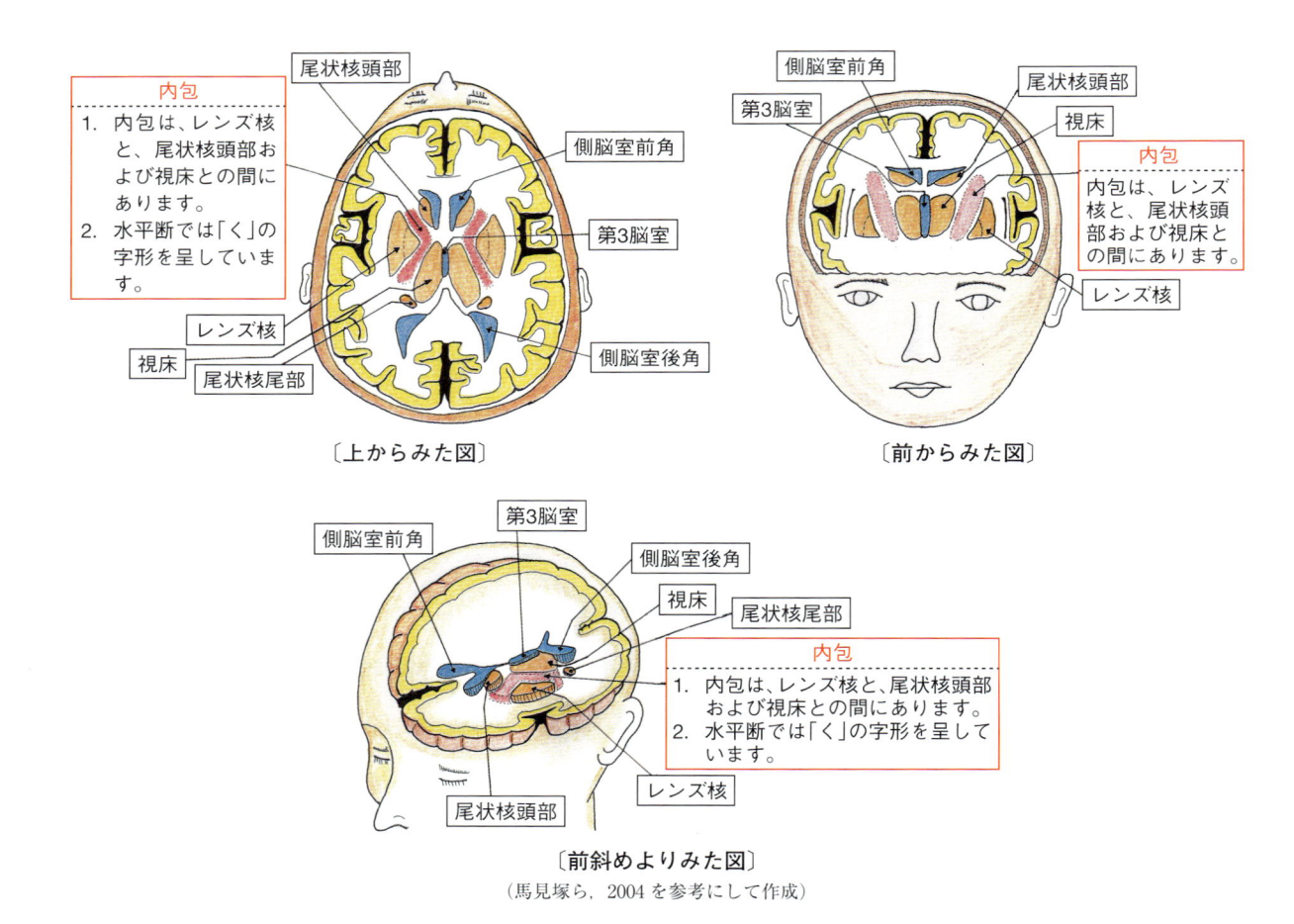

〔上からみた図〕

〔前からみた図〕

〔前斜めよりみた図〕
（馬見塚ら，2004 を参考にして作成）

図 33．内包の位置

1．内包は外側のレンズ核と、内側の尾状核頭部および視床との間にあります。
2．内包は、大脳半球の水平断では凸側を内側に向けた「く」の字形を呈しています。

包膝には**皮質核路**、皮質網様体路（運動野から脳幹網様体に至る錐体外路系の神経路）、そして**内包後脚の前部には皮質脊髄路**（外側皮質脊髄路と前皮質脊髄路）や皮質赤核路（前頭葉皮質から同側の中脳の赤核に至る錐体外路系の神経路）、**後脚の後方には感覚路**や側頭橋路（側頭葉皮質から同側の橋核に至る錐体外路系の神経路）、また、**後脚の最後部には**聴放線や視放線が通っています（図34）。**聴放線**は内側膝状体に起こり、レンズ核後部の内包後脚内を通って聴覚野に至ります。また、**視放線**は外側膝状体に起こり、レンズ核後部の内包後脚内を通って視覚野に至ります。なお、内包における皮質脊髄路にも体部位の局在があります。すなわち上肢へ行く皮質脊髄路は後脚の前部、体幹へ行く線維は中部、そして下肢へ行く線維は後部を通ります（33頁の図27、図34）。

また、内包の下行性線維は中脳で大脳脚となり（33頁の図27）、上行性線維はレンズ核の背側で拡がって**放線冠**を形成します（36頁の図28、40頁の図30、42頁の図31）。

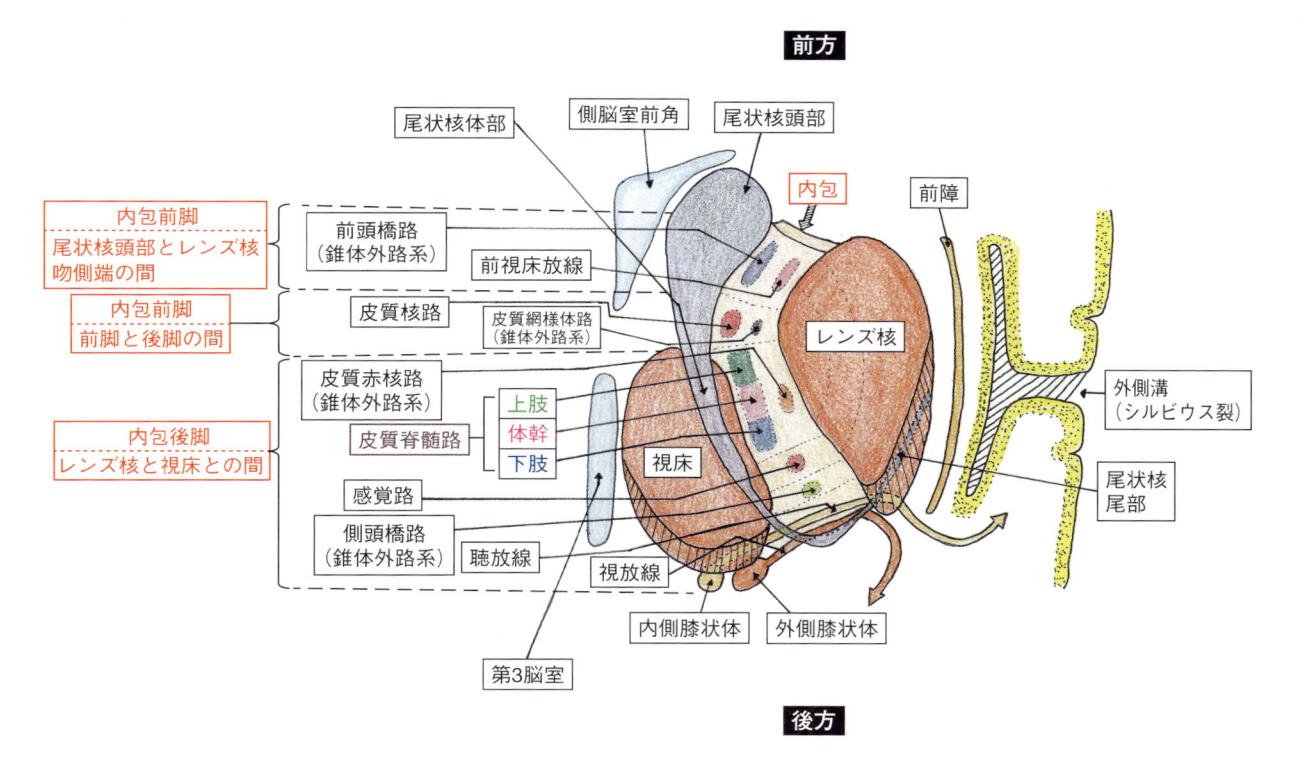

図 34．内包を通る神経路 ─ 水平断図 ─

1．内包は3つの部分に分かれます。
  ⓐ前脚は尾状核頭部とレンズ核吻側端の間で、前頭橋路（錐体外路系）や前視床放線（前視床脚）が通っています。
  ⓑ膝は前脚と後脚の移行部で、皮質核路や皮質網様体路（錐体外路系）が通っています。
  ⓒ後脚はレンズ核と視床との間で、皮質脊髄路、皮質赤核路（錐体外路系）、感覚路、側頭橋路（錐体外路系）、聴放線や視放線が通っています。
2．内包における皮質脊髄路にも身体部位の局在を認めます。すなわち、上肢へ行く皮質脊髄路は後脚の前部、体幹へ行く線維は後脚の中部、そして下肢へ行く線維は後脚の後部を通ります。

2 間脳 Diencephalon

間脳(diencephalon) は大脳半球に覆われているため、表面からはみえません(図35)。間脳は第3脳室の壁を形成し、**視床(広義)** と **視床下部** に分けられます。このうち**広義の視床**は、視床上部、**背側視床**(狭義の視床)、腹側視床と視床後部に分けられ、**視床上部**は間脳の後上部にあり、第3脳室の後壁を形成しています。視床上部には手綱核、松果体や後交連などが含まれます。背側視床、すなわち狭義の視床は、次の項で述べます。**腹側視床**は視床下部の背側にあり、視床下核を有しています。なお、**単に視床と呼ぶときは背側視床を指します**。

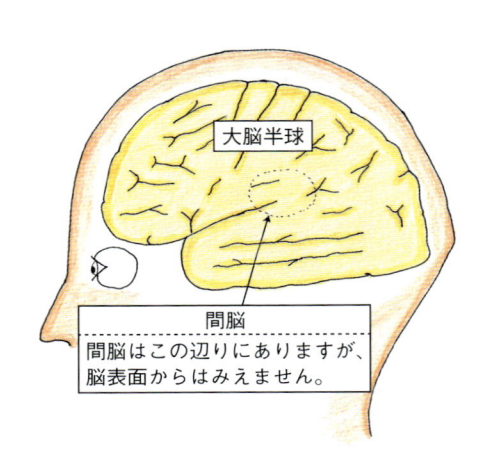

図 35. 間脳

1. 間脳は、大脳半球の深部にあり、脳表面(外側)からはみえません。
2. 間脳は、視床と視床下部からなります。

1. 視床 Thalamus（背側視床）
A. 概　説

　視床(thalamus)は間脳の背側に位置する大きな神経核の集合体（灰白質の塊）で、内側面は第3脳室の外側壁をなし（図33、図34、図36の上図）、両側の視床は、第3脳室を横切る灰白質の**視床間橋**(interthalamic adhesion)を形成することにより、癒合しています（70%の脳で）（図37の右上図）。下方では**視床下溝**によって視床下部と境されています（図36の下図）。なお、視床は間脳の最大部分で、間脳の4/5を占めています。なお、**視床間橋**は視床の内側面の一部が第3脳室の両側で癒合したもので、**中間質**(massa intermedia)とも呼ばれます。

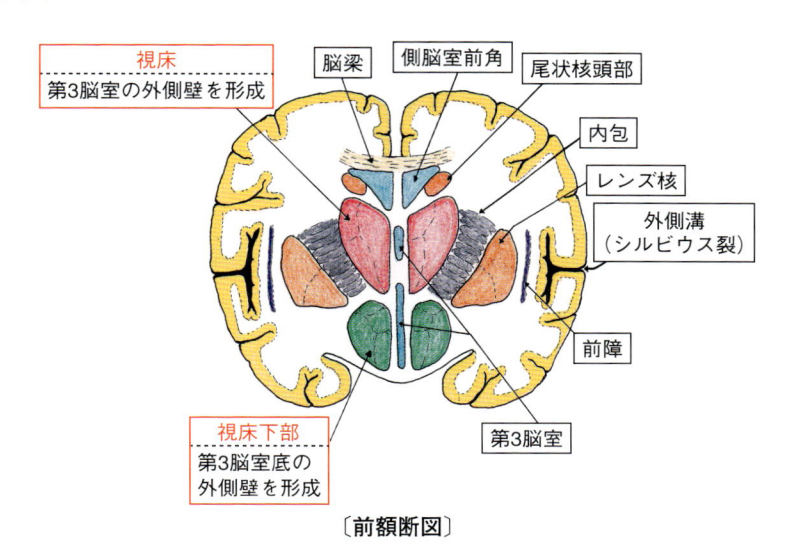

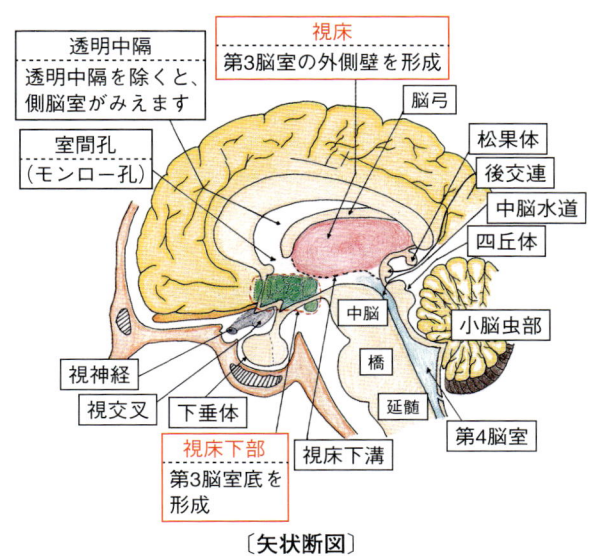

〔前額断図〕

〔矢状断図〕

図 36. 視床と視床下部

1. 視床は第3脳室の外側壁を形成しています。
2. 視床下部は視床のすぐ前下方にあり、第3脳室底の壁を形成しています。
3. 視床と視床下部は視床下溝により隔てられています。

B．視床の区分と分類

視床（狭義）は、5つの神経核に大別されます。すなわち、①前核群、②内側核群（広義）、③髄板内核群、④外側核群（広義）、および⑤視床後部、です（**チャート2**、**図37**の**左下図**）。

以下に視床（狭義）の核群について説明しますので、**チャート2**や**図37**の**右図**をみながら理解してください。なお、外側膝状体および内側膝状体は厳密には背側視床（狭義の視床）ではなく視床後部に含められますが、一般には狭義の視床に加えられることが多いです。

①**前核群**は、前方でY字型に分岐している内髄板（有髄線維からなる薄い白質板）に囲まれた部分で（**図37**の**左下図**）、辺縁系（**28頁**）である帯状回や海馬台（海馬支脚）に投射しています。

②の**内側核群**（広義）は内髄板の内側に位置している部分で（**図37**の**左下図**）、背内側核（dorsomedial nucleus；DM）（内側核 medial nucleus ともいいます）や正中核群（midline nuclear group）があります（**チャート2**、**図37**の**右図**）。

③の**髄板内核群**には中心正中核（centromedian nucleus；CM）や束傍核があります（**チャート2**）。

④の**外側核群**（広義）は内髄板の外側の部分で、さらにⓐ狭義の外側核群（背側核群ともいいます）、ⓑ腹側核群、およびⓒ**視床枕**、に分けられます（**チャート2**）。このうち、ⓐの狭義の外側核群には背外側核（lateral dorsal nucleus；LD）と後外側核（lateral posterior nucleus；LP）があります（**チャート2**、**図37**の**右図**）。ⓑの腹側核群には前腹側核（ventral anterior nucleus；VA）、外側腹側核（ventral lateral nucleus；VL）と後腹側核（ventral posterior nucleus；VP）がありますが（**チャート2**、**図37**の**右図**）、**後腹側核（VP）**は、さらに**後外側腹側核（ventral posterolateral nucleus；VPL）**（36頁の**図28**、40頁の**図30**、42頁の**図31**、**図37**の**右図**）と**後内側腹側核（ventral posteromedial nucleus；VPM）**（44頁の**図32**、**図37**の**右図**）に分かれます（**チャート2**）。

⑤の**視床後部**には内側膝状体（medial geniculate body；MGB）と外側膝状体（lateral geniculate body；LGB）とがあります（**チャート2**、**図37**の**左下図**と**右上図**）。

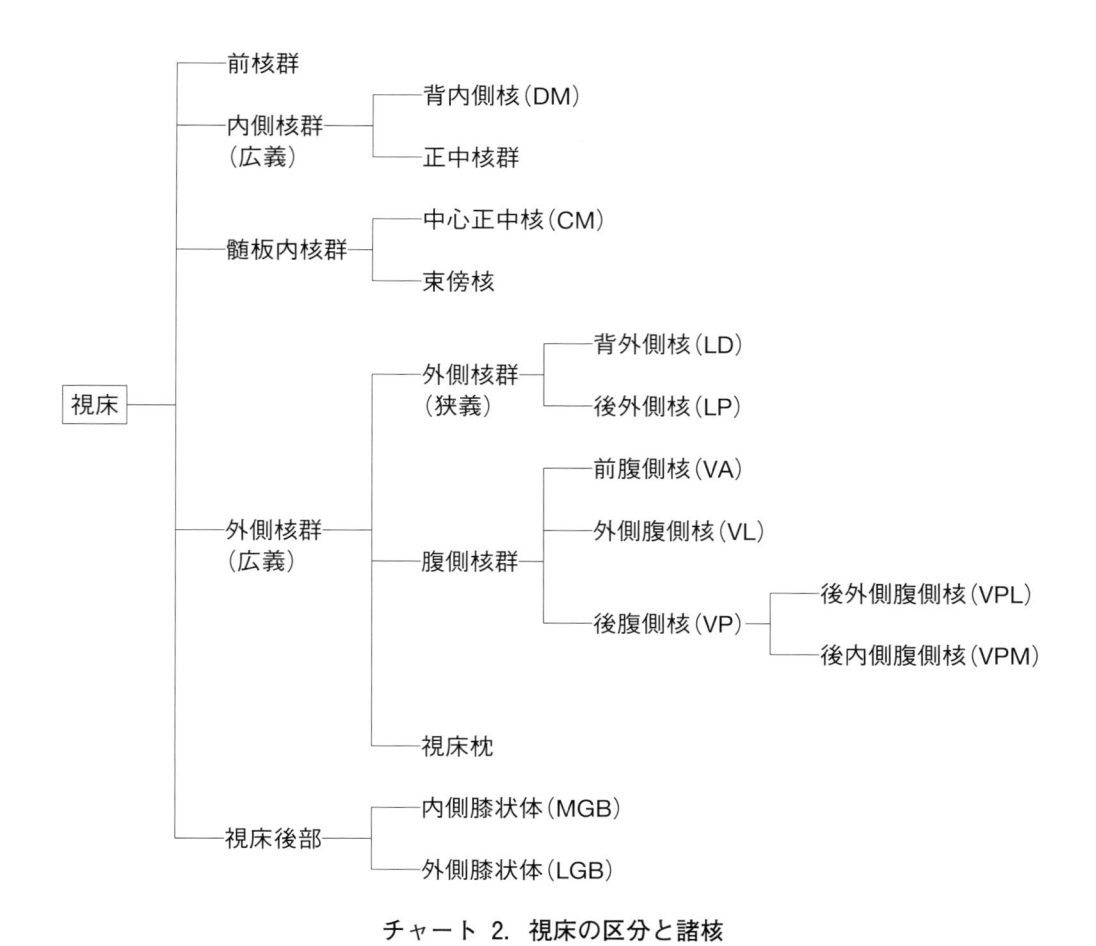

```
                    ┌─ 前核群
                    │
                    ├─ 内側核群 ──┬─ 背内側核(DM)
                    │  (広義)    │
                    │            └─ 正中核群
                    │
                    ├─ 髄板内核群 ─┬─ 中心正中核(CM)
                    │              │
                    │              └─ 束傍核
                    │
視床 ─┤                           ┌─ 外側核群 ──┬─ 背外側核(LD)
        │                           │  (狭義)    │
        │                           │            └─ 後外側核(LP)
        │                           │
        ├─ 外側核群 ──┤            ┌─ 前腹側核(VA)
        │  (広義)     │            │
        │              ├─ 腹側核群 ─┼─ 外側腹側核(VL)
        │              │            │
        │              │            └─ 後腹側核(VP) ─┬─ 後外側腹側核(VPL)
        │              │                              │
        │              │                              └─ 後内側腹側核(VPM)
        │              │
        │              └─ 視床枕
        │
        └─ 視床後部 ──┬─ 内側膝状体(MGB)
                       │
                       └─ 外側膝状体(LGB)
```

チャート 2. 視床の区分と諸核

> 視床は、前核群、内側核群、髄板内核群、外側核群、および視床後部に大別されます。

　上記の分類のほか、線維結合様式や生理機能の面より、視床を**特殊投射核**（中継核）、**非特殊投射核**、および**連合核**に分類することもあります。このうち、**特殊投射核（中継核）**とは、感覚や運動の皮質下情報を中継して大脳皮質の特定領域に情報を送る視床核で、感覚性と運動性の中継核を含んでいます。**特殊投射核**には後腹側核（後外側腹側核 VPL と後内側腹側核 VPM）、前腹側核（VA）、外側腹側核（VL）、内側膝状体（MGB）や外側膝状体（LGB）が含まれます。このうち、後外側腹側核（VPL）は四肢や体幹からの感覚情報を一次性感覚野へ（36 頁の図 28、40 頁の図 30、42 頁の図 31）、後内側腹側核（VPM）は顔面（頭部）からの感覚情報を一次性感覚野へ送ります（44 頁の図 32）。また、内側膝状体（MGB）は聴覚の中継核であり下丘から入力を受けて一次聴覚野へ、外側膝状体（LGB）は視覚の中継核であり一次視覚野と線維連絡があります。さらに、前腹側核（VA）は大脳基底核から線維を受け運動前野へ、外側腹側核（VL）は小脳核から線維を受け一次性運動野や運動前野へ投射し、運動を制御しています。**非特殊投射核**とは大脳皮質の広範囲に投射する視床核、すなわち、対応する皮質領域が特定されない視床核です。これには髄板内核群や正中核群が含まれ、意識

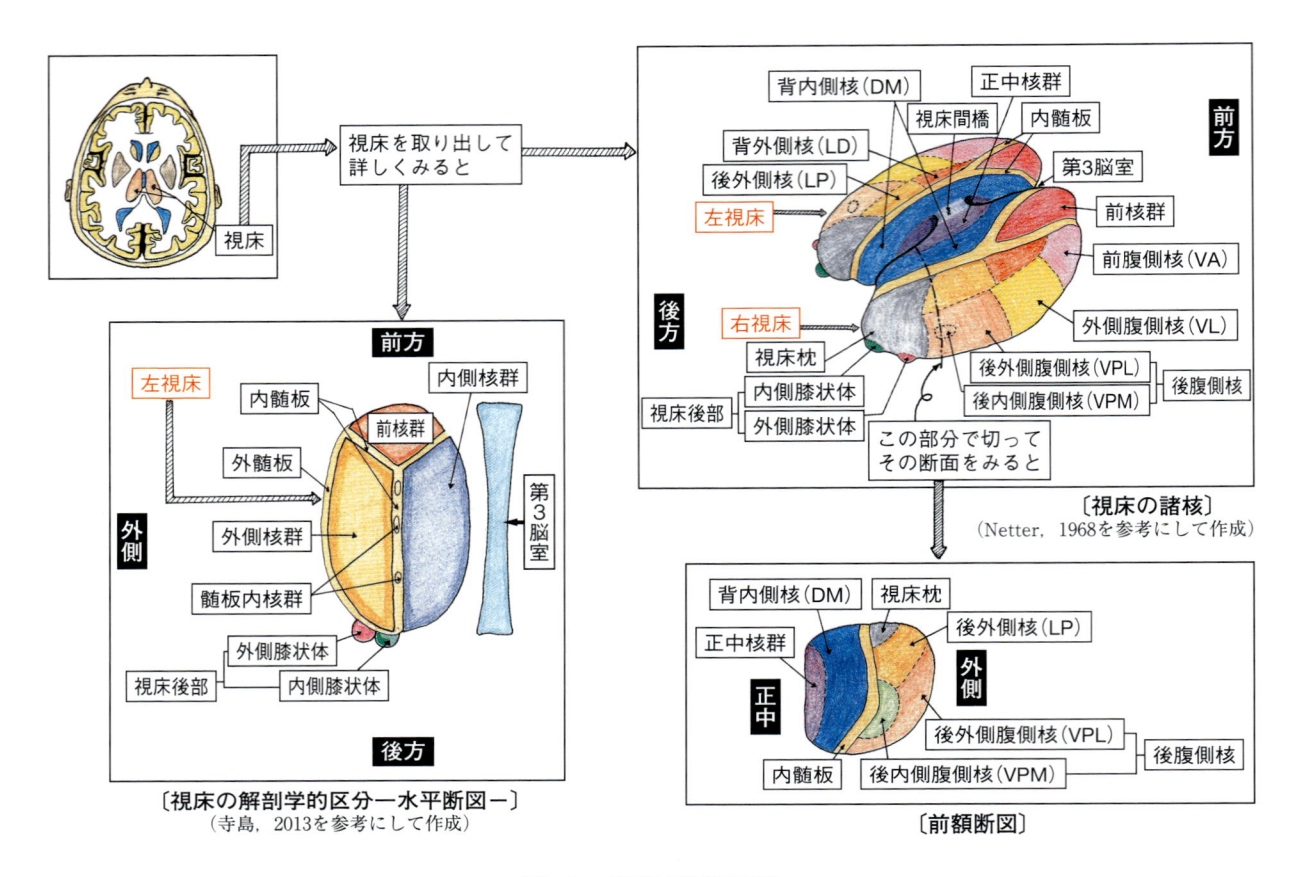

図 37．視床（背側視床）

1．視床の解剖学的区分
　ⓐ視床は、前核群、内側核群、髄板内核群、外側核群、および視床後部に大別されます。
　ⓑ内髄板は薄い線維層からなる白質板で、前方でY字型に分岐しています。
2．視床の諸核（チャート2参照）
　ⓐ前核群；前方でY字型に分岐している内髄板に囲まれた部分で、帯状回に投射しています。
　ⓑ内側核群（広義）；内髄板の内側に位置している部分で、背内側核（DM）や正中核群があります。背内側核は前頭連合野へ投射しています。一方、正中核群は対応する皮質領域が特定されない非特殊投射核です。
　ⓒ髄板内核群；中心正中核（CM）や束傍核で、非特殊投射核です。
　ⓓ外側核群（広義）；内髄板の外側の部分で、以下のように細分類されます。
　　(ⅰ)狭義の外側核群（背側核群）；後外側核（LP）や背外側核（LD）で、これらの核は頭頂連合野へ投射しています。
　　(ⅱ)腹側核群；前腹側核（VA）、外側腹側核（VL）、後腹側核［後外側腹側核（VPL）と後内側腹側核（VPM）］があります。これらの核は大脳皮質の特定領域に投射する特殊投射核です。
　　(ⅲ)視床枕；後頭連合野、頭頂連合野や側頭連合野へ投射しています。
　ⓔ視床後部；内側膝状体（MGB）と外側膝状体（LGB）とがあります。これらのうち、内側膝状体（MGB）は一次聴覚野へ、外側膝状体（LGB）は一次視覚野へ投射する特殊投射核です。

の覚醒に関与しています。**連合核**は大脳皮質連合野と相互的線維結合をもつ視床核で、前核群、後外側核(LP)、背内側核(DM)、背外側核(LD)や視床枕が含まれます。このうち、背外側核(LD)は頭頂連合野(感覚情報は頭頂連合野で解析・統合されます)へ、後外側核(LP)は頭頂連合野や二次視覚野へ、背内側核(DM)は前頭連合野(21頁の図20)へ投射しています。また、視床枕は後頭連合野、頭頂連合野や側頭連合野に投射しています。上に述べた連合野についてですが、線維連絡の点からは、連合野は視床の感覚中継核ならびに運動中継核からの入力を受ける皮質以外の領域、すなわち、一次性感覚野と運動関連野(一次性運動野、運動前野や前頭眼野など)を除く領域をいいます。なお、特殊投射核、非特殊投射核や連合核のほかに、帯状回や海馬台の辺縁系に投射する**辺縁系核**を分類に加える場合がありますが、その場合**辺縁系核**には前核群や背外側核が含まれます。辺縁系核を分類に加えない場合には、背外側核や前核群は連合核に分類されます。

C．視床の働き（機能）

視床は嗅覚を除くあらゆる感覚入力[視覚、聴覚、平衡感覚、体性感覚(触覚、圧覚、痛覚、温度覚、深部感覚)、味覚]の中継核です。すなわち、感覚情報は大脳皮質に至る前に一旦視床で中継されます。しかし、視床は感覚の中継点のみならず、注意、記憶、言語などにも関与しています。

体性感覚は視床の後腹側核(ventral posterior nucleus；VP)に中継されますが、そのうち**顔面以外の感覚は後外側腹側核(ventral posterolateral nucleus；VPL)に**(36頁の図28、40頁の図30、42頁の図31)、**顔面の感覚は後内側腹側核(ventral posteromedial nucleus；VPM)に中継**されます(44頁の図32)。そして、後外側腹側核(VPL)は大脳半球内側面や外側面上部の一次性感覚野(下肢、体幹や上肢に相当)に、後内側腹側核(VPM)は大脳半球外側面下部の一次性感覚野(顔面部に相当する)に線維を送っています(36頁の図28、40頁の図30、42頁の図31、44頁の図32)。なお、両者間は徐々に順序よく移行しています。また、視覚は外側膝状体、聴覚は内側膝状体が中継核です。

2．視床下部 Hypothalamus
A．概　説

視床下部(hypothalamus)は自律神経系や内分泌系の最高中枢です。視床下部は視床のすぐ前下方にあり、間脳の最下部(最も腹側)に位置しています。視床とは視床下溝により境されており、正中(矢状)断面では視床下溝より下方の部分が**視床下部**です(図36の下図)。また、視床下部は第3脳室下部の側壁と下壁を形成しています(図36)。

視床下部の基底部、すなわち乳頭体の前方で、視交叉の後方には**灰白隆起(tuber cinereum)**と呼ばれる高まりがあります(69頁の図47)。そして、灰白隆起の底面は伸び出して細くなり、**漏斗陥凹(infundibular recess)を伴う漏斗(infundibulum)**をつくります(67頁の図46、69頁の図47の左図)。漏斗は、言い換えれば、下方へ漏斗状に突出している第3脳室を取り囲む部位です。漏斗の起始部は**正中隆起(median eminence)**と呼ばれ、漏斗陥凹に向かって反り出しています(67頁の図46)。正中隆起は神経系と内分泌系とが接触し

ている機能的に重要な領域です。漏斗は下降して**漏斗茎**(infundibular stalk, or infundibular stem)となり下垂体とつながっています(67頁の図46)。以上からおわかりのように、**漏斗**は正中隆起と漏斗茎からなります。

なお、解剖学的には視交叉や下垂体後葉(65頁)も視床下部に入りますが、通常、視交叉は視路に、後葉は下垂体として別に扱います。

ちなみに、**神経細胞**(neuron)は、元来、'興奮性'と'分泌性'の2つの性質をもっていますが、'興奮性'がよく発達したものが'いわゆる神経細胞'であり、電気的なスパイク(活動電位)という信号を用いて情報を伝達しています。一方、'分泌性'というのは、神経終末(軸索末端)から**ホルモン**(hormone)をわずかに放出しているもので、この'分泌性'の発達した神経細胞が**神経分泌細胞**(neurosecretory cell)です。また、神経分泌細胞がホルモンを分泌する現象を**神経分泌**(neurosecretion)と呼び、分泌物質すなわちホルモンを**神経ホルモン**と呼びます。神経分泌細胞は、ホルモンを生産し血管周囲に集まった神経終末からホルモンを血液中に放出することが一義的であり、活動電位を出すことは二義的です。ところで、視床下部の一部の神経核の神経細胞にもホルモンを産生し、神経終末から血液中にホルモンを分泌する作用(内分泌作用)のある細胞、すなわち神経分泌細胞があります。それは視索前核、漏斗核(弓状核)や室傍核などです。

次に、上に述べたホルモンについて説明します。**ホルモン**(hormone)とは、生体内の特定の器官(内分泌器)で生産される特異的な化学物質で、血液を介して全身あるいは局所の組織や器官(標的器官)に働いて固有の作用を表すものをいいます。すなわち、内分泌器から放出(分泌)される物質がホルモン(内分泌物)です。では、内分泌器とは何でしょう。**内分泌器**とは、ホルモンを産生し直接血液中に分泌する器官で、導管を欠いているのが特徴です。また、ホルモンを血液中に放出(分泌)する現象を**内分泌**といいます。また、標的器官とはなんでしょう。**標的器官**(target organ)とは、一般的には、作用を受ける器官をいいます。したがって、標的器官は、ホルモンについていえば、ホルモンが作用を及ぼす器官、あるいはホルモン受容体をもっている器官を指しますが、この標的器官には内分泌腺も非内分泌腺も含みます。

B．視床下部の分類と働き

視床下部は前部、中部、後部の3つに分けられます。

a）前部

前部には前核(前視床下野)、視索前核、視索上核や室傍核などがあります(図38)。このうち**前核**は**体温調節(温熱中枢)**に関与し、**視索前核**は性腺刺激ホルモン放出ホルモン(gonadotropin releasing hormone；GnRH)を分泌し、下垂体前葉ホルモンである性腺刺激ホルモンの分泌を調節しています。また**視索上核**は、主に**抗利尿ホルモン**(antidiuretic hormone；ADH)(vasopressinバソプレッシンとも呼ばれます)を、**室傍核**は、主にOxytocinオキシトシンを分泌しますが、視索上核および室傍核とも両ホルモン(ADHおよびoxytocin)の分泌に関係しており、軸索を経由して直接下垂体後葉に達し分泌しています。このように、下垂体後葉はホルモンの貯蔵部位ですが、産生部位ではありません。

b) 中部

中部は自律神経系の中枢統合機能として重要です。視床下部の中部内側と前部は副交感神経系、中部外側と視床下部後部は交感神経系と連絡しています。また、各種の放出ホルモンや抑制ホルモンが分泌され、下垂体前葉からのホルモン分泌を制御しています。

中部には視床下部**背内側核**、視床下部**腹内側核**や**漏斗核(弓状核)**などがあります(図38)。このうち**背内側核**には摂食行動を促進する**摂食中枢(空腹中枢)**があり、一方、**腹内側核**には摂食行動を抑制する**満腹中枢**があり、いずれも副交感神経系と関係しています。また、**漏斗核**やその近傍の核からの軸索は漏斗に投射しており、この神経連絡路を**隆起漏斗路(tuberoinfundibular tract)**あるいは**隆起下垂体路(tuberohypophysial tract)**と呼びます(69頁の図47の**左図**)。そして、漏斗核およびその近傍の核からは下垂体前葉ホルモン放出ホルモンや抑制ホルモンが分泌され、この神経路を介して前葉ホルモンの分泌を調節しています(**65頁下垂体の項**参照)。なお、放出ホルモンと抑制ホルモンを合わせて**視床下部ホルモン(表1)**といいます。また、漏斗核は最近しばしば弓状核と呼ばれますが、**隆起核**(隆起核は灰白隆起の中にあります)を含めて漏斗核と呼ぶこともあります。

c) 後部

後部には後核(後視床下野)や乳頭体があります。このうち**後核**は**体温調節(寒冷中枢)**に関与し、交感神経系との連絡に働いています。また、**乳頭体(図38)**は、視床、脳弓を介し海馬とつながり、大脳辺縁系(**28頁**)の一部を形成しています。

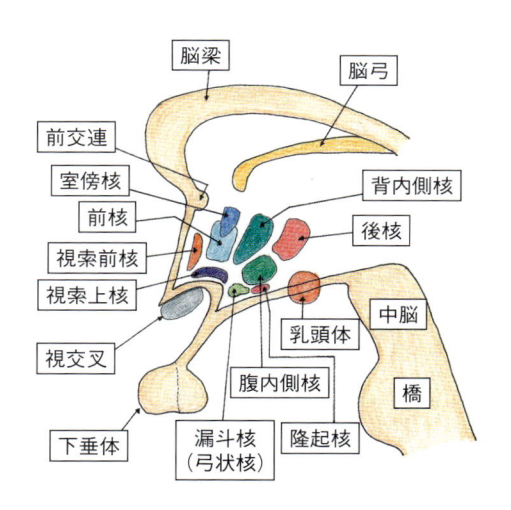

図 38. 視床下部の諸核(矢状断図)
(Carpenter, 1974;後藤ら, 2011;寺島, 2013を参考にして作成)

---

1. 視床下部は間脳の最下部にあり、自律神経系と内分泌系の最高中枢です。
2. 主な核(構成組織)と働き
   ⓐ視索上核;主に、抗利尿ホルモン(ADH)を分泌しています。
   ⓑ室傍核;主に、オキシトシンを分泌しています。
   ⓒ漏斗核;下垂体前葉ホルモン放出ホルモンと抑制ホルモンを分泌しています。
   ⓓ乳頭体;大脳辺縁系の一部を形成しています。

C．視床下部ホルモン

視床下部ホルモンには放出ホルモンと抑制ホルモンがあり（**表 1**）、下垂体前葉および中葉（中間葉）ホルモンの分泌を調節しています。なお、後葉ホルモンは、通常、視床下部ホルモンに含めません。

神経分泌細胞の分泌する特異的な分泌物質（ホルモン）は神経ホルモンと呼ばれること、神経ホルモンは視床下部の一部の神経細胞が生産していること、および視床下部の核から分泌されている下垂体ホルモン放出ホルモンや抑制ホルモンは視床下部ホルモンと呼ばれていることは既に述べました。したがって、お気づきのように、視床下部ホルモンと神経ホルモンとは同義語ということになります。なお、視床下部ホルモン（神経ホルモン）は、下垂体門脈系という専用の血管路を経て下垂体に到達します（**69 頁の図 47 の左図**）。

表 1．視床下部ホルモン

視床下部放出ホルモン		視床下部抑制ホルモン	
名称	産生部位	名称	産生部位
成長ホルモン放出ホルモン Growth Hormone Releasing Hormone（GHRH）	・漏斗核 （弓状核） ・腹内側核	成長ホルモン抑制ホルモン Growth Hormone Inhibiting Hormone（GHIH） ［ソマトスタチン（Somatostatin）、あるいは Somatotropin Release Inhibiting Factor（SRIF）］	・室周囲核
プロラクチン放出ホルモン Prolactin Releasing Hormone（PRH）		プロラクチン抑制ホルモン Prolactin Inhibiting Hormone（PIH）（Dopamine）	・漏斗核 （弓状核） ・室周囲核
甲状腺刺激ホルモン放出ホルモン Thyrotropin Releasing Hormone（TRH）	・室傍核 ・腹内側核		
副腎皮質刺激ホルモン放出ホルモン Corticotropin Releasing Hormone（CRH）	・室傍核		
性腺刺激ホルモン放出ホルモン Gonadotropin Releasing Hormone（GnRH）*	・視索前野 ・漏斗核 （弓状核） ・腹内側核 ・視索上核		
メラニン細胞刺激ホルモン放出ホルモン Melanocyte stimulating hormone Releasing Hormone（MRH）		メラニン細胞刺激ホルモン抑制ホルモン Melanocyte stimulating hormone Inhibiting Hormone（MIH）	

（景山ら，1986；平田，2013 を参考にして作成）

*性腺刺激ホルモン放出ホルモン（GnRH）は、黄体形成ホルモン放出ホルモン（Luteinizing Hormone Releasing Hormone；LHRH）と卵胞刺激ホルモン放出ホルモン（Follicle Stimulating Hormone Releasing Hormone；FSHRH）の 2 つからなります。後葉ホルモンは、通常、視床下部ホルモンに含めません。

3 小脳 Cerebellum

1．概　説

　小脳(cerebellum)は後頭葉の下側で後頭蓋窩にあり、後頭葉とは小脳テントにより境されています(**6頁の図7**、**14頁の図15**、**図39の左上図**)。また、脳幹の背側にあり、第4脳室の天井をつくっています(**図39の下図**)。

　小脳と脳幹は**小脳脚**、すなわち、小脳と中脳は**上小脳脚**(結合腕)、小脳と橋は**中小脳脚**(橋腕とも呼ばれ、小脳脚中最大)、小脳と延髄は**下小脳脚**(索状体)でつながっています(**図39の右上図**)。もう少し詳しく述べると、**上小脳脚**には小脳核から赤核や視床へ行く遠心性線維(出力線維)、すなわち、小脳視床路や小脳赤核路が通っています(いずれも、上小脳脚を通過後、下丘下端の高さで交叉します。これを**上小脳脚交叉**といいます)。**中小脳脚**には大脳皮質から橋核を経て小脳に行く求心性線維(入力線維)のみが通っています(橋小脳路)。**下小脳脚**には脊髄および延髄から小脳に行く求心性線維が通っています。その代表が後脊髄小脳路(**38頁の図29**参照)です。なお、上小脳脚の大部分は遠心性線維ですが、若干の求

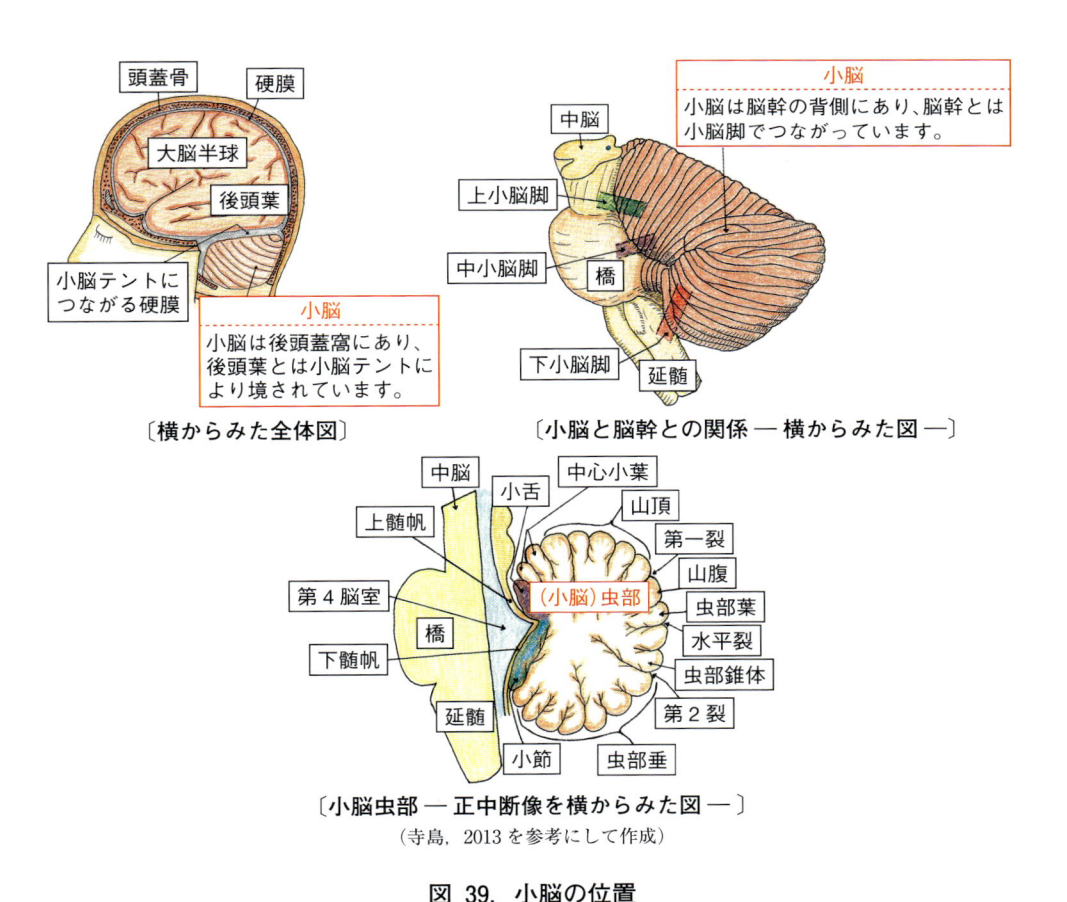

〔横からみた全体図〕　　　〔小脳と脳幹との関係 ― 横からみた図 ―〕

〔小脳虫部 ― 正中断像を横からみた図 ―〕

(寺島，2013を参考にして作成)

図 39．小脳の位置

1．小脳は後頭葉の下側で後頭蓋窩にあり、後頭葉とは小脳テントにより境されています。
2．小脳と中脳は上小脳脚、小脳と橋は中小脳脚、小脳と延髄は下小脳脚でつながっています。
3．小脳は脳幹の背側にあり、第4脳室の天井をなしています。

心性線維を含んでいます。また、下小脳脚の大部分は求心性線維ですが、若干の遠心性線維も通っています。

最初に小脳の外表面をみてみましょう。小脳には横にほぼ平行に走る多数の溝、すなわち**小脳溝**（小脳裂）と多数のヒダ（小脳回＝葉）があります（図40）。**小脳回**とは小脳溝により区切られた各溝の間の隆起した部分です。なお、小脳半球と虫部はともに深い溝（裂）によりいくつかの小葉(lobule)に区分されています。そして、小脳半球と虫部の深い小脳溝や小葉は互いに移行し、ほぼ一致しています（図40の上図、60頁の表2参照）。

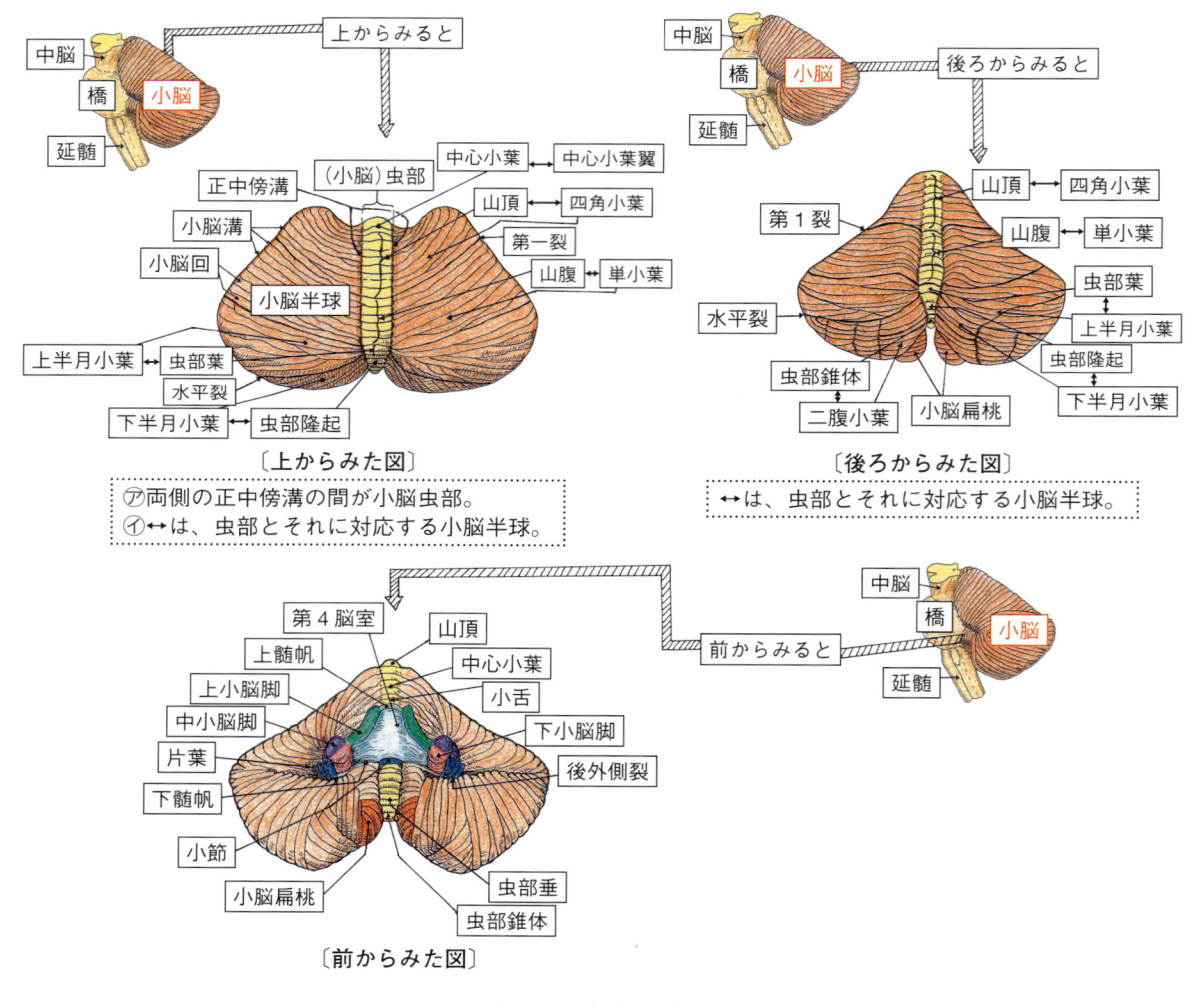

図 40．小脳の外観
（半田ら，1983；平田，2013を参考にして作成）

1．小脳の外表面には小脳溝（小脳裂）と多数の小脳回（葉）があります。
2．小脳半球と虫部は、小脳溝により小葉に分けられています。
3．小脳半球と虫部の溝や小葉はお互いに移行し、ほぼ一致・対応しています。

次に、小脳の内部をみてみましょう。小脳の内部をみるためには小脳を水平あるいは垂直に切る必要があります。切断面をみると、小脳は、大脳と同様、表面の灰白質(**小脳皮質**)と深部の白質(**小脳髄質**)からなっているのがわかります。**小脳皮質**は、表面から分子層、**Purkinje 細胞層**(小脳に特徴的な大きな細胞のある層で、神経細胞層とも呼ばれる)、顆粒層の3層からなっています。**小脳の深部**には神経線維の集まりである白質と灰白質の塊である核とがみられます。そのうち**小脳核**は第4脳室に隣接して存在する有対の核で、正中より側方へ向かって、**室頂核、球状核、栓状核、歯状核**の4つがみられます(**図 41**)。球状核と栓状核とを合わせて**中位核**と呼びます。また、栓状核は歯状核の栓のような形をしているところから、このような名前がつけられています。なお、小脳白質は、矢状断では樹木の枝のようにみえるので、**小脳活樹**と呼ばれています。

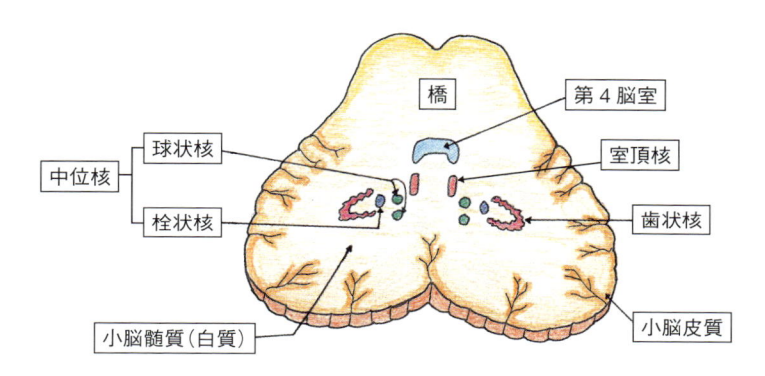

図 41. 小脳の核 ─ 水平断像を上からみた図 ─
(馬見塚ら,2005 を参考にして作成)

1. 小脳の深部には核(小脳核)があります。
2. 小脳核には、正中より側方へ向かって、室頂核、球状核、栓状核、歯状核の4つがあります
   ➡ 球状核と栓状核とを合わせて中位核といいます。

2.小脳の分類

小脳は、矢状方向に走る浅い溝、すなわち正中傍溝により小脳**虫部**と左右に翼のように張り出す**小脳半球**とに分けられますが(**図 40** の**左上図**、**チャート 3** の**上**)、さらに小脳半球を虫部よりの**中間部**(傍虫部)と**外側部**(狭義の小脳半球)とに区別することもあります(**チャート 3 の上**)。

小脳半球(cerebellar hemisphere)には四角小葉、上半月小葉、単小葉、下半月小葉、二腹小葉、小脳扁桃や片葉(flocculus)があり、**虫部**(vermis)には小舌、中心小葉、山頂、山腹、虫部葉、虫部錐体、虫部垂や小節があります(**図 39 の下図、図 40**)。先に述べたように小脳半球と虫部の小脳溝や小葉は互いに移行し、ほぼ一致しています。すなわち、小脳半球の中心小葉翼は虫部の中心小葉に、四角小葉は山頂に、単小葉は山腹に、上半月小葉は虫部葉、下半月小葉は虫部隆起、二腹小葉は虫部錐体、小脳扁桃は虫部垂、片葉は小節にそれぞれ一致しています(**表 2、図 40 の上図**)。但し、小舌は小脳半球の'小葉'とはつながりをもって

いません(**表 2**)。

表 2. 小脳虫部の各部位とそれに対応する小脳半球

小脳虫部	対応する小脳半球
小舌	
中心小葉	中心小葉翼
山頂	四角小葉
山腹	単小葉
虫部葉	上半月小葉
虫部隆起	下半月小葉
虫部錐体	二腹小葉
虫部垂	小脳扁桃
小節	片葉

(寺島, 2013 より作成)

　また、小脳は、深い小脳溝(小脳裂)により、解剖学的に(小脳)**前葉**、(小脳)**後葉**と**片葉小節葉**の3葉に分けられます(**チャート3の下**)。すなわち、**前葉**は**第1裂**(図40の上図)より上方の部分で、小脳の前半部を占めています(第1裂により後葉と境されています)。前葉は古い部分で、前葉に属するのは、虫部である小舌、中心小葉や山頂、そして小脳半球である中心小葉翼や四角小葉です。前葉は**古(旧)小脳**に一致します(**表3**)。**後葉**は第一裂から**後外側裂**(虫部垂と小脳扁桃の前方を走る小脳溝)(図40の**下図**)までの部分で、小脳の後半部を占めています。後葉は新しい部分で、後葉に属するのは、虫部である山腹、虫部葉、虫部隆起、虫部錐体や虫部垂、そして小脳半球である単小葉、上半月小葉、下半月小葉、二腹小葉や小脳扁桃です。後葉は**新小脳**に一致します(**表3**)。**片葉小節葉(flocculonodular lobe)**は後外側裂より下方の小脳の尾側を占める狭い部分です。片葉小節葉は最も古い部分で、虫部の小節および小脳半球の片葉からなっています。片葉小節葉は**原始小脳**に一致します(**表3**)。なお、前葉と後葉を合わせて**小脳体**といいます(**チャート3の下**)。したがって、小脳は小脳体と片葉小節葉の2つの領域に分かれるということにもなりますが、片葉小節葉を後葉に属させることもあります。ちなみに、**第2裂**の前方の虫部(正中)を虫部垂(**図39の下図**)、外側の半球部を小脳扁桃といいます。また、小脳半球を上下に分けているのが**水平裂**です(図39の下図、図40の上図)。

[内外による区分]

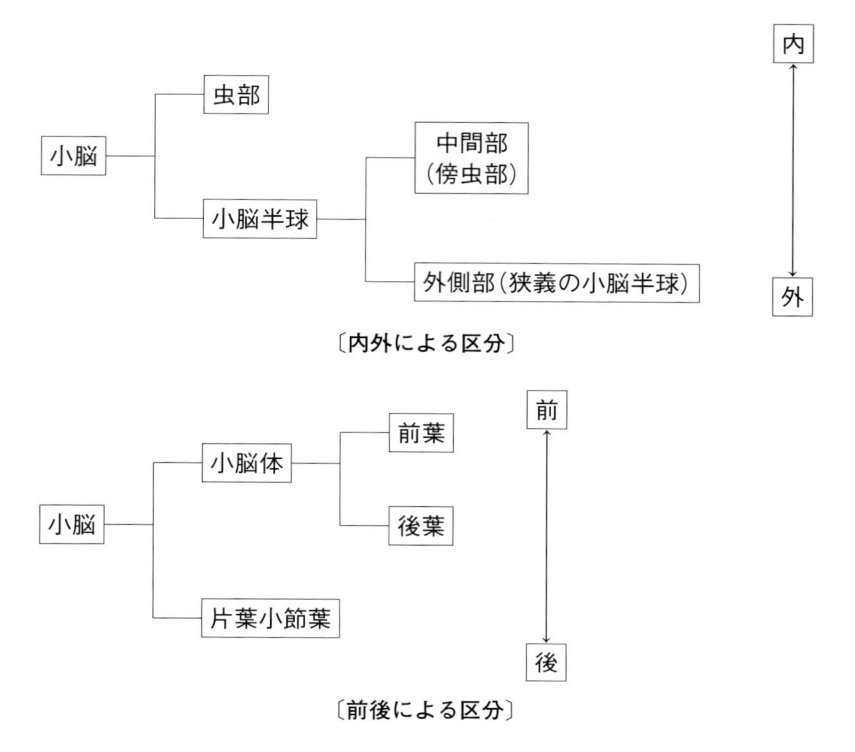

```
小脳 ─┬─ 虫部
      └─ 小脳半球 ─┬─ 中間部（傍虫部）
                    └─ 外側部（狭義の小脳半球）
```

内 ⇕ 外

〔内外による区分〕

```
小脳 ─┬─ 小脳体 ─┬─ 前葉
      │          └─ 後葉
      └─ 片葉小節葉
```

前 ⇕ 後

〔前後による区分〕

チャート 3. 小脳の解剖学的区分

　一方、小脳は、**系統発生学的（機能的）**にも分類されます。すなわち、小脳は、**原始小脳（原小脳）**、**古小脳**と**新小脳**に分類されます（**チャート4、表3**）。**原始小脳（archicerebellum）**は系統発生的に最も古い部分で、虫部である小節と小脳半球の片葉がこれにあたります（片葉小節葉に一致します）。前庭機能（身体の平衡）と関連した領域なので**前庭小脳**とも呼ばれ、前庭小脳は原始小脳にほぼ一致します。なお、虫部の小舌を片葉小節葉とともに原始小脳に含めている成書もあります。**古小脳**（旧小脳）**(paleocerebellum)**は骨格筋緊張の調節、姿勢保持や歩行の制御に携わっている部分で、虫部である小舌、中心小葉や山頂、および小脳半球である中心小葉翼や四角小葉がこれに相当します。この部は脊髄と密接につながっているので**脊髄小脳**とも呼ばれ、脊髄小脳は古小脳にほぼ一致します。**新小脳（neocerebellum）**は系統発生的に最も新しい部分で、大脳皮質からの入力に対応して、橋（pons）を介して下位ニューロンを制御し、運動の円滑化（随意運動の微調整）に働きます。虫部である山腹、虫部葉や虫部隆起など、および小脳半球である単小葉、上半月小葉や下半月小葉などがこれに相当します。大脳や橋と密接につながっているので**大脳小脳**や**橋小脳**とも呼ばれ、新小脳にほぼ一致します（**チャート4、表3**）。

　なお、系統発生学的な分類や用語は、成書により若干異なります。

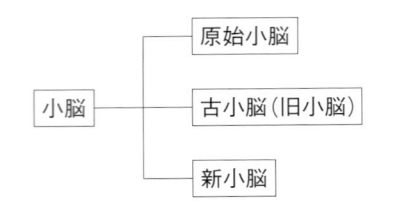

```
        ┌─ 原始小脳
小脳 ───┼─ 古小脳(旧小脳)
        └─ 新小脳
```

チャート 4. 小脳の系統発生学的分類

表 3. 小脳の解剖学的分類と系統発生学的(機能的)分類との関係

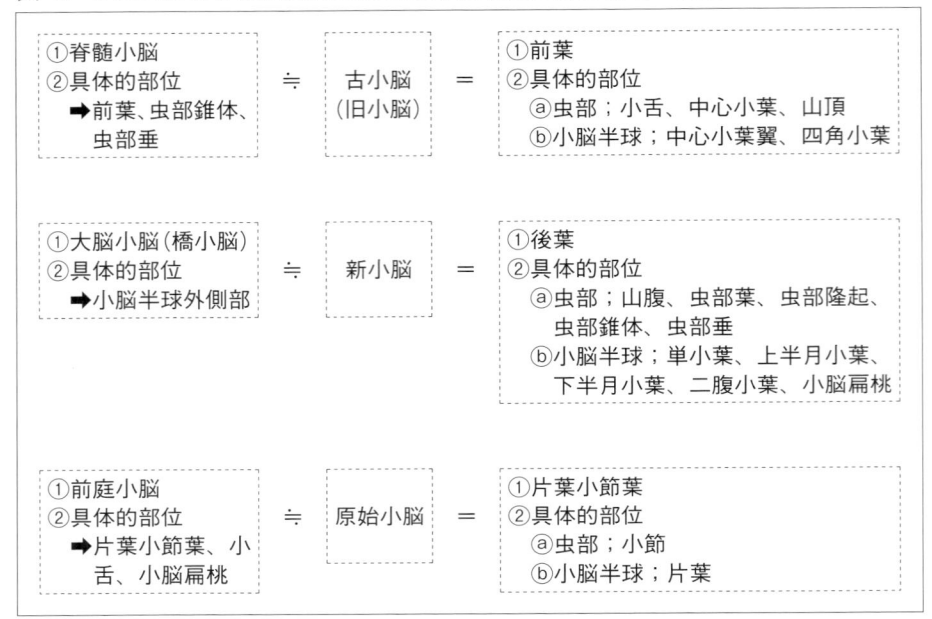

①脊髄小脳 ②具体的部位 　➡前葉、虫部錐体、 　　虫部垂	≒	古小脳 (旧小脳)	=	①前葉 ②具体的部位 　ⓐ虫部；小舌、中心小葉、山頂 　ⓑ小脳半球；中心小葉翼、四角小葉
①大脳小脳(橋小脳) ②具体的部位 　➡小脳半球外側部	≒	新小脳	=	①後葉 ②具体的部位 　ⓐ虫部；山腹、虫部葉、虫部隆起、 　　虫部錐体、虫部垂 　ⓑ小脳半球；単小葉、上半月小葉、 　　下半月小葉、二腹小葉、小脳扁桃
①前庭小脳 ②具体的部位 　➡片葉小節葉、小 　　舌、小脳扁桃	≒	原始小脳	=	①片葉小節葉 ②具体的部位 　ⓐ虫部；小節 　ⓑ小脳半球；片葉

(寺島，2013 より作成)

3．小脳の働き

　小脳は、前庭感覚や深部感覚を統合し、姿勢を制御したり、運動の円滑化や頭部の位置変化に対応して眼球の位置を制御したりしています。このように小脳は、意識しなくてもからだを平衡に保ったり、運動が円滑に行うことができるようにしている装置です。

4 脳幹 Brain stem

　脳幹(brain stem)は、中脳、橋および延髄からなります(**図42**)。以前は間脳(視床と視床下部)を脳幹に含めていましたが、現在では脳幹に含めません。脳幹は大脳半球と脊髄とを連絡している'幹'にあたる部分で、生命を維持する機能を有する中枢(生命中枢)です。

　脳幹からは、嗅神経と視神経を除いたすべての脳神経、すなわち、第Ⅲ脳神経(動眼神経)〜第Ⅻ脳神経(舌下神経)が出ており(**79頁〜83頁参照**)、それらの神経核があります(**図43**)。また、脳幹は脊髄と大脳半球を結ぶ運動神経および感覚神経の通路であると同時に、意識、呼吸、嚥下、循環などの中枢(生命中枢)が存在している部位です(**図42**)。

〔横からみた図 — 全体像 —〕　　〔横からみた図 — 脳幹中心 —〕

1. 脳幹は、中脳、橋および延髄からなります。
2. 脳幹は脊髄と大脳半球を結ぶ運動神経および感覚神経の通路です。

脳幹は意識、呼吸、嚥下、循環などの中枢です。

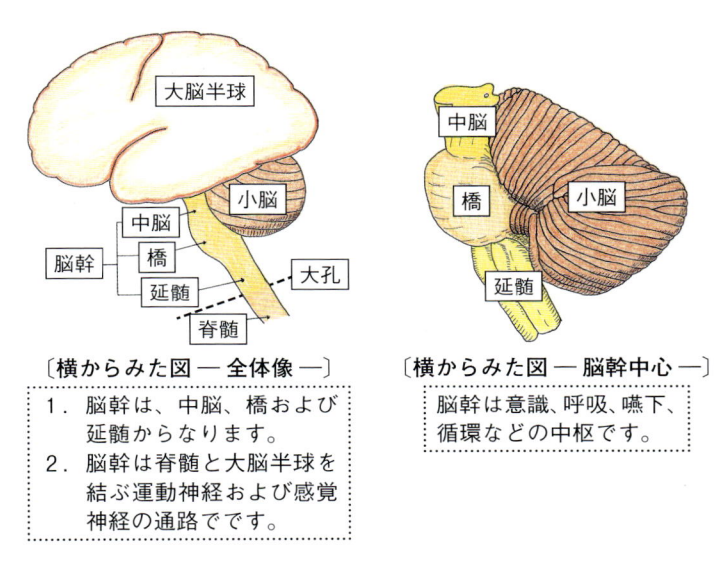

図 42. 脳幹の外観

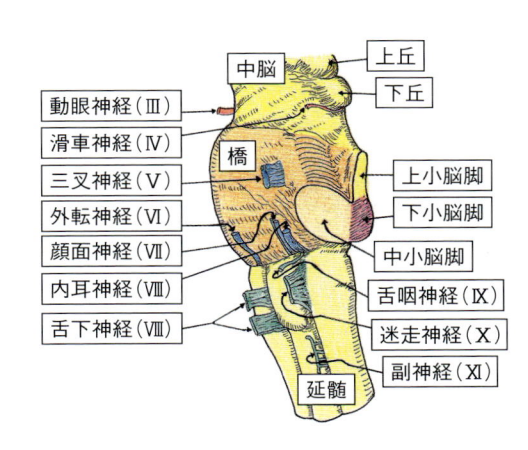

図 43. 脳幹から出入りする脳神経 — 横からみた図 —

1. 脳幹は動眼神経(第Ⅲ脳神経)〜舌下神経(第Ⅻ脳神経)の核が存在する部位です。
2. 脳幹から出入りする脳神経
　ⓐ中脳 ➡ 動眼神経(Ⅲ)と滑車神経(Ⅳ)
　ⓑ橋 ➡ 三叉神経(Ⅴ)、外転神経(Ⅵ)、顔面神経(Ⅶ)と内耳神経(Ⅷ)
　ⓒ延髄 ➡ 舌咽神経(Ⅸ)、迷走神経(Ⅹ)、副神経(Ⅺ)と舌下神経(Ⅻ)

一般に**意識の中枢は脳幹網様体**にあるといわれています。**脳幹網様体（brainstem reticular formation）**は、末梢からの感覚入力を受け、これを非特異的刺激として視床を介して大脳皮質に伝え（図44）、覚醒状態（意識）を維持していますが、この脳幹網様体から大脳皮質への広範な投射系を**上行性網様体賦活系（ascending reticular activating system）**といいます。したがって、脳幹網様体が障害されると意識障害をきたします。ちなみに、**上行性**とは、末梢で得られた感覚情報が網様体を経由して大脳皮質に伝えられるのでこのように呼ばれます。なお、脳幹網様体は中脳、橋および延髄の背側にあります。また、**網様体**とは神経細胞と神経線維とが網の目状になっている構造をいいます。

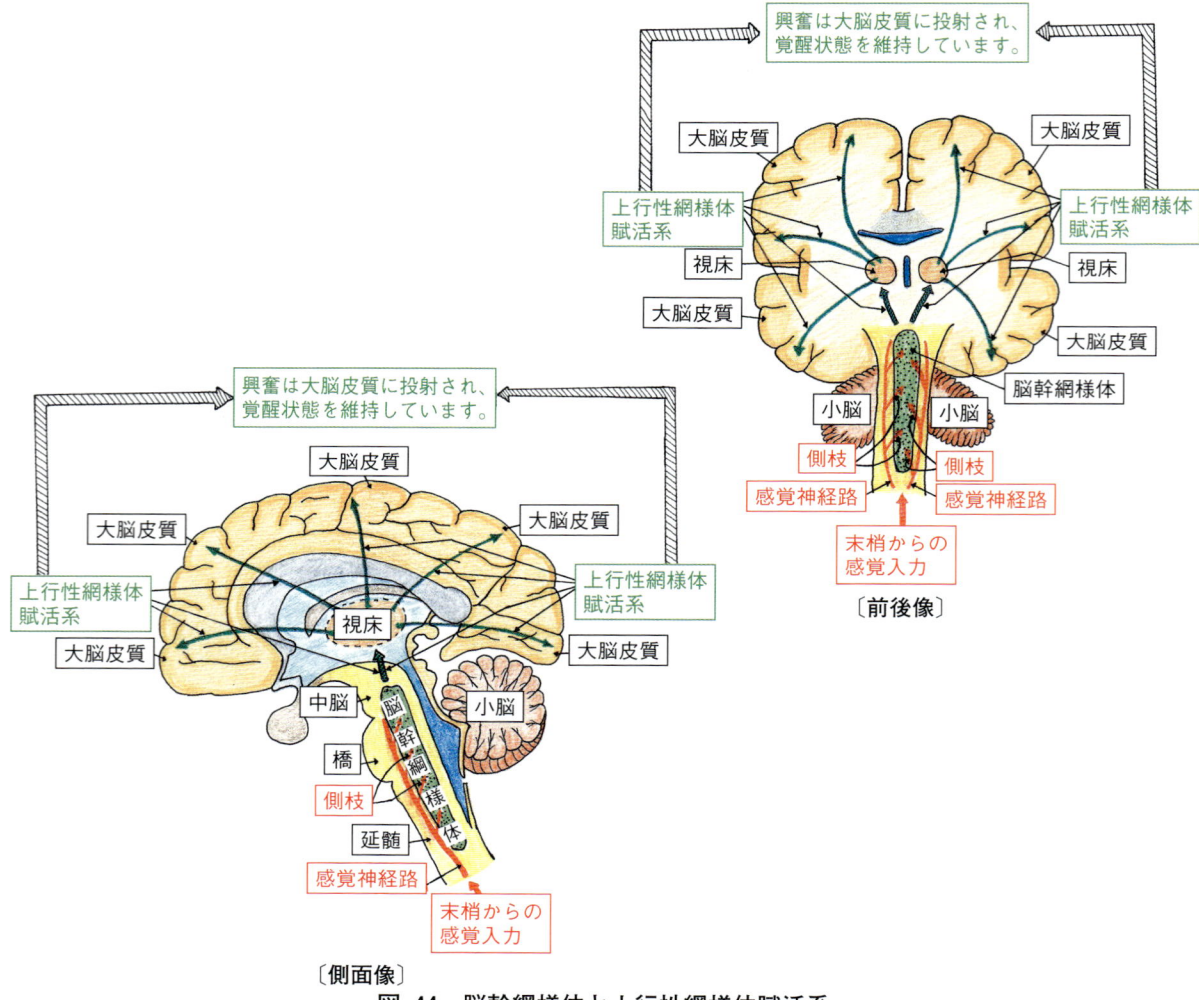

図 44. 脳幹網様体と上行性網様体賦活系

1. 脳幹（中脳、橋や延髄）には神経細胞と神経線維とが網の目状になっている部分、すなわち脳幹網様体があります。
2. 脳幹網様体は末梢からの感覚入力を受け、視床を介して大脳皮質に伝え、覚醒状態（意識）を維持しています。
3. 脳幹網様体から大脳皮質への広範な投射系を上行性網様体賦活系といい、覚醒の維持に中心的な役割を果たしています。

5 下垂体 Pituitary gland (Hypophysis)

1．概　説

　下垂体(pituitary gland, or hypophysis)は、原始口腔天井部(上壁上皮)の袋状の突出部(Rathke 囊)と、視床下部底が下方に伸展した部分(漏斗)とが合わさってできます。
　下垂体は内頭蓋底の真ん中にある**トルコ鞍の下垂体窩**(図45、5頁の図6と6頁の図7参照)の中に収められており、トルコ鞍の蓋をしている**鞍隔膜**(硬膜)により視床下部と境されています(**図46**)。別の見方をすれば、下垂体は、漏斗茎により視床下部(漏斗)とつながっています。すなわち、下垂体は脳からぶら下がっている器官です。ちなみに、**トルコ鞍**とは蝶形骨体部の上面の鞍状に窪んだ部分をいい、**下垂体窩**とはトルコ鞍の中央部の著しく陥凹している部分をいいます。また、**下垂体茎(下垂体柄)**(hypophysial stalk, or pituitary stalk)は漏斗茎(漏斗)と隆起部(腺下垂体の漏斗部)からなりますが(**図46**)、隆起部は薄い細胞層ですので、下垂体茎は、概ね、漏斗茎(漏斗)と同じと考えて差し支えありません。なお、下垂体茎は、鞍隔膜の真ん中に開いている孔を通ります。

2．分　類

　下垂体は、解剖学的には**腺下垂体**と**神経下垂体**に分けられます(**チャート5、図46**)。
　神経下垂体(neurohypophysis)は視床下部底(漏斗)が下方に突出することによりつくられ、下垂体の後部を占めています。**神経下垂体は視床下部の続き**ですが、分泌細胞自体は視床下部にあります。また、神経下垂体は**後葉細胞(pituicyte)**という特殊な膠細胞を含む脳の一部です。神経下垂体は**後葉**と**漏斗茎**とに分けられますが(**チャート5**)、正中隆起あるいは漏斗も神経下垂体に含めることがあります。なお、**後葉**は神経部(pars nervosa)と呼

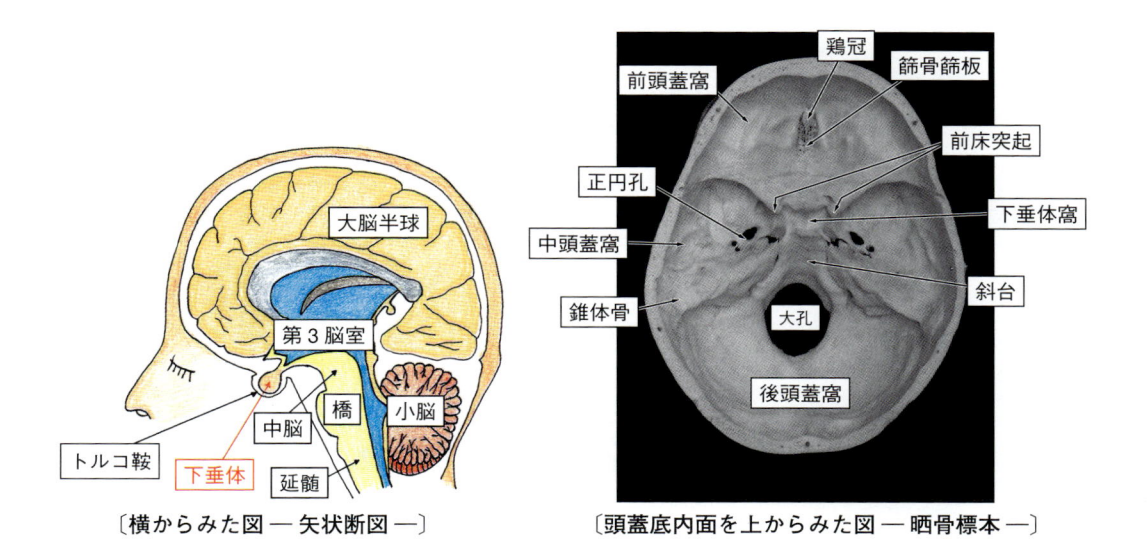

〔横からみた図 ― 矢状断図 ―〕　　〔頭蓋底内面を上からみた図 ― 晒骨標本 ―〕

図 45．下垂体の位置

下垂体は、内頭蓋底の真ん中にある下垂体窩の中に収められています。

ばれることもあります。

　腺下垂体(adenohypophysis)は原始口腔上壁上皮の突出部(Rathke囊)からつくられ、下垂体の前腹側部を占める**内分泌腺**で、**前葉と中葉(中間葉)に区別されます**(チャート5、図46)。**前葉**(anterior lobe)は腺下垂体の大部分を占め、各種の**前葉ホルモンを分泌する腺細胞**からなります。そして、前葉は、さらに**主部**(遠位部)と**隆起部**(主部が上方に伸びて漏斗茎を取り囲んでいる部分で、腺下垂体漏斗部とも呼ばれます)とに分かれます(チャート5)。したがって、**主部**は、腺下垂体から中葉と隆起部を除いた腺下垂体の主要な部分ということになり、前葉とほぼ同じということになります。**中葉**は神経下垂体に接する狭い部分で、**メラニン細胞刺激ホルモン**(melanocyte stimulating hormone；MSH)を生産する細胞からなりますが、ヒトではその分泌量は非常に少なく、生理学的意義も不明です(副腎皮質刺激ホルモンにも弱いMSH作用があるので、色素沈着に影響を与えます)。なお、前葉と中葉の境界は明確ではありません。

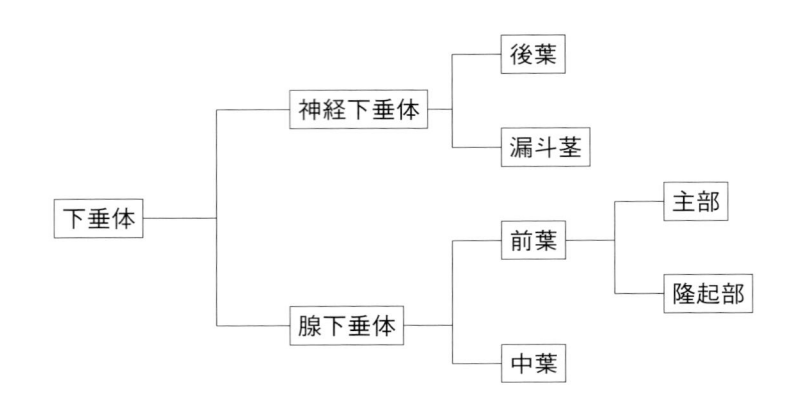

```
                          ┌─ 後葉
            ┌─ 神経下垂体 ─┤
            │              └─ 漏斗茎
   下垂体 ──┤                        ┌─ 主部
            │              ┌─ 前葉 ─┤
            └─ 腺下垂体 ───┤        └─ 隆起部
                           └─ 中葉
```

チャート 5．下垂体の解剖学的分類

> 1．下垂体は神経下垂体と腺下垂体とに大別されます。
>   ⓐ神経下垂体に正中隆起あるいは漏斗を含めることもあります。
>   ⓑ後葉を神経部と呼ぶ場合もあります。
> 2．下垂体は、慣用的に、'前葉'と'後葉'とに分けることがありますが、その場合にはトルコ鞍隔膜より下方の部分を指しているので、下垂体茎(漏斗茎)は含みません。
>   したがって、
>   ⓐ前葉は主部を指しています。
>   ⓑ後葉は神経下垂体を指しています。

　ちなみに、下垂体前葉細胞は、構成している細胞の染色性によっても分類されます(**染色性による分類**)。すなわち、**Hematoxylin-eosin染色**(ヘマトキシリン・エオジン)により、Eosin色素(酸性色素)のみをとった明るい赤色の細胞質として顆粒が染まる**好酸性細胞**(acidophilic, or eosinophilic cell)、Eosin色素の上に紫色のHematoxylin色素(塩基性色素)の色もとって、やや暗い赤色の細胞質として顆粒が染まる**好塩基性細胞**(basophilic cell)、およびこれらの色素(hematoxylinやeosin)に染まらない**嫌色素性細胞**(色素嫌性細胞)(chromophobe cell)

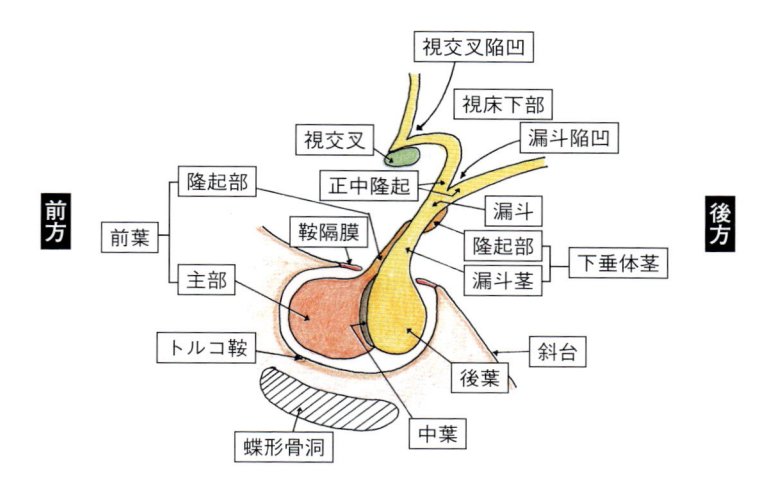

図 46. 下垂体とその近傍部の名称―横からみた図―

1. 下垂体は腺下垂体と神経下垂体に分けられます。
   ⓐ腺下垂体；さらに、前葉と中葉とに分けられます。
   ⓑ神経下垂体；さらに、後葉と漏斗茎に分けられます
2. 慣用的に、主部は前葉、神経下垂体は後葉と呼ばれています。
3. 下垂体茎は漏斗茎と隆起部からなりますが、漏斗茎と概ね同じです。
4. 下垂体は鞍隔膜の上・下で分類されることもあります。
   ⓐ鞍隔膜上部；下垂体茎
   ⓑ鞍隔膜下部；腺下垂体の主部と中葉、および神経下垂体の後葉。

に分けられます。このうち、**好酸性細胞**は成長ホルモンやプロラクチンを、**好塩基性細胞**は甲状腺刺激ホルモン、副腎皮質刺激ホルモン、性腺刺激ホルモンやメラニン細胞刺激ホルモンを産生・分泌していますが(**表4**)、視床下部の特殊な核から産生・分泌される放出ホルモンや抑制ホルモンがこれらの好酸性細胞や好塩基性細胞に働いて、成長ホルモンや甲状腺刺激ホルモンなどの下垂体前葉ホルモンを制御しています。なお、**嫌色素性細胞**は、おそらく、ホルモン産生には直接関与していません。

最後に、下垂体に分布する動脈についてですが、前葉には、主に、**上下垂体動脈**(superior hypophysial artery)から、後葉には、主に、**下下垂体動脈**(inferior hypophysial artery)から血液が流れ込みます(図 47)。

なお、下垂体は、トルコ**鞍隔膜の上・下で分類**されることがあります。すなわち、**鞍隔膜より上部に属するもの**は下垂体茎(漏斗茎と隆起部)、**鞍隔膜下部に属するもの**は腺下垂体の主部と中葉、および神経下垂体の後葉です(図 46)。また、'前葉'と'後葉'と慣用的に分ける場合には、鞍隔膜より下方の部分を指しているので下垂体茎は含まれません。したがって、前葉は主部を指し、後葉は神経下垂体を指しています。

3. 各種ホルモン
A. 下垂体前葉ホルモン

下垂体**前葉**からは成長ホルモン（growth hormone；GH）、プロラクチン（prolactin）（乳腺刺激ホルモン）、甲状腺刺激ホルモン（thyroid stimulating hormone；TSH）、副腎皮質刺激ホルモン（adrenocorticotropic hormone；ACTH）、性腺刺激ホルモン（gonadotropic hormone, or gonadotropin）[ゴナドトロピン][黄体形成ホルモン（luteinizing horomone；LH）と卵胞刺激ホルモン（follicle stimulaing hormone；FSH）]が分泌されます（表4）。

表 4. 下垂体前葉・中葉ホルモンとそれらの産生細胞および働き

		ホルモン	産生細胞	働き（作用）
前葉ホルモン		成長ホルモン（GH）	好酸性細胞	・骨端軟骨における骨の成長を促します。 ・蛋白質の合成を促します ・脂肪組織で脂肪分解を促進します。 ・血糖値を上昇させます。
		プロラクチン （乳腺刺激ホルモン）	好酸性細胞	・乳腺に作用し、乳腺の成長、発育、乳汁の産生や分泌を促します。 ・排卵を抑制します。
		甲状腺刺激ホルモン （TSH）	好塩基性細胞	甲状腺ホルモンの産生を促します。
		副腎皮質刺激ホルモン （ACTH）	好塩基性細胞	副腎皮質ホルモンの生合成を促します。
		性腺刺激ホルモン	好塩基性細胞	卵胞の発育、排卵の誘発や卵胞の黄体化、および精子形成を促します。
中葉ホルモン		メラニン細胞刺激ホルモン（MSH）	好塩基性細胞	メラニン細胞の産生を促します。

上に述べた下垂体前葉ホルモンは、最上位の内分泌中枢である**視床下部からの放出ホルモン（releasing hormone）や抑制ホルモン（inhibiting hormone）**（これらは**視床下部ホルモン**と呼ばれています）**により制御**されています（56頁の表1）（図48）。すなわち、**隆起漏斗路**は正中隆起（漏斗）にある毛細血管網周囲で終末を形成し、この部の毛細血管に視床下部ホルモンを放出します。血液中に入ったホルモンは静脈を経て前葉の洞様毛細血管（類洞）網に達し（**下垂体門脈系**）、それぞれの前葉細胞に働いてホルモン分泌を調節します（**図47**の**左図**）。そして、各前葉ホルモンは末梢の標的器官に働き、それぞれのホルモンを分泌します。

ちなみに、**門脈**についてですが、血液は、通常、動脈→毛細血管→静脈という順に流れますが、静脈のあとに再び別の毛細血管に流れる場合、その静脈を**門脈（portal vessel）**といいます。したがって、視床下部ホルモン（放出ホルモンと抑制ホルモン）は**下垂体門脈系（hypophysial portal system）**を経て下垂体前葉に達するということになります（図47の**左図**）。このように、視床下部と前葉は下垂体門脈系によって（血流を介して）つながっていますが、直接結ばれている神経路はありません。

〔隆起漏斗路〕

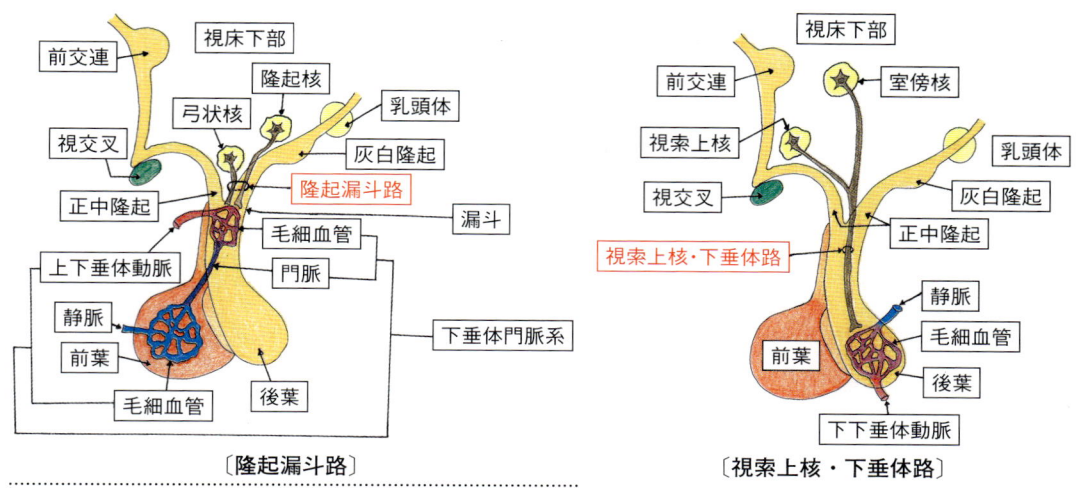

1. 視床下部ホルモン（放出ホルモンと抑制ホルモン）は下垂体門脈系を経て下垂体前葉に運ばれます。
2. 血液は、通常、動脈→毛細血管→静脈という順に流れますが、静脈のあとに再び別の毛細血管に流れる場合、その静脈を門脈といいます。

〔視索上核・下垂体路〕

図 47. 視床下部と下垂体の関係
（半田ら，1983；寺島，2013；平田、2013 を参考にして作成）

1. 視床下部は最上位の内分泌中枢で、下垂体ホルモンを制御しています。
   ⓐ前葉は分泌腺で、前葉ホルモンは視床下部ホルモン（放出ホルモンや抑制ホルモン）により調節されています。
   ⓑ後葉は視床下部の続きで、後葉には分泌細胞はなく、分泌細胞自体は視床下部にあります。
   ➡後葉はホルモンの貯蔵部位です。
2. 視床下部から下垂体への連絡路（遠心路）
   ⓐ隆起漏斗路
   （ⅰ）隆起漏斗路は正中隆起にある毛細血管網周囲で終末を形成し、この毛細血管に視床下部ホルモンを放出します。
   （ⅱ）血液中に入った視床下部ホルモンは門脈を経て前葉の毛細血管に達し、前葉細胞に働いて前葉ホルモンの分泌を調節します。
   ⓑ視索上核・下垂体路
   （ⅰ）室傍核や視索上核で産生された Oxytocin や Vasopressin は視索上核・下垂体路により後葉に運ばれ、貯蔵されます。
   （ⅱ）そして、後葉の毛細血管内に放出され、全身に運ばれます。
3. 下垂体に分布する動脈系
   ⓐ下垂体前葉には、主に、上下垂体動脈が灌流しています。
   ⓑ下垂体後葉には、主に、下下垂体動脈が灌流しています。

　それでは、下垂体前葉・中葉ホルモンの分泌調節機構について考えてみましょう。
　下垂体前葉ホルモンである甲状腺刺激ホルモン（TSH）、副腎皮質刺激ホルモン（ACTH）や性腺刺激ホルモン［黄体形成ホルモン（LH）と卵胞刺激ホルモン（FSH）］は、**視床下部からの放出ホルモンのみにより制御**されています。また、視床下部、下垂体前葉と末梢標的内分泌腺（標的器官）との間には**負のフィードバック機構（negative feedback mechanism）**

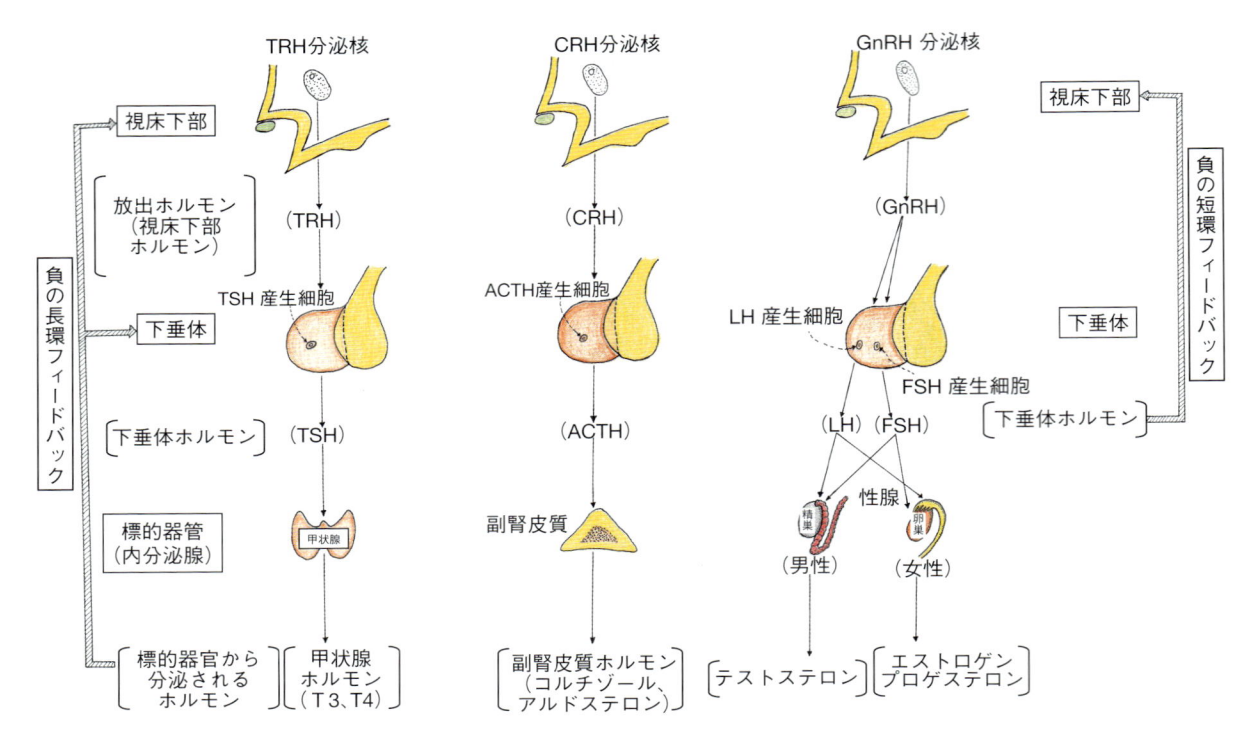

図 48．視床下部、下垂体前葉と標的器官（内分泌腺）

1. 下垂体前葉ホルモンである甲状腺刺激ホルモン（TSH）、副腎皮質刺激ホルモン（ACTH）や性腺刺激ホルモン［黄体形成ホルモン（LH）、卵胞刺激ホルモン（FSH）］は、視床下部からの放出ホルモンのみにより制御されています。
2. 下垂体と視床下部との間には負の短環フィードバック機構があります。また、末梢の標的内分泌腺（甲状腺、副腎皮質や性腺）と視床下部や下垂体との間には負の長環フィードバック機構が存在します。
   ⓐ短環フィードバック
   ➡例えば、下垂体前葉から TSH の分泌が増加すると、視床下部に負の短環フィードバック機構が働き、視床下部からの甲状腺刺激ホルモン放出ホルモン（TRH）の分泌が低下し、その結果、TSH の分泌は減少します。
   ⓑ長環フィードバック
   (ⅰ)末梢の標的内分泌腺から分泌された甲状腺ホルモン、副腎皮質ホルモンや性ホルモンの血中濃度が、ある限界を超えて増加したときには負の長環フィードバック機構が働き、これらの視床下部放出ホルモンや下垂体前葉ホルモンの分泌は低下します。その結果、末梢の標的内分泌腺からのホルモン分泌は減少します。
   (ⅱ)逆に、末梢の標的内分泌腺から分泌された甲状腺ホルモン、副腎皮質ホルモンや性ホルモンの血中濃度が、ある限界を超えて減少した場合には負の長環フィードバック機構が弱まり、これらの視床下部放出ホルモンや下垂体前葉ホルモンの分泌が高まります。その結果、末梢の標的内分泌腺からのホルモン分泌は増加します。

   （略語）TRH＝甲状腺刺激ホルモン放出ホルモン　TSH＝甲状腺刺激ホルモン　CRH＝副腎皮質刺激ホルモン放出ホルモン　ACTH＝副腎皮質刺激ホルモン　GnRH＝性腺刺激ホルモン放出ホルモン　LH＝黄体形成ホルモン　FSH＝卵胞刺激ホルモン

が存在します(図48)。すなわち、末梢の標的内分泌腺(標的器官)から分泌される甲状腺ホルモン、副腎皮質ホルモン(コルチゾール)や性ホルモンの血中濃度が、ある限界を超えて増加したときには負のフィードバック機構が働き、これらの視床下部放出ホルモンや下垂体前葉ホルモンの分泌は低下し、その結果、末梢の標的内分泌腺から分泌されるホルモン分泌は減少します。一方、末梢の標的内分泌腺から分泌される甲状腺ホルモン、副腎皮質ホルモン(コルチゾール)や性ホルモンの血中濃度が、ある限界を超えて減少した場合には負のフィードバック機構が弱まり、これらの視床下部放出ホルモンや下垂体前葉ホルモンの分泌は高まり、その結果、末梢の標的内分泌腺から分泌されるホルモン分泌は増加します(図48)。このフィードバック機構は、末梢の標的内分泌腺からのホルモンが視床下部や下垂体前葉に作用してこれらの上位器官より分泌される放出ホルモンや刺激ホルモンの分泌を調節しているので、すなわち長い経路によるホルモン分泌調節機構なので**長環フィードバック機構(long loop feedback mechanism)**と呼ばれています。このほか、フィードバック機構には短い経路、すなわち下垂体前葉から分泌される刺激ホルモンが視床下部放出ホルモンの分泌を調節する**短環フィードバック機構(short loop feedback mechanism)**もあります(図48)。このように、末梢血液中のこれらのホルモンは、これらの負のフィードバック機構により、常に一定の範囲内(正常な環境)に保たれています。

次に、下垂体前葉ホルモンである成長ホルモンとプロラクチン、および下垂体中葉ホルモンであるメラニン細胞刺激ホルモンですが、これらのホルモンは視床下部からの**放出ホルモン(releasing hormone)と抑制ホルモン(inhibiting hormone)による二重支配**を受けています(図49)。言い換えると、末梢標的器官の定義を'内分泌腺'に限定すると、成長ホルモン、プロラクチンやメラニン細胞刺激ホルモンは特定の標的器官(内分泌腺)をもたないので、末梢の標的器官と視床下部や下垂体との間に長環フィードバック機構は存在しないということになります。

前述の如く、成長ホルモン、プロラクチンやメラニン細胞刺激ホルモンにおける末梢の標的器官は内分泌腺ではないので、標的器官からホルモンは分泌されず、したがって負の長環フィードバック機構は存在しませんが、下垂体と視床下部との間の負の短環フィードバック機構は存在します。例えば、成長ホルモンの血中濃度がある限界を超えて増加したときには、視床下部からの成長ホルモン放出ホルモン(GHRH)に対しては負の短環フィードバック機構が働きGHRHの分泌を抑制します。と同時に、成長ホルモン抑制ホルモン(GHIH)(**Somatostatin**)(ソマトスタチン)に対しては負の短環フィードバック機構が弱まってGHIHの分泌が高まり、その結果GHの分泌は低下します。逆に、成長ホルモンの血中濃度がある限界を超えて減少した場合には、負の短環フィードバック機構が弱まり視床下部からのGHRHの分泌は増加し、同時に負の短環フィードバック機構が働きGHIHの分泌が減少します。その結果成長ホルモンの分泌が増加します。また、プロラクチン(PRL)も視床下部に対して負の短環フィードバック機構が働きPRLの分泌が調節されますが、この場合、主にプロラクチン抑制ホルモン(PIH)の分泌が高まり、PRLの分泌が減少します。

なお、先に述べたように、成長ホルモン、プロラクチンやメラニン細胞刺激ホルモンには、末梢の標的器官による長環フィードバック機構は存在しませんが、成長ホルモンに関して

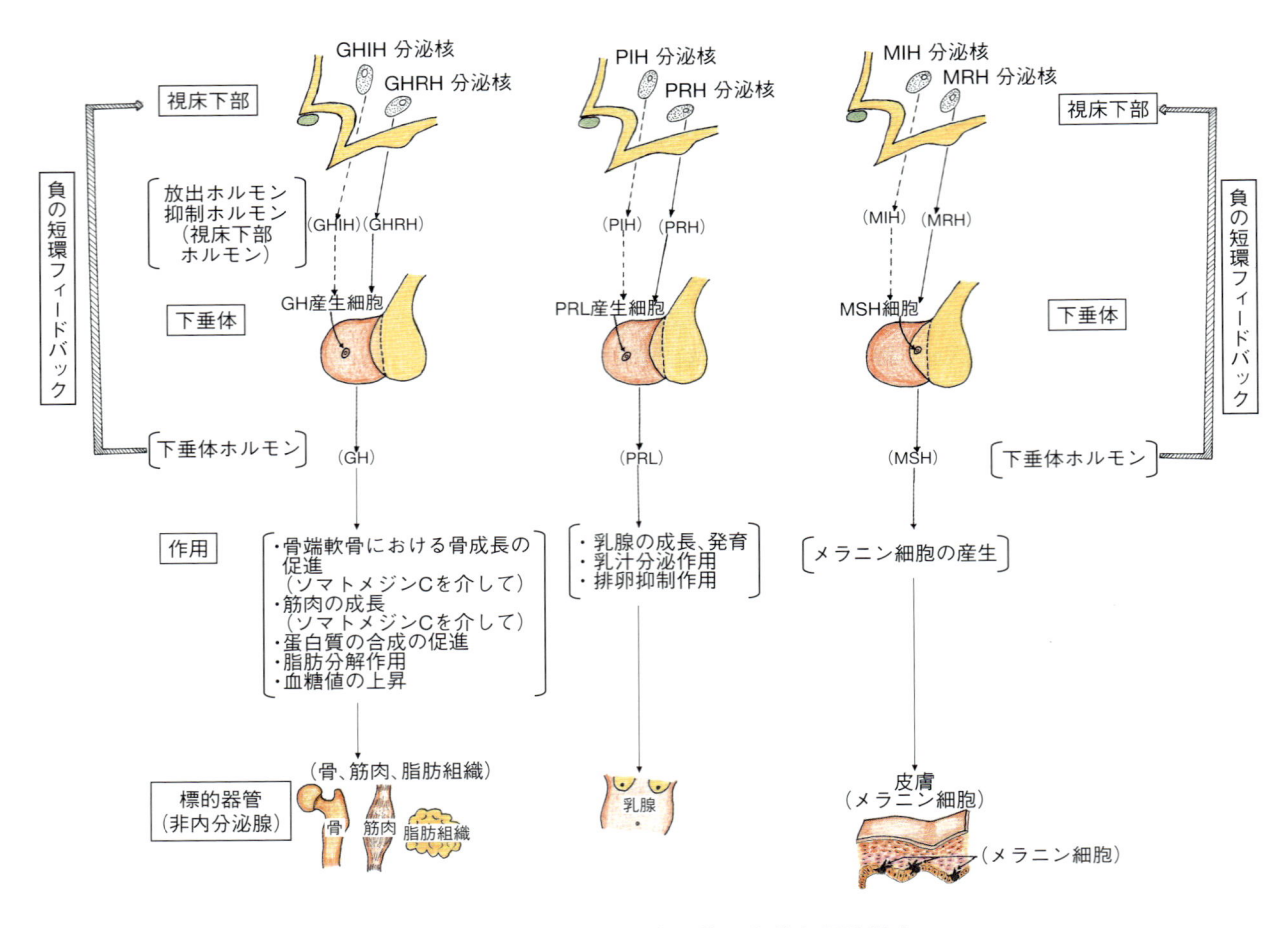

図 49. 視床下部、下垂体前葉・中葉と標的器官

1. 下垂体前葉ホルモンである成長ホルモン(GH)やプロラクチン(PRL)、および下垂体中葉ホルモンであるメラニン細胞刺激ホルモン(MSH)は、視床下部の放出ホルモンと抑制ホルモンの二重支配を受けています。
2. 下垂体と視床下部との間には負の短環フィードバック機構はありますが、GHやPRLやMSHにおける末梢の標的器官は非内分泌腺ですので、ホルモンによる負の長環フィードバック機構は存在しません。
   ⓐ 短環フィードバック機構
     (ⅰ) 例えば、GHの血中濃度がある限界を超えて増加したときには、視床下部からの成長ホルモン放出ホルモン(GHRH)に対しては負の短環フィードバック機構が働きGHRHの分泌を抑制し、同時に、成長ホルモン抑制ホルモン(GHIH)(Somatostatin)に対しては負の短環フィードバック機構が弱まってGHIHの分泌が高まり、その結果GHの分泌は低下します。逆に、GHの血中濃度がある限界を超えて減少した場合には、負の短環フィードバック機構が弱まり視床下部からのGHRHの分泌は増加し、同時に負の短環フィードバック機構の働きによるGHIHの分泌減少が起こり、その結果GHの分泌が増加します。
     (ⅱ) PRLも視床下部に対して負の短環フィードバック機構が働き、PRLの分泌が調節されていますが、この場合、主にプロラクチン抑制ホルモン(PIH)の分泌が高まり、その結果PRL分泌が抑制されます。
   ⓑ 長環フィードバック
     (ⅰ) GHでは、主として肝臓(内分泌腺ではない)から分泌されるIGF-1による負の長環フィードバック機構が存在します。
       ➡ 但し、長環フィードバックよりも短環フィードバックの方が優位です。
     (ⅱ) PRLやMSHの長環フィードバック機構につていは明らかにされていません。
   ⓒ GHIH(Somatostatin)は、視床下部内でGHRHの分泌を抑制することにより、GHの分泌を抑制します。

(略語) GHIH＝成長ホルモン抑制ホルモン　GHRH＝成長ホルモン放出ホルモン　GH＝成長ホルモン　PIH＝プロラクチン抑制ホルモン　PRH＝プロラクチン放出ホルモン　PRL＝プロラクチン　MIH＝メラニン細胞刺激ホルモン抑制ホルモン　MRH＝メラニン細胞刺激ホルモン放出ホルモン　MSH＝メラニン細胞刺激ホルモン

はホルモン以外の調節因子、すなわち**インスリン様成長因子**（insulin-like growth factor-1；IGF-1）（Somatomedin C）による負の長環フィードバック機構があります。すなわち、末梢の標的器官（主として肝臓）から分泌されたIGF-1は、負の長環フィードバック機構により視床下部のGHRHの分泌を抑制したり、GHIH（Somatostatin）を刺激したり、また下垂体前葉の成長ホルモンの分泌を抑制したりします。このように、成長ホルモンにはIGF-1による長環フィードバック機構が存在しますが、視床下部と下垂体間の短環フィードバックの方がIGF-1による長環フィードバック機構よりも優位です。さらには、視床下部の成長ホルモン抑制ホルモン（GHIH）は、視床下部内で成長ホルモン放出ホルモン（GHRH）の分泌を抑制することにより、成長ホルモンの分泌を抑制します。なお、メラニン細胞刺激ホルモン（MSH）の分泌量は非常に少なく、その生理学的意義も不明です。ちなみに、副腎皮質刺激ホルモンにも弱いMSH作用があります。

　以上まとめると、特定の標的器官をもつもの（甲状腺刺激ホルモン、副腎皮質刺激ホルモンや性腺刺激ホルモン）、すなわち**末梢の標的器官が内分泌腺である場合には放出ホルモンのみ**をもち、一方、成長ホルモンやプロラクチンのように末梢に特定の標的器官をもたないもの、すなわち**末梢の標的器官が内分泌腺でないものは視床下部放出ホルモンと抑制ホルモンの両者**をもっているということになります。

B．下垂体後葉ホルモン

　下垂体**後葉**にはホルモン産生細胞はなく、したがってホルモンを産生しません。つまり、**後葉**には固有の**分泌細胞はなく**、単なる**ホルモンの貯蔵および放出器官**です。後葉ホルモン（**Oxytocin**と**Vasopressin**）は視床下部の神経細胞体で産生され、軸索流（axoplasmic flow）に乗って後葉に運ばれ（軸索輸送）、後葉に貯蔵されます。

　後葉からはOxytocinとVasopressinが放出されますが、**Oxytocin**は主に視床下部の**室傍核**（paraventricular nucleus）で、**Vasopressin**は主に**視索上核**（supraoptic nucleus）でつくられます（**55頁の図38、69頁の図47の右図**）。視床下部の室傍核および視索上核で産生されたOxytocinやVasopressinは、漏斗茎を通る**視索上核・下垂体路**（supraoptic hypophysial tract）により後葉に運ばれ（**69頁の図47の右図**）、貯蔵されます（後葉に伸びた軸索終末で分泌されます）。そして、後葉の毛細血管内に放出され、全身に運ばれるのです。ちなみに、**Oxytocin**は妊娠子宮収縮作用や乳汁射出作用（乳腺の平滑筋細胞を収縮させ、乳汁の射出を引き起こす）があり、**Vasopressin**は尿量を調節する作用、すなわち抗利尿作用があり**抗利尿ホルモン**（antidiuretic hormone；ADH）とも呼ばれます。なお、室傍核および視索上核は、ともに両ホルモンの産生に関係していますが、上に述べたように、室傍核は主にOxytocinを、視索上核は主にVasopressinを産生しています。

　繰り返しますが、下垂体後葉はホルモンの貯蔵部位であり、産生部位ではなく、また、後葉には固有の分泌細胞はありません。

2．脊髄 Spinal cord

　脊髄（spinal cord）は延髄から連続する組織で、頭蓋骨の大孔を出たところ（第1頸椎と後頭骨との境の高さ）から始まり、脊椎によってつくられている脊柱管の中に収まっています（図50）。そして、下方は第1〜2腰椎の高さで円錐状の脊髄円錐となって終わります。

　脊髄は、頸髄から尾髄まで、全部で31の分節（髄節）で構成されています。すなわち、頸髄は8つ、胸髄は12、腰髄は5つ、仙髄は5つ、尾髄は1つの髄節に分けられます（図51）。脊髄の太さは一様でなく、胸髄は細く、頸髄および腰髄には紡錘状の膨大部（**頸膨大と腰膨大**）があります。この膨大部は、上肢や下肢に出入する脊髄神経によって生じたものです。

　脊髄円錐（conus medullaris）は第3〜5仙髄および尾髄からなり、第2〜第3腰椎以下の神経根で囲まれています（図50、図51）。また、脊髄円錐の先端からは下方に糸状の組織、すなわち**終糸**（filum terminale）が出ており（図51）、第1尾椎の背側に付いています。そして、終糸の周囲には脊髄神経根が「馬のしっぽ」のように配列している**馬尾**（cauda equina）があります（図51）。なお、終糸には神経細胞（ニューロン）はなく、膠細胞（グリア）のみからなります。

　脊髄の正中の前方には前正中裂が、後方には後正中溝があります（図52）。また、両外側には、**前外側溝**と**後外側溝**があります（図52）。**前外側溝**から出た神経線維束（前根糸）は集まって**前根**となり、**後外側溝**から出た神経線維束（後根糸）は集まって**後根**となります（図52）。そして、前根と後根とが合わさって**脊髄神経**（85頁）となります（図52）。

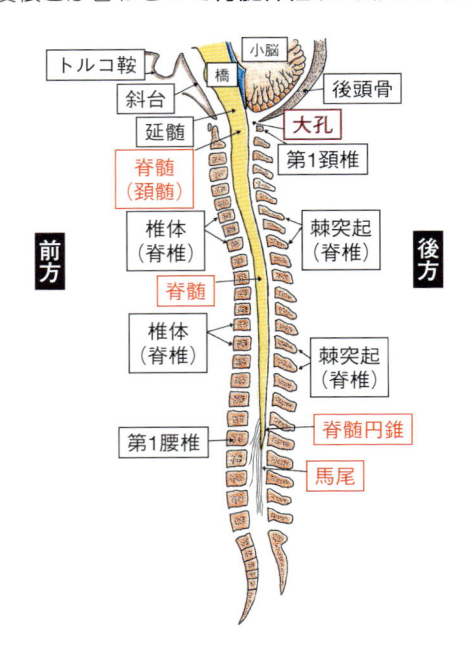

図 50．脊髄の全体像 ― 横からみた図（矢状断図）―

1．脊髄は延髄から連続する組織です。
2．脊髄は第1頸椎と後頭骨との境、すなわち大孔を出たところから始まります。
3．脊髄は脊椎によってつくられている脊柱管の中に収まっています。
4．脊髄の下方は、第1〜2腰椎の高さで脊髄円錐となって終わります。

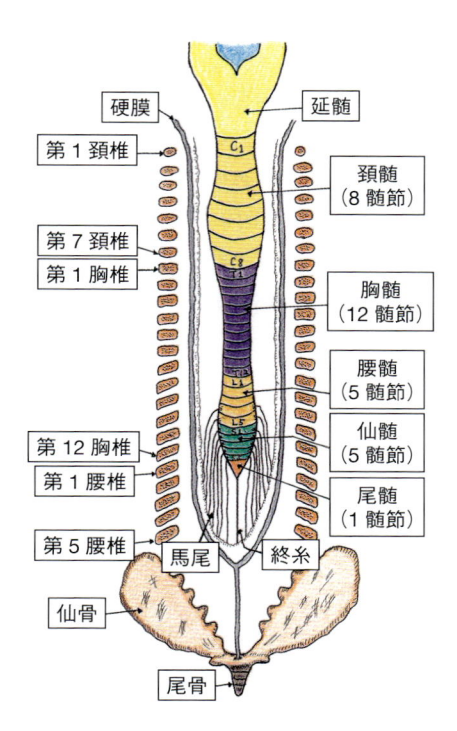

図 51. 脊髄の全体像 ― 後ろからみた図（前額断図）―

1. 脊髄は、頚髄から尾髄まで全部で 31 の髄節からなります。すなわち、頚髄は 8 つ、胸髄は 12、腰髄は 5 つ、仙髄は 5 つ、尾髄は 1 つ、の髄節からなります。
2. 脊髄の下端（第 3 仙髄以下）は円錐状となって終わりますが、この部分を脊髄円錐といいます。
3. 脊髄円錐の下端より終糸が伸び、尾骨に終わります。
4. 終糸の周囲には神経根が「馬のしっぽ」のように配列している馬尾があります。

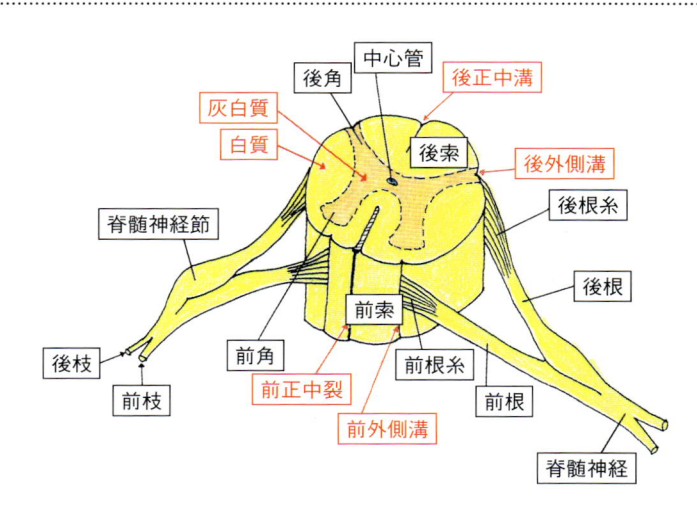

図 52. 脊髄と脊髄神経

1. 脊髄の正中面の前方には前正中裂が、後方には後正中溝があります。
2. 脊髄の両外側には、前外側溝と後外側溝があります。
   ⓐ前外側溝から出た神経線維束（前根糸）は集まって前根となり、後外側溝から出た神経線維束（後根糸）は集まって後根となります。
   ⓑ前根と後根とが合わさって脊髄神経となります。

脊髄を水平に切ってその断面をみると、脳と同様、脊髄は灰白質と白質とからできていますが、位置する関係は脳とまったく逆で、白質は表面にあり、灰白質は深部にあります（図53）。**灰白質**には神経細胞体があり、その形態は蝶の形あるいはH字型をしています（図53）。灰白質は、左右の**前角**と**後角**とに区別されますが（図53）、胸髄と腰髄上部では前角と後角との間に**側角**が存在します。**前角**は運動ニューロンの細胞体、側角は交感神経のニューロンの細胞体の集合であり、**後角**は感覚の中継核です。仙髄中部には、側角に相当する部分に副交感神経の細胞体が集合しています。また、灰白質の中心部には細い中心管があります（図53）。なお、脊髄横断面における前角や後角は脊髄の縦方向に広がって柱を形成し、**後柱**および**前柱**となります。

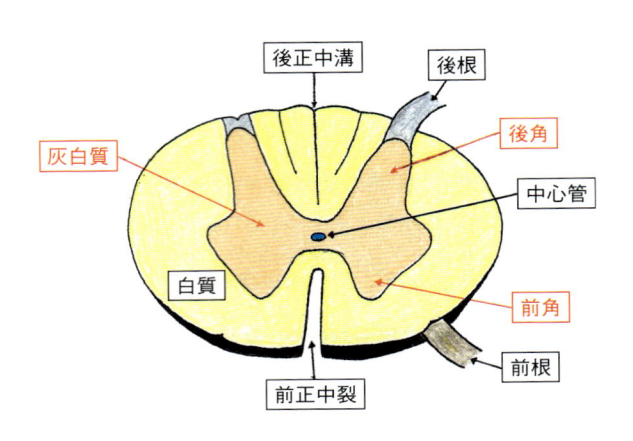

図 53．脊髄の内景（水平断図）— 灰白質中心 —

1．脊髄を水平に切ると、表層には白質、深部には灰白質がみられます（脳と逆）。
2．灰白質
　ⓐ灰白質は神経細胞体からできています。
　ⓑ灰白質は蝶の形、あるいはH字型をしています。
　ⓒ灰白質の中心部には中心管があります。
　ⓓ灰白質は、左右の前角と後角とに区別されますが、胸髄と腰髄上部では前角と後角との間に側角が存在します。
　　(i)前角には運動ニューロンの細胞体があります。
　　(ii)側角は交感神経のニューロンの細胞体があります。
　　(iii)後角は感覚の中継核です。

一方、**白質**は脊髄の辺縁部にあり、主として神経線維からできており、上行性の線維（例；外側脊髄視床路）と下行性の線維（例；錐体側索路）を含んでいます（図54）。白質は**前索**、**側索**および**後索**に分かれます（図54）。**前索**は前正中裂と前外側溝との間にあり、**側索**は前外側溝と後外側溝との間にあります（図54）。また、**後索**は後外側溝と後正中溝との間にあり

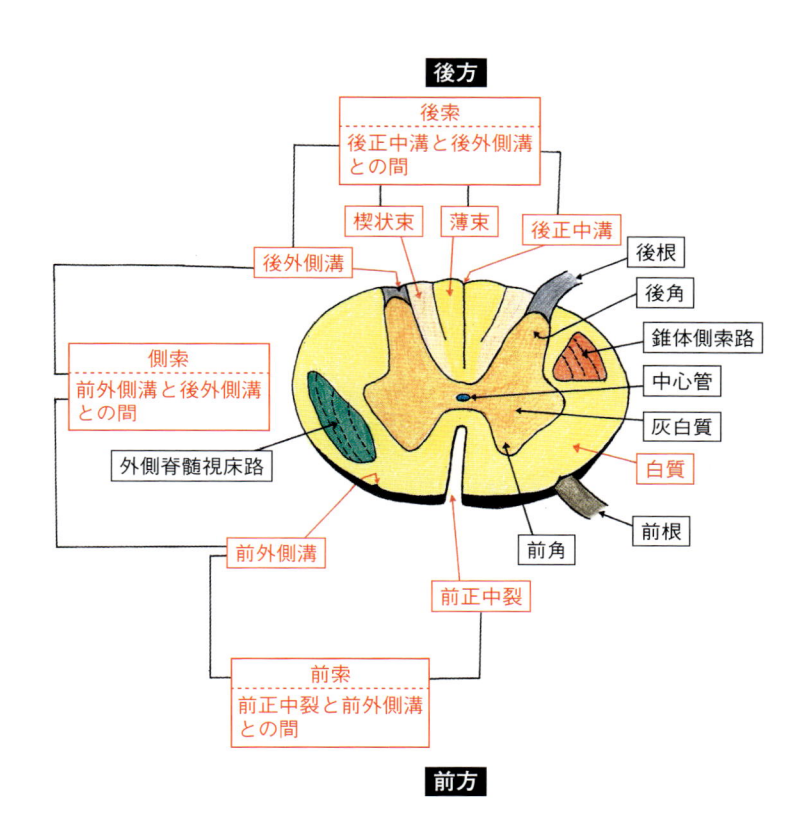

図 54. 脊髄の内景（水平断図）― 白質中心 ―

1．脊髄を水平に切ると、表層に白質がみられます。
2．白質
　ⓐ白質は神経線維からできており、上行性の線維と下行性の線維を含んでいます。
　ⓑ白質は、前索、側索と後索に分かれます。
　　(ⅰ)前索
　　　㋐前索は前正中裂と前外側溝との間にあります。
　　　㋑前索には錐体前索路（前皮質脊髄路）や前脊髄視床路などが通っています。
　　(ⅱ)側索
　　　㋐側索は、前外側溝と後外側溝との間にあります。
　　　㋑側索には外側脊髄視床路、錐体側索路（外側皮質脊髄路）、前脊髄小脳路や後脊髄小脳路などが通っています。
　　(ⅲ)後索
　　　㋐後索は後外側溝と後正中溝との間にあります。
　　　㋑後索は、外側の楔状束と内側の薄束に分かれ、楔状束は上半身の、薄束は下半身の感覚を伝える線維が通っています。

ますが、さらに、**後索**は、外側の**楔状束（Burdach束）**と内側の**薄束（Goll束）**に分かれます（図54）。**楔状束**は上半身の、**薄束**は下半身の感覚を伝える線維が上行しています（**35頁参照**）。したがって、薄束は全脊髄の後索に存在しますが、楔状束は第6胸髄以上の脊髄しか存在しません。その理由は、薄束は第7胸神経〜尾骨神経に由来する上行性線維からなるので全脊髄に存在しますが、楔状束は第2頸神経〜第6胸神経に由来する上行性線維からなるので、第7胸髄以下には存在しません。

【隠れ家】

Ⅲ 末梢神経系 Peripheral nerve system

　末梢神経系(peripheral nerve system)はNeuron(神経細胞)とSchwann細胞からなり、脳・脊髄と身体の末梢とを連絡しています。
　末梢神経系はさまざまな面より分類されますが(16頁のチャート1参照)、通常、**脳・脊髄神経と自律神経とに大別**されます。このうち脳・脊髄神経は脳神経と脊髄神経に、自律神経は交感神経と副交感神経に分けられます。

1．脳神経 Cranial nerve

　脳神経(cranial nerve)は脳から直接出入りする末梢神経で、**12対**あります(表5、図55)。12対の脳神経には感覚神経、運動神経や自律神経が含まれていますが、自律神経としてあるのは副交感神経のみで、交感神経は含まれていません(表5)。
　なお、12脳神経の覚え方ですが、「嗅いで(嗅神経)視る(視神経)、動く(動眼神経)車(滑車神経)は三つ(三叉神経)あり。外(外転神経)に顔(顔面神経)聴く(聴神経)、舌(舌咽神経)に迷う(迷走神経)副舌(副神経、舌下神経)」です。

表 5．各脳神経とその作用

Ⅰ	嗅神経 Olfactory nerve (図55-その1-)	①嗅神経は嗅覚を伝える**純感覚神経**です。 ②嗅神経は嗅細胞(嗅上皮にみられる感覚細胞)の軸索(細胞体から延びている突起)が束になったもので、この中枢枝の束を**嗅糸**といいます。嗅糸は篩骨篩板の小孔を通って嗅球に入ります。 　ⓐ嗅球と嗅索の両者を合わせて嗅神経と呼ばれることがあります。 　ⓑ嗅球と嗅索は中枢神経系の一部で、嗅糸のみが真の末梢神経である嗅神経です。 ③嗅覚情報は嗅球から嗅索(olfactory tract)を経て側頭葉に送られます。
Ⅱ	視神経 Optic nerve (図55-その1-)	①視神経は**視覚情報**(99頁のQ.5)を伝える**純感覚神経**です。 ②視神経は、視神経乳頭の高さで網膜神経節細胞(発生学的には中枢神経系に属します)の軸索から起こり、視交叉の前外側角で終わります。 ③視神経は中枢神経系の一部です。 　➡視交叉から外側膝状体までを視索といいますが、視索には半交叉した神経線維が通っています(99頁のQ.6)。
Ⅲ	動眼神経 Oculomotor nerve (63頁の図43の下図、図55-その2-)	①動眼神経は**外眼筋**を支配する**運動神経**と、**内眼筋**支配の**副交感神経**(中脳にある動眼神経核のEdinger-Westphal核から出ます)からなる**混合神経**です。 　➡Edinger-Westphal核は**動眼神経副核**とも呼ばれます。 ②動眼神経は、中脳水道のすぐ腹側(前方)で上丘の高さにある動眼神経核から起こり、眼球運動に関係する4つの**外眼筋**(下直筋、上直筋、下斜筋および内直筋)と、眼瞼の挙上(瞼を上げる)に関与する**上眼瞼挙筋**、および**内眼筋**(瞳孔の縮瞳、調節作用や輻輳に関与している毛様体筋と瞳孔括約筋)を支配しています。

表 5. 続き

Ⅳ	滑車神経 Trochlear nerve (63頁の図43の下図、図55-その2-)	①滑車神経は上斜筋を支配する**純運動神経**です。 ②滑車神経は脳幹の背面から出る唯一の脳神経です。 ③滑車神経は脳神経の中で**最も細い脳神経**です。 ④滑車神経は**中脳水道**周囲の中心灰白質内の腹側(前方)にある滑車神経核から起こります。 ⓐ後方へ走り、中脳の後面で反対側の滑車神経核から出た線維と**交叉**します。 ⓑ交叉後、下丘の下縁(脳幹背側)で中脳を出ます。

Ⅴ	三叉神経
	Trigeminal nerve
	(63頁の図43の下図、図55-その2-)
		①三叉神経は、顔面や頭部などの体性感覚(触覚や痛・温覚など)を伝える**感覚神経**(知覚根)と、咀嚼筋などにいく**運動神経**(運動根)からなる混合神経です。
		 ⓐ**体性感覚**
		  ㋐体性感覚神経は錐体骨の尖端近くの前面にある**三叉神経圧痕**(Meckel腔)という浅い'くぼみ'で膨らみを、すなわち**ガッセル神経節**(Gasserian ganglion)(三叉神経節、半月神経節)をつくります。
		  ㋑ガッセル神経節の**末梢側**は3本の枝に分かれ、触覚、痛・温覚や圧覚などの受容器へ行きます。**中枢側**は1本の神経根(中枢枝)となって橋に入ります。中枢枝は三叉神経主知覚核(主感覚核)、三叉神経脊髄路核(下行路核)および三叉神経中脳路核に終わっています。
		  (ⅰ)ガッセル神経節の**末梢側**(3本の枝)
		   ①第1枝は**眼神経**で、海綿静脈洞内の上方を前進し、**上眼窩裂**を通って眼窩内に入ります。前頭部、上眼瞼や鼻背部の皮膚、そして角膜や結膜の粘膜などの体性感覚を司ります。
		   ②第2枝は**上顎神経**で、海綿静脈洞内の下部を前進し、**正円孔**を通って頭蓋外に出ます。頬上部、下眼瞼や鼻の外側部の皮膚、上口唇、口腔粘膜や鼻腔粘膜、そして上顎の歯髄や歯肉などの体性感覚を司ります。
		   ③第3枝は**下顎神経**で、**卵円孔**を通って**頭蓋外**に出ますが(海綿静脈洞を通りません)、運動枝とは卵円孔で結合します。
		   ➡第3枝は、オトガイ(頤)部、側頭部や耳介前部の皮膚、下口唇、舌前2/3の粘膜や下顎の歯髄や歯肉などの**感覚**と、咀嚼筋(咬筋、側頭筋、外側翼突筋と内側翼突筋)、顎舌骨筋、顎二腹筋前腹、鼓膜張筋や口蓋帆張筋を支配する**運動根**との混合神経です。
		  (ⅱ)ガッセル神経節の**中枢側**(中枢枝)
		   ①主知覚核
		   ➡顔面からの触覚や圧覚は橋被蓋にある三叉神経**主知覚核**に伝えられます。
		   ②脊髄路核
		   ➡顔面からの**痛覚**および**温度覚**は橋から第2(あるいは第3、第4)頸髄にかけて存在する三叉神経**脊髄路核**に伝えられます。
		   ③中脳路核
		   ➡顔面からの**深部感覚**(表情筋や咀嚼筋などからの位置覚や運動覚などの固有感覚)は**中脳**から橋に存在する**中脳路核**に伝えられます。
		 ⓑ**運動枝**
		  ➡運動核は第4脳室底近くの橋外側で、主知覚核のすぐ内側にあります。
		②以上より、三叉神経には主知覚核、脊髄路核、中脳路核および運動核の**4つの神経核**があります。
		③三叉神経は脳神経の中で**最大の神経**です。

表 5. 続き

Ⅵ	外転神経 Abducens nerve (63頁の図43の下図、図55-その2-)	①外転神経は**橋**にある外転神経核から起こり、**外直筋**を支配する**純運動神経**です。 ②外転神経は頭蓋内を**最も長く**走行する脳神経です。
Ⅶ	顔面神経 Facial nerve (63頁の図43の下図、図55-その3-)	①顔面神経は、**表情筋**(眼輪筋、頬筋、口輪筋、前頭筋、側頭頭頂筋や後頭筋など)と、顎二腹筋後腹、広頚筋やアブミ骨筋を支配する**運動神経**、および**中間神経**からなる**混合神経**です。 　ⓐ表情筋の運動 　　㋐前頭筋や眼輪筋などの**顔面の上半分**の筋肉は**両側性支配**で、口輪筋や頬筋などの**下半分**の筋肉は**一側性支配**です(111頁の図12)。 　　㋑顔面筋の麻痺(111頁の図12) 　　　(ⅰ)**中枢性の顔面麻痺**(核上性病変) 　　　　➡健常者と同様に額の皺寄せはできますが、病巣と反体側の鼻唇溝は浅くなり、口角は下垂します。 　　　(ⅱ)**末梢性の顔面麻痺**(いわゆる顔面神経麻痺) 　　　　➡1側の上半分の顔面筋も下半分の顔面筋もすべてが麻痺しますので、病巣と同側の前額部の皺寄せは不能であり、また鼻唇溝も浅くなり、口角も下垂します。 　ⓑ**中間神経 Intermediate nerve** 　　➡中間神経は副交感神経と感覚神経からなります。 　　㋐副交感神経 　　　➡橋の上唾液核から出て、涙腺や鼻腺、唾液腺の分泌を司ります。 　　㋑感覚神経 　　　(ⅰ)味覚 　　　　①舌の前方2/3の味覚を司ります。 　　　　②舌前方2/3からの味覚は鼓索神経を通って膝神経節に到達し、その後中間神経を経て延髄の**孤束核**に伝えられます。 　　　(ⅱ)**体性感覚** 　　　　➡耳介の後内側面の小領域、外耳道後壁や中耳の体性感覚を司ります。 ②顔面神経は橋被蓋にある顔面神経核(運動核)から起こり、橋下部から出ます。 　ⓐそして、中間神経と第8脳神経と共に**内耳孔**に入ります。 　ⓑ内耳孔から**顔面神経管**に入り膝神経節に至り、その後、**茎乳突孔**から頭蓋外に出ます。
Ⅷ	内耳神経 Vestibulocochlear nerve (63頁の図43の下図、図55-その3-)	①内耳神経は聴覚を伝える**蝸牛神経**と、内耳からの平衡感覚を伝える**前庭神経**の2つからなる**純感覚神経**です。 　ⓐ**蝸牛神経 Cochlear nerve** 　　㋐蝸牛神経は内耳の蝸牛に始まり、前庭神経とともに内耳道内を走り、延髄と橋との境界より橋に入り、**蝸牛神経核**に至ります。 　　㋑そして、下丘を経て内側膝状体に入り、聴放線(内包後脚の最後部を通ります)を経由して(47頁の図34)、側頭葉の横側頭回の第一次皮質野(Heschl横回)に入ります。 　ⓑ**前庭神経 Vestibular nerve** 　　㋐前庭神経は内耳の三半規管に始まり、内耳道内を蝸牛神経とともに走り、延髄上部から橋にある**前庭神経核**に至ります。 　　㋑前庭神経核からは小脳、脳幹(外眼筋の諸核)や脊髄に向かい、からだの平行や姿勢の保持に関与します。 ②内耳神経は**聴神経**(acoustic nerve)とも呼ばれます。

表 5. 続き

IX	舌咽神経 Glossopharyngeal nerve (63頁の図43の下図、図55-その3-)	①舌咽神経は、茎突咽頭筋を支配する**運動神経**と、耳介後部、耳管、咽頭、舌(後1/3)、鼓膜内面などの**体性感覚**や咽頭、軟口蓋、口蓋垂などの**内臓感覚**、そして舌の後方1/3の**味覚**、および唾液の分泌を司る**副交感神経**からなる混合神経です。 ⓐ運動神経 　➡運動神経は延髄にある**疑核**から出て、茎突咽頭筋(咽頭筋の運動)を支配します。 ⓑ感覚神経 　㋐味覚 　　➡舌の後方1/3の味覚は下神経節を通って延髄の**孤束核**に伝えられます。 　㋑体性感覚 　　➡耳介後部、耳管、咽頭、舌(後1/3)、扁桃や鼓膜内面などの体性感覚は上神経節を通って**三叉神経脊髄路核**に伝えられます。 　㋒内臓感覚 　　➡咽頭、軟口蓋、口蓋垂、扁桃、舌後部、耳管、頚動脈小体や頚動脈洞からの内臓感覚は下神経節を通って延髄の**孤束核**に伝えられます。 ⓒ副交感神経 　㋐唾液分泌の線維は延髄にある**下唾液核**から出ます。 　㋑口腔領域からの興奮刺激は**副交感神経**刺激として鼓室神経(下神経節から出る)を介して**耳下腺**(唾液腺)に伝わり、唾液が分泌されます。 ②舌咽神経は**延髄**から起こり、迷走神経および副神経とともに**頚静脈孔**から頭蓋外に出ます。 ⓐ頚静脈孔内で**上神経節**をつくります。 ⓑ頚静脈孔を出てから**下神経節**をつくります。
X	迷走神経 Vagal nerve (63頁の図43の下図、図55-その3-)	①迷走神経は、喉頭や咽頭の筋肉を支配する**運動神経**と、外耳道後壁、耳介後部、鼓膜などの**体性感覚**や咽頭、喉頭、気管、食道、胸腔や腹腔からの**内臓感覚**、そして喉頭蓋からの**味覚**、および消化管、気管などの分泌腺や平滑筋、および心筋(横紋筋)を支配する**副交感神経**からなる混合神経です。 ⓐ運動神経 　㋐運動神経は延髄にある**疑核**から出て、口蓋の筋肉、咽頭収縮筋、喉頭の筋肉や食道上部の横紋筋を支配し、発声や嚥下運動を司ります。 　㋑発声に関する喉頭筋は**反回神経**により支配されています。 ⓑ感覚神経 　㋐**体性感覚** 　　➡外耳道後壁、耳介後部と乳様突起の間の部分、鼓膜外面や後頭蓋硬膜などの体性感覚は上神経節を通って**三叉神経脊髄路核**に伝えられます。 　㋑**内臓感覚** 　　➡咽頭、喉頭、気管、食道、胸腔や腹腔の内臓感覚は下神経節を通って延髄の**孤束核**に伝えられます。 　㋒**味覚** 　　➡喉頭蓋からの**味覚情報**は下神経節を通って延髄の**孤束核**に伝えられます。 ⓒ副交感神経 　㋐副交感神経は**迷走神経背側核**から出ます。 　㋑副交感神経は気管・気管支の平滑筋収縮、気管支粘膜よりの分泌増加、蠕動、括約筋の弛緩や心機能(徐脈)などに関与しています。 ②迷走神経は**延髄**から起こり、舌咽神経および副神経とともに**頚静脈孔**から頭蓋外に出ます。 ⓐ頚静脈孔内で**上神経節**をつくります。 ⓑ頚静脈孔を出てから**下神経節**をつくります。

表 5. 続き

XI	副神経 Accessory nerve (63頁の図43の下図、図55-その3-)	①副神経は胸鎖乳突筋と僧帽筋などを支配する**純運動神経**です。 ②副神経は延髄根と脊髄根の2つの部分からなります。 　ⓐ**延髄根**(頭蓋根)は延髄の**疑核**から出ます。 　ⓑ**脊髄根** 　　㋐第1(あるいは第2)〜第5(あるいは第6)頚髄の**前角外側部細胞柱**(副神経脊髄核)から起こります。 　　㋑前根と後根の間の脊髄側索から出て合して1本の**脊髄根**となり、大後頭孔を通って頭蓋内に入ります。 　　　(i)**脊髄根**は、疑核から出た延髄根と頭蓋内で合して**副神経幹**となります。 　　　(ii)副神経幹は**頚静脈孔**を出るとすぐに延髄根と分かれ、頚髄からの線維は**外枝**となり、延髄根(疑核)からの線維は**内枝**となります。 　　　　①脊髄根の延長である**外枝**は(頚髄からの線維)は副神経筋枝として**胸鎖乳突筋と僧帽筋**を支配します。 　　　　②延髄根の延長である**内枝**(疑核の線維)は迷走神経の下神経節の上端で迷走神経と合流し、**咽頭と喉頭の筋肉**に分布します。
XII	舌下神経 Hypoglossal nerve (63頁の図43の下図、図55-その3-)	①舌下神経は舌(横紋筋)の運動を司る**純運動神経**です。 ②舌下神経は延髄の**舌下神経核**から起こり、**舌下神経管**を通って頭蓋外に出て、茎突舌筋、舌骨舌筋、オトガイ舌筋や舌体の諸筋の運動を支配します(同側性支配)。

〔脳底部を下からみた図〕　〔頭蓋底内面を上からみた図〕

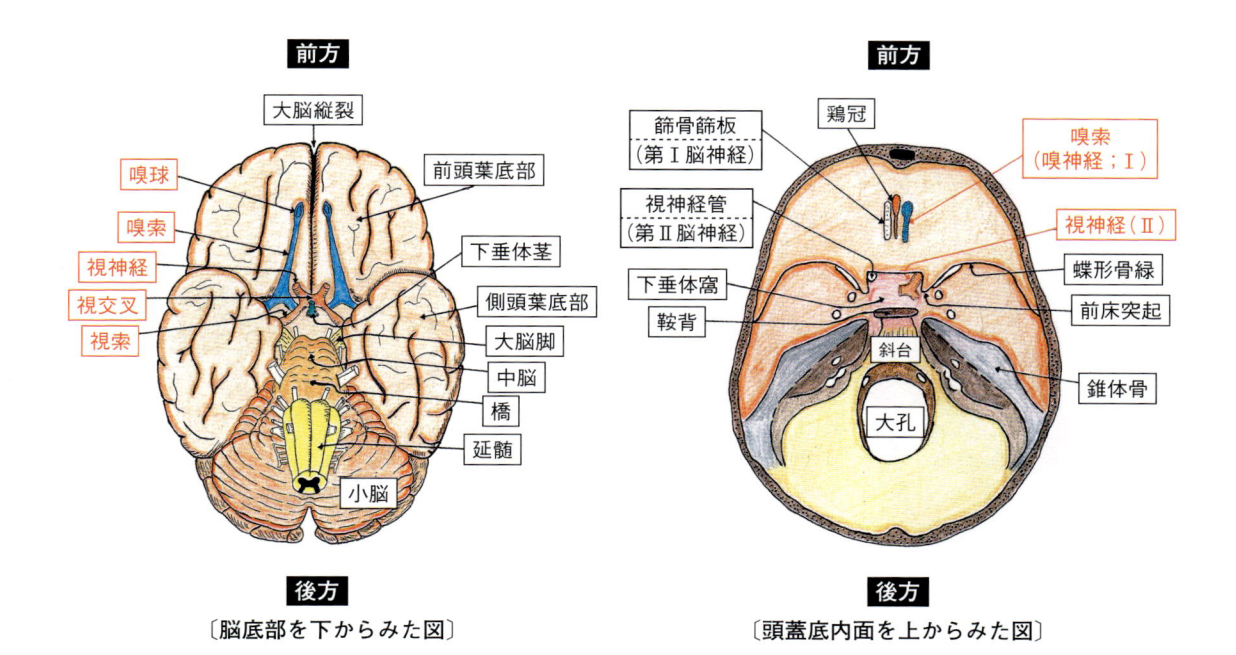

図 55. 脳神経 — その1. 嗅神経と視神経 —

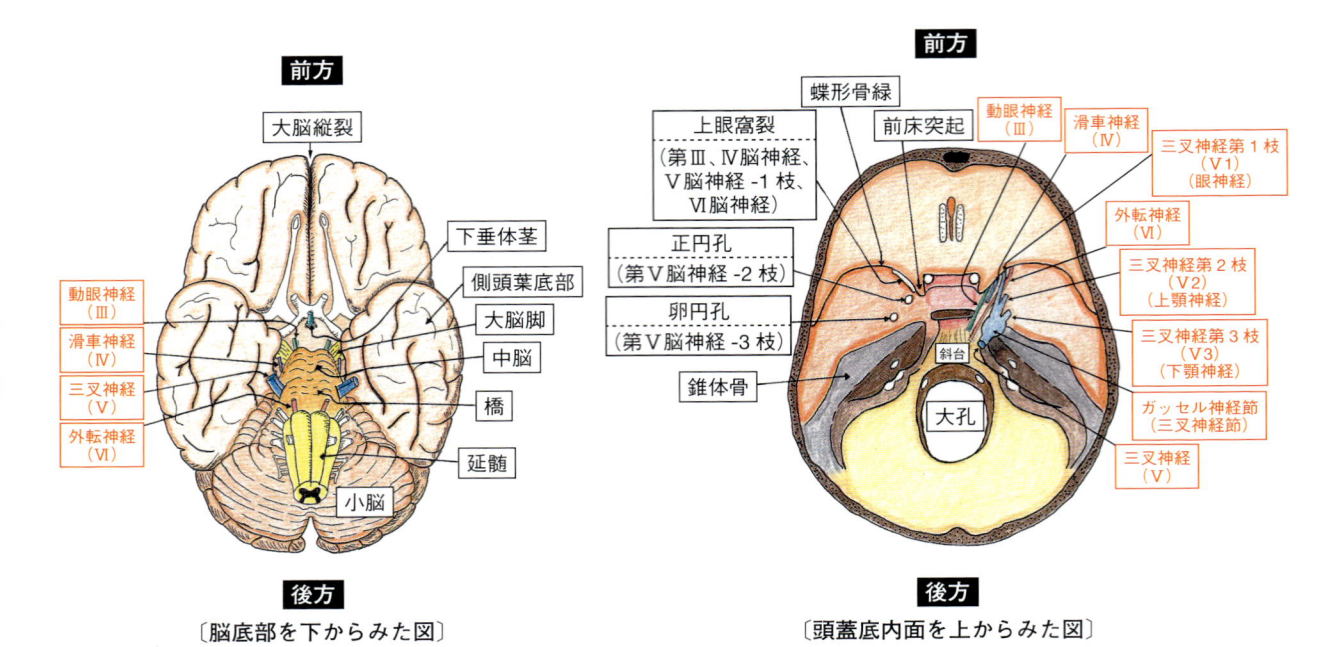

図 55. 脳神経 — その2. 動眼神経、滑車神経、三叉神経および外転神経 —
滑車神経(Ⅳ)は、脳幹の背側から出ます(63頁の図43を参照)。

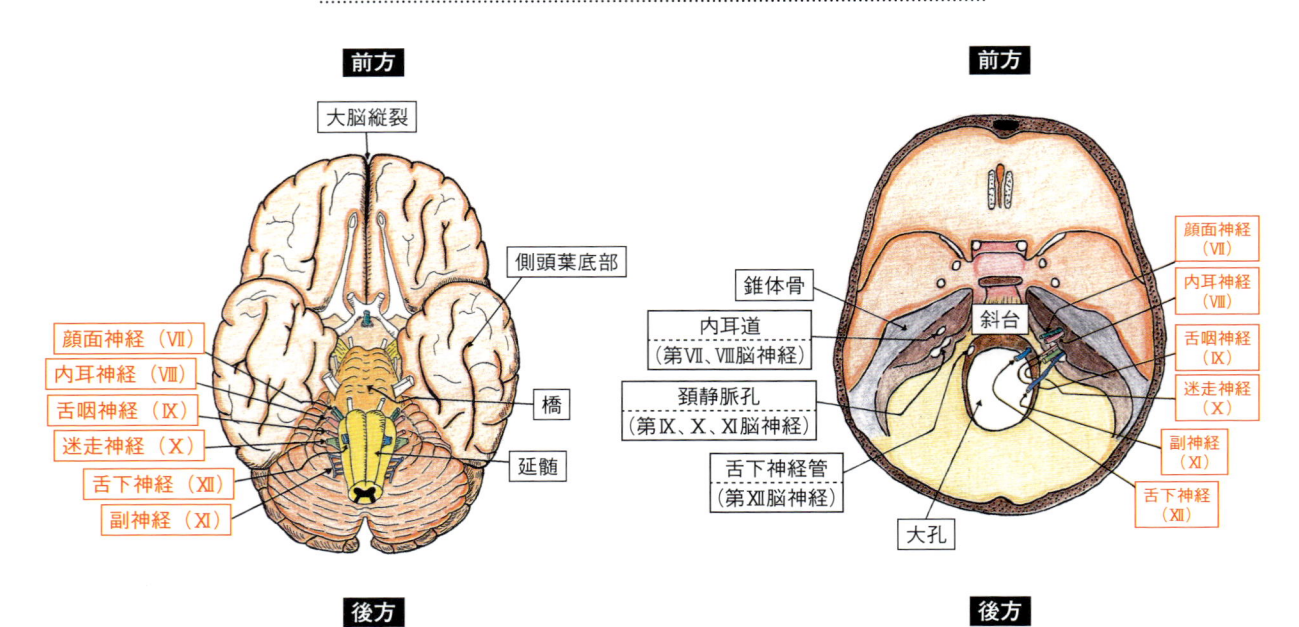

図 55. 脳神経 — その3. 顔面神経、内耳神経、舌咽神経、迷走神経、副神経および舌下神経 —

2．脊髄神経 Spinal nerve

　脊髄の前外側溝と後外側溝から神経線維束（根糸）が出て、それらが集まって**前根**と**後根**になります（75頁の図52、図56）。臨床的には、前根と後根とを合わせて**神経根**と呼びます。
　脊髄から出た後根は、椎間孔内で前根と合する手前で**脊髄神経節**（後根の途中で膨らんでいる部位で、**後根神経節**とも呼ばれます）をつくりますが、脊髄神経節のすぐ末梢側で前根と後根とが合流して**脊髄神経（spinal nerve）**となります（75頁の図52、図56）。一般的に**感覚神経**からの情報は**後根**を通って脊髄に入り、**運動神経**からの情報は**前根**を通って脊髄から出ます。

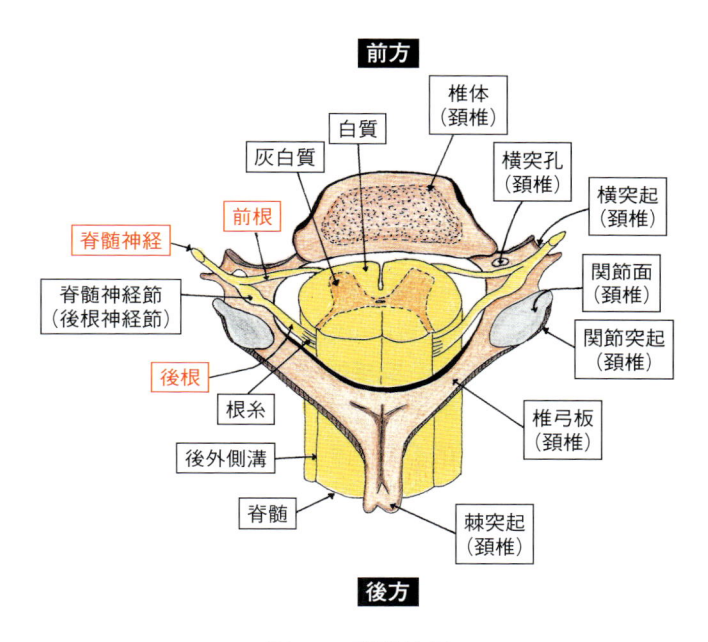

図 56. 脊髄神経

> 1．脊髄の前外側溝と後外側溝から根糸が出て、それらが集まって前根と後根になります。
> 　ⓐ前根は運動神経からの情報を、後根は感覚神経からの情報を伝えます。
> 　ⓑ臨床的には、前根と後根とを合わせて神経根といいます。
> 2．後根は、椎間孔内で前根と合する手前で脊髄神経節（後根神経節）をつくります。
> 3．脊髄神経節のすぐ末梢側で前根と後根とが合流して脊髄神経となります。

　脊髄神経は椎骨の種類に対応して頚神経、胸神経、腰神経、仙骨神経および尾骨神経に分けられます。すなわち、**8対の頚神経**、**12対の胸神経**、**5対の腰神経**、**5対の仙骨神経**および**1対の尾骨神経**で、したがって、**脊髄神経は左右31対**あります。各脊髄神経の番号ですが、**頚神経**は後頭骨と第1頚椎との間から出るものが**第1頚神経**で、第7頚椎と第1胸椎との間から出るものが**第8頚神経**です。したがって、頚神経は同番号の頚骨の上を通り、頚椎の数より1対多いのです。**胸神経**、**腰神経**および**仙骨神経**は、それぞれの同番号の椎骨の下を

通るので(例；第3胸神経は第3・4胸椎椎間孔を通る)、胸神経、腰神経および仙骨神経はそれぞれの上の椎骨と同じ番号で呼びます。したがって、胸神経、腰神経および仙骨神経は、それぞれの椎骨と同じ数となります。尾骨神経は退化しているので1対しかありません。

　脊髄神経は、それぞれの相当する椎間孔を通って脊柱管を出た後(前根と後根の合流直後)、さらに**前枝**と**後枝**とに分かれます(75頁の図52)。脊髄神経前枝は、上下のものが合わさって頚神経叢、腕神経叢、腰神経叢や仙骨神経叢となります。このうち**腕神経叢**は上肢を支配する神経叢であり、**腰神経叢**は腹部から大腿前面に分布し、**仙骨神経叢**は臀部から大腿後面と下肢や足に分布します。

3．自律神経 Autonomic nerve

　自律神経系(autonomic nervous system)は、呼吸、血液循環、消化吸収、排泄や体温調節など生きていくうえで重要な機能(植物機能 vegetative nerve)を常に正常に保つように働いている神経であり、**自分の意志とは関係なく働いてます**。自律神経の中枢は視床下部(**53頁**)です。

　自律神経は、求心路(求心性神経)と遠心路(遠心性神経)とに分けられます。**自律神経求心路**は内臓求心性神経(一般臓性求心性線維)と総称され、平滑筋、心筋や腺に分布する感覚受容器に起こった電気的興奮(Impulse)を中枢に伝えます。**自律神経遠心路**は平滑筋、心筋や腺などの活動を支配し、**交感神経(sympathetic nerve)**と**副交感神経(parasympathetic nerve)**からなります。一般に、運動時には交感神経は亢進状態となり、心血管系は亢進、胃腸系は抑制状態となります。反対に睡眠や休息時には副交感神経は亢進状態となり、心血管系は抑制、胃腸系の活動は亢進します。

Ⅳ 脳動脈

1．概　説

　頭部（頭皮、頭蓋骨や脳）の動脈には、外頸動脈、内頸動脈系と椎骨動脈系があります（図57、89頁の図59、90頁の図60、91頁の図61）。外頸動脈は、主として頭皮、頭蓋骨や硬膜を栄養し（89頁の図59）、内頸動脈系と椎骨動脈系は脳を栄養しています（90頁の図60、91頁の図61）。

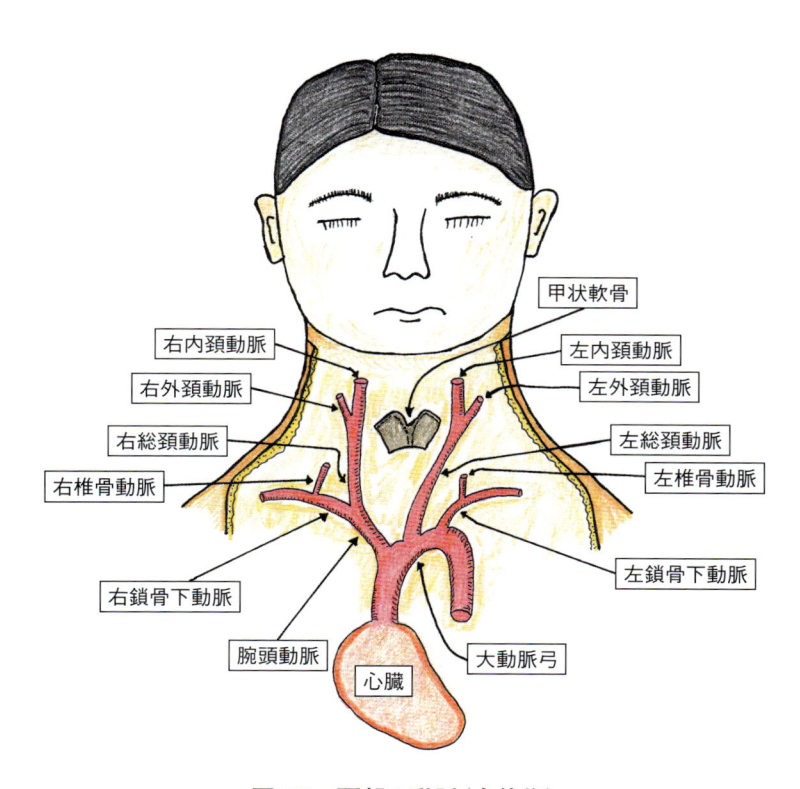

図 57．頭部の動脈（全体像）

> 1．大動脈弓からは腕頭動脈、左総頸動脈および左鎖骨下動脈が分岐します。
>   ⓐ腕頭動脈は、右総頸動脈と右鎖骨下動脈に分かれます。
>   ⓑ総頸動脈は、ほぼ甲状軟骨上縁の高さで外頸動脈と内頸動脈に分かれます。
>   ⓒ椎骨動脈は鎖骨下動脈より分かれます。
> 2．頭皮、頭蓋骨や硬膜は外頸動脈により栄養されています。
> 3．脳は内頸動脈系と椎骨動脈系により栄養されています。

内頚動脈系と椎骨動脈系は Willis 動脈輪（大脳動脈輪）により連絡されています（図 58、138 頁の Q.5）。Willis 動脈輪の構成血管は、左右の前大脳動脈（水平部）、前交通動脈、左右の内頚動脈、左右の後大脳動脈近位部、および左右の後交通動脈（近位部）ですが（図 58）、おわかりのように **Willis 動脈輪はくも膜下腔にあります**。また、この Willis 動脈輪は、脳を支配している主要な動脈の 1 本が閉塞したときに側副血行路として重要な働きをします。

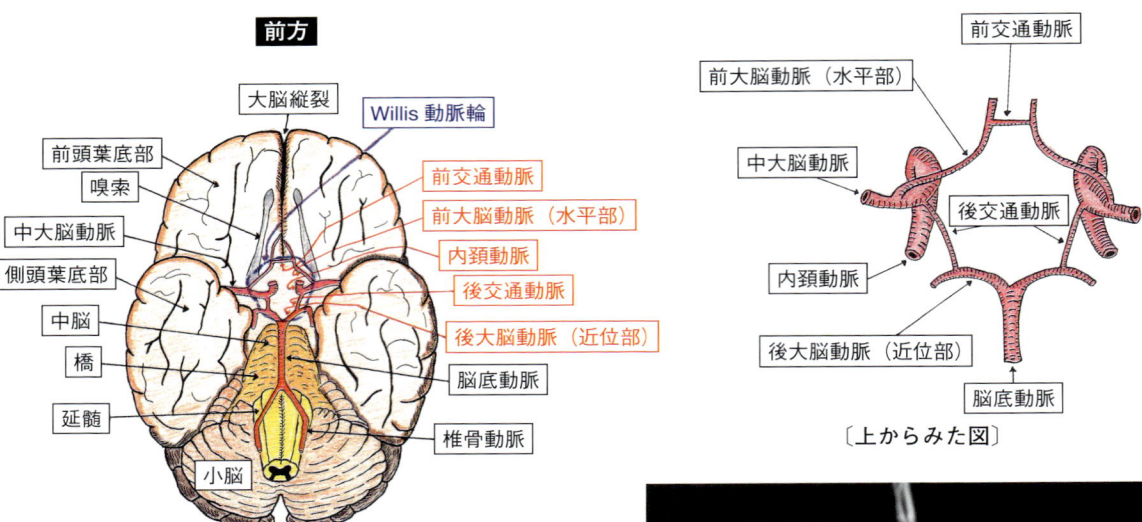

〔Willis 動脈輪と周囲組織 ― 脳底部を下からみた図 ―〕

- Willis 動脈輪は、脳底部のくも膜下腔にあります。
- ※視神経は除いてあります（83 頁の図 55-その 1-左図と見比べてください）。

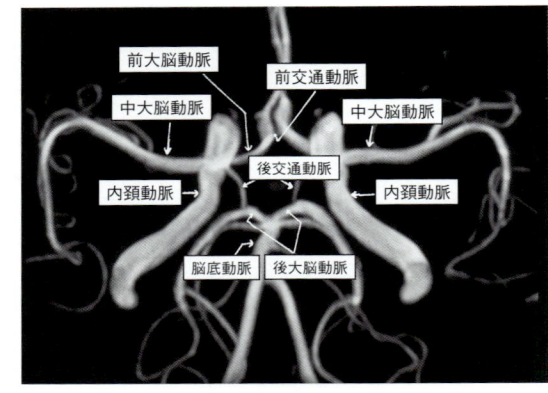

〔上からみた図〕

〔磁気共鳴血管造影（MRA）〕

（窪田 惺：脳神経外科ビジュアルノート．金原出版，2009 より許可を得て転載）

図 58．Willis 動脈輪

1. Willis 動脈輪は、脳底部における左右の内頚動脈系と椎骨脳底動脈系を結ぶ多角形のリングです。
2. Willis 動脈輪は、左右の前大脳動脈（水平部）、前交通動脈、左右の内頚動脈、左右の後大脳動脈近位部、および左右の後交通動脈（近位部）からなります。
3. Willis 動脈輪は、側副血行路として重要な働きをします。

2．内頚動脈系

　大動脈弓からは**腕頭動脈**（brachiocephalic trunk）、左総頚動脈および左鎖骨下動脈が分岐しますが、腕頭動脈はすぐに右総頚動脈と右鎖骨下動脈に分かれます（図57）。
　総頚動脈（common carotid artery）は頚部を上行し、ほぼ甲状軟骨上縁の高さで**外頚動脈**と**内頚動脈**に分かれます（図57）。
　外頚動脈（external carotid artery）は舌動脈、顔面動脈、後頭動脈、顎動脈や浅側頭動脈に分かれて、主に、前頚部、顔面や頭皮、頭蓋骨や硬膜を栄養しています。ちなみに、耳のすぐ前、かつ頬骨弓の上方で拍動を触れるのは浅側頭動脈です（図59）。

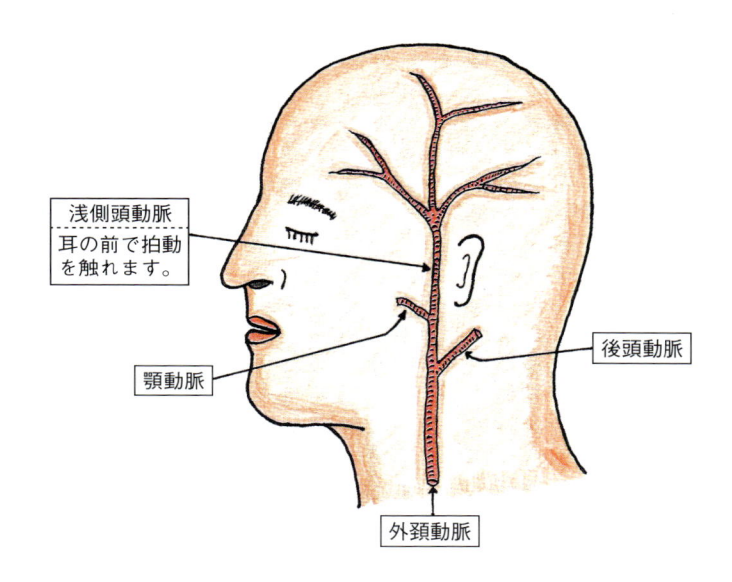

図 59．外頚動脈（左側面図）

1．外頚動脈は舌動脈、顔面動脈、後頭動脈、顎動脈や浅側頭動脈を分岐します。
　➡耳のすぐ前で拍動を触れるのが浅側頭動脈です。
2．外頚動脈は、前頚部、顔面や頭皮、頭蓋骨や硬膜を栄養しています。

　甲状軟骨上縁の高さで総頚動脈から分かれた**内頚動脈**（internal carotid artery）は頚動脈管を通って頭蓋内に入ります（図60の左上図）。そして、海綿静脈洞を経て、前床突起の内側で硬膜を貫き、くも膜下腔に出ます（図60の上図）。最初の枝として眼動脈が起こり、その後、後交通動脈、前脈絡叢動脈を分岐したのち、トルコ鞍の前上外側部で2本の終枝、すなわち**前大脳動脈と中大脳動脈を分岐します**（図60の右上図）。**前大脳動脈**（anterior cerebral artery）は大脳半球内側面に分布するのに対して、**中大脳動脈**（middle cerebral artery）は大脳半球の外側面に分布します（図60の下図）。左右の前大脳動脈は前交通動脈により連絡されています（図58）。なお、脳を養っている動脈のうち、太い動脈（前大脳動脈、前交通動脈や中大脳動脈などで、主幹動脈と呼ばれます）はくも膜下腔を走りますが、細い動脈（穿通枝）は脳を貫きます。

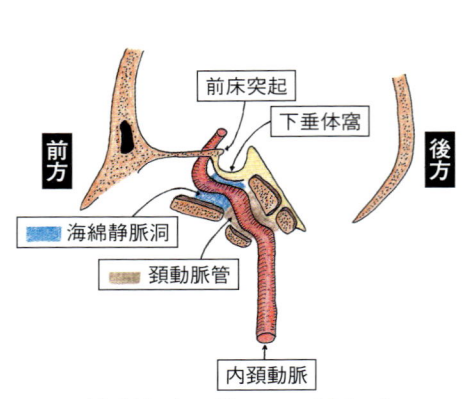

〔内頚動脈 ― 横からみた図 ―〕

1. 甲状軟骨上縁の高さで総頚動脈から分かれた内頚動脈は、頚動脈管を通って頭蓋内に入ります。
2. そして、海綿静脈洞を経て、前床突起の内側で硬膜を貫き、くも膜下腔に出ます。

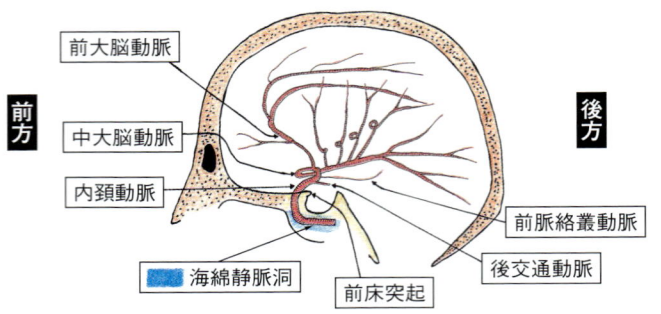

〔内頚動脈系 ― 横からみた図 ―〕

この図では、前大脳動脈と中大脳動脈とが同じ面に描かれてますが、実際は前大脳動脈は大脳半球内側面に、中大脳動脈は大脳半球外側面に分布します。下図を参照してください。

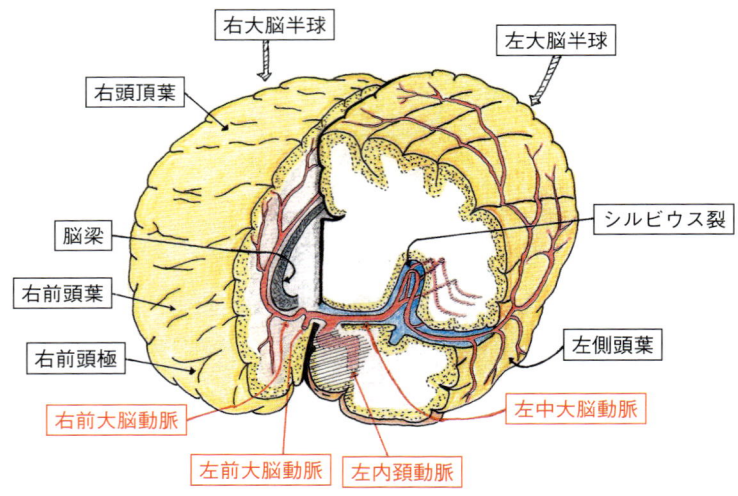

〔内頚動脈系 ― 斜め前からみた図 ―〕

（Osborn, 1980を参考にして作成. 脳の一部は除去されています）

1. 前大脳動脈は大脳半球の内側面に分布しています。
2. 中大脳動脈は大脳半球の外側面に分布しています。

図 60. 内頚動脈系

3．椎骨脳底動脈系

　左右の鎖骨下動脈から分かれた**椎骨動脈(vertebral artery)**は、通常、第6頸椎の横突孔に入り、以後第1頸椎(環椎)までの横突孔内を上行します(**図61**)。そして、第1頸椎の横突孔を出た後、環椎後弓上面にある椎骨動脈溝を後内側に水平に進み、硬膜を貫通して大孔の前側方で頭蓋内に入ります。そして、延髄と橋との境界部で反対側の椎骨動脈と合流して**脳底動脈(basilar artery)**となり、橋および中脳の前面を上行します(**88頁の図58の左上図、図61の右図**)。

　なお、椎骨動脈は前脊髄動脈や後下小脳動脈(posterior inferior cerebellar artery)を分岐し、脳底動脈は前下小脳動脈(anterior inferior cerebellar artery)、上小脳動脈(superior cerebellar artery)や後大脳動脈(posterior cerebral artery)を分岐します。

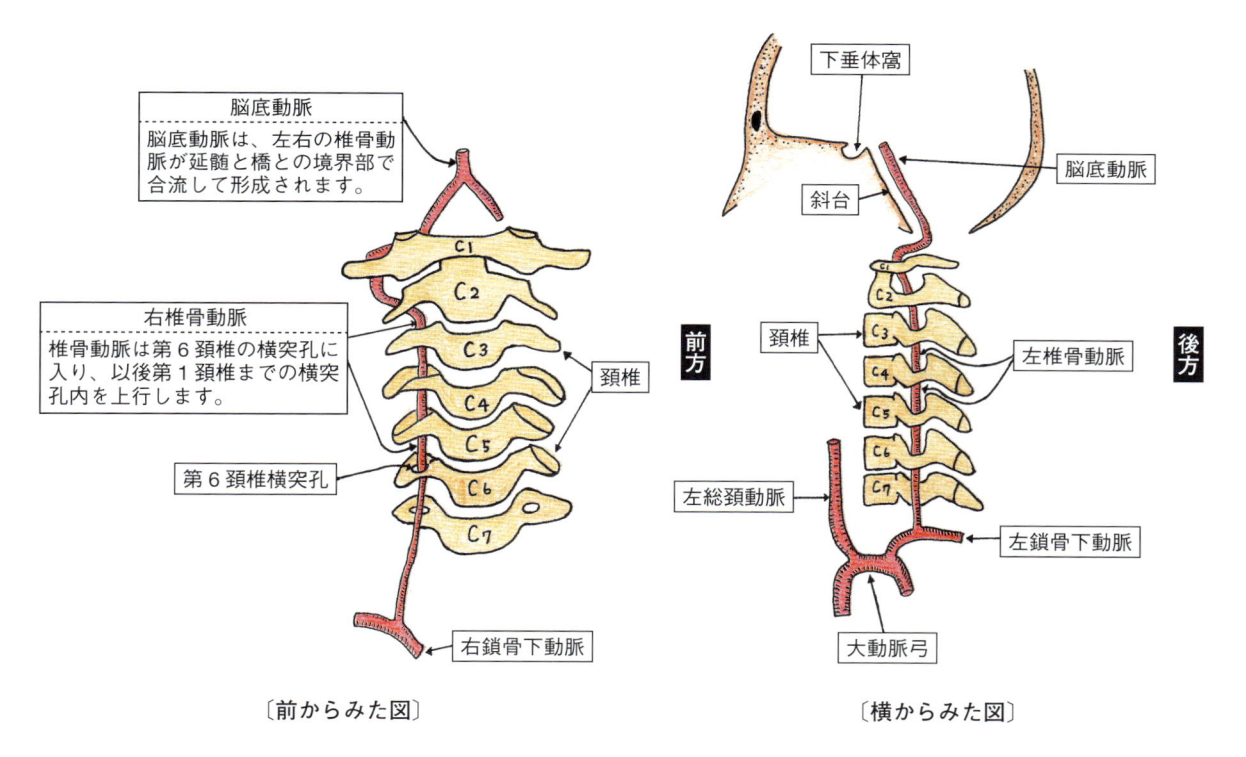

図 61．椎骨脳底動脈系

1．椎骨動脈
　ⓐ椎骨動脈は第6頸椎の横突孔に入り、以後第1頸椎までの横突孔内を上行します。
　ⓑ第1頸椎の横突孔を出た後、環椎後弓上面にある椎骨動脈溝を後内側に水平に進み、硬膜を貫通して大孔の前側方で頭蓋内に入ります。
2．脳底動脈
　ⓐ脳底動脈は、左右の椎骨動脈が延髄と橋との境界部で合流して形成されます。
　ⓑ脳底動脈は、橋および中脳の前面を上行します。
(※)C1、C2、…、C7は、第1頸椎、第2頸椎、…、第7頸椎を表しています。

Ⅴ 脳室系、くも膜下腔、脳脊髄液と髄液循環

1．脳室系

　　脳室系には、左右の大脳半球内部の腔である**側脳室**（lateral ventricle）、間脳内部の正中にある腔の**第3脳室**（third ventricle）、および延髄・橋と小脳との間にある腔の**第4脳室**（fourth ventricle）があり（図62～図64）、各脳室内には**脈絡叢**があり（図62、図64）、脳脊髄液を産生しています。

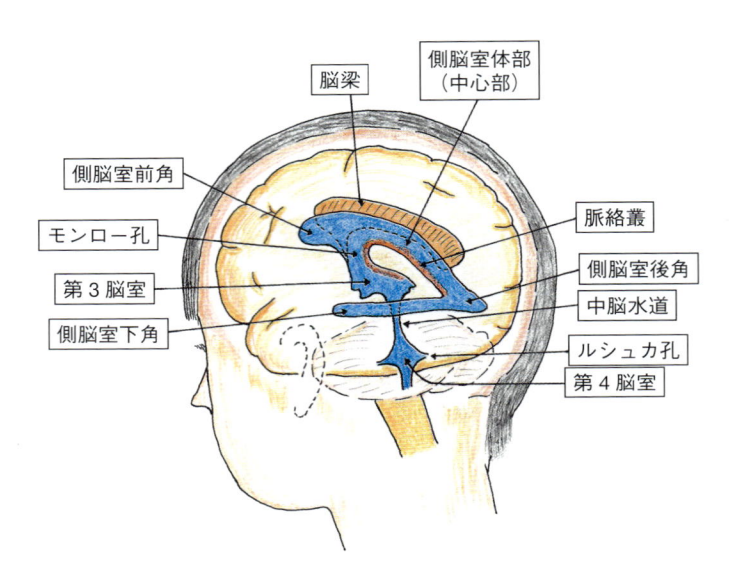

図 62．脳室系 ― やや斜め後ろよりみた図 ―
（馬見塚，2005を参考にして作成）

> 1．脳室系には、左右の大脳半球内部にある側脳室、間脳内部にある第3脳室、および延髄・橋と小脳との間にある第4脳室があります。
> 2．側脳室はモンロー孔により第3脳室と、第3脳室は中脳水道により第4脳室とつながっています。

1 側脳室 Lateral ventricle

　　側脳室（lateral ventricle）は尾状核、脳梁や視床により取り囲まれており（図63）、1対のMonro孔（**室間孔**）が左右の側脳室と第3脳室を連絡しています（図62、図64）。解剖学的には、室間孔より前方の前頭葉内にある**前角**、室間孔後端から脳梁膨大近辺までの主として頭頂葉内にある**体部**（中心部）、後頭葉内にある**後角**、側頭葉内にある**下角**[側（頭）角]の4つに分けられますが（図63）、体部の後1/3と下角の後部が合する部分は**三角部**と呼ばれています（図63）。なお、三角部は臨床的（放射線学的）区分です。

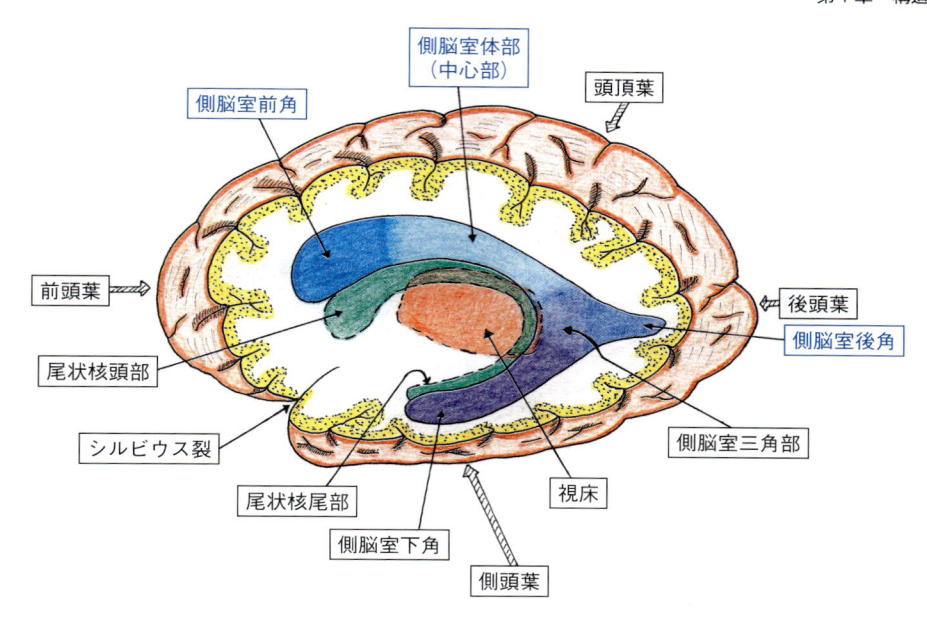

図 63. 側脳室とその周囲構造物 — 横からみた図 —
(脳の一部は除去してあります)

> 1. 側脳室は尾状核と視床を取り囲むようにあります。
> 2. 側脳室は、前頭葉内にある前角、主として頭頂葉内にある体部(中心部)、後頭葉内にある後角、側頭葉内にある下角の4つに分けられますが、体部の後1/3と下角の後部が合する部分は三角部と呼ばれています。

2 第3脳室 Third ventricle

第3脳室(third ventricle)は、1対の室間孔(Monro孔)により左右の側脳室と連絡されていますが(図62、図64)、側脳室と第3脳室とを隔てているのは脳弓と脈絡組織です(図64)。また、第3脳室は中脳水道(Sylvius水道)を経て第4脳室につながっています(図62、図64)。

3 第4脳室 Fourth ventricle

第4脳室(fourth ventricle)は底部(菱形窩)と上壁(第4脳室蓋)とに分けられます。第4脳室は中脳水道により第3脳室とつながっていて、また、第4脳室の前外側にある **Luschka孔**、後方正中にある **Magendie孔** によりくも膜下腔に連絡しています(図62、図64)。

2．くも膜下腔 Subarachnoid space

くも膜下腔(subarachnoid space)は、くも膜と軟膜との間にある腔で、脳脊髄液(cerebrospinal fluid；CSF)で満たされています。くも膜下腔の拡大した部分をくも膜下槽(脳槽)といいますが、このくも膜下槽には主要血管や脳神経が走行しています(**13頁の図14の右図、136頁の図2**)。

3. 脳脊髄液 (cerebrospinal fluid) と髄液循環

脳脊髄液 (cerebrospinal fluid ; CSF) は、主として**脈絡叢**でつくられます。すなわち、脈絡叢の血管系から脈絡叢上皮を通って脳室の中へ液の移行が起こっています。この液の移行が脈絡叢上皮の分泌であるのか、あるいは一種の濾過であるのかは確立されていません。

髄液の1日の産生量は平均約 500 mL で、1日に約 3〜4 回入れ替わっています。正常成人の腰部での脳脊髄液圧は(側臥位)、60〜180 mmH$_2$O です。

側脳室の脈絡叢で産生・分泌された髄液は、Monro 孔(室間孔)を通って第3脳室へ行き、その後、中脳水道を通って第4脳室へと流れていきます。次いで、第4脳室正中口(Magendie 孔)や第4脳室外側口(Luschka 孔)を通って頭蓋内や脊柱管内のくも膜下腔へ、また一部は第4脳室から直接脊髄中心管へ流れていきます(図64)。そしてくも膜下腔

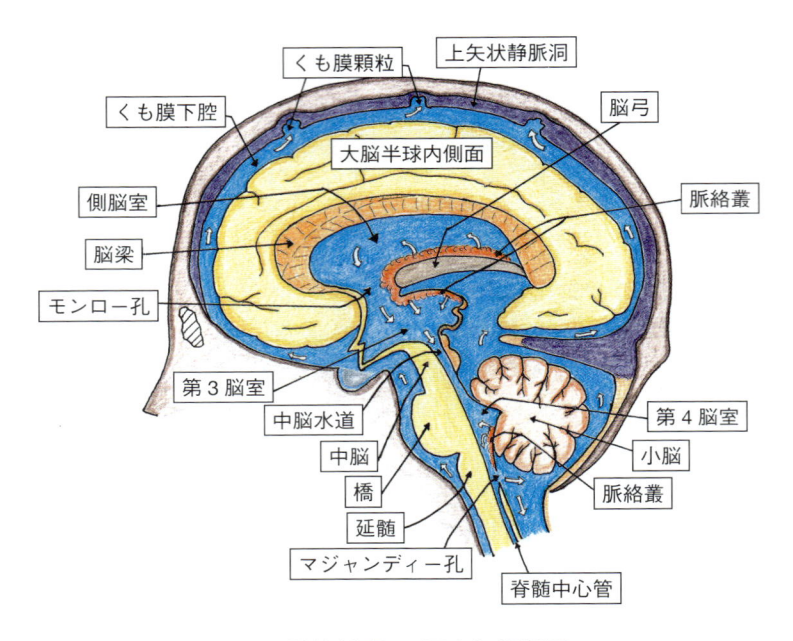

図 64. 髄液循環 ― 正中矢状断図 ―

1. 髄液は脈絡叢で産生されます。
2. 髄液循環
    ⓐ 側脳室の脈絡叢で産生・分泌された髄液は、
    Monro 孔→第3脳室→中脳水道→第4脳室へと流れていき、次いで、Magendie 孔や Luschka 孔を通って頭蓋内や脊柱管内のくも膜下腔へ、また一部は第4脳室から直接脊髄中心管へ流れていきます。
    ⓑ くも膜下腔を流れている髄液は、上矢状静脈洞付近にあるくも膜顆粒から上矢状静脈洞内に吸収され、血液循環路に流出します。

の髄液は、主として上矢状静脈洞付近にある**くも膜顆粒(Pacchioni小体)**から上矢状静脈洞内に吸収され、血液循環路に流出します(**図64**)。その他の吸収部位としては、くも膜下腔や脳実質内の血管、脳神経や脊髄神経根周囲などがあります。

なお、髄液の吸収部位についてですが、くも膜顆粒やくも膜絨毛からの吸収は少なく、脳室壁や脳実質血管周囲腔および神経根周囲からの吸収が主体であるとの考えもあります。ちなみに、脳脊髄液の働き(機能)ですが、脳や脊髄の保護と支持、リンパ様機能などが挙げられています。

●主要文献

1) 有田　順:成長ホルモンとプロラクチン[小澤瀞治, 福田康一郎(総編集):標準生理学]. 924-931頁, 医学書院, 東京, 2009.
2) 伴　貞彦:左利き者の言語中枢について(第一報)―文献的考察―. 神戸市看護大学短期大学部紀要 19:119-124, 2000.
3) Carpenter MB:Core text of neuroanatomy. Waverly Press, Baltimore, Maryland, 1974.
4) Ferner H:(Eduard Pernkopf)Atlas of topographical and applied human anatomy. Vol. 1. Head and Neck. W. B. Saunders, Philladelphia and London, 1963.
5) 後藤文男, 天野隆弘:臨床のための神経機能解剖学. 中外医学社, 東京, 2011.
6) 後藤　昇, 海野　誠, 元浦博之:大脳辺縁系の構造と発生. Clinical Neuroscience 23(1):14-16, 2005.
7) 半田　肇(監訳), 花北順哉(訳):神経局在診断―その解剖, 生理, 臨床―. 文光堂, 東京, 1983.
8) 平田幸男(訳):解剖学アトラス. 文光堂, 東京, 2013.
9) 本田和正:内分泌[堀　清記(編):生理学]. 220-258頁, 南山堂, 東京, 2004.
10) 本間研一:視床下部ホルモン[小澤瀞治, 福田康一郎(総編集):標準生理学]. 913-916頁, 医学書院, 東京, 2009.
11) 井林　博:内分泌疾患の臨床. 医療 29(12):13(1173)-25(1185), 1975.
12) 井上昌次郎:内分泌の調節機構. 医用電子と生体工学 9(3):37(225)-42(230), 1971.
13) 井上芳郎:統合・基礎神経学―神経系の構造を中心に. http://eprints.lib.hokudai.ac.jp/dspace/bitstream/2115/329/1/basic-neuroanatomy.pdf, 1990.
14) 石塚典生:海馬[森　寿, 真鍋俊也, 渡辺雅彦, ほか(編):脳神経科学イラストレイテッド]. 63-69頁, 羊土社, 東京, 2004.
15) 石塚典生:大脳辺縁葉の細胞構築と投射細胞の分布様式. Clinical Neuroscience 23(1):20-23, 2005.
16) 石塚典生:海馬体の出力様式と皮質構造. Clinical Neuroscience 31(12):1362-1365, 2013.
17) 岩坪　威, 金光　晟:ヒトの錐体路. 脳神経 45(1):21-37, 1993.
18) 嘉戸直樹:視床の機能とその臨床応用. 関西理学 6:47-49, 2006.
19) 景山直樹, 井村裕夫(編):下垂体腺腫. 医学書院, 東京, 1986.
20) 金子武嗣:視床ニューロンの新しい分類―Core-typeとmatrix-type. Clinical Neuroscience 31(1):27-30, 2013.
21) 金子丑之助:日本人体解剖學　第一巻. 南山堂, 東京, 1962.
22) 金子丑之助:日本人体解剖學　第三巻. 南山堂, 東京, 1961.
23) 川北幸男, 山上　栄(共訳):機能的神経解剖学. 医歯薬出版, 東京, 1979.
24) 小林　靖:頭頂連合の入出力. Clinical Neuroscience 27(4):376-379, 2009.
25) 桑原武夫, 藤津和彦:図説脳神経外科学. 南山堂, 東京, 1984.
26) 京島和彦:側脳室(前角・体部)への到達法[佐伯直勝(編):顕微鏡下手術のための脳神経外科解剖XII―脳深部・頭蓋底病変へのアプローチと微小外科解剖―]. 57-66頁, サイドメッド・パブリケーションズ, 東京, 2000.
27) 馬見塚勝郎, 升森義昭, 窪田　惺:流し目で語る血腫の局在―被殻出血と錐体路―. Brain Nursing 20(4):2(362)-10(370), 2004.
28) 馬見塚勝郎, 升森義昭, 窪田　惺:脳室. Brain Nursing 21(3):2(214)-7(219), 2005.
29) 馬見塚勝郎, 升森義昭, 窪田　惺:小脳. Brain Nursing 21(4):2(338)-8(344), 2005.
30) 松井　広:生理学的基礎. Clinical Neuroscinece 31(1):24-26, 2013.
31) 松前光紀, 厚見秀樹:脳脊髄液循環動態と生理的機能. Clinical Neuroscience 24(11):1209-1212, 2006.
32) 松村讓児:イラスト解剖学. 中外医学社, 東京, 2003.
33) 萬年　甫, 原　一之:体性知覚伝導路[萬年　甫, 原　一之(共著):脳解剖学]. 208-217頁, 南江堂, 東京, 1997.
34) 南　史朗:下垂体ホルモン分泌機構. A. GH系[寺本　明, 長村義之(編):下垂体腫瘍のすべて]. 16-26頁, 医学書院, 東京, 2009.
35) 森　優:学習必携　解剖学要覧. 南山堂, 東京, 1962.
36) 村川裕二:新・病態生理できった内科学. 7. 神経疾患. 医学教育出版社, 東京, 2011.
37) 永井道明, 加藤　敏:島皮質:総論. Clinical Neuroscience 28(4):372-379, 2010.

38) 中野今治：大脳辺縁系の線維連絡．Clinical Neuroscience 23(1)：17-19，2005.
39) Netter FH：The Ciba collectiton of medical illustrations. Vol. 1 Nervous system. Ciba Pharmaceutical Company, New Jersey, 1968.
40) 新見嘉兵衛：神経解剖学．朝倉書店，東京，2013.
41) 小田哲子，黒田　優：解剖学的知識．Clinical Neuroscience 31(1)：20-23，2013.
42) 太田富雄，松谷雅生（編）：脳神経外科学（改訂8版）．金芳堂，京都，2000.
43) 沖中重雄，小林　隆，時実利彦（編）：視床下部—基礎と臨床—．文光堂，東京，1966.
44) Osborn AG：Introduction to cerebral angiography. Harper & Row, Philadelphia, 1980.
45) 坂井建雄：解剖学はじめの一歩．日本医事新報社，東京，2013.
46) 作田　学：神経解剖学．医学書院，東京，1972.
47) 佐藤達夫，佐々木　宏（共訳）：臨床解剖学ノート（中枢神経編）．161-217頁，中央洋書出版部，東京，1987.
48) 瀬口春道（監訳）：ムーア人体発生学．医歯薬出版，東京，2001.
49) 泰羅雅登：体性感覚．Clinical Neuroscience 31(1)：53-55，2013.
50) 高松　研：成長の調節［植村慶一（監訳）：オックスフォード生理学］．509-524頁，丸善，東京，2005.
51) 高野加寿恵：成長ホルモン(GH)の代謝作用—成人GH分泌不全症の臨床—．日本内科学会雑誌93(9)：294(2022)-299(2027)，2004.
52) 竹村信彦（著者代表）：系統看護学講座　専門分野 II　脳・神経　成人看護7．医学書院，東京，2012.
53) 武内重二，半田　肇：第3脳室近傍腫瘍の臨床とCT．にゅーろん社，東京，1983.
54) 田崎義昭，斎藤佳雄（著），坂井文彦（改訂）：ベッドサイドの神経の診かた．南山堂，東京，2013.
55) 寺本民生，片山茂裕（編）：講義録　内分泌・代謝学．メジカルビュー社，東京，2005.
56) 寺島俊雄：神経解剖学講義ノート．金芳堂，京都，2013.
57) 若林一二：成長ホルモン研究をめぐる動向．日医大誌60(3)：3(133)-9(139)，1993.
58) 渡辺雅彦：カラーアトラス．脳の基本マップ［森　寿，真鍋俊也，渡辺雅彦，ほか（編）：脳神経科学イラストレイテッド］．i-vi頁，羊土社，東京，2004.
59) 渡辺雅彦：小脳の構造と神経回路．Clinical Neuroscience 23(12)：1357-1360，2005.
60) 山本勇夫：側脳室の微小外科解剖と手術アプローチ［松島俊夫（編）：顕微鏡下手術のための脳神経外科解剖VI—脳動脈瘤，頭蓋底手術のために—］．サイドメッド・パブリケーションズ，東京，1993.

第2章
脳神経外科学を学ぶための一般的事項

Q.1 脳神経外科はどんなことを勉強する科ですか？

脳や脊髄の中枢神経系、および脳神経や脊髄神経の末梢神経系（16頁のチャート1）の病気（疾患）について勉強する科です。

Q.2 脳神経外科ではどんな病気を扱うのですか？

脳神経外科では、頭を打ったとき（頭部外傷）、脳血管の病気（脳血管障害）、脳にできる腫れ物（新生物）（脳腫瘍）、生まれつきの病気（先天奇形）、背骨あるいは背中の神経の病気（脊椎・脊髄疾患）、菌の感染による病気（感染症）などを扱います。

Q.3 頭の病気ではどんな症状が出るのですか？

頭痛、嘔気（気持ち悪さ）や嘔吐、めまい、ふらつき、手足の動きが悪い、手足がしびれる、物が二重に見える、物の見える範囲が狭い、視力が悪くなった、などですが、もちろん、これらの症状がすべて脳の病気で起こるのではありません。眼や耳の病気、お腹の病気でみられる場合もあります。これらの症状については、この本を読んでいくに従い、徐々にわかっていくと思います。

Q.4 病気によって症状の出方は違うのですか？

その通りで、脳の病気によっては、これらの症状の出方は違います。すなわち、これらの症状が急激に出るタイプ（**急激発症型**）と、症状がいつ頃から出たのかはっきりわからず、その後徐々に悪くなっていくタイプ（**緩徐発症進行性増悪型**）などがあります（図1）。前者の急激発症型の代表的疾患は脳血管障害です。脳血管障害では、通常、急激発症で、発症時に症状が完成していることが多いです（急激発症完成型）。したがって、例えば、医師より「いつから頭痛や嘔吐がありましたか？」と聞かれたら、意識がはっきりしている人ならば、「〇月〇日の午前〇時頃より、急に痛くなりました。また、そのあと吐きました」と明確に答え

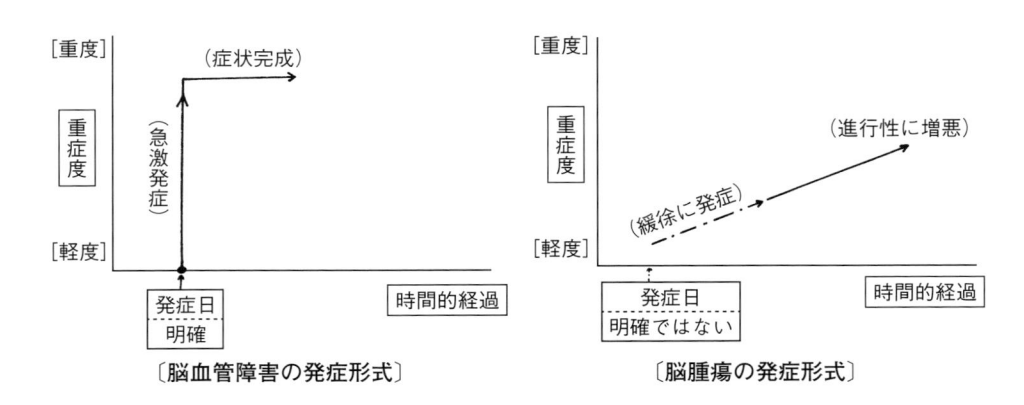

図 1. 脳血管障害と脳腫瘍の発症形式

1. 脳血管障害では急激発症完成型が多いです。
2. 脳腫瘍では緩徐発症で、ゆっくりと進行性に増悪する型が多いです。

られます。後者の緩徐発症進行性増悪型での代表的疾患は脳腫瘍です。この場合、例えば、医師より「頭痛はいつ頃からありましたか？」と問われた場合、「う〜ん、3ヵ月前頃からな〜、いやもっと前からですかね〜」と答えるタイプです。

Q.5 視覚情報はどのような経路を通って伝達されるのですか？

　視覚情報は視覚路を通って伝えられます。すなわち、**視覚情報**は眼球の網膜に始まり、視神経、視交叉、視索を経て外側膝状体（間脳）に伝えられます。そして、外側膝状体でニューロンを変えたのち、神経線維は内包後脚の後部から側脳室下角の上方および外側の側頭葉内を通って視放線、後頭葉の有線野（鳥距溝の周囲に存在）にある一次視覚野（有線野、鳥距野）に至ります（図2）（23頁の図21、25頁の図22の下図、47頁の図34も参照）。

　なお、視放線は内包後脚の後端から出て扇形に拡散する際、頭頂葉下方と側脳室下角の上方および外側の側頭葉内を通ります（図2）。また、視放線は**膝状体鳥距溝路**とも呼ばれます。

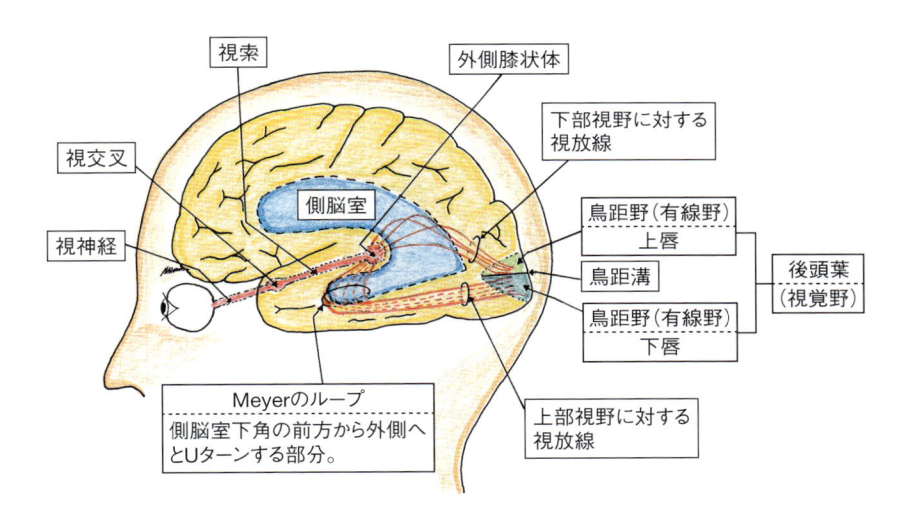

図 2. 視覚情報と視覚路（全体図）

1. 視覚情報は視覚路、すなわち眼球の網膜に始まり、視神経、視交叉、視索を経て外側膝状体に入りここでニューロンを変えたのち、神経線維（視放線）は内包後脚の後端から頭頂葉内の後下方および側頭葉内（側脳室下角の前方から外方へ）を通って、後頭葉の有線野（鳥距溝の周囲に存在）にある一次視覚野（有線領、鳥距野）に至ります。
2. Meyerのループ（Meyer's loop）は、視放線のうち、側脳室下角を前方から外側へとUターンするように走る部分をいいます。
3. 鳥距溝は後頭葉の内側面にあり、有線野はこの鳥距溝を挟んだ部位に位置しています。鳥距溝より上方が上唇、下方が下唇です。

Q.6 視交叉、視索や視放線について説明してください

　視神経（optic nerve）は、間脳底で反対側の視神経とともに**視交叉**（optic chiasma）を

つくります(図3)。視交叉では、網膜耳側からの神経線維は交叉せずに同側の視索から外側膝状体に、網膜鼻側からの神経線維は交叉して反対側の視索から外側膝状体に至ります。これを**半交叉**といいます(図3、109頁の図10、110頁の図11)。

　視交叉からの線維束は**視索**(optic tract)となりますが、視索の区間は視交叉から外側膝状体までです。視索には半交叉した神経線維が通るため、右視索には左視野(右眼の鼻側視野と左眼の耳側視野)からの、左視索には右視野(右眼の耳側視野と左眼の鼻側視野)からの情報が伝わります(110頁の図11)。視索を通る神経線維の多く(**外側根**)は**外側膝状体**(lateral geniculate body)に入りますが(図3)、一部(**内側根**)は外側膝状体に入る手前で分かれ、内側膝状体の下を通って中脳の上丘に入ります(図3)。**この経路は対光反射(瞳孔調節)に関与**しています(109頁の図10)。

　視放線(optic radiation)は外側膝状体細胞の軸索突起で、外側膝状体から後頭葉の視覚野までが視放線です(図2、110頁の図11)。この視放線のうち、外側膝状体外側部(視野上半部からの情報が入る)からの線維は、側脳室下角の前方から外側へとUターンするように走ります。この部分の視放線を**Meyer(マイヤー)ループ**と呼びます(図2)。

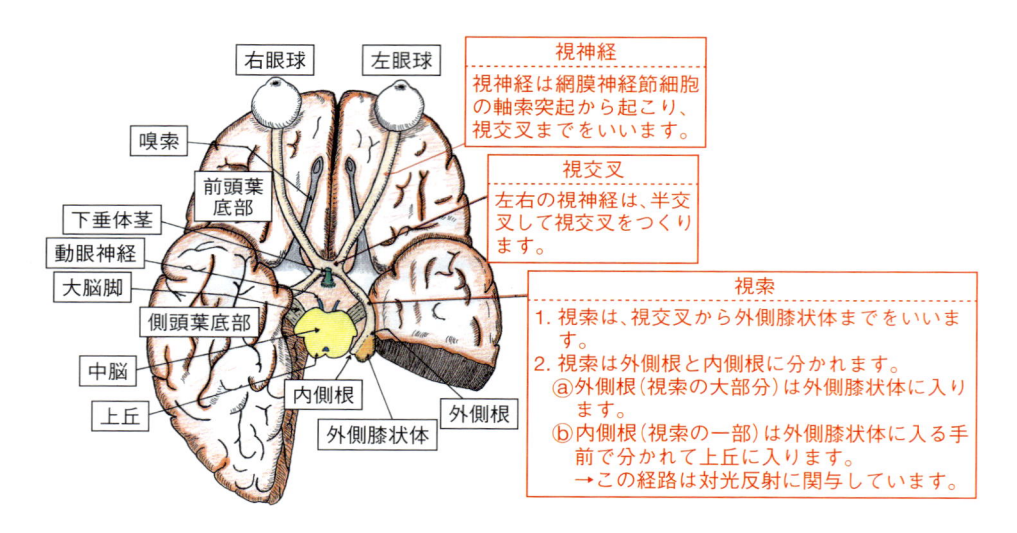

図 3. 視神経、視交叉、視索 ― 脳底部を下からみた図 ―
(平田, 2013 を参考にして作成)

●主要文献

1) 平田幸男(訳):解剖学アトラス. 598 頁, 文光堂, 東京, 2013.

Q.7 頭囲の測り方や意義を教えてください

　頭囲(head circumference)とは、前頭部から後頭部の最大周囲径のことで、具体的には、後頭部の最も突出している部分(外後頭隆起)に巻き尺を当て、巻き尺を水平に左右の高さを同じように保持しながら前頭部に回して交差させます。そして左右の眉を結んだ中心、すなわち眉間(みけん)を通る頭部の周囲径を測定します(図4)。なお、頭囲を測定する体位ですが、

第 2 章　脳神経外科学を学ぶための一般的事項

概ね2歳未満の場合には仰臥位で、概ね2歳以上の場合には立位で測定します。また、頭囲の値は、頭髪の量によって影響を受けるので、頭髪が多い場合には、巻き尺をやや強めにしめます。

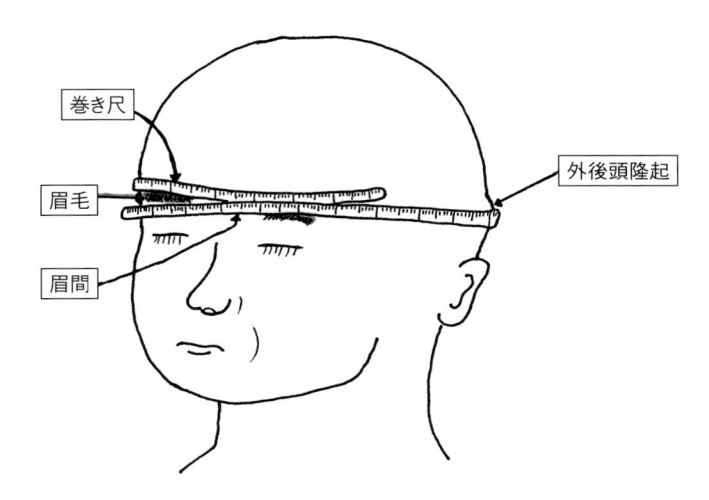

図 4. 頭囲の測り方

> 頭囲は、外後頭隆起と左右の眉を結んだ中心(眉間)を通る頭部の周囲径を測定します。

正常児の生下時の頭囲の平均値は、男児で 36 cm、女児で 34 cm であり、1歳では男児 48 cm、女児で 46 cm です(図 5)。正常児の平均値の±2 SD(standard deviation；標準偏差)

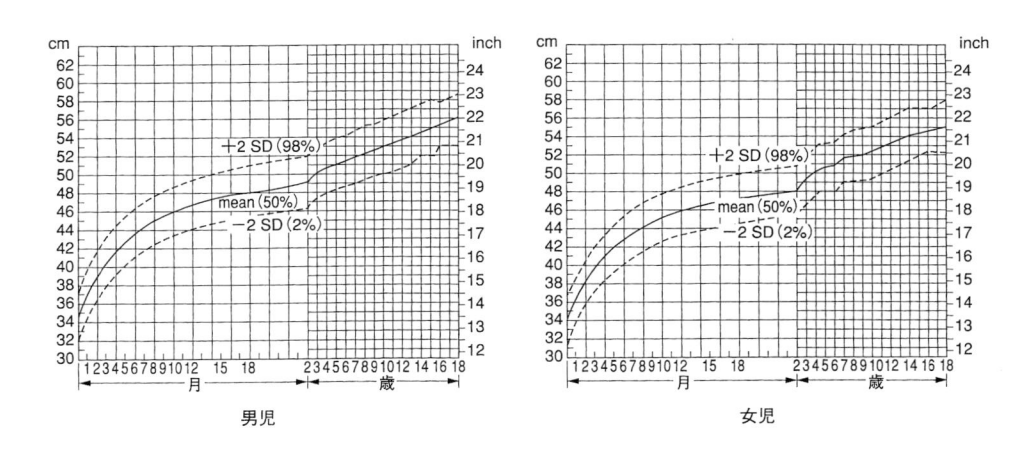

図 5. 頭囲発育曲線(Nelhaus. 1968. 一部改変)

> 1. 生下時の正常範囲の平均値は、男児が 36 cm、女児が 34 cm です。
> 2. 正常児の頭囲の覚え方
>   ⓐ1歳児の頭囲は、"生下時の頭囲に1歳、すなわち12ヵ月の12を加える(生下時の頭囲＋12)"。
>   ⓑ2歳児の頭囲は、"1歳の頭囲に2歳、すなわち2を加える(1歳の頭囲＋2)"。

を超えると異常で、頭囲が拡大していると判断します。先天性の水頭症では、頭囲が拡大します。

なお、正常児の頭囲の覚え方ですが、1歳児の頭囲は、"生下時の頭囲に1歳、すなわち12ヵ月の12を加える"と覚えればよく、また、2歳児の頭囲は"1歳の頭囲に2歳、すなわち2を加える"と覚えればよいのです。但し、生下時の頭囲（男児；36 cm、女児；34 cm）だけは、覚えておく必要があります。

● 主要文献
1) Nelhaus G：Head circumference from birth to eighteen years. Practical composite international and interracial graphs. Pediatrics 41：106-114, 1968.
2) 高石昌弘：頭囲の測定[市橋保雄（編）：新臨床小児科全書. 第1巻]. 16頁, 金原出版, 東京, 1987.

Q.8 大泉門の診かたや意義を説明してください

大泉門（great fontanel）は、矢状縫合と冠状縫合（両側の前頭骨原基と両側の頭頂骨原基）との間にある菱形様の部分で（図6、4頁の図5）、正常では生後8ヵ月頃から閉じ始め、12～18ヵ月までに閉鎖します。

大泉門の診かたですが、その大きさや張り具合（緊満度）や膨隆の有無を観察します。大泉門の大きさは、それぞれの対辺の中点を結ぶ2つの線の長さの平均値、すなわち左前頭骨から右頭頂骨の長さ（a）と右前頭骨から左頭頂骨の長さ（b）を足した平均値で表します［a＋b／2（mm）］（図6）。

大泉門が張っていたり膨隆していたり、あるいは、閉鎖する頃にもかかわらず、閉鎖せず

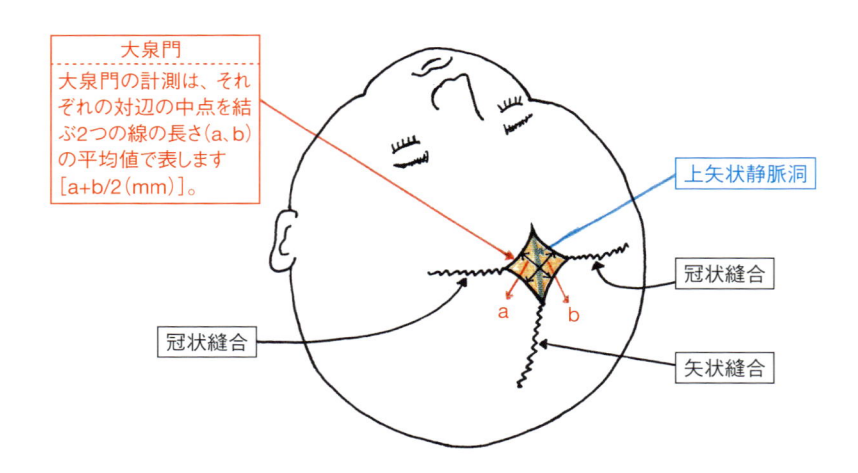

図 6. 大泉門とその測定法

1. 大泉門は、矢状縫合と冠状縫合との間にある菱形様の軟らかい部分です。
2. 大泉門の大きさは、それぞれの対辺の中点を結ぶ2つの線の長さの平均値、すなわち左前頭骨から右頭頂骨の長さ（a）と右前頭骨から左頭頂骨の長さ（b）を足した平均値で表します［a＋b／2（mm）］。
3. 大泉門の正中には上矢状静脈洞が走っています。

に拡大している場合には異常です。例えば、小児脳腫瘍や先天性水頭症では、大泉門は閉鎖せず拡大しており、また、緊張し膨隆しています。

ちなみに、(頭蓋)泉門とは、骨のない軟らかい結合組織性の部分をいいます。

●主要文献

1) 諸岡啓一：大泉門[小林　登，多田啓也，藪内百治(責任編集)：新小児医学大系．第13巻A≪小児神経学Ⅰ≫]．378-379頁，中山書店，東京，1981．
2) 浦田　久：大泉門直径の測定法[浦田　久(監修)：図説臨床小児科講座─別巻─．小児の正常値・薬用量]．12頁，メジカルビュー社，東京，1986．

Q.9 頭の病気でも'めまい'は起こるのですか？ 危険な'めまい'と、そうでない'めまい'とがあると聞きましたが

'めまい'には、中枢前庭系に病変(脳に障害)があって起こる**'中枢性めまい'**と、末梢前庭系(内耳や前庭神経など)に障害があって起こる**'末梢性めまい'**とがあります。一般に、**中枢性めまいは危険**であり(脳卒中や脳腫瘍などの病気)、末梢性めまいは本人はつらいですが、生命に危険の及ぶことが少ないと考えてよいのです。

では、**'中枢性めまい'**とはなんでしょう。また、どうして危険なのでしょうか。'中枢性めまい'では、ほとんどの場合、**めまい以外の神経症状**、例えば呂律が回らないとか(**構音障害**といいます)、手足の運動麻痺や感覚障害などを伴っています。また、'中枢性めまい'では、眼(視覚情報)や身体(足の裏など)からの感覚情報による補正が効きづらく、からだの平衡を保つことができません。このように、'中枢性めまい'では、脳の病気のある可能性が高く、**危険**なのです。

これに対して、**'末梢性のめまい'**は、めまい以外の神経症状を伴っていません。'めまい'のため、からだの平衡を保つことが難しいですが(**平衡障害**といいます)、眼(視覚情報)やからだ(足の裏など)からの感覚情報によって補正され、なんとかからだの平衡を保つことができます。また、末梢性めまいでは、しばしば嘔気・嘔吐を伴います。末梢性のめまいの場合には、主に内耳にある三半規管の障害であり、脳に病気のある可能性は少ないのです。

一方、'めまい'は、その内容(性状)から**'回転性めまい'**と**'浮動性めまい'**に分けられます。'回転性めまい'とは、自分のからだ自身が回っている感じ、あるいは周囲の物が回って見える場合をいい、**'浮動性めまい'**とは、自分のからだがふらついているように感じたり、雲の上を歩いているようなふわふわした感じを呈する場合をいいます。

'回転性めまい'は末梢前庭系が障害されていることが多く、'浮動性めまい'は中枢前庭系が障害されている場合には多いとされていますが、必ずしもそうとは限りません。したがって、**'回転性めまい'だから安全で、'浮動性めまい'だから危険だと一概には言えません**。一般に、末梢前庭系であれ中枢前庭系であれ**病態が急に変化した場合には'回転性めまい'**が生じ、**病態が緩徐に進行している場合には'浮動性めまい'**が生じるからです。

先に述べたように、**めまい以外の症状を伴っている場合には、'危険なめまい'**ということができますが、自己判断は危険であり、耳鼻科(神経耳科)、神経内科や脳神経外科を受診して正確な診断を受けてください。中枢性めまいはもちろんのこと、末梢性でも治療が遅

れると治らない場合がありますので注意が必要です。

●主要文献
1) 小松崎　篤：めまいとは．Clinical Neuroscience 30(1)：16-19，2012．
2) 宮地隆史，石原愛子，松本昌泰：小脳障害とめまい．Clinical Neuroscience 30(1)：94-96，2012．
3) 城倉　健：診察所見によるめまい疾患の鑑別．Clinical Neuroscience 30(1)：56-60，2012．
4) 清水夏繪：末梢性めまいと中枢性めまい．Clinical Neuroscience 30(1)：64-67，2012．

Q.10　'生命に危険な頭痛'とはどんな頭痛をいうのですか？

　　頭痛は、一次性頭痛と二次性頭痛に分けられます。**一次性頭痛**（頭蓋内に基礎疾患のない頭痛、すなわち頭痛自体が疾患）には片頭痛、緊張性頭痛や群発性頭痛があり、**二次性頭痛**とは頭蓋内に原因疾患があり、それにより生じる頭痛をいいます。いわゆる'**生命に危険な頭痛**'というのは二次性頭痛、すなわち、くも膜下出血（ほとんどが脳動脈の破裂）、脳出血、脳動脈解離や脳腫瘍などの原因があり生じる頭痛のことです。

　　まず、頭痛の起こり方ですが、頭蓋内出血や脳動脈解離では頭痛は突然起こります。患者さんは、「○月○日の○時に、○○をしていたときに、突然、頭痛に襲われました。」と言われます。脳腫瘍の疑われる頭痛では、「○ヵ月前頃より頭痛があったのですが、段々、頭痛がひどくなってきました。」と言われます。

　　次に頭痛の内容ですが、くも膜下出血では、「今まで経験したことのない頭痛、ハンマーで殴られたような激しい頭痛」などと表現されます。また、後頭蓋窩の脳動脈解離では、「後頸部あるいは後頭部が裂かれるような痛み」と表現されます。

　　その他、頭痛に伴う症状の有無です。二次性頭痛では、例えば、「手足の動きが悪い」、「手足がしびれる」、「身体のふらつき」や「めまい」などが、頭痛とともにみられます。

Q.11　出血と血腫はどう違うのですか？

　　通常、出血は、血管が切れて血液成分が血管外に漏れ出ることをいいます。血腫は、組織内に出血した血液が塊（かたまり）（血塊、塊状出血）になったものをいいます。

Q.12　'バイタル サイン'とはなんですか？

　　バイタル サイン（vital sign）とは、生命活動を示す指標をいい、日本語では「**生命徴候**」といいます。具体的には、血圧、脈拍、呼吸、体温の4つをいいますが、この4つに意識を加えることもあります。

Q.13　意識のない患者さんが救急車で搬送されてきた場合、どのように診察し評価するのですか？

　　まず、意識を含めたバイタル サインをチェックします。次いで、運動麻痺の有無、瞳孔の状態（瞳孔不同の有無、対光反射）など、いわゆる神経学的所見を迅速かつ正確にとります。そして、血液検査や画像検査を行い、これらを総合して意識障害の原因を見つけます。その結果、脳出血やくも膜下出血、高血糖あるいは低血糖症などと診断します。

第 2 章　脳神経外科学を学ぶための一般的事項

　次に、**意識状態の評価法**についてですが、診た人（医師や救急隊員）により、表現法がバラバラだと連絡を受けた医師が困るので、共通言語として、本邦では、主に、「**日本式昏睡尺度（Japan coma scale；JCS）**」（表1）と、「**グラスゴー昏睡尺度（Glasgow coma scale；GCS）**」（表2）とが用いられています。例えば、救急隊員が意識のない方をみて '刺激に対してまったく反応しなかった' 場合には、「○○さんの意識状態は JCS で 300、あるいは GCS で 3 点」と、搬送先の病院に伝えます。

表 1．日本式昏睡尺度（Japan coma scale；JCS）(太田, 2000)

Ⅰ．刺激しないでも覚醒している状態（1桁で表現）
　1．大体意識清明だが、今ひとつはっきりしない。
　2．見当識障害がある。
　3．自分の名前、生年月日が言えない。
Ⅱ．刺激すると覚醒する状態—刺激をやめると眠り込む—（2桁で表現）
　10．普通の呼びかけで容易に開眼する。
　　［なんらかの理由で開眼できない場合；「右手を握れ、離せ」などの合目的な運動をするし、言葉もでるが間違いが多い］
　20．大きな声、またはからだを揺さぶることにより開眼する。
　　［なんらかの理由で開眼できない場合；離握手などの簡単な命令に応ずる］
　30．痛み刺激を加えつつ呼びかけを繰り返すと、辛うじて開眼する。
Ⅲ．刺激しても覚醒しない状態（3桁で表現）
　100．痛み刺激に対し、払いのけるような動作をする。
　200．痛み刺激で少し手足を動かしたり、顔をしかめる。
　300．痛み刺激に反応しない。

①不穏状態（restlessness）の時は、'R' を付記する。
②失禁（incontinence）の時は、'I' を付記する。
③無動無言症（akinetic mutism）や失外套状態（apallic state）のときは 'A' を付記する。
　（表記法の例）；100-I、20-R、10-A など。

表 2．グラスゴー昏睡尺度（Glasgow Coma Scale；GCS）(Jennett ら, 1977)

A．Eye opening（開眼）		B．Best verbal response（発語）		C．Best motor response（運動機能）	
				検者の命令に従って動かす	6
		見当識良好	5	痛み刺激部位に手足をもってくる	5
自発的に開眼	4	会話が混乱	4	刺激により逃避する動き	4
話しかけにより開眼	3	言語が混乱	3	刺激により異常な屈曲	3
痛み刺激により開眼	2	理解不明な声のみ	2	四肢伸展反応	2
刺激により開眼せず	1	発語なし	1	まったく動かさない	1

A、B、C 各項の評価の総和（A+B+C）をもって意識障害の重症度とします。例えば、A+B+C=15 点だと '正常'、3 点だと '昏睡' で、重症ということになります。

●主要文献

1）Jennett B, Teasdale G：Aspects of coma after severe head injury. Lancet 1：878-881, 1977.
2）太田富雄：新しい意識レベルの分類法［太田富雄，松谷雅生（編）：脳神経外科　改訂第8版］. 177-183 頁，金芳堂，京都，2000.

Q.14 瞳孔を観察するうえで大切なことを教えてください

神経学的検査では、**瞳孔**(pupil)(瞳)の観察は重要で、その大きさや形をみます。

まず、瞳孔の大きさ(瞳孔径)ですが、瞳孔の大きさをみるには**瞳孔計**を使用すると便利です(**図7**)。瞳孔の大きさは、通常、2.5〜4 mm の範囲にあります。大きさが 2 mm 以下の場合を**縮瞳**(miosis)と呼び、5 mm 以上に大きい場合を**散瞳**(mydriasis)と呼びます(**図8**)。また、瞳孔の大きさは正常では左右同じですが(**瞳孔同大 isocoria**)、左右の大きさが異なる場合(左右差が 0.5 mm 以上)を**瞳孔不同**(anisocoria)といいます(**図8**)。瞳孔不同が 1 mm 以上あれば、なんらかの異常のある可能性があります。なお、瞳孔不同は、主に動眼神経副核(Edinger-Westphal 核)より遠心路の障害によって生じます。ちなみに、瞳孔の大きさは、瞳孔括約筋(副交感神経；動眼神経)と瞳孔散大筋(交感神経)とのバランスのうえで保たれています。

次に'形'ですが、正常では正円形です。形がいびつな場合には不整形と表現します。

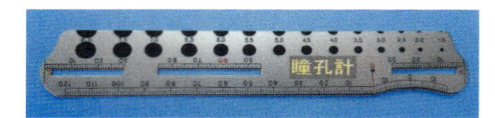

〔瞳孔計〕

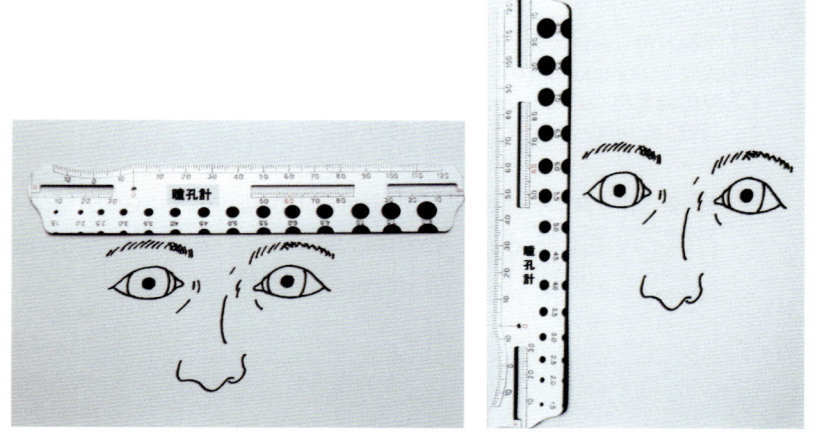

〔瞳孔計による瞳孔の大きさの測定〕

図 7. 瞳孔計と瞳孔の大きさの測定

> 1. 瞳孔の大きさを測定するには、瞳孔計を使用するとよい(上図)。
> 2. 0.5 mm 刻みに半円を描いている瞳孔計を検者の手に持ち、その瞳孔計を被検者の前額部に水平に当てるか(左下図)、あるいは被検者の眼の外側に当て(右下図)、瞳孔と同じ大きさの半円を探しながら、大きさを測ります。

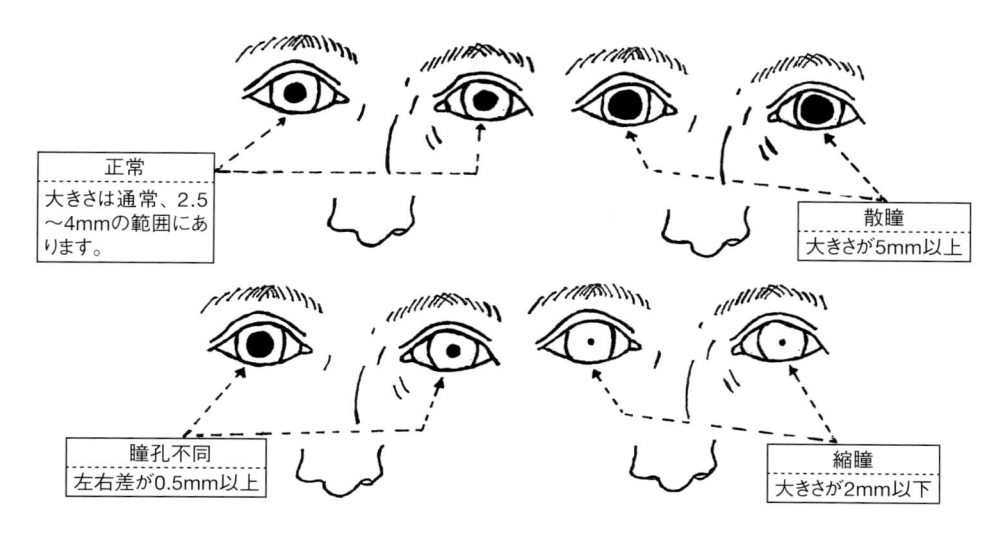

第 2 章 脳神経外科学を学ぶための一般的事項

図 8. 瞳孔の観察

正常　大きさは通常、2.5〜4mmの範囲にあります。
散瞳　大きさが5mm以上
瞳孔不同　左右差が0.5mm以上
縮瞳　大きさが2mm以下

1．瞳孔の観察では、主として瞳孔の大きさをみます。
2．瞳孔の大きさ
　ⓐ程度
　　(i)大きさは、通常、2.5〜4mmの範囲にあります。
　　(ii)大きさが2mm以下を縮瞳と呼びます。
　　(iii)大きさが5mm以上を散瞳と呼びます。
　ⓑ左右差
　　(i)正常では、左右の瞳孔の大きさは同じです（瞳孔同大）。
　　(ii)瞳孔の大きさが左右で異なる場合、すなわち、左右差が0.5mm以上ある場合、瞳孔不同と呼びます。

●主要文献

1) 中馬秀樹：準暗室での瞳孔の大きさの比較［柏井　聡（編）：すぐに役立つ眼科診療の知識．臨床神経眼科学］．184-185頁，金原出版，東京，2008．
2) 三村　治：瞳孔の肉眼的観察［木下　茂，中澤　満，天野史郎（編）：標準眼科学］．276頁，医学書院，東京，2013．
3) 内藤　誠：瞳孔検査法［三島濟一，塚原　勇，植村恭夫（編集幹事）：眼科MOOK．眼科一般検査法］．89-98頁，金原出版，東京，1978．
4) 田崎義昭，斎藤佳雄（著），坂井文彦（改訂）：ベッドサイドの神経の診かた．111頁，南山堂，東京，2013．
5) 竹村信彦：対光反射の障害と瞳孔不同［竹村信彦（著者代表）：系統看護学講座　専門分野II　脳・神経　成人看護7］．87-88頁，医学書院，東京，2014．
6) 内海　隆：瞳孔の大きさと形の検査［小口芳久（編）：眼科学］．47頁，南山堂，東京，1995．

Q.15 対光反射について説明してください

対光反射（light reflex）は（図9）、瞳孔反射の1つです。

正常では、光（ペンライト）を瞳孔に当てると、直接光が当たった側の瞳孔は小さくなります（収縮、縮瞳）。これを'**直接対光反射（direct light reflex）**'といいます。その際、反対側（他眼）の瞳孔も収縮します。これを'**間接対光反射（indirect light reflex）**'といいます。直接対光反射と間接対光反射との関係は、**表3**のようになりますが、通常、対光反射といった場合、直接対光反射のことを指します。

なお、光を当てる場合には、視野の外から、かつ敏速に視野に入れます。

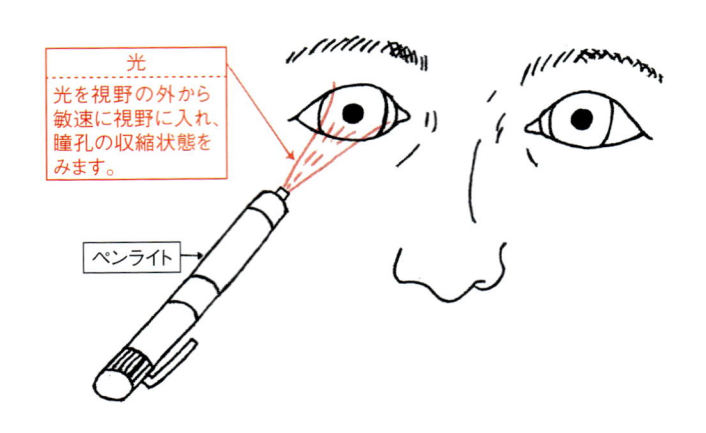

図 9. 対光反射の診かた
光を視野の外から敏速に視野に入れ、瞳孔の収縮状態をみます。

表 3. 直接対光反射、間接対光反射と障害部位（三村, 2013 を参考にして作成）

直接対光反射	間接対光反射	判定（障害部位）
あり	あり	正常反応
あり	なし	光を当てた眼と反対側の動眼神経麻痺（遠心路障害）。
なし	あり	光を当てた眼と同側の動眼神経麻痺（遠心路障害）。
なし	なし	光を当てた眼と同側の視神経損傷（求心路障害）、あるいは両眼の動眼神経麻痺（遠心路障害）。

　対光反射の記載方法ですが、正常では瞳孔の収縮は速やかで、'**迅速（prompt, brisk）**' と表現します。瞳孔の収縮が遅い場合を '**遅鈍（sluggish）**'、収縮がみられない場合を '**消失（absent）**' と表現します。

　では、瞳孔に光が当たると、どうして小さくなる（収縮する）のでしょうか？　その**対光反射の経路**について、次にお話します。光が網膜に当たるとその刺激は、視神経から視交叉を通り、視索に至りますが、そこから**外側膝状体に入らず**上丘腕を経て視蓋前域核に達します（図 10）。そして、この視蓋前域核からの情報は**両側**の Edinger-Westphal 核（動眼神経副核）（副交感性）に達し、さらに Edinger-Westphal 核から動眼神経を通り毛様体神経節に達し、ここから短毛様体神経となり瞳孔括約筋に終わります（図 10）。その結果、一側の眼に光を当てると、光が当たった瞳孔のみならず反対側の瞳孔も収縮（縮瞳）するのです。したがって、**対光反射には視神経（第Ⅱ脳神経）と動眼神経（第Ⅲ脳神経）が関与**していることになります。また、以上からおわかりのように、対光反射（瞳孔調節）に関与する神経線維は、外側膝状体に入る手前で視野などの視覚情報（99 頁の Q.5）を伝える線維と分かれて（外側膝状体を通らずに）、中脳の視蓋前域核に達します。

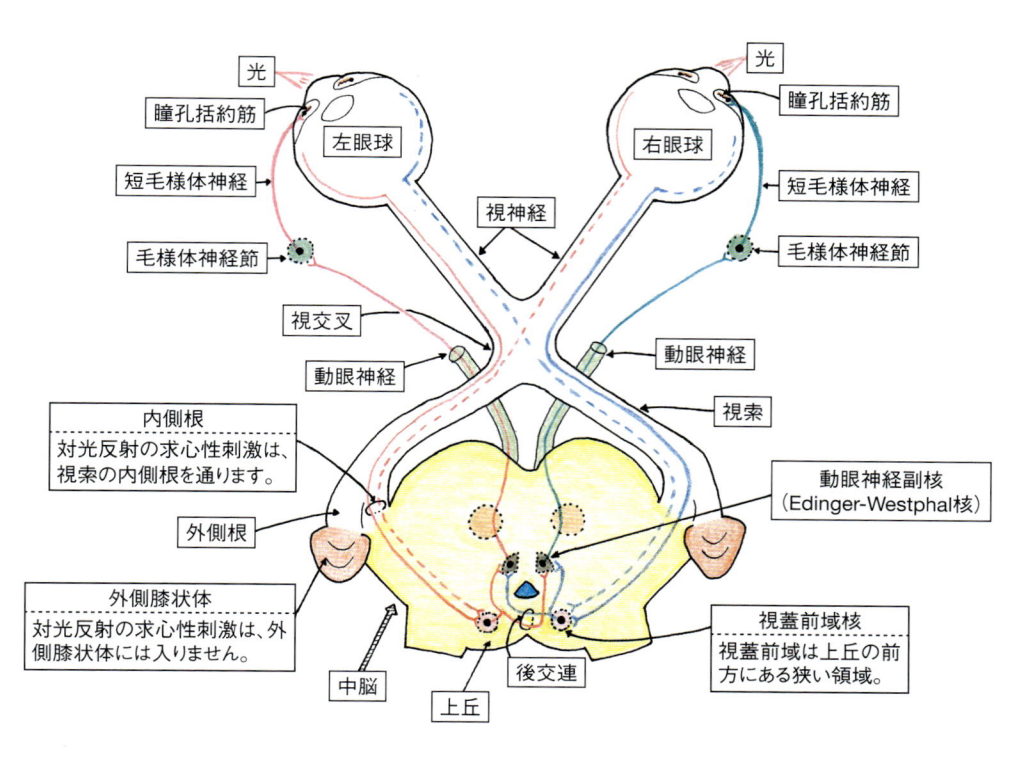

図 10. 対光反射の経路

1. 光が網膜に当たるとその求心性刺激は、視神経から視交叉を通り、視索に至りますが、そこから外側膝状体に入らず上丘腕を経て視蓋前域核に達します。
2. 視蓋前域核からの情報は両側の Edinger-Westphal 核（動眼神経副核）に達します。
3. Edinger-Westphal 核から動眼神経を通り毛様体神経節に達します。
4. そして、短毛様体神経となり瞳孔括約筋に終わります。

● 主要文献

1) 平田幸男（訳）：解剖学アトラス．600 頁，文光堂，東京，2013．
2) 三村　治：対光反射検査 [木下　茂，中澤　満，天野史郎（編）：標準眼科学]．276-277 頁，医学書院，東京，2013．
3) 田崎義昭，斎藤佳雄（著），坂井文彦（改訂）：ベッドサイドの神経の診かた．111-112 頁，202-203 頁，南山堂，東京，2013．
4) 寺島俊雄：神経解剖学講義ノート．85-86 頁，金芳堂，京都，2013．

Q.16 視野障害について教えてください

　視野（visual field）とは、眼球を動かさないで見えることのできる範囲をいいます。一方、**視野障害**（視野欠損）とは、見える範囲が狭くなったり、欠けたりすることをいいますが、視野の半分が見えなくなるのを**半盲**（hemianopsia）といいます。半盲には、両眼とも左右同じ側の視野が半分欠損している**同名性半盲**（homonymous anopsia）と、両眼で左右異なる側の視野半分が欠損している**異名性半盲**（heteronymous hemianopsia）とがあります。異名性半盲の代表が**両耳側半盲**（bitemporal hemianopsia）です。これらの視野異常は、視覚路の障害部位に応じて特有な視野障害が生じます（図11）。なお、視野の 1/4 の視

野障害も半盲の範疇に入れられ、**四分盲**(quandrantic hemianopsia)と呼ばれています。また、**黄斑回避**(macular sparing)とは、視野欠損の中心部において小さく半円形に視野欠損が回避されている現象、すなわち中心視野の保たれていることをいいます。

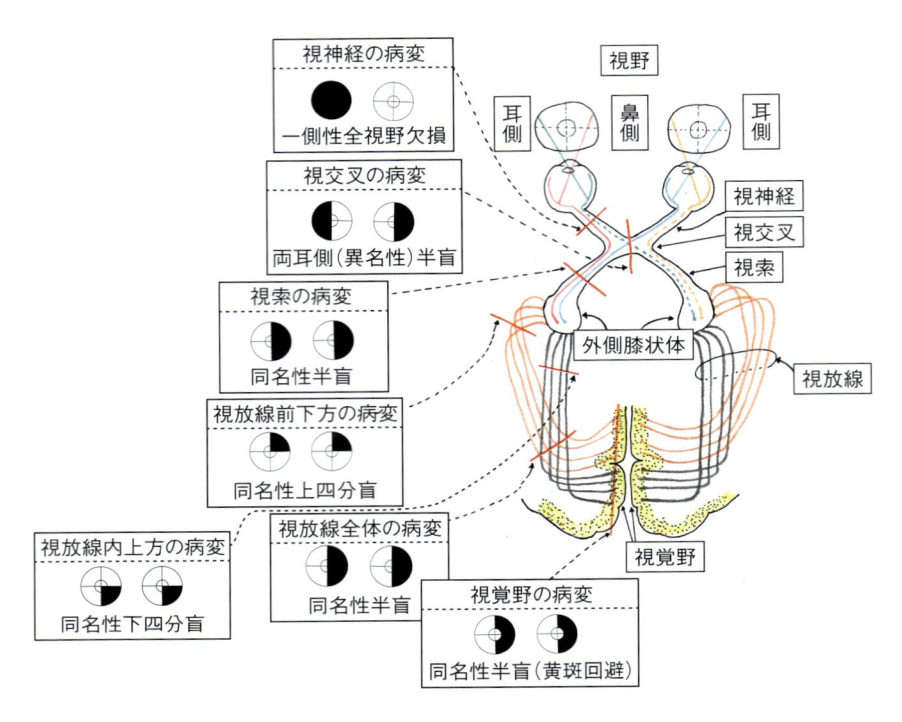

図 11. 視覚路の障害と視野障害

1. 視神経の病変では、一側性(同側)の全視野欠損を呈します。
2. 視交叉の病変では、通常、**両耳側半盲**(bitemporal hemianopsia)(異名性半盲)を呈します。
3. 視索の病変では、同名性半盲を呈し、通常、黄斑回避を認めません。
4. 視放線の病変
   ⓐ前下方の病変では、上四分盲(同名性)を呈します。
   ⓑ内上方の病変では、下四分盲(同名性)を呈します。
   ⓒ全体の病変では、同名性半盲を呈します。
5. 視覚野の病変では、黄斑回避を伴う同名性半盲を呈します。

Q.17 中枢性と末梢性の顔面麻痺の違いを教えてください

　顔の上半分、すなわち**前頭筋と眼輪筋は両側性支配**で、顔の下半分、すなち**口輪筋や頬筋は一側性支配**です(図12の**左図**)。したがって**中枢性の顔面麻痺**では、額にしわを寄せることはできますが、病巣と反対側の鼻唇溝は浅くなり、また口角も下垂します(図12の**右下図**)。一方、**末梢性顔面神経麻痺**では、上半分の顔面表情筋も下半分の顔面表情筋のすべてが麻痺するので、病巣と同側の額のしわ寄せはできず、また鼻唇溝も浅くなり、口角も下垂します(図12の**右上図**)。

第2章　脳神経外科学を学ぶための一般的事項

ちなみに、**まぶた（上眼瞼）を閉じるのは**、眼輪筋の作用で**顔面神経支配**です。一方、**まぶたを開けるのは**（上眼瞼の挙上）、上眼瞼挙筋の作用で**動眼神経支配**です（79頁参照）。

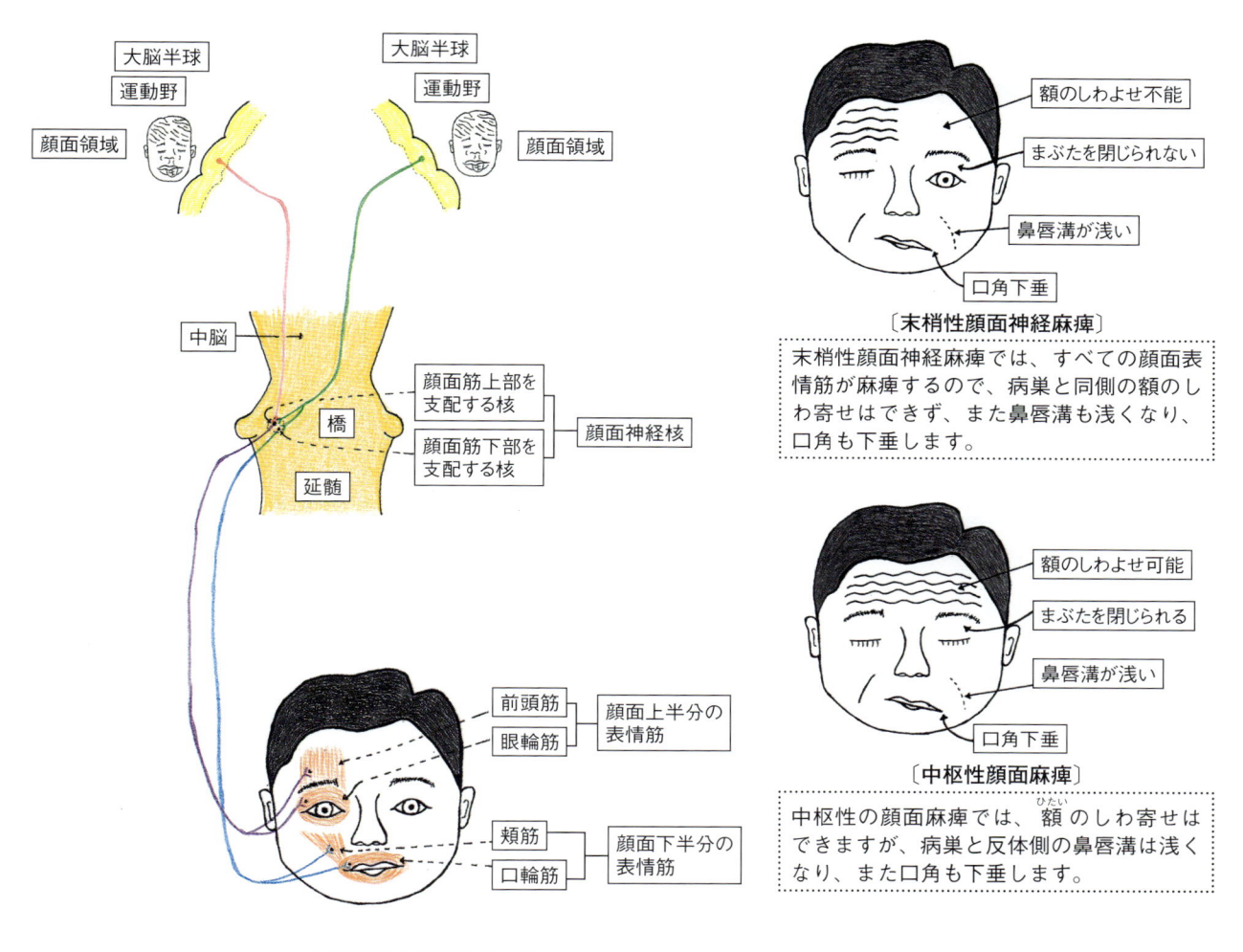

〔末梢性顔面神経麻痺〕
末梢性顔面神経麻痺では、すべての顔面表情筋が麻痺するので、病巣と同側の額のしわ寄せはできず、また鼻唇溝も浅くなり、口角も下垂します。

〔中枢性顔面麻痺〕
中枢性の顔面麻痺では、額のしわ寄せはできますが、病巣と反体側の鼻唇溝は浅くなり、また口角も下垂します。

〔顔面表情筋の神経支配〕
顔面上部の表情筋は両側の大脳皮質から支配されていますが、下部の顔面表情筋は反対側の大脳皮質からのみの支配です。

図12．顔面表情筋の神経支配と顔面麻痺

●主要文献

1) 後藤文男，天野隆弘：顔面神経［後藤文男，天野隆弘（著）：臨床のための神経機能解剖学］．84-85頁，中外医学社，東京，2011．
2) 半田　肇（監訳），花北順哉（訳）：顔面神経［半田　肇（監訳），花北順哉（訳）：神経局在診断――その解剖，生理，臨床――］．128-132頁，文光堂，東京，1983．
3) 廣瀬源二郎：ベッドサイドでの三叉神経と顔面神経の診かた．Clinical Neuroscience 23(9)：999-1001, 2005．
4) 川北幸男，山上　栄（共訳）：皮質延髄線維［川北幸男，山上　栄（共訳）：機能的神経解剖学］．456-458頁，医歯薬出版，東京，1979．

111

Q.18 末梢性顔面神経麻痺(顔面のゆがみ)にも程度があると思うのですが、その程度をどのように評価したらよいのかを教えてください —評価法—

　末梢性顔面神経麻痺の程度については、House-Brackmann(1985)による顔面神経機能重症度分類(grading system)があります(**表4**)。

表 4. House-Brackmannによる顔面神経機能重症度分類(Houseら, 1985)

重症度	障害程度	所見
Grade I	正常	顔面の運動機能は正常。
Grade II	軽度障害	軽度の麻痺を認める。
Grade III	中等度障害	明らかな麻痺はあるが、努力すれば完全に閉眼が可能。
Grade IV	準重度障害	明らかな麻痺はあり、完全に閉眼することは不可能。
Grade V	重度障害	顔面は安静時非対称で、顔面の動きはほとんど認められない。
Grade VI	完全麻痺	顔面の動きはまったく認められない。

●主要文献
1) House JW, Brackmann DE：Facial nerve grading system. Otolaryngol Head Neck Surg 93：146-147, 1985.

Q.19 くも膜下腔はどこにあるのですか？

　頭蓋骨の中(頭蓋内腔)(7頁の図8の右下図)には、脳を包んでいる膜があります(13頁の図14)。すなわち、脳の表面の膜は軟膜といい、薄い膜でほぼ脳と引っ付いています。軟膜の外側(頭蓋骨側)にはくも膜がありますが、このくも膜と軟膜の間が**くも膜下腔**といい、髄液が流れています(94頁の図64)。

　ちなみに、くも膜下腔の拡大したところを'**くも膜下槽**'と呼びます。また、くも膜の外側は硬膜で、硬膜の外面は、通常、頭蓋骨にぴったりと引っ付いています。硬膜とくも膜との間を**硬膜下腔**といいます。

Q.20 リハビリとはなんですか？

　正確には、リハビリテーション(rehabilitation)といい、脳神経外科学用語集では「機能回復訓練」と訳されています。英語辞書をひくと、「社会復帰」や「復権」とあります。

　リハビリテーションとは、「心身に障害をもった患者さんを可能な限り最高の身体的、精神的、社会的および職業的な有用性をもつまでに回復させる行為」をいいます。

　通常、リハビリテーションは4つの領域、すなわち、①医学的リハビリテーション、②教育的リハビリテーション、③職業的リハビリテーション、および④社会的リハビリテーション、に分けられます。このうち、①の医学的リハビリテーションは、肢体不自由者、言語障害者、視覚障害者や循環器疾患患者に対して機能回復や能力回復を図るために行う訓練で、病院で行われるものです。②の教育的リハビリテーションは、特殊教育や障害児教育を中心とした活動です。③の職業的リハビリテーションは、障害者が適切な雇用状態に就き、そ

れを維持することを目的に（就労を目的）、職業訓練学校などで行う職業訓練です。④の社会的リハビリテーションとは、障害者が家庭や地域社会の要求に適応できるよう援助したり、また全体的なリハビリテーションプロセスを妨げる社会的および経済的な負担を軽減して、障害者を社会復帰できるようにすることです。

　ちなみに、'Rehabilitation' は、医語語源便覧によると、ラテン語の 'Rehabilitatio' が語源で、'Rehabilitatio' は 'Rehabilitare（過去分詞は Rehablitatus）' から変化・派生したものです。また、'Rehabilitatio' を分解すると、「re-（再び）」と「habilitare（資格を与える、能力を与える）」となり、「機能障害を回復して社会に復帰する能力を与える」という意味になります。

●主要文献
1) 岩槻賢一：医語語源便覧．209頁，医学図書出版，1979．
2) 日本脳神経外科学会用語委員会（編）：脳神経外科学用語集．168頁，南江堂，東京，2006．
3) 田中　宏太佳：リハビリテーションの理念や障害について［田中宏太佳（編著）：リハビリテーション医療の実際］．2-4頁，永井書店，大阪，2002．
4) 上田　敏，古山英子（訳）：世界保健機構（WHO）医学的リハビリテーション専門委員会第2回レポート．リハビリテーション医学 8(2)：95-106, 1971．

Q.21 理学療法士の方たちが、「A さんはブルンストロームのステージ 3 だね」とか言われているのを聞いたことがあるのですが、ブルンストロームとはなんですか？

　脳卒中による運動麻痺の回復には一定の順序があるとして、Brunnstrom（ブルンストローム）が考案したもので、わが国で広く用いられている**片麻痺の回復評価法**です。

　片麻痺の程度は 6 段階で評価され、上肢（肩と肘）、手指および下肢に分けて評価します（**表 5**）。

表 5. Brunnstrom の片麻痺の回復段階(Brunnstrom, 1966;Brunnstrom, 1970)

(1) 上肢(肩と肘)の回復段階

回復段階 Ⅰ	上肢の随意運動なし(弛緩性麻痺)。
回復段階 Ⅱ	①上肢の基本的共同運動[*1]が、わずかな連合反応[*2]あるいは患者自身の随意的運動によってみられる。 ➡共同運動のみられる時期。 [[*1]共同運動;上肢あるいは下肢全体が動くのをいう。 [*2]連合反応;健側肢の筋を強く働かすことにより、患側肢の筋収縮が起こるのをいう。] ②痙縮は発現するが、著明ではない。
回復段階 Ⅲ	①上肢の基本的共同運動が随意的に可能。そして明瞭な関節運動が出現し始める。 ②痙縮は強くなり、最強となる。
回復段階 Ⅳ	①分離運動ができるようになる時期。 ②次の3つの運動ができるかどうかを検査する。 　ⓐ手背を腰の後方につける。 　ⓑ肘を伸展させて、上肢を前方水平位に挙上する。 　ⓒ肘を90°屈曲させて、前腕の回内・回外運動を行う。 ③痙縮は減少し始める。
回復段階 Ⅴ	①共同運動の支配から、より分離度の高い独立した運動が可能となる時期。 ②次の3つの運動ができるかどうかを検査する。 　ⓐ肘は伸展位、前腕は回内位で、上肢を横水平位へ挙上する。 　ⓑ肘は伸展位で、上腕を前方かつ頭上に挙上する。 　ⓒ肘は伸展位で、前腕の回内・回外運動をする。 ③痙縮は減弱している。 ④回復ステージⅣとⅤの区別は難しい。
回復段階 Ⅵ	①運動は協調してできるようになり、正常かほぼ正常に近い程度にできる。 ②各関節の分離運動は、健側と同じようにできる。

(2) 手指の回復段階

回復段階 Ⅰ	手指の随意運動なし(弛緩性麻痺)。
回復段階 Ⅱ	手指の自動的屈曲はほとんど、あるいはまったくできない。
回復段階 Ⅲ	①手指の集団屈曲(全指同時に握る)や鉤形にぎり[*3]はできるが、離すこと(伸展)はできない。 [[*3]鉤形にぎり;ハンドバックを提げて保持できるか否かを検査する。] ②手指の随意的伸展はできないが、反射による手指伸展はできる。
回復段階 Ⅳ	①横つまみは[*4]可能で、拇指の動きにより離すことも可能。 [[*4]横つかみ;小さな物、例えば拇指と示指の間でカードをつまめるか否かを検査する。] ②半随意的な手指伸展は、小範囲でできる。
回復段階 Ⅴ	①対向つまみ[*5]は可能で、筒にぎり[*6]や球にぎり[*7]もほぼ可能であるが、実用性は制限されている。 [[*5]対向つまみ;拇指と他の指との対向運動により、小さい物をつかめるか否かを検査する。 [*6]筒にぎり;ジャーや取っ手のある大型カップのような大きい物を拾い上げたり、握ったりできるか否かを検査する。 [*7]球にぎり;ボールを握る、離すのに加えて、ボールを投げたり、受けたりできるか否かを検査する。] ②随意的な手指の集団伸展は可能であるが、その範囲は一定しない。
回復段階 Ⅵ	①全種類の握りが可能で、上手にできる。 ②手指の随意的伸展は全可動域にわたってできる。 ③個々の手指の運動(手指の分離運動)も、健側よりも正確さは劣るけれどもできる。

(3) 下肢の回復段階

回復段階 Ⅰ	下肢の随意運動なし(弛緩性麻痺)。
回復段階 Ⅱ	下肢の随意運動がわずかにできる。
回復段階 Ⅲ	坐位や立位で患側の股関節・膝関節・足関節の同時屈曲ができる。
回復段階 Ⅳ	①坐位で患側の足を床上で後方に滑らせながら、膝の屈曲が90°以上できる。 ②坐位でかかとを床につけたまま、随意的に足関節の背屈ができる。
回復段階 Ⅴ	①立位で股関節を伸展位またはそれに近い肢位で、体重を負荷しないで膝の屈曲ができる。 ②立位で患側の足を少し前方に出し、膝関節を伸展したまま足関節の背屈ができる。
回復段階 Ⅵ	①立位で股関節の外転が、代償運動(患側の骨盤挙上)を伴わずにできる*。 　*(著者註)；からだをまっすぐにして立ち、骨盤を水平位に保って足の指先を正面に向けたまま下肢を側方に開くこと(外転)ができる。 ②坐位で、足関節の内反および外反を伴って膝での下腿の内旋・外旋ができる。

● 主要文献

1) Brunnstrom S：Motor testing procedures in hemplegia. Phys Ther 46：357-375, 1966.
2) Brunnstrom S：Movement therapy in hemplegia. p7-55, Harper & Row, Philadelphia, 1970.
3) 松澤　正：片麻痺運動機能検査［松澤　正(著)：理学療法評価学　第2版］．182-205頁，金原出版，東京，2005.
4) 千葉康洋：片麻痺機能テスト(Brunnstrom)［佐藤　修(監修)，大井静雄(編著)：神経疾患　データブック］．135-136頁，中外医学社，東京，1996.

Q.22　日常生活動作自立度の評価法であるバーセル指数について教えてください

　日常生活動作(activities of daily living；ADL)の自立度に関する評価法に、バーセル指数(Barthel index)というのがあります。この **Barthel 指数**は10項目からなっています (表6)。

　該当する得点を選び、それらを合計します。**最高点**、すなわち10項目すべて自立している場合は(**完全自立**)、**100点**です。一般に、**60点**が介助と自立との中間的点数で、**20点以下**では**全介助**となります。

表 6. Barthel 指数 (Mahoneyら, 1965)

項目	点数	自立度 (介助の有無)	内容
1. 食事動作	10	自立	①皿やテーブルから自分で食物をとって、食べることができる。 ②補助具が必要な場合は自分で装着し、自分で食べ物を切ったり、バターを塗ったりすることが標準的時間内にできる。
	5	部分介助	なんらかの介助が必要。
	0	全介助	
2. 車いす⇄ベッドへの移乗	15	自立	すべての動作が可能。
	10	最小限の介助	最小限の介助、安全のための指示や見守りが必要。
	5	部分介助	坐位は介助なしでできるが、ベッドからの起き上がりや車いすへの移乗にはかなりの介助が必要。
	0	全介助または不可能	

3．整容	5	自立	①手と顔を洗ったり、髪をといたり、歯磨きや髭を剃ることができる。 ③女性は化粧も含む。但し、髪を編んだり、髪型を整えることは除く。
	0	部分介助または全介助	
4．トイレ動作	10	自立	①介助なしでトイレへの出入り、着衣の開け締め、衣服が汚れないようにすることができ、またトイレットペーパーの使用が可能。支持のために手すりを使用してもよい。 ②トイレの代わりに差し込み便器を使う場合には、便器の清浄管理ができる。
	5	部分介助	バランスが悪いために、衣服の扱いやトイレットペーパーの使用に介助が必要。
	0	全介助または不可能	
5．入浴・洗体	5	自立	「浴槽に入る」、「シャワーを使う」、「からだを濡らしたスポンジで洗う」、これらのすべての動作が他人の介助なしできる。
	0	部分介助または全介助	
6．移動（平面歩行、車いす）	15	自立	①介助や監視なしで、少なくとも50ヤード（約46m）歩くことができる。 ②歩行に際して、装具、義肢、松葉杖、1本杖や歩行器（キャスター付きは除く）を使用してもよい。 ③必要な補助具を使用する位置につけることができ、坐るときにはそれらを片づけることができる。
	10	最小限の介助	わずかな介助で少なくとも50ヤード（約46m）歩くことができる。
6a．車いす操作（歩行不能の場合のみ採点）	5	自立	①歩行はできないが、自力で車いすを操作することができる。車いすで角を曲がったり、方向転換したり、机、ベッドやトイレなどに近づくことができる。 ②車いすで少なくとも50ヤード（約46m）移動できる。
	0	部分介助	車いす使用に関して一部介助が必要。
7．階段昇降	10	自立	①介助や見守りなしで安全に階段の昇降ができる。必要な場合には手すりや1本杖、あるいは松葉杖を使ってもよい。 ②1本杖や松葉杖をもったまま階段の昇降が可能。
	5	部分介助	介助や見守りが必要。
	0	不能	
8．更衣	10	自立	衣服、靴ひも、コルセットや装具の着脱ができる（細かい着かたまで必要条件としない）。
	5	部分介助	上記の項目に関して介助が必要であるが、少なくとも半分は自分自身で行え、妥当な時間内に終えることができる。
	0	上記以外	

9. 排便コントロール	10	自立	①排便のコントロールが可能で、失敗がない。 ②排便訓練を受けた脊髄損傷患者では坐薬を使用したり、浣腸することができる。
	5	部分介助	坐薬使用や浣腸時に介助が必要である。あるいは、時に、排便のコントロールに失敗する。
	0	上記以外	
10. 排尿コントロール	10	自立	①昼夜とも排尿のコントロールが可能。 ②脊髄損傷患者では、自力で採尿バッグなどの装着や清掃管理ができる
	5	部分介助	①時に、排尿コントロールに失敗する。または、尿器を持ってきてもらうまで間に合わない。あるいはトイレに行くまでに間に合わない。 ②排尿補助具の操作に介助が必要。
	0	上記以外	

　Barthel 指数には、「**改変 Barthel 指数(Modified Barthel index)**」というのがあります（表 7）。**改変 Barthel 指数**は、身の周り動作(self-care)と移動動作(mobility)の 2 大項目に分けられ、さらに 2 大項目は、それぞれ 9 つの小項目と 6 つの小項目とからなります。**各項目は、**「自分自身でできる(**自立**)」、「誰かの助けで可能(**一部介助**)」、および「自分でまったくできない(**全介助**)」**に区分**されます。

　改変 Barthel 指数では、**60 点が介助量の多さの分岐点**です。すなわち、60 点以下の人は 61 点以上の人に比べて介助量がより多くなります。

表 7. 改変 Barthel 指数(Granger ら．1979)

	自立	一部介助	全介助
[身の回りの動作]			
1. コップで水を飲む	4	0	0
2. 食事摂取	6	0	0
3. 上半身更衣	5	3	0
4. 下半身更衣	7	4	0
5. 装具・義肢の装着	0	−2	0(該当しない場合)
6. 整容	5	0	0
7. 洗体・入浴	6	0	0
8. 排尿コントロール	10	5(失敗の場合)	0(尿失禁)
9. 排便コントロール	10	5(失敗の場合)	0(便失禁)
[移動動作]			
10. 椅子に坐る、椅子からの立ち上がり	15	7	0
11. トイレへの出入り(移動)	6	3	0
12. 浴槽・シャワー室への出入り(移動)	1	0	0
13. 平地を 50 ヤード(約 46 m)歩行	15	10	0
[14. 歩けない場合は、車いすの操作	5	0	0(該当しない場合)]
15. 一続きの階段の昇降	10	5	0

（著者註：「自立」、「一部介助」、および「全介助」の欄にある数字は、'点数'。）

①41 点〜60 点；かなりの介助を要する。
②21 点〜40 点；重度の介助を要する。
③20 点以下；全介助(身の回りおよび移動動作の両方において)

●主要文献

1) Granger CV, Albrecht GL, Hamilton BB：Outcome of comprehensive medical rehabilitation：measurement by PULSES profile and the Barthel index. Arch Phys Med Rehabil 60(4)：145-154, 1979.
2) 石田 暉：脳卒中後遺症の評価スケール．脳と循環 4：151-159，1999．
3) Mahoney FI, Barthel DW：Functional evaluation：The Barthel index. Maryland St Med J 14：61-65, 1965.

Q.23 頭蓋内腔とはなんですか？

頭蓋内腔とは、頭蓋骨より内部の空間をいいます（**7 頁**の**図 8** の**右下図**）。したがって頭蓋内腔には髄膜、髄液、血管（血液）や脳があります。

Q.24 頭を打つとどうして死ぬのでしょうか？

大部分は、脳ヘルニア（**124 頁**の**Q.32**）をきたし、脳幹が圧迫されることにより死亡します。その他の原因として、頭部外傷により最初から脳幹が損傷される一次性脳幹損傷や、広範な脳損傷がありますが、これらの頻度は多くありません。また、頭皮は血流が豊富なので頭皮からの出血死も考えられますが、稀です。

何はともあれ、脳幹（63 頁）は意識の維持や生命にとって大変重要な部位です。

【隠れ家】

Q.25 脳浮腫について教えてください

脳浮腫（brain edema）とは脳実質の細胞や組織内に液体成分が貯溜し、その容積が増大した状態をいいます。

脳浮腫は、発生機序により**血管原性脳浮腫**、**細胞毒性脳浮腫**および**間質性脳浮腫**に分類されますが、脳浮腫は原疾患に伴って生じることから、**腫瘍性脳浮腫**、**外傷性脳浮腫**、**虚血性脳浮腫**（血管原性浮腫と細胞毒性浮腫が混在）や**水頭症性脳浮腫**に分類されることもあります。

以下に、血管原性浮腫、細胞毒性浮腫および間質性浮腫について説明します。

血管原性脳浮腫（vasogenic brain edema）は、脳の毛細血管内皮細胞の透過性の亢進、すなわち**血液脳関門**（blood-brain barrier；BBB）の破綻により間質液（細胞を取り巻いている液体で、組織液ともいいます）が増加するもので（図13の**右上図**）、主に白質（white matter）にみられます。原因疾患として、脳腫瘍、脳内血腫、頭部外傷や感染症が挙げられます。

次は細胞毒性浮腫です。**細胞毒性脳浮腫**（cytotoxic brain edema）とは、脳血流の低下、低酸素血症や細胞毒によって細胞（神経細胞、グリア細胞や血管内皮細胞）が障害を受け、細胞膜の Na^+-K^+ ポンプが破綻します。その結果、神経細胞、グリア細胞や血管内皮細胞の内部に水とナトリウムが貯溜して細胞の膨化をきたすものをいいます（図13の**右下図**）。灰白質、白質のどちらにも生じますが、特に灰白質にみられます。原則として、血液脳関門は正常です。原因疾患として脳梗塞、低酸素脳症、一酸化中毒、糖尿病性昏睡や肝性昏睡などが挙げられますが、脳梗塞に伴う脳浮腫は、この細胞毒性浮腫に血管原性浮腫が加わったものです。すなわち、血流障害（虚血）により脳細胞が障害され、最初は細胞毒性浮腫が起こりますが、その後、毛細血管も浮腫に陥り、血液脳関門が破綻して血管原性浮腫が加わります。

最後は間質性浮腫です。**間質性脳浮腫**（interstitial edema）とは、水頭症により脳室内圧が上昇した結果、髄液が脳室壁から脳室周囲白質の細胞外腔に浸透した状態をいい、水頭症性脳浮腫とも呼ばれています。側脳室前角の外側部に顕著にみられます。

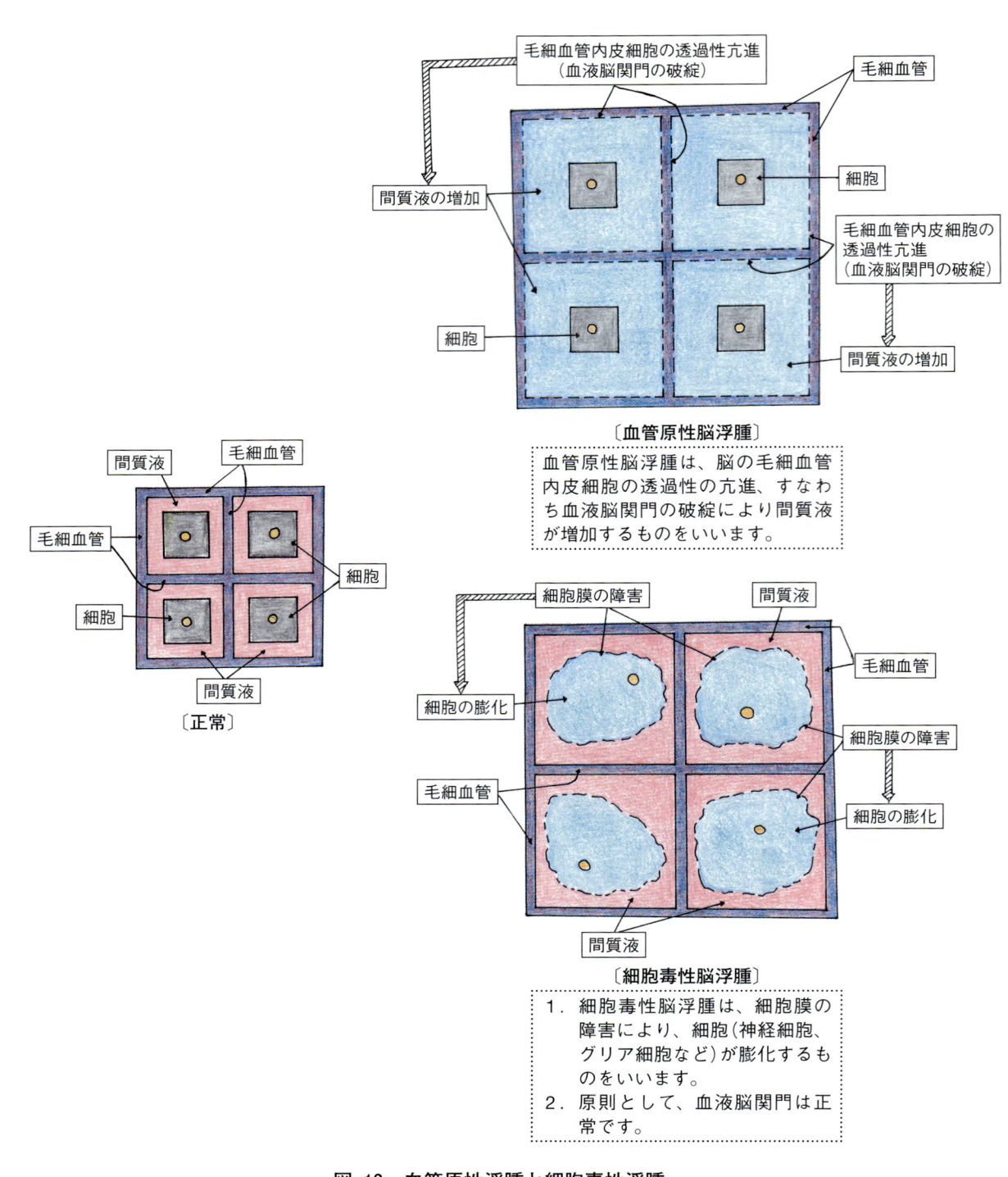

図 13. 血管原性浮腫と細胞毒性浮腫
(井田, 2002 を参考にして作成)

● 主要文献

1) 井田正博：慢性期脳梗塞における拡散強調画像の意義［青木茂樹, 阿部　修（編著）：これでわかる拡散 MRI］. 158-159 頁, 秀潤社, 東京, 2002.

Q.26 では、血液脳関門とはなんですか？

　物質は、通常、組織と血液との間を自由に移行しますが、脳組織では血液中の物質の移行は、厳密に制限されています。すなわち、血液中より脳組織へ物質が移動する場合、他の組織と異なりすべての物質が脳組織へ入るのではなく制限されており、血液中の必要な物質は脳組織へ移行しますが、不必要なあるいは有害な物質の脳組織への移行は阻止されています。この機構が**血液脳関門**（blood-brain barrier；BBB）です。

　それでは**血液脳関門を構成しているもの**はなんでしょう。1つは**毛細血管内皮細胞**で、内皮細胞は隙間のないほどお互いにピッタリとくっついています（**密着結合**といいます）。また、内皮細胞の外周には周皮細胞（pericyte）が覆っています。2つ目は内皮細胞を取り囲んでいる**基底膜**で、基底膜は連続していて孔はありません。3つ目は血管外壁（毛細血管の基底膜）に足（突起）を伸ばしている**星状膠細胞（astrocyte）**です（図14）。

　以上がBBBの構成組織ですが、その主座は毛細血管内皮細胞です。

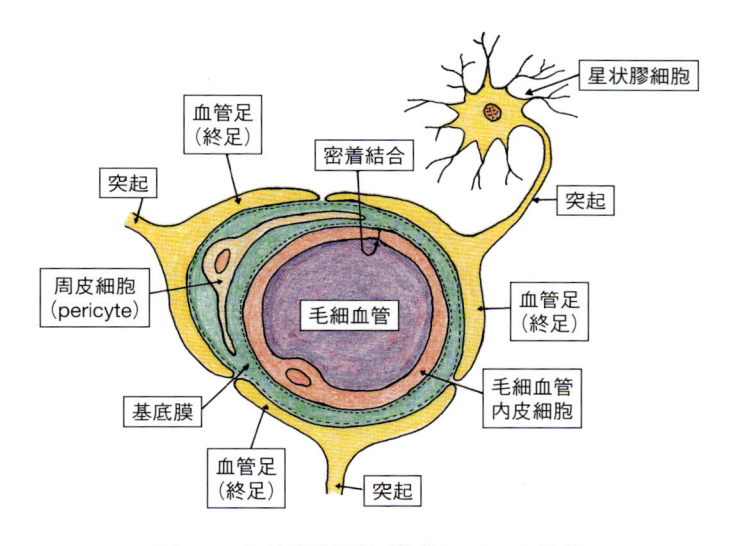

図 14. 血液脳関門を構成している組織
（Nimjee, 2011 を参考にして作成）

> 1．血液脳関門は毛細血管内皮細胞、基底膜および星状膠細胞により構成されていますが、その主座は毛細血管内皮細胞です。
> 2．毛細血管内皮細胞はお互いに隙間のないほどピッタリとくっつき、密着結合しています。

●主要文献

1) Nimjee SM, Grant GA, Winn HR, et al：Blood-brain barrier [Winn HR (ed)：Youmans Neurological Sugery. Vol. 1]. p147-161, Elsevier, Philadelphia, 2011.
2) 小野寺　理：脳小血管病とは何か．臨床神経 51：399-405, 2011.

Q.27 血液脳関門についてはわかりましたが、血液脳関門は頭蓋内のすべての部位に備わっているのですか？

いえ、違います。血液脳関門は頭蓋内のすべての部位にあるのではなく、存在しない部位があります。どこかおわかりですか？

それは、脳組織では脈絡叢、松果体、下垂体、最後野（area postrema）、灰白結節（視床下部）、および正中隆起（視床下部）です。また、硬膜血管にも血液脳関門は認められません。しかし、脳軟膜血管には血液脳関門が存在します。

●主要文献
1) 天野隆弘：脳脊髄液系，血液・脳関門の解剖学．日内会誌 85：659-662，1996
2) 竹内浩明，平野朝雄：血液脳関門と脳血管の超微形態．Brain Medical 9：31-36，1997.

Q.28 血液脳関門を通過する物質と、通過しない物質を教えてください

一般に、分子量の小さい物質、脂溶性物質や気体は容易に血液脳関門を通過しますが、水溶性物質（例；ビタミンB群、ビタミンC、一部のアミノ酸）や分子量の大きい物質（例；タンパク質や抗酸化物質）は血液脳関門を通過できません。

具体的には、酸素（O_2）、炭酸ガス（CO_2）、水素（H_2）などのガス体、水、エチルアルコール（脂溶性物質）やバルビタール（脂溶性物質）は血液脳関門を容易を通過します。また、ナトリウム（Na^+）やカリウム（K^+）の透過性はやや低いですが、通過します。さらには、一部の必須アミノ酸、ビタミンCやD-グルコースは水溶性ですが、脳にとって必要不可欠な物質ですので、血液脳関門を通過します。一方、免疫グロブリン、アルブミン、ヘモグロビン、フィブリノーゲンや抗体などは血液脳関門を通過できません。

●主要文献
1) 磯部一郎，祖父江和哉，小谷野貴文，ほか：血液・脳関門機能とアストロサイト．Drug Delivery System 11(6)：375-383，1996.
2) 郭　隆璨：血液脳関門［郭　隆璨（著）：視て学ぶ脳神経外科学］．34頁，診断と治療社，東京，1990.
3) 御手洗　玄洋（総監訳）：ガイトン生理学．805-806頁（血液-脳脊髄液関門と血液-脳関門）．エルゼビア・ジャパン，東京，2010.
4) 西　克典（訳）：血液-脳脊髄液関門と血液-脳関門［早川弘一（監訳）：ガイトン臨床生理学］．788頁，医学書院，東京，1999.
5) 大槻純男：脳関門輸送の分枝機構と脳へのDDS．Drug Delivery System 21：102-110，2006.
6) Peele TL：Blood-Brain Barrier（Peele TL：The neuroanatomic basis for clinical neurology）．p69-72, McGraw-Hill, 1977.
7) 冨田　稔，武田英孝：血液脳関門．Clinical Neuroscience 21：873-879，2003.

Q.29 頭蓋内圧とはなんですか？　また、頭蓋内圧が高くなるとどうなるのですか？

頭蓋内圧（intracranial pressure；ICP）とは、頭蓋内腔（頭蓋骨の中）の圧をいいます。頭蓋内腔には脳組織、血液および髄液がありますが、これらのもともと存在する頭蓋内容物の容積がなんらかの原因で増えるか、あるいは新たに血腫や腫瘍などの塊（かたまり）（占拠性病変といいます）が加わることにより頭蓋内圧は高くなります。この頭蓋内圧が高くなった状態を

頭蓋内圧亢進（increased intracranial pressure；IICP）といいますが、具体的には、頭蓋内圧が 200 mmH₂O 以上のときに頭蓋内圧が高い（頭蓋内圧亢進）といいます。なお、頭蓋内圧は、一般に、腰椎穿刺による側臥位での髄液圧を指します。

では、頭蓋内容物の容積はどのようにして増えるのでしょうか？　第1は、**血液量の増加**です。すなわち、なんらかの原因により動脈血の炭酸ガス分圧（PaCO₂）が上昇すると脳の血管は拡張し、血液量が増加します。第2は、**髄液量の増加**です。つまり髄液路の狭窄・閉塞（例；腫瘍や血腫などにより）、髄液の吸収障害（例；くも膜下出血や髄膜炎により）や髄液の産生増加によるものです。第3は、**脳容積の増加、すなわち脳浮腫**です。脳浮腫については、119 頁の Q.25 をみてください。

なお、頭蓋内圧が亢進すると、Vital sign（生命徴候）（104 頁の Q.12）が変化します。また、頭蓋内圧が非常に高くなると、脳ヘルニア（cerebral herniation）が生じます（124 頁の Q.32）。

Q.30　頭蓋内圧が高くなるとどんな症状が出るのですか？―頭蓋内圧亢進症状―

頭蓋内圧（ICP）が高くなって出る症状を**頭蓋内圧亢進症状**といいます。頭蓋内圧亢進症状には、高血圧性脳出血や外傷性頭蓋内血腫などにより頭蓋内圧が急激に上昇した場合に起こる'**急性頭蓋内圧亢進症状**'と、脳腫瘍や慢性硬膜下血腫などにより頭蓋内圧がゆっくりと上昇した場合に起こる'**慢性頭蓋内圧亢進症状**'とがあります。

まず、急性の頭蓋内圧亢進症状から説明します。

急性頭蓋内圧亢進症状の症状には、①激しい頭痛、②噴出性嘔吐、③圧迫脈（緊張のある緩徐な脈）、④収縮期血圧の上昇、⑤呼吸の変化、⑥意識障害、⑦片麻痺の出現、⑧動眼神経麻痺（瞳孔不同や対光反射の減弱・消失）、⑨意識障害、などがあります。このうち、②の**噴出性嘔吐**（projectile vomiting）とは、嘔気を伴わずに突然噴出する嘔吐で、食事とは無関係に起こります。頭痛を伴うことがありますが、この場合頭痛は嘔吐の後で軽減します。

次は、慢性頭蓋内圧亢進症状についてです。**慢性頭蓋内圧亢進症状**には、ⓐ頭痛（特に、早朝頭痛）、ⓑ嘔気や嘔吐、ⓒうっ血乳頭、ⓓ外転神経麻痺、などがあります。このうち、ⓐの頭痛ですが、特に朝、目を覚ましたとき、すなわち**早朝頭痛**（early morning headache）（Q.31）が特徴です。

Q.31　なぜ早朝に頭痛が生じるのですか？

一般に、睡眠中には動脈血中の二酸化炭素は溜まりますが、朝方になればなるほど動脈血中の二酸化炭素は多く溜まります。動脈血中に二酸化炭素が溜まると、脳血管は拡張するので脳血液量は増加し頭蓋内圧は高くなります。この際、脳腫瘍などの占拠性病変があれば、この占拠性病変に増加した血液量が加わってさらに頭蓋内圧は高くなり、早朝に頭痛が生じることになります。

Q.32 脳ヘルニアとその種類について説明してください

　頭蓋内は小脳テントによりテント上腔とテント下腔に、またテント上腔は大脳鎌により左右に区画されています（6頁の図7の下図、14頁の図15）。また、後頭骨の底部には脊髄の延長である延髄が通っている大孔(だいこう)（大後頭孔）(foramen magnum)（5頁の図6の下図）と呼ばれる'穴'があります。

　なんらかの原因で頭蓋内圧が非常に高くなると、脳組織の一部が小脳テント間隙や大脳鎌の隙き間、あるいは大孔などから押し出されます。これが**脳ヘルニア**(cerebral herniation)ですが、この際、脳は圧の高い方から低い方へ向かって押し出されます。

　脳神経外科においては脳ヘルニアを起こさない、あるいはその徴候を早く発見することが大変重要であり、「脳神経外科の治療は脳ヘルニアとの戦いである」と言っても過言ではありません。

　では、脳ヘルニアにはどんな**種類**があるのでしょうか。脳ヘルニアには、いろいろありますが、重要なものは**中心性ヘルニア、鉤ヘルニアと小脳扁桃ヘルニア**の3つです（図15、図16）。

　まず、中心性ヘルニアから説明しましょう。**中心性ヘルニア**(central cerebral herniation)とは、**テント上の正中**やその近傍（傍正中）の占拠性病変（塊）、あるいは**両側性の病変**により頭蓋内圧が非常に高くなった場合に生じるもので、**まず、間脳**（視床と視床下部）が小脳テントに向かって押しつけられるために（図15の上図）、間脳の障害（症状）（表8）が出現します。そして、その後、障害は間脳から中脳、橋、延髄へと順次波及していき、最終的には死の転帰をとります。すなわち、中心性ヘルニアでは、障害は、間脳→中脳→橋→延髄へと進んでいきます（表8）。これに対して、**鉤ヘルニア**(uncal herniation)は、**テント上の外側**（正中から離れた部位）の占拠性病変により頭蓋内圧が非常に高くなった場合に生じるもので、側頭葉の'**鉤**(uncus)'が小脳テントの間隙から脱出します（図15の下図）。したがって、鉤ヘルニアでは、最初に、小脳テント縁に沿って走る動眼神経と大脳脚が圧迫されるので、**最初の症状は、病変と同側の瞳孔散大（動眼神経麻痺）と反対側の片麻痺**です。さらにヘルニアが進行していくと、障害は中脳から橋、延髄へと波及していき、最終的には死の転帰をとります。すなわち、**鉤ヘルニアでは、最初は動眼神経が障害**されますが、それ以降は、中心性ヘルニアと同様で、中脳→橋→延髄へと障害が進んでいきます。

　小脳扁桃ヘルニア(tonsillar herniation)とは、後頭蓋窩病変により後頭蓋窩内の圧が非常に高くなったときに、小脳扁桃が大孔に向かって押し出されるものをいい（図16）、**大孔ヘルニア**(foraminal herniation)とも呼ばれます。その症状は、血圧上昇、意識障害や呼吸停止ですが、延髄が圧迫されるので死に直結します。

〔中心性ヘルニア―前額断図―〕

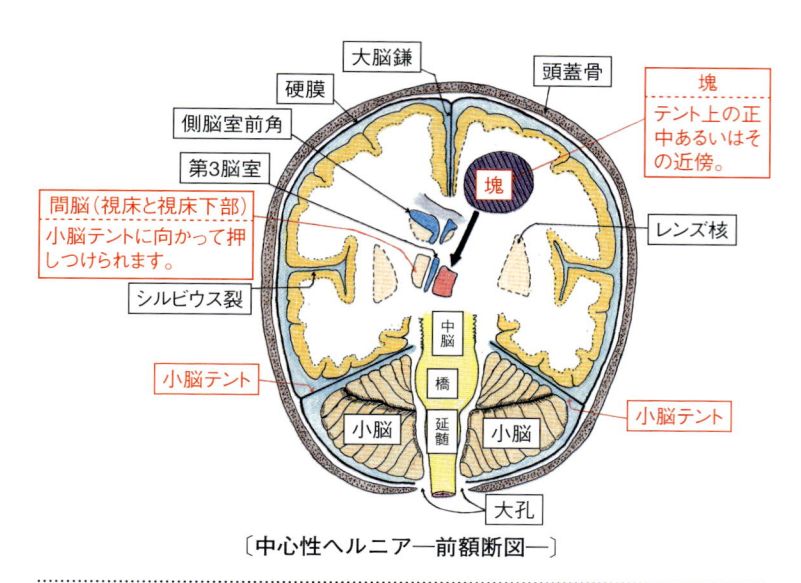

1. 中心性ヘルニアは、テント上の正中やその近傍の塊（占拠性病変）、あるいは両側性の病変により頭蓋内圧が非常に高くなった場合に生じます。
2. 最初に、間脳（視床と視床下部）が小脳テントに向かって押しつけられるために、間脳の症状が出現します。

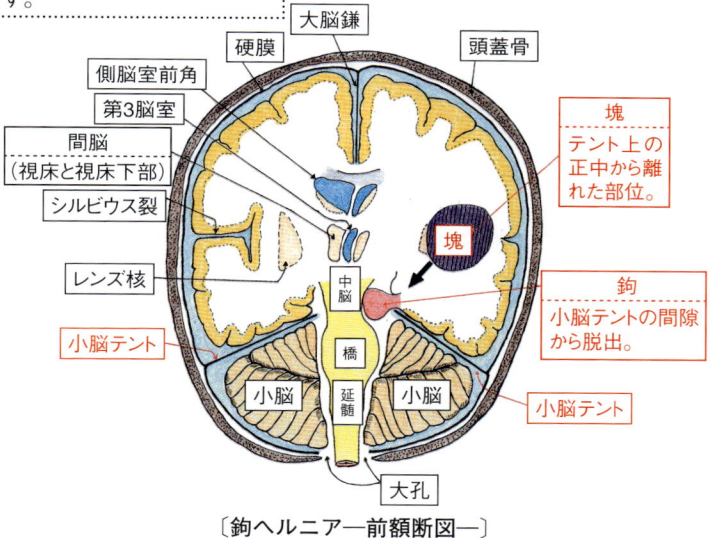

〔鉤ヘルニア―前額断図―〕

1. 鉤ヘルニアは、テント上の外側（正中から離れた部位）の占拠性病変（塊）により頭蓋内圧が非常に高くなった場合に生じます。
2. そして、鉤（側頭葉）が小脳テントの間隙から脱出します。

図 15. 中心性ヘルニアと鉤ヘルニア

表 8. 中心性ヘルニアにおける脳幹障害の進展とその症状(Plum ら，1986 を参考にして作成)

障害部位	主な症状
間脳障害(早期)	①意識状態；傾眠(日本式昏睡尺度でⅠ) ②瞳孔；縮瞳 ③対光反射；明るい光で反応あり ④呼吸状態；正常〜 Cheyne-Stokes 呼吸(過呼吸と無呼吸を規則的に繰り返す呼吸) ⑤痛み刺激で、払いのける動作 ⑥可逆的
間脳障害(晩期)	①意識状態；混迷(日本式昏睡尺度でⅡ) ②瞳孔；縮瞳 ③対光反射；明るい光で反応があり ④呼吸状態；Cheyne-Stokes 呼吸 ⑤痛み刺激で、無動あるいは**除皮質硬直**(上肢が屈曲し、下肢が伸展している姿勢) ⑥可逆的
中脳〜上部橋の障害	①意識状態；半昏睡 ②瞳孔；中等度散大で、正中位に固定 ③対光反射；なし ④呼吸状態；中枢性過呼吸(規則的で、深くて速い呼吸)、稀に、Cheyne-Stokes 呼吸 ⑤痛み刺激で、通常、無動。あるいは**除脳硬直**(上肢・下肢とも伸展している姿勢。全身は反り返り、また、上肢は回内を伴っている) ⑥通常、非可逆的
下部橋〜上部延髄の障害	①意識状態；昏睡 ②瞳孔；中等度散大で、正中位に固定 ③対光反射；なし ④呼吸状態；正常呼吸様(しばしば、正常より浅く速い)、または失調性呼吸(完全に不規則な呼吸) ⑤痛み刺激で無動 ⑥非可逆的
延髄の障害	①意識状態；昏睡 ②瞳孔；散大 ③対光反射；なし ④呼吸状態；あえぎ呼吸 ⑤痛み刺激で無動 ⑥非可逆的

↓は、障害の進展方向を示しています。

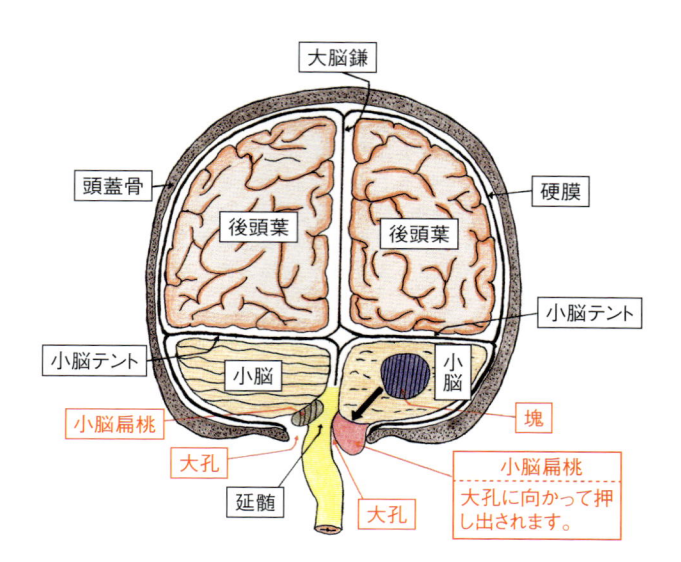

第 2 章 脳神経外科学を学ぶための一般的事項

図 16. 小脳扁桃ヘルニア（後方よりみた図）

1. 小脳扁桃ヘルニアは、後頭蓋窩病変（塊）により後頭蓋窩内の圧が非常に高くなったときに生じます。
2. そして、小脳扁桃が大孔に向かって押し出されます。
3. 大孔ヘルニアとも呼ばれます。

● 主要文献

1) Plum F, Posner JB：The diagnosis of stupor and coma. Davis, Philadelphia, 1986.

Q.33 遷延性意識障害（いわゆる植物状態）とはなんですか？　また、脳死と同じですか、それとも違うのですか？

　遷延性意識障害は脳死とまったく違います。その根本的な違いは、遷延性意識障害では脳幹機能は残っていますが、**脳死では脳幹を含む全脳の機能が不可逆的に喪失**しています。したがって、**脳死は、脳幹機能の残っている遷延性意識障害とはまったく異なった状態**です。

　では、遷延性意識障害とは、どんな状態をいうのでしょうか。

　遷延性意識障害（いわゆる**植物状態**）とは、脳血管障害、頭部外傷や低酸素脳症などによる重篤な脳損傷患者の脳幹機能（自律神経機能）は救急処置により戻ったのですが、依然として大脳半球（物事の判断や認識など）の高度な障害が続いてる、あるいは失われている状態をいいます。つまり、救急処置により急性期を乗り切ることができたのですが、慢性期になっても「意識が戻らない」状態をいいます。

　では、本邦における遷延性意識障害とは、**具体的には**どういう状態をいうのでしょうか？それは、**表 9** に掲げる **6 項目**を満たす状態が、いかなる医療の努力によってもほとんど改善することなく、**満 3 ヵ月以上経過**した場合をいいます。

　なお、失外套症候群や無動無言症という言葉がありますが、これらと遷延性意識障害とはほぼ類似の状態です。

127

表 9. 本邦における遷延性意識障害の具体的事項(鈴木ら, 1976)

①自力で移動できません。
②自力で摂食できません。
③糞尿は失禁状態です。
④目で物を追うことはできますが、認識はできません。
⑤「手を握れ」や「口を開けろ」などの簡単な命令には応ずることはありますが、それ以上の意思の疎通はできません。
⑥声は出しますが、意味のある発語はできません。

●主要文献

1) 鈴木二郎, 児玉 南海雄, 坂本哲也, ほか：植物状態患者. 神経研究の進歩 20：901-903, 1978.

Q.34 では、脳死について教えてください

脳死(brain death)とは、脳幹を含む全脳の機能の不可逆的喪失で、脳幹機能の残っている遷延性意識障害とはまったく異なった状態です。

脳死は臓器移植と無関係に起こり得ますが、心臓や肝臓などの移植は、心拍動のある脳死からの新鮮な臓器でなければ成功率は低く、脳死による臓器提供が必要となります。脳死を「人の死」と認めるかどうかについては議論がありますが、現在では臓器移植を前提とした場合に「脳死を人の死」と認めています。

ちなみに、**表10**に本邦における脳死判定の必須項目を掲げますが、法的脳死判定を実施するにあたっては、脳死判定の前提条件、脳死判定の除外例や生命徴候の確認が必要です。もちろん、臓器を提供する意思のない方、あるいは法的脳死判定に従う意思のないことを表示した方については、法的脳死判定は行いません。また、法的脳死判定に際しては、それぞれの学会専門医または認定医の資格をもち、かつ脳死判定に関して豊富な経験を有し、しかも臓器移植にかかわらない医師が2名以上で行わなければなりません。そして、少なくとも1名は第1回目、第2回目の判定を継続して行う必要があります。なお、法的脳死判定は2回行いますが、第2回目の脳死判定は、第1回目の脳死判定が終了した時点から6歳以上では6時間以上、6歳未満では24時間以上を経過した時点で行います。

表 10. 脳死判定の必須項目

①深昏睡
②自発呼吸の消失
③瞳孔散大、瞳孔固定
④脳幹機能（すなわち、対光反射、角膜反射、眼球頭反射、前庭反射、毛様脊髄反射、咽頭反射、咳反射）の消失
⑤平坦脳波

●主要文献

1) 横田裕行(班長)：法的脳死判定マニュアル. へるす出版, 東京, 2011.

Q.35 患者さんが脳神経外科の外来に来られた際、どのような手順で診断を進めていくのですか？

　まず、**問診**により病歴を聴取しますが、その際、どこが、どのように、いつから悪いのかを聞きます。病気によっては問診だけで概ね診断がつく場合があります。

　問診に次いで、**神経学的診察**を行います。神経学的診察では、意識状態（意識状態の評価法は 104 頁の Q.13）、脳神経系、運動系、感覚系や高次脳機能などの検査を行い、異常が脳にあるのか脊髄にあるのか、あるいは末梢神経なのかを判断し、おおよその病変部位を推測します。そのうえで**神経画像検査**［頭部エックス線単純撮影、脊椎エックス線単純撮影、コンピュータ断層撮影（computed tomography；CT）、磁気共鳴画像（magnetic resonance imaging；MRI）、脳血流検査など］、**神経生理学的検査**（筋電図検査や脳波検査など）や髄液検査などを行います。そして、問診を含めたこれらの検査所見を総合的に判断したうえで、疾患を診断します。また、全身状態をみるために血液学的検査も行います。

Q.36 脳神経外科疾患の一般的な治療法について教えてください

　脳神経外科疾患の治療には、保存的治療（手術を行わずに点滴や内服薬で治療する方法。放射線治療を含む）と外科的治療（手術）があります。まず、保存的治療から説明します。

　保存的治療には放射線治療や化学療法などがあります。まず放射線治療ですが、**放射線治療**には通常の放射線照射（標準的放射線治療）と、Gamma（γ）Knife（ガンマナイフ）や CyberKnife（サイバーナイフ）などの**定位放射線照射（stereotactic irradiation）**とがあります。γ Knife（ガンマ）は、各線源（コバルト）から出るγ（ガンマ）線を病巣に収束するようにつくられた装置で（図 17 の**上図**）、できるだけ正常な脳組織への被曝を避けて正確に病巣を照射し、開頭手術を行わずに治療するものです。適応症例は髄膜腫、下垂体腺腫、聴神経鞘腫や転移性脳腫瘍などの脳腫瘍や脳動静脈奇形で、大きさは平均直径 30 mm くらいまでが適応です。**CyberKnife** は、コンピュータ制御の多関節の工業用のロボットアームに小型の直線加速器（linear accelerator）（エックス線を病巣に照射する装置で、**リニアック**とも呼ばれています）が取り付けられた装置で（**図 17 の下図**）、動きの自由度が高く、病巣に対して多方向から集中的に照射することができ、複雑な形状の腫瘍に対しても比較的均一な照射が可能です。また、追尾システムがあるため照射中に患者が動いても、1 cm 以内の動きであればロボットが自動的に患者を追跡し、照射が可能です。頭蓋内疾患の適応症例は γ Knife と同じですが、分割照射（かける線量を分割して照射する方法）を行うことで、直径 30 mm 以上の脳腫瘍も治療することができます。また、γ Knife は頭蓋内の病変しか治療できませんが、CyberKnife は頭蓋内疾患や頚部疾患はもちろんのこと、肺癌、肝臓癌など体幹部疾患の治療も可能です。

　脳腫瘍に対してはさまざまな抗悪性腫瘍薬を投与します（**210 頁**）。

　頭蓋内圧の高い症例に対する保存的治療として、高張液（マンニトール、グリセオール）の点滴静脈注射や副腎皮質ステロイドの静脈内注射があります。その他の保存的治療として、細菌感染に対しては抗菌薬の投与、てんかん（痙攣発作）に対しては抗てんかん薬を投与します。

次に、手術的治療ですが、**手術的治療**には**開頭手術**と**血管内手術**があります。まず、開頭手術について述べます。手術する頭皮の部分を消毒し、皮膚を切開します。頭皮を切開後穿頭器で頭蓋骨に穴を開け、穴に頭蓋骨を切る特殊な機械(のこぎりのようなもの)を挿入して頭蓋骨を切っていきます。次いで頭蓋骨を持ち上げて除去し、硬膜を切開し翻転します。すると、くも膜を通して脳がみられます。その後の操作は、各疾患により異なり、脳を切開して深部の腫瘍に到達して除去したり、あるいはくも膜下槽を切開して脳動脈瘤に接近して処置したりします。なお、頭蓋内圧の高い症例に対しては、骨片を除去する**外減圧術**や脳の一部を除去する**内減圧術**を併用します。また、水頭症合併例に対しては、脳室ドレナージ(ventricular drainage)(154頁の図12の上図)や脳室腹腔シャント(ventriculo-peritoneal shunt；V-P shunt)(154頁の図12の下図)を行い、頭蓋内圧を制御します。

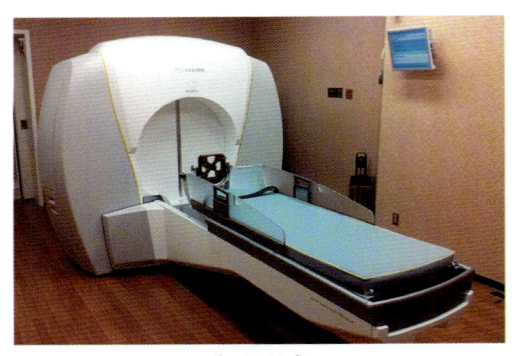

〔γKnife〕
(東京女子医科大学先端生命医科学研究所 伊関 洋教授のご厚意による)

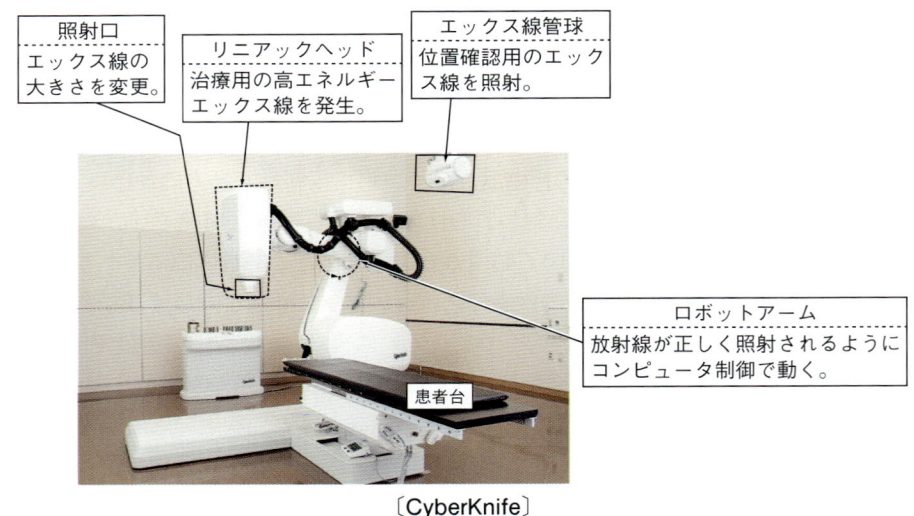

照射口：エックス線の大きさを変更。
リニアックヘッド：治療用の高エネルギーエックス線を発生。
エックス線管球：位置確認用のエックス線を照射。
ロボットアーム：放射線が正しく照射されるようにコンピュータ制御で動く。
患者台

〔CyberKnife〕
(東京石心会新緑脳神経外科 太田誠志院長のご厚意による)

CyberKnifeには追尾システムがあるため、照射中に患者が動いても照射は可能です。

図 17. γKnife と CyberKnife

血管内手術（intravascular, or endovascular surgery）は、血管内に挿入したカテーテルを介して病変を治療するもので、カテーテルを挿入する動脈としては、通常、大腿動脈が用いられます。そして、大腿動脈より挿入したカテーテルを目的の部位（頚部や脳の動脈）まで進めていき、各疾患に応じた治療を行います。

【隠れ家】

第3章 脳血管障害

I 総　説

Q.1　脳の血管の病気を説明してください ― 脳血管障害 ―

　脳血管障害とは、脳を灌流している血管が破れたり、細くなったり、あるいは詰まったりして、脳の働きが悪くなる病気をいいます。

　脳血管が破れると出血をきたしますが、この際脳の中に出血する場合（脳内出血、脳出血）と、くも膜下腔に出血する場合（くも膜下出血）とがあります。

　血管が細くなることを**狭窄**といい、詰まってしまうことを**閉塞**といいますが、脳血管の狭窄や閉塞が起こると**脳梗塞**が生じます。**脳梗塞**とは、脳動脈の狭窄や閉塞により、その動脈が支配している領域の脳組織が血流不足に陥り、脳の一部に虚血性壊死をきたすものをいいます。**虚血**（きょけつ）とは、動脈の狭窄や閉塞により、動脈血の量が減少した状態をいい、**乏血**（ぼうけつ）ともいいます。

　脳血管障害では、通常、症状が急激に出るのが特徴です（'急激発症'といいます）（**98頁の図1の左図**）。例えば、ある日突然、手足が動かなくなった（動きにくくなった）、言葉が急に出にくくなったなど、です。

　なお、'**脳卒中**'という言葉がありますが、脳卒中の'**卒**'の訓読みの1つは'にわか'で、'**突然に**'の意味です。また、脳卒中の'**中**'の訓読みの1つは'あた（る）'で、'**自分の身に何かが及ぶ**'という意味です。したがって、**脳卒中**とは、「突然、脳の病気が自分の身に及ぶ」ことを意味し、突発する脳の疾患を広く指しますが、一般には、脳血管障害（脳梗塞、脳出血やくも膜下出血のすべてを含む）と同義語として使われます。なお、**脳溢血**（いっけつ）は脳出血のことです。

Q.2　脳卒中ではどのような症状が出たときに病院を受診すればよいのですか？

　一般の方が、脳卒中の症状を正しく理解することが大切です。そのために、米国脳卒中協

表1．米国脳卒中協会による一般市民向けの脳卒中警告徴候と症状
　　　（American Stroke Association）

【'F. A. S. T.'*と呼ばれる症状・徴候】（図1）
①片方の顔が垂れ下がる、あるいはしびれる。 　・・・笑って、片方の顔のゆがみはありませんか？ ②片方の手が動かない、あるいはしびれる。 　・・・両手を挙げて、片方の腕が落ちませんか？ ③言葉が不明瞭である。 　・・・話すことができますか？、あるいは理解するのが困難ですか？ ④これらの症状を自覚したら直ちに救急車を呼び、病院へ搬送してもらってください。 　（* 'F. A. S. T.' の 'F' は Face、'A' は Arm、'S' は Speech、'T' は Time）
【'F. A. S. T.' 以外の症状・徴候】
ⓐ突然、足がしびれる、あるいは動かない。 ⓑ突然、混乱したり、理解力が悪くなる。 ⓒ突然、片方あるいは両方の目で物が見にくくなる。 ⓓ突然、歩きにくくなる、めまい（ふらつき）が起こる、バランスがとれなくなる、あるいは協同運動ができなくなる。 ⓔ突然、原因不明の激しい頭痛が起こる。

会では**一般市民向けに脳卒中の警告徴候・症状**(stroke warning signs and symptoms)を挙げ(**表1**)、これらの徴候や症状があれば、起こった時間を正確に記録するとともに、直ちに病院を受診するように勧めています。英語ですが、皆さんも'**FAST**'を覚えておけばいいと思います。

　ちなみに、東京都脳卒中医療連携協議会(東京都福祉保健局)より、「脳卒中の早期発見・早期治療と再発予防のためのポスター」がありますので、インターネットよりアクセスし、ご覧になってください。FASTの日本版といったところです。また、厚生労働省の脳卒中のホームページもありますので一読してください。

〔顔のゆがみ(F)〕　　　〔片方の上肢が動かない(A)〕

〔言葉が不明瞭(S)〕

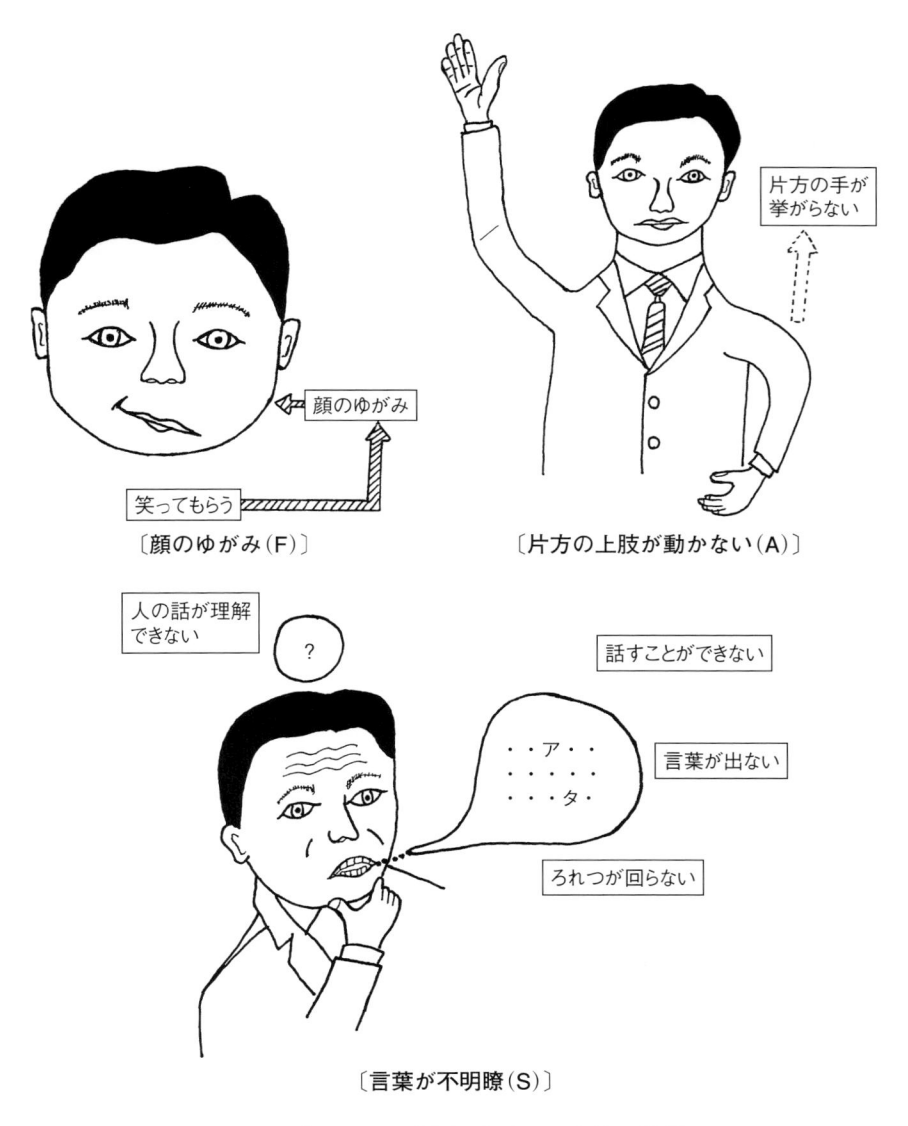

図 1. 'F. A. S. T.'*と呼ばれる症状・徴候

●主要文献

1) 雨宮志門, 片山泰朗：症候学的特徴. Clinical Neuroscience 25(6)：651-653, 2007.
2) American Stroke Association：Stroke warning signs and symptoms. http://www.strokeassociation.org/

Q.3 脳動脈は頭蓋内のどの部分を走るのですか？

脳の主幹動脈（脳の表面を走る比較的太い動脈で、'幹'となる動脈）は、**くも膜下腔を走ります**が（図2、13頁の図14の**右図**参照）、**穿通枝動脈**はくも膜下腔を通りません。穿通枝動脈とは、主幹動脈から分岐し脳実質内に入る細い動脈のことをいいます。

脳動脈瘤は主幹動脈に発生するので、破裂すると**くも膜下出血**となり、穿通枝動脈の分枝の細動脈が破綻すると**脳内出血**となります。

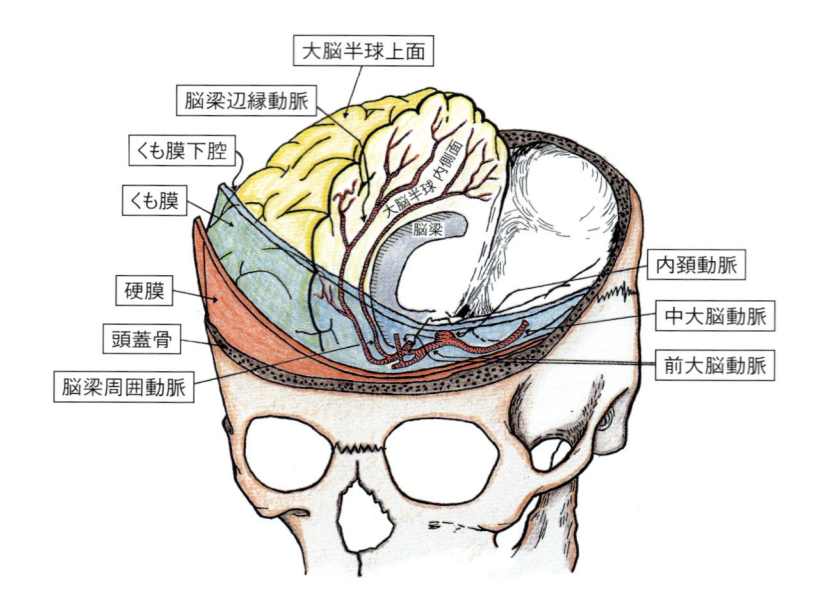

図 2. 脳の主幹動脈の走行
(Osborn, 1980を参考にして作成)

主幹動脈は、くも膜と軟膜との間、すなわち、くも膜下腔を走ります。

●主要文献

1) Osborn AG：Introduction to cerebral angiography. Harper & Row, Philadelphia, 1980.

Q.4 動脈壁の構造を教えてください

動脈壁の基本的構造は、血管内腔側から内膜、中膜、および外膜からなり、その間は弾性板により分けられています（**図3**）。**内膜**は内皮細胞、内皮下組織（疎性結合組織）とそれを包む基底膜からなり、**中膜**は平滑筋（細胞）と弾性線維、**外膜**は疎性結合組織からなります。なお、**弾性板**に関してですが、①内弾性板は内膜に属する、あるいは②内弾性板として独立しているなど、また、外弾性板においても、ⓐ外弾性板は中膜に属する、ⓑ外弾性板として独

立している、あるいは©外膜に属するなど、これらの扱いが成書により異なっています。本書では、わかりやすくするため、内弾性板および外弾性板を独立して扱うことにします。

一方、脳動脈ですが、**頭蓋内の脳動脈壁**は、体動脈と同様に内膜、中膜および外膜からなり、内弾性板はありますが、外弾性板はありません。また、中膜は平滑筋からなる筋層で、ほとんど弾性線維はなく薄いです。さらには、内膜には内皮下組織はなく、内皮細胞の直下は内弾性板であり、外膜も薄いです。

動脈は、その構造からも分類されます。すなわち、弾性動脈、筋性動脈および混合型動脈の3つに分けられます。**弾性動脈**とは中膜に多量の弾性線維を含むもので、内膜は厚いですが、内弾性板は目立たず、また、明確な外弾性板も認められません。このタイプには、大

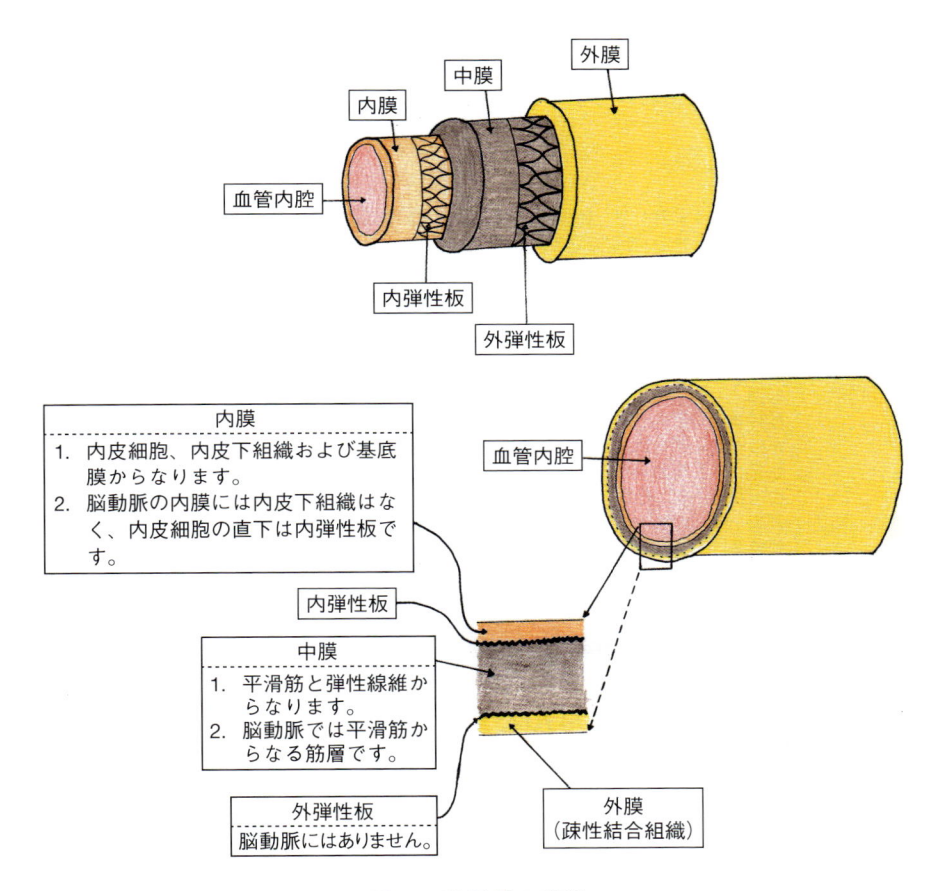

図 3．動脈壁の構造

1．動脈壁の基本構造
　ⓐ血管内腔側から内膜、中膜（平滑筋と弾性線維）、および外膜からなります。
　ⓑ内膜と中膜との間には内弾性板、中膜と外膜との間には外弾性板があります。
2．脳動脈壁
　脳動脈壁も内膜、中膜および外膜からなりますが、
　ⓐ中膜は平滑筋からなる筋層で、ほとんど弾性線維はありません。
　ⓑ外弾性板はありません。
　ⓒ外膜は薄いです。

動脈、肺動脈、腕頭動脈、総頸動脈、鎖骨下動脈や総腸骨動脈（上部）などが属します。このタイプの動脈の役割は血液の輸送なので、**伝導型動脈**とも呼ばれます。**筋性（筋型）動脈**とは中膜の平滑筋の発達がよいものをいいますが、弾性動脈と異なり内皮細胞の直下には内弾性板があり、中膜は弾性成分に代わって平滑筋線維を多く含むようになります。また、外弾性板は不明瞭です。この筋性動脈には、弾性動脈以外で固有の解剖学名をもつ動脈が属します。具体的には、上腕動脈、橈骨動脈、大腿動脈、膝窩動脈や脳動脈などです。このタイプの動脈は、体内の各組織に血液を必要に応じて分配する機能をもっているので**分配型動脈**とも呼ばれます。なお、体動脈の筋性動脈には内弾性板と外弾性板がありますが、上に述べたように、脳動脈には外弾性板はなく、弾性線維はほぼ内弾性板のみに集中しています。**混合型動脈**とは弾性動脈と筋性動脈の移行領域の動脈で、弾性動脈と筋性動脈の中膜の特徴が混じり合った部位が存在します。このタイプには外頸動脈、腋窩動脈や総腸骨動脈（下部）などが含まれます。

●主要文献

1) 相磯貞和：動脈の型．動脈壁の構造［相磯貞和（訳）：diFiore 人体組織図譜］．175 頁，南江堂，東京，2011．
2) 藤本　淳：動脈［渡辺陽之輔，鈴木昭男（編）：人体組織学 3．脈管，血液・リンパ系］．44-74 頁，朝倉書店，東京，1996．
3) 藤本勝邦：脳循環の形態．川崎医会誌 37：19-29，2011．
4) 伊藤　隆，阿部和厚：動脈［伊藤　隆（著），阿部和厚（改訂）：組織学］．173-179 頁，南山堂，東京，2011．
5) 金子　丑之助：動脈［金子　丑之助（著）：日本人体解剖學　第三巻］．6-9 頁，南山堂，東京，1961．
6) 増岡　徹，林　央周，堀　恵美子，ほか：頭蓋内外内頸動脈の血管構造に関する検討．臨床解剖研究記録 8：6-7，2008．
7) 松村讓児：血管の構造［松村讓児（著）：イラスト解剖学］．155 頁，中外医学社，東京，2003．
8) 水谷　徹：弾性動脈と筋性動脈．脳神経外科速報 19(2)：162-163，2009．
9) 水谷　徹：脳動脈の内膜と動脈硬化．脳神経外科速報 19(5)：530-531，2009．
10) 小川和朗，溝口史郎：血管壁の構造と機能［小川和朗，溝口史郎（編著）：組織学］．263-268 頁，文光堂，東京，1993．
11) 澤田　元，佐藤　宏，大野伸一，ほか：動脈系［澤田　元，佐藤　宏，大野伸一，ほか（訳）：機能を中心とした図説組織学］．157-159 頁，医学書院，東京，2009．
12) Stary HC, Blankenhorn DH, Chandler AB, et al：A definition of the intima of human arteries and of its atherosclerosis-prone regions：A report from the committee on vascular lesions of the Council on arteriosclerosis, American Heart Association. Circulation 85：391-405, 1992.
13) 上野高浩：血管構造から見たリスク因子の違いとその管理．日本医事新報 4492：52-55，2010．

Q.5　Willis 動脈輪とはなんですか？

Willis 動脈輪（ウィリス）とは、脳底部にある両側の内頸動脈系と椎骨脳底動脈系を結ぶ多角形の動脈輪のことです。すなわち、左右の前大脳動脈水平部とそれを連絡する 1 本の前交通動脈、左右の内頸動脈、左右の後大脳動脈近位部、および左右の後交通動脈でつくられる多角形の動脈輪です（88 頁の図 58）。Willis 動脈輪は、脳を支配している主要な動脈の 1 本が閉塞したときに側副血行路として重要な働きをします。

脳動脈瘤は、ほとんどがこの Willis 動脈輪前半部（内頸動脈領域）に発生し、後半部（椎骨脳底動脈領域）に発生することは稀です。Willis 動脈輪は、もちろん、くも膜下腔にあります。Willis 動脈輪は、また、**大脳動脈輪**とも呼ばれます。

Q.6 脳卒中患者の重症度を評価する方法があれば教えてください

脳卒中患者の重症度評価法としてはRankin Scale（ランキン尺度）が有名です。表2に**改変ランキン尺度（modified Rankin Scale）**を掲げますが、初期（original）のランキン尺度（Rankin Scale）と改変ランキン尺度（modified Rankin Scale）との違いは、初期のランキン尺度には「Grade 0」がないだけで、残りのGrade 1～5は同じです。

表 2. 改変ランキン尺度 Modified Rankin Scale (van Swieten ら, 1988)

重症度	基準徴候
0	まったく症状はない。
1	①症状はあるが、有意な障害はない。 ②通常の職務や活動は、すべて可能。
2	①軽度障害 ②以前の活動をすべて行うことはできないが、介助なしで自分自身の世話をすることが可能。
3	①中等度障害 ②いくらか助けが必要であるが、介助なしで歩行可能。
4	①やや高度障害 ②介助なしで歩行は不能で、また介助なしで必要な自分自身のからだの世話をすることができない。
5	①高度障害 ②寝たきり、失禁状態で、絶えず介護や注意が必要。

●主要文献

1) van Swieten JC, Koudstaal PJ, Visser MC, et al：Interobserver agreement for the assessment of handicap in stroke patients. Stroke 19：604-607, 1988.

II くも膜下出血 Subarachnoid hemorrhage（SAH）

Q.1 くも膜下出血とはなんですか？

　　くも膜下出血とは、くも膜下腔という'腔'に出血する病気をいいます。**くも膜**（arachnoid）とは、脳を覆っている3枚の膜（髄膜といいます）の1つです。**髄膜**（meninx）には、頭蓋骨側から硬膜（dura mater）、くも膜および軟膜（pia mater）がありますが（13頁の図14）、くも膜と軟膜との間を**くも膜下腔**（subarachoid space）といい、髄液という液体が流れています（94頁の図64）。ちなみに、軟膜は脳表面を覆っています。

　　くも膜下出血をきたす原因はいろいろありますが、**脳動脈瘤の破裂によることが最も多い**のです。**くも膜下出血という用語は総称**ですので、くも膜下出血＝破裂脳動脈瘤ではありません。上に述べたように、くも膜下出血の原因のほとんどが脳動脈瘤の破裂ですので、くも膜下出血≒破裂脳動脈瘤ということにはなりますが……。

Q.2 くも膜下腔に出血するとどのような症状が出るのですか？― 症状 ―

　　くも膜下腔に血液が混じると、すなわちくも膜下出血をきたすと、**激しい頭痛**（「ハンマーで殴られたような頭痛」とか、「今まで経験したことのないような頭痛」、と表現されます）、**嘔気・嘔吐**、**意識障害**や**髄膜刺激症状**をきたします。**髄膜刺激症状**とは、項部硬直やKernig徴候などです（284頁のQ.3）。

　　先に述べたようにくも膜下出血は、くも膜下腔、すなわち脳実質外の出血なので、運動麻痺や失語症などのいわゆる脳の局所神経症状はみられません。ちなみに、**局所神経症状**とは、障害された脳の部位による症状をいいます。例えば、「前頭葉の運動野が障害されたら運動麻痺をきたし」、「言語野が障害されれば失語症をきたす」、などです。

Q.3 くも膜下出血の診断はどのようにするのですか？― 診断 ―

　　問診や神経学的所見により'くも膜下出血'が疑われたら、まず単純CTを撮ります。

　　単純CTでは、頭蓋底部の脳槽（くも膜下腔の広くなった部位）やくも膜下腔が白くなっています（**高吸収域**といいます）（図4の**左図**）。くも膜下出血を発症してから時間が経っている場合には、単純CTで所見のみられないことがあります。この場合には、MRIのFluid-attenuated inversion recovery（FLAIR）画像を撮ります。MRIの**FLAIR画像**とは、脳脊髄液からの信号を抑制し、かつ強いT2強調画像を得ることのできる撮像法で、くも膜下腔に血液があれば、発症から数日間経過していても**高信号**（域）として描出されます（図4の**右図**）。

　　その他、くも膜下出血の診断は腰椎穿刺でも可能です。すなわち、髄液が血性かXanthochromiaであれば、くも膜下出血と診断できます。但し、頭蓋内圧が高いときに腰椎穿刺を行ってはいけません。**禁忌です!!** また、MRI出現後、腰椎穿刺はほとんど行われなくなりました。ちなみに、**Xanthochromia**とは髄液の色が黄色化している状態をいい、平均3～4週間持続します。

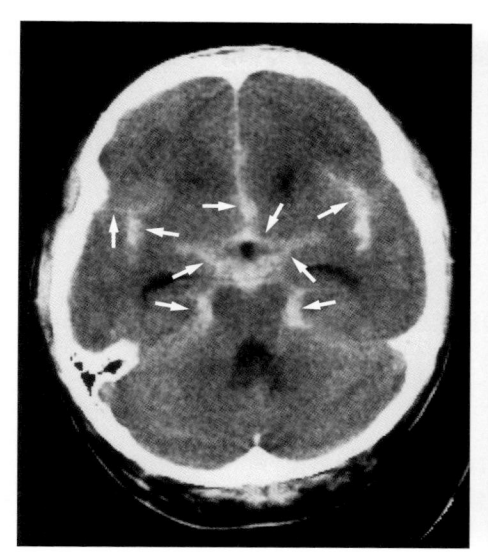

第3章 脳血管障害

〔単純CT〕
(窪田 惺：脳血管障害を究める．永井書店，2009より許可を得て転載)

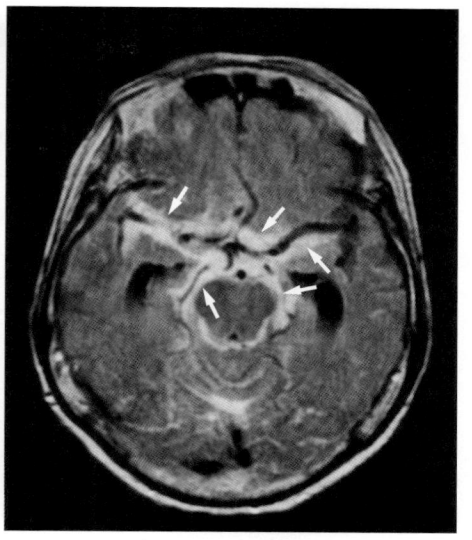

〔MRI FLAIR画像〕
(窪田 惺：脳神経外科ビジュアルノート．金原出版，2009より許可を得て転載)

1. 脳底部(頭蓋底部)のくも膜下腔が高吸収域を呈しています(→)。つまり、くも膜下出血の所見です。
2. ちなみに、エックス線CTで白く見える部位を'高吸収域'といいます。

1. 脳底部のくも膜下腔が高信号を呈しています(→)。つまり、くも膜下出血の所見です。
2. ちなみに、MRIで白く見える部位を'高信号域'といいます。

図 4. くも膜下出血の単純CTとMRI

Q.4 くも膜下出血の重症度分類とはなんですか？― 重症度分類 ―

　脳動脈瘤破裂によるくも膜下出血患者の重症度は予後を知るうえで大変重要です。重症度分類でよく用いられているのは、Hunt & Kosnik の分類です（表3）。
　なお、重症度を規定する因子として重要なのは、一般に、患者さんの意識状態です。意識が悪ければ悪いほど予後は不良です。

表 3. Hunt and Kosnik の重症度分類 (Hunt ら, 1974)

重症度 (Grade)	基準徴候 (Criteria)
Grade 0	非破裂例
Grade Ⅰ	意識清明で、無症状か、ごく軽度の頭痛、項部硬直のあるもの。
Ⅰa	意識清明で、急性期の脳症状や髄膜症状はないが、固定した神経脱落症状のあるもの。
Grade Ⅱ	意識清明で、中等度か強い頭痛、項部硬直はあるが、脳神経麻痺以外の神経脱落症状のないもの。
Grade Ⅲ	意識は傾眠状態で、錯乱、あるいは軽度の局所神経症状のあるもの。
Grade Ⅳ	意識は昏迷状態で、中等度から重篤な片麻痺があるもの。早期の除脳硬直や自律神経障害を認めることがあるもの。
Grade Ⅴ	深昏睡状態で除脳硬直を示し、瀕死の様相を示すもの。

（付）下記を認めるときには重症度(grade)を1段階悪い方に移す。
　　ⓐ 重篤な全身疾患（例；高血圧、糖尿病、高度の動脈硬化、慢性肺疾患）のある場合。
　　ⓑ 脳血管造影で著明な脳血管攣縮を認める場合。

●主要文献

1) Hunt WE, Kosnik EJ：Timing and perioperative care in intracranial aneurysm surgery. Clinical Neurosurgery 21：79-89, 1974.

Q.5 くも膜下出血の患者さんの治療はどうするのですか？― 治療 ―

　くも膜下出血そのものを治療するのではありません。Q.1（140頁）で述べたように、'くも膜下出血' は総称であり、くも膜下出血の原因を探さなければなりません。くも膜下出血の原因があれば、その原因を治療します。例えば、くも膜下出血の原因が脳動脈瘤の破裂であれば、破裂脳動脈瘤の治療を行います（153頁の Q.8）。
　どのような検査をしても、くも膜下出血の原因がみつからない場合がありますが、その場合には、頭痛に対する治療や頭蓋内圧亢進に対する治療、いわゆる対症療法を行います。

Ⅲ 脳動脈瘤 Cerebral aneurysm

1. 概　説

Q.1 動脈瘤にはどのような種類があるのでしょうか？― 動脈瘤の分類 ―

　動脈瘤は、その**形状**からは囊状動脈瘤と紡錘状動脈瘤に分けられます。**囊状動脈瘤**は、動脈が局所的に袋状（こぶ状）に拡張しているものをいい、**紡錘状動脈瘤**は、外見上、動脈壁全体が紡錘状に、かつ短い距離で左右対称性に拡張しているもので、形態学的に明らかな動脈瘤頸部（neck）をもっていません（図5）。

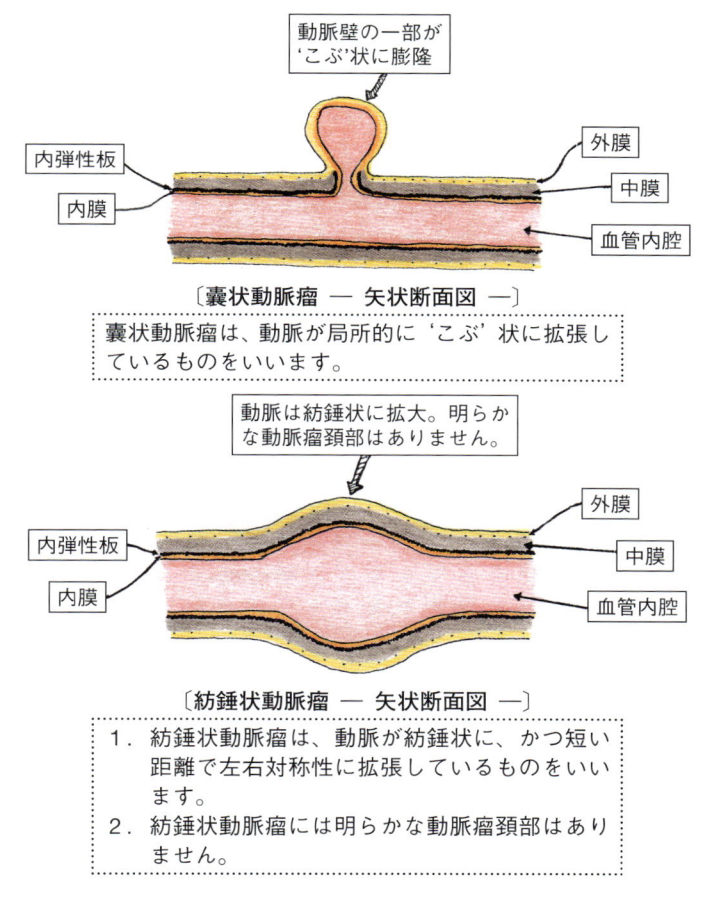

図 5. 動脈瘤の形状分類

動脈瘤壁の形態からは(**病理組織学的**)、通常、真性、仮性および解離性動脈瘤に分けられます(**図6**)。

まず、真性動脈瘤から説明します。**真性動脈瘤**(true aneurysm)は、本来の動脈壁の構成成分が保たれているものをいいます(**図6**の**左上図**)。基本的に動脈壁の3層構造を残していますが、中膜が消失している場合もあります。真性動脈瘤には、嚢状動脈瘤、紡錘状動脈瘤や、次に述べる解離性動脈瘤が属します。

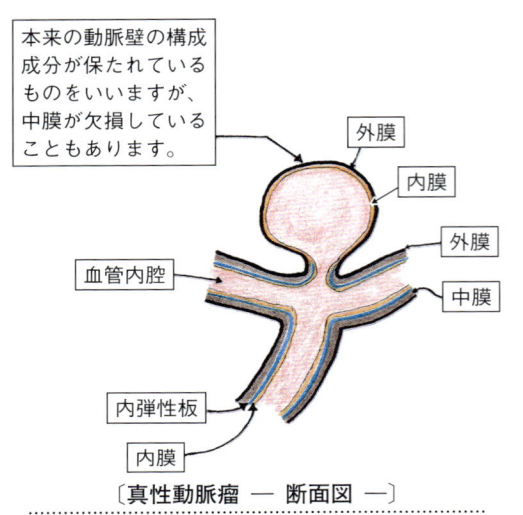

〔真性動脈瘤 ― 断面図 ―〕

1. 真性動脈瘤は、本来の動脈壁の構成成分が保たれているものをいいます。
2. 図は、中膜が欠損しているものを示してあります。

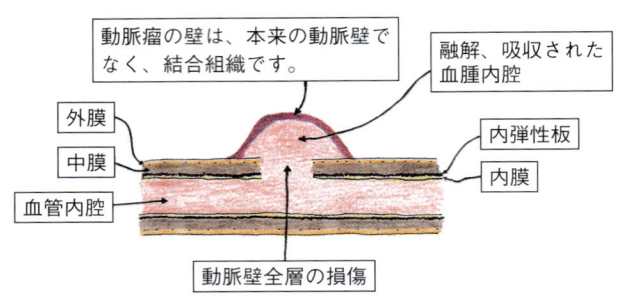

〔仮性動脈瘤 ― 矢状断面図 ―〕

1. 仮性動脈瘤は、動脈壁の完全断裂により周囲組織に形成された血腫が被包化され、融解、吸収された血腫内腔と本来の動脈内腔とが交通しているものをいいます。
2. 仮性動脈瘤の壁は本来の動脈壁ではなく、結合組織です。つまり、動脈壁成分はありません。
3. 動脈瘤の頸部はありません。

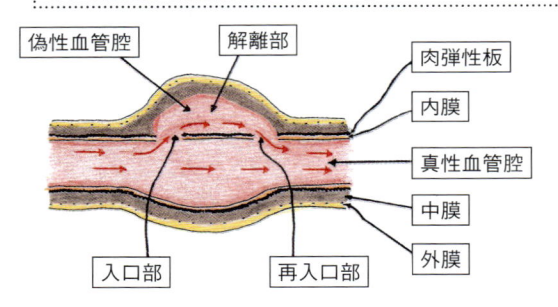

〔解離性動脈瘤 ― 矢状断面図 ―〕

1. 解離性動脈瘤は動脈壁内に流血が侵入しているものをいいます。
2. 図は、内膜および内弾性板が断裂し、中膜が正常なタイプを示してあります。
3. 解離部を偽性血管腔(偽腔)といいます。これに対して、本来の血管腔は真性血管腔(真腔)と呼ばれます。
4. 入口部(entry)のみ有するものと、入口部のみならず再入口部(re-entry)も有しているものがあります。
(＊)→は、血流の方向を示しています。

図6. 動脈瘤の病理組織学的分類

次に解離性動脈瘤ですが、解離性動脈瘤は真性動脈瘤の1型です。**解離性動脈瘤**（dissecting aneurysm）は、なんらかの原因により内膜および内弾性板に亀裂が生じ、その結果灌流している血液（流血）が動脈壁内に流入し、動脈壁間を押し広げること（解離）により動脈壁が膨らみ、形成されるものをいいます（**図6の下図**）。解離のされ方には、①内弾性板のみが断裂し中膜はほとんど正常のもの、②流血が中膜内部に侵入しているもの、③中膜が完全に断裂し外膜一層となっているもの、の3つがあります。なお、解離性動脈瘤において、本来の血管腔を**真性血管腔**（**真腔**）（true lumen）といい、解離した部分を**偽性血管腔**（**偽腔**）（false lumen）といいます。そして、本来の血管腔（真腔）から解離部（偽腔）へ血流が入り込む部位を**入口部**（entry）、解離部（偽腔）から本来の血管腔（真腔）へ血流が流れ込む部位を**再入口部**（re-entry）といいます（**図6の下図**）。ちなみに、解離性動脈瘤は、形状分類では紡錘状動脈瘤に属します。

最後は、仮性動脈瘤です。**仮性動脈瘤**（false aneurysm）とは、動脈壁の完全破綻（動脈壁全層の損傷）により周囲組織に形成された血腫が被包化され、融解、吸収された血腫内腔と本来の動脈内腔とが交通しているものをいいます（**図6の右上図**）。すなわち、仮性動脈瘤の壁は本来の動脈壁ではなく、血腫の外層が器質化した結合組織です。つまり、動脈壁成分をもっていません。また、動脈瘤の頚部もありません。外傷性脳動脈瘤は仮性脳動脈瘤の代表です。仮性動脈瘤は**偽性動脈瘤**（pseudoaneurysm）とも呼ばれますが、偽性動脈瘤という言葉は、しばしば外傷によって生じた場合に用いられます。

その他、**原因による分類**もあります。すなわち、先天性（先天的に中膜が欠損）、動脈硬化性、外傷性や細菌性などです。

●主要文献

1) 石津明洋：動脈瘤［笠原正典，石倉　浩，佐藤昇志（編）：器官病理学］．219-220頁，南山堂，東京，2013．
2) 郭　隆璨：脳動脈瘤［郭　隆璨（著）：視て学ぶ脳神経外科学］．350-367頁，診断と治療社，東京，1990．
3) 國安弘基：動脈瘤［小西　登（編）：イラストとエッセンス　わかる病理学］．102-103頁．恒心社，埼玉県さいたま市，2007．
4) 水谷　徹：解離性脳動脈瘤．Clinical Neuroscience 31(4)：424-427，2013．
5) 田部井　亮：動脈瘤［横山　武，福西　亮，綿貫　勤，ほか（編）：現代の病理学（各論）］．75-76頁，金原出版，東京，1988．
6) 上田真喜子：動脈瘤［澤井高志，内藤　眞，名倉　宏，ほか（編）：エッセンシャル病理学］．213頁，医歯薬出版，東京，2000．

Q.2　脳動脈瘤とはなんですか？

脳動脈瘤とは、動脈壁の一部が異常に拡大しているものをいいます（143頁の**図5**）。

脳動脈瘤にも囊状、紡錘状、解離性がありますが、通常、**脳動脈瘤といった場合、囊状脳動脈瘤のことを指します**。囊状脳動脈瘤の壁は、通常、内膜あるいは外膜はありますが、内弾性板および中膜はみられません（途絶しています）。

●主要文献

1) 水谷　徹：未破裂囊状脳動脈瘤．脳神経外科速報 19(7)：770-771，2009．

Q.3 脳動脈瘤はどのようにしてできるのでしょうか？

　脳動脈瘤の発生原因は不明ですが、通常、動脈が枝分かれする部位（**分岐部**といいます）に発生します（図7）。なぜか、この分岐部の動脈壁には中膜が欠損しており、内膜と外膜からなります。筋層である中膜がないので、動脈の圧（血圧）が長年にわたって加わることにより、この部分が膨れあがり動脈瘤が形成されると考えられています。このように脳動脈瘤の壁には中膜がないので、破れやすい状態にあります。例えば、血圧が急に上昇したときには、脳動脈瘤の壁が堪え切れず破れます。

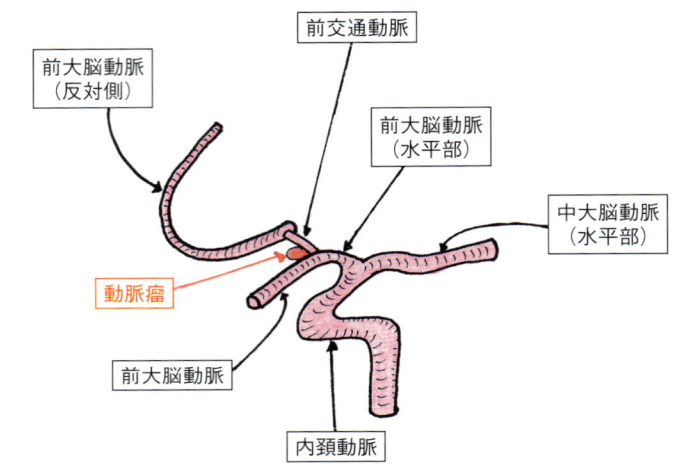

〔前交通動脈瘤 ― 斜め横からみた図 ―〕

〔内頚動脈先端部動脈瘤 ― 横からみた図 ―〕　〔内頚動脈・後交通動脈瘤 ― 横からみた図 ―〕

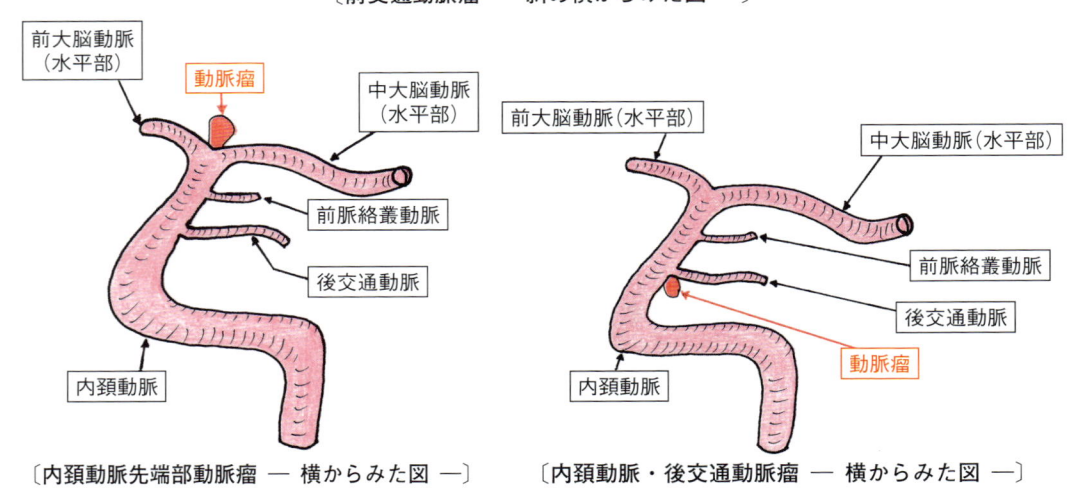

図 7．嚢状脳動脈瘤のいろいろ

囊状脳動脈瘤は、動脈が枝分かれする部位、すなわち分岐部に発生しやすいです。

Q.4 脳動脈瘤が破れるとどうなるのですか？

　脳動脈瘤は、通常、主幹動脈といって脳の底部（頭蓋底部）を走る太い動脈に発生します。この頭蓋底部を走る主幹動脈はくも膜下腔にあるので（136頁の図2）、脳動脈瘤が破れると'**くも膜下出血**（subarachnoid hemorrhage；SAH）'をきたします。

Q.5 脳動脈瘤の名前は発生している脳動脈の名前で呼ぶのですか？

　その通りです。例えば、前大脳動脈が前交通動脈と連結する部分（枝分かれする部分）に動脈瘤ができた場合には**前交通動脈瘤**（anterior communicating artery aneurysm）といい（図7の**上図**）、内頚動脈が後交通動脈を分岐する部分に動脈瘤ができた場合には**内頚動脈・後交通動脈瘤**（internal cerebral artery-posterior communicating artery aneurysm）といいます（図7の**右下図**）。また、中大脳動脈に動脈瘤ができた場合ですが、中大脳動脈は大脳外側溝（シルビウス裂）に入る部分で通常、2本あるいは3本（1本のこともあります）に枝分かれしますが、動脈瘤はこの分岐部にできます。それで、中大脳動脈分岐部動脈瘤と呼ぶことになるのですが、ほとんどが、この分岐部に発生しますので、単に**中大脳動脈瘤**（middle cerebral artery aneurysm）と呼びます。

　さらには、脳動脈の先端部にできた場合には、先端部動脈瘤と呼びます。例えば、内頚動脈が前大脳動脈と中大脳動脈に分かれる部分、すなわち内頚動脈の先端部（末端部）に動脈瘤ができた場合には**内頚動脈先端部動脈瘤**（internal cerebral artery top aneurysm）と呼びます（図7の**左下図**）。また、脳底動脈の先端部に動脈瘤ができた場合には**脳底動脈先端部動脈瘤**（basilar artery top aneurysm）といいますが、ほとんどがこの部位に発生するので単に脳底動脈瘤と呼びます。

　なお、脳動脈瘤は、Willis動脈輪前半部、特に、前交通動脈（図7の**上図**）、内頚動脈・後交通動脈分岐部（図7の**右下図**）、および中大脳動脈（分岐部）にできやすいです。

2. 囊状脳動脈瘤

Q.1 囊状脳動脈瘤の'瘤'の各部位の名前を教えてください

　囊状脳動脈瘤の根元の部分（動脈瘤が発生している血管と突出している本体とをつないでいる部分）を**頚部**(neck)といい、動脈瘤の根元から最も離れている部分を**先端部**(fundal pole)といいます（図8）。この先端部にさらにもう1つ'瘤'のみられることがありますが（'親亀の上に子亀'といった姿）、その水泡状の突出部を'**Bleb**（鶏冠）'あるいは'**娘動脈瘤**(daughter aneurysm)'と呼びます。脳動脈瘤が破裂する場合には、先端部（底部）、あるいはブレブで破れることが多く、頚部で破れることは稀です。

　ちなみに、動脈瘤が発生している血管を**親動脈**(parent artery)と呼びます。

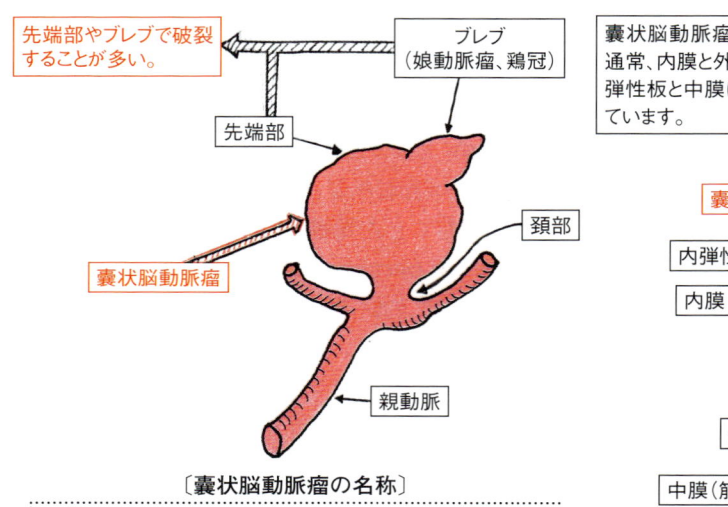

〔囊状脳動脈瘤の名称〕
1. 囊状動脈瘤の根元を頚部（ネック）、根元から最も離れている部分を先端部と呼びます。また、先端の一部のさらなる膨らみの部分をブレブといいます。
2. 破裂部位は先端部やブレブに多いです。
3. 動脈瘤のできている血管を親動脈と呼びます。

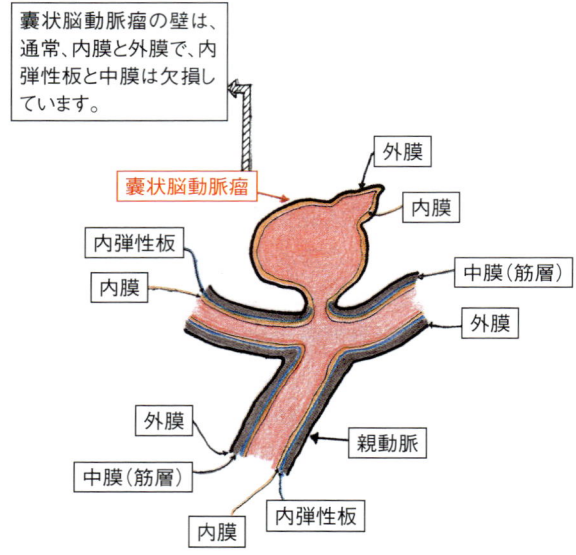

〔囊状脳動脈瘤壁の構造〕
1. 囊状脳動脈瘤の壁の基本構造は内膜と外膜です。
2. 内弾性板および中膜は欠損しています。また内膜もところどころで欠如しています。
3. 破裂部位では、内膜が欠如して外膜一層になった部分の外膜が断裂しています。

図8．囊状脳動脈瘤の名称とその壁の構造

●主要文献
1) Crawford T：Some observations on the pathogenesis and natural history of intracranial aneurysms. J Neurol Neurosurg Psychiat 22：259-266, 1959.
2) 水谷　徹：破裂囊状脳動脈瘤．脳神経外科速報 19(8)：894-895, 2009.

第3章　脳血管障害

Q.2　脳動脈瘤はどのようにしてみつかるのですか？

　　脳動脈瘤は、動脈瘤が破れて(**破裂脳動脈瘤**といいます)初めて発見されることが多いのですが、ときに、まぶたが下がったり(眼瞼下垂といいます)、視力障害(視力が落ちた)や視野障害(見える範囲が狭くなる)などの症状から発見されることもあります。その他、脳ドックで偶々発見されることもありますが、このような場合は破裂していませんので**未破裂脳動脈瘤**ということになります。

Q.3　脳動脈瘤は破れてみつかることが多いということですが、破れた場合どのような症状が出るのでしょうか？— 破裂症状 —

　　脳動脈瘤は破裂すると、通常、くも膜下腔に血液が流れ出るので、**くも膜下出血の症状**がみられます。すなわち、**激しい頭痛**("ハンマーで殴られたような"とか、"今まで経験したことのないような"、などと表現されます)、**嘔気・嘔吐**で、場合によっては**意識もなくなります**(意識障害といいます)。大事なことは、'くも膜下出血のみ'の場合には、片麻痺や失語症などのいわゆる脳の**局所(神経)症状(巣症状)**はみられないことです。

　　一方、脳動脈瘤が破裂した場合、動脈瘤の方向によっては、くも膜下腔に出血するとともに脳内に出血して血腫(血の塊)をつくる場合があります。この脳内血腫を合併している場合には、くも膜下出血の症状のほかに、片麻痺や失語症などの局所神経症状がみられます。

Q.4　脳動脈瘤は破裂したら、くも膜下出血をきたすというのはわかりましたが、それ以外に何が起こるのでしょうか？— 破裂性脳動脈瘤の病態生理 —

　　よい質問ですね。脳動脈瘤が破裂したら、くも膜下出血だけで終わりというのではありません。くも膜下出血以外にもさまざまなことが起こります。今から述べることは、「脳動脈瘤が破裂した」という単純な出来事のみではなく、破裂後に起こるさまざまな出来事(くも膜下出血も含む)ということになります(難しい言葉でいうと、'**病態生理**'です)。それは、くも膜下出血、水頭症、脳内出血、脳室内出血、硬膜下血腫、再破裂や脳血管攣縮です(チャート1)。

　　以下に、くも膜下出血から順に説明します。

　　脳動脈瘤が破裂すると**くも膜下出血**をきたすことは、先に述べた通りですが、'くも膜下腔'には髄液が流れているので、くも膜下出血をきたすと髄液の流れや髄液の吸収が悪くなり、**水頭症**(急性水頭症や慢性水頭症)が生じます。慢性水頭症は、くも膜下出血後約3週間経った頃から発生しますが、髄液圧は急性の水頭症と異なり正常なので(あるいは軽度亢進)、**正常圧水頭症**(normal pressure hydrocephalus；NPH)(237頁〜240頁のQ.3〜Q.8)とも呼ばれています。

　　脳動脈瘤の方向によっては**脳内出血**や**脳室内出血**をきたします。例えば、前交通動脈瘤が破裂すると、前頭葉内や第3脳室内に出血が及びます。また、中大脳動脈瘤が破裂すると側頭葉内に血腫を形成します。脳室内に出血するとモンロー孔、中脳水道、Magendie孔やLuschka孔での髄液の流れが悪くなり、水頭症をきたします。その他、稀ですが、くも

149

膜を破って硬膜の下（硬膜下腔といいます）に出血が及ぶこともあります（**硬膜下血腫**）。

　再破裂（re-rupture）とは脳動脈瘤が最初に破裂してから、ある時間が経って再び破裂することをいいます。再破裂の時期は、初回の出血後 24 時間以内、特に **6 時間以内に多い**です。再破裂すると、さらに状態が悪化し、予後はさらに悪くなります。したがって、再破裂しないようにすることが大切です。

　脳血管攣縮（vasospasm）は、破裂した脳動脈瘤の近くの脳動脈（主幹動脈）を中心に、あるいは広い範囲にわたって脳動脈が細くなる（内腔が狭くなる）ことをいいます（**図 9**）。脳血管攣縮が生じると、その脳動脈が支配している領域の脳に充分血液がいかなくなり、**脳梗塞が生じます**。その結果、その領域の脳の働きが障害され、例えば片麻痺や失語症などの症状が出たり、あるいは広範囲に脳が障害されると意識障害がみられたりします（**症候性脳血管攣縮**）。**症候性脳血管攣縮のみられる時期**ですが、多くは破裂後 3 週間以内に生じますが、**4 日目頃から始まり、約 2 週間続きます**。この脳血管攣縮も予後を悪化させる大きな原因の 1 つです。脳血管攣縮の原因については、現在でもよくわかっていませんが、くも膜下腔の血液の分解産物、例えばセロトニン、オキシヘモグロビン、トロンボキサン A2 やエンドセリンなどの物質（**攣縮誘発物質**といいます）が脳動脈壁に作用した結果生じるとされています。

チャート 1．脳動脈瘤が破裂した際の病態生理

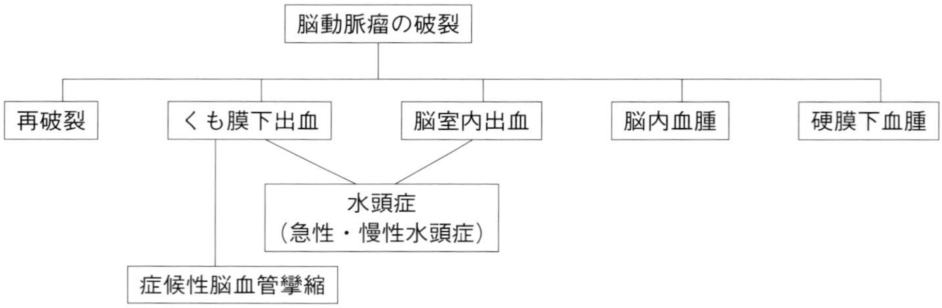

```
              脳動脈瘤の破裂
    ┌─────┬─────┬─────┬─────┐
  再破裂 くも膜下出血 脳室内出血 脳内血腫 硬膜下血腫
           │       │
           └───┬───┘
              水頭症
          （急性・慢性水頭症）
           │
      症候性脳血管攣縮
```

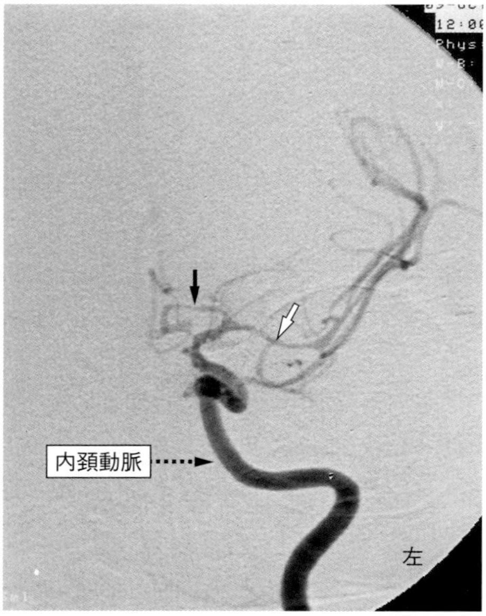

図 9．脳血管攣縮の脳血管造影前後像
（窪田　惺：脳血管障害を究める．永井書店，2009 より許可を得て転載）

1．左前大脳動脈（→）および左中大脳動脈（⇒）が非常に細くなっています。
2．脳血管攣縮の所見です。

Q.5 脳動脈瘤の発生しやすい年齢は何歳でしょうか？— 好発年齢 —

脳動脈瘤の好発年齢は、いわゆる働き盛りの40〜60歳で、50歳代に最も多いです。

Q.6 脳動脈瘤ができやすい部位はどこでしょうか？— 好発部位 —

脳動脈瘤の好発部位は、脳の底部（頭蓋底部）を走る主幹動脈で、かつ分岐部です。脳底部を走る主幹動脈はWillis動脈輪（138頁のQ.5）を形成していますが、脳動脈瘤は、このWillis動脈輪の前半部にできることが多いです。具体的には、前交通動脈瘤、内頚動脈・後交通動脈分岐部動脈瘤や中大脳動脈瘤です。

Q.7 脳動脈瘤の診断はどのようにするのですか？— 診断 —

脳動脈瘤は、脳血管造影（**図10**の**左上図**）、三次元CT血管造影（three dimensional computed tomographic angiography；3D-CTA）（**図10**の**下図**）やMR血管造影（magnetic resonance angiography；MRA）で診断されます（**図10**の**右上図**）。エックス線CTやMRIのない時代は、脳血管造影でしか診断できなかったのですが、エックス線CT出現以降は三次元CT血管造影（3D-CTA）、MRIが出てきてからはMR血管造影（MRA）でも診断できるようになりました。検査の頻度は少なくなったとはいえ脳血管造影は重要です。ちなみに、脳血管造影および3D-CTAは造影剤を使用しますが、MRAでは造影剤を使用することなく脳血管を描出できます。

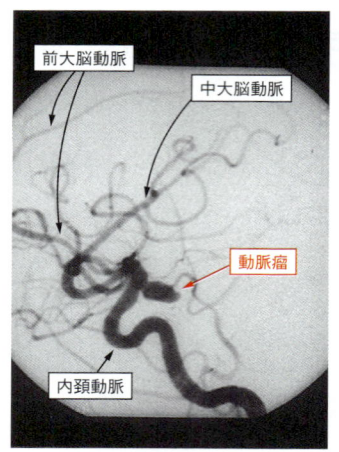

<脳血管造影側面像>
（MRA および術中写真と同一症例）

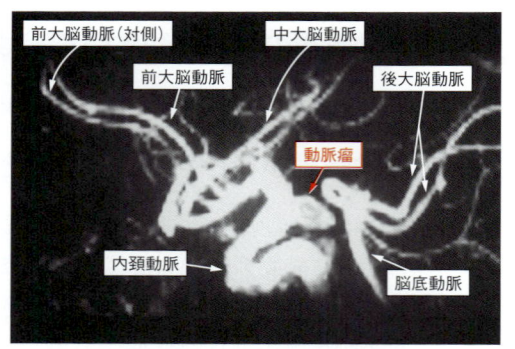

<MR 血管造影（MRA）側面像>
（脳血管造影および術中写真と同一症例）

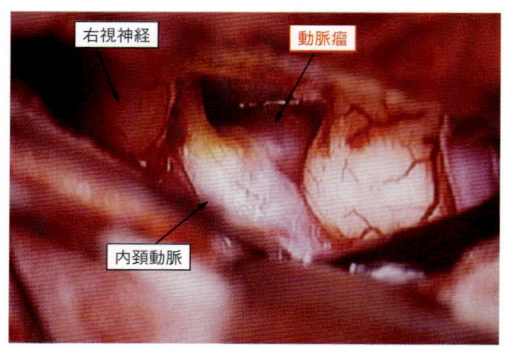

<術中写真>
（脳血管造影および MRA と同一症例）

〔内頚動脈瘤〕
内頚動脈に動脈瘤（位置的には内頚動脈・後交通動脈瘤）を認めます。
（※）脳血管造影、MRA や術中写真をそれぞれ見比べてください。

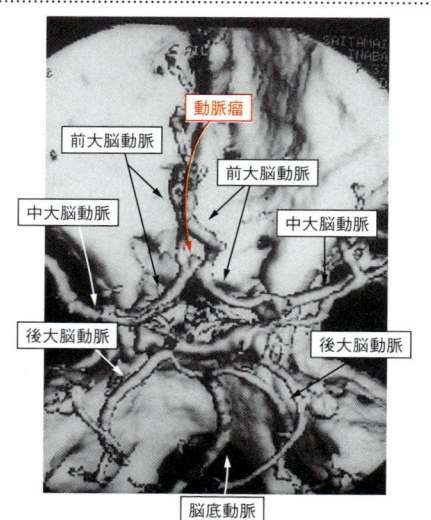

〔三次元 CT 血管造影像（3D-CTA）― 上方からみた像 ―〕
前交通動脈に動脈瘤を認めます。

図 10. 脳動脈瘤 ―画像と術中写真―

Q.8 破裂脳動脈瘤の治療法について教えてください ― 治療法 ―

　破裂脳動脈瘤の治療は、動脈瘤自体に対する治療と、動脈瘤が破裂したことによるくも膜下出血に伴う種々の病態（水頭症、脳血管攣縮や脳内血腫など）に対する治療とに分けて考えればよいと思います。この中で最も重要な治療は、動脈瘤自体に対する治療、すなわち**再破裂の予防**です。

　脳動脈瘤に対する手術方法には、頭蓋骨を開けて手術する方法（**開頭術**といいます）と、カテーテルを用いて行う方法（**血管内手術**といいます）とがあります。

　開頭術による脳動脈瘤の手術法（開頭・直達手術）には、いろいろな方法がありますが、最も根治的な方法は、**頚部クリッピング**（neck clipping）です（図 11 の**左図**）。血管内手術は、動脈瘤内をコイルでつめる方法で、**コイル塞栓術**と呼びます（図 11 の**右図**）。なお、破裂脳動脈瘤に対して血管内手術を選択するか、開頭術を選択するかについての明確な基準はありませんが、本邦ではクリッピング術の困難な症例、手術や全身麻酔のリスクの高い症例に対してコイル塞栓術が考慮されます。

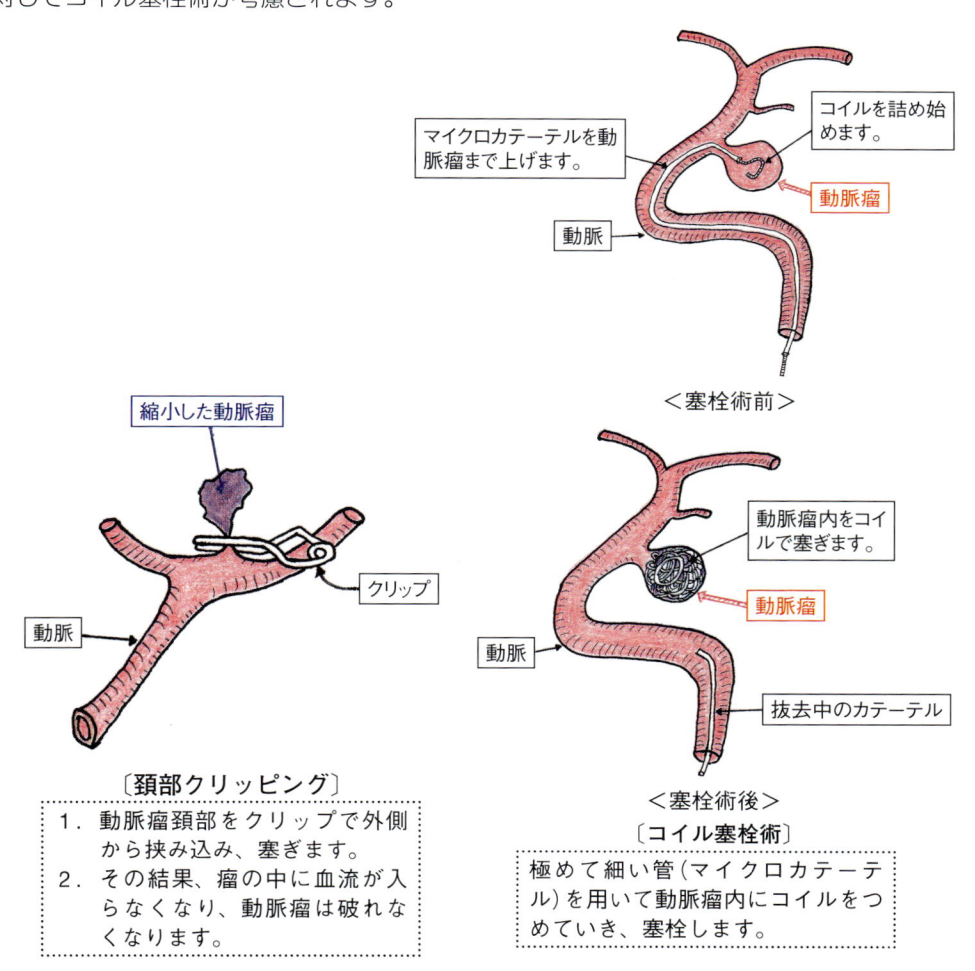

図 11. 脳動脈瘤の治療 ― 頚部クリッピングとコイル塞栓術 ―

次に、脳動脈瘤が破裂したことにより生じる種々の病態の治療法を述べます。まず、脳内血腫ですが、脳内血腫を伴っている場合には、開頭・直達手術（クリッピング術）の際に同時に血腫を除去します。水頭症が生じている場合には、側脳室前角にチューブを挿入し髄液を頭蓋外に排液する'**脳室ドレナージ**(ventricular drainage)'（図12の上図）や、側脳室とお腹の中（腹腔といいます）をチューブでつなぐ手術[**脳室腹腔シャント**(ventriculo-peritoneal shunt；V-P shunt)といいます]（図12の下図）が行われます。

　脳室内出血を伴っている場合には、脳室ドレナージを行います。ちなみに、脳室ドレナージは頭蓋内圧をある一定の圧にコントロールするのにも役立ちます。

　脳血管攣縮は予後を悪くする原因の1つですが、確立された治療法はありません。現在行われている一般的な治療法としては、開頭クリッピング術中に血腫の洗浄・除去を行い、くも膜下腔にチューブを留置し、術後数日間かけて残存血腫を排出させます。コイル塞栓術では術後に腰椎くも膜下腔にチューブを挿入し、血性髄液を排出させます。また、人為的

〔脳室ドレナージ〕

〔脳室腹腔シャント〕

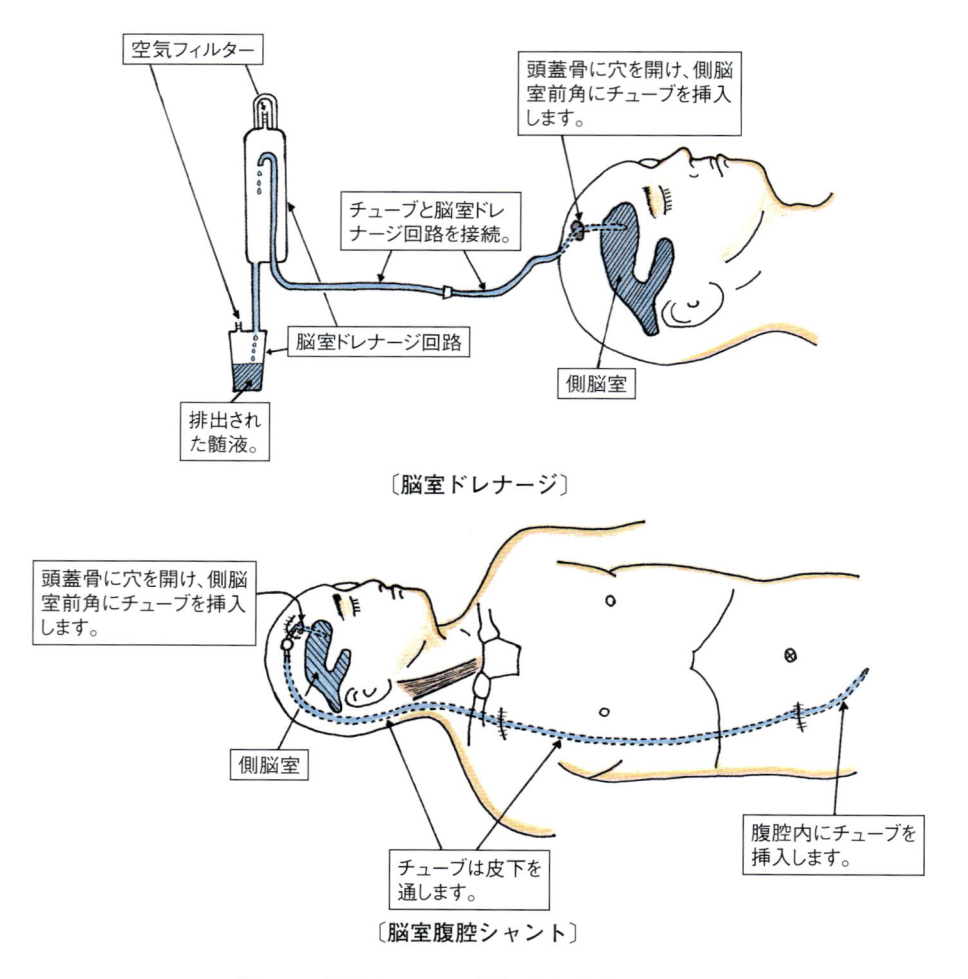

図 12. 脳室ドレナージと脳室腹腔シャント

に血圧を上げる治療法（人為的高血圧療法）、カルシウム拮抗薬、トロンボキサン合成阻害薬（オザグレルナトリウム）や塩酸ファスジル（ファスジル塩酸塩水和物）の投与などが行われますが、これらの治療は再出血処置後（脳動脈瘤処置後）に行われます。さらには、脳血管攣縮と診断され、上記の治療で改善されない場合には血管内治療が行われます。すなわち、攣縮動脈に対する血管形成術（機械的血管拡張）や血管拡張薬の選択的動脈内投与です。本治療の適応は、脳血管造影で神経症状に合致した部位に血管攣縮を認めた場合ですが、頭部CTで広範な脳梗塞が出現している場合には適応はありません。

●主要文献
1）福田　仁，村尾健一：脳血管攣縮の血管内治療．Clinical Neuroscience 31(4)：478-479，2013．
2）林　健太郎，永田　泉：クリッピング術とコイル塞栓術の使い分け．Clinical Neuroscience 31(4)：457-460，2013．
3）白尾敏之，鈴木倫保：脳血管攣縮の診断，予防と治療法．Clinical Neuroscience 31(4)：472-475，2013．

Q.9 破裂脳動脈瘤は発見され次第、直ちに開頭・直達手術をするのですか？
── 破裂脳動脈瘤の直達手術の時期 ──

　開頭・直達手術を行うにあたっては、患者さんの状態により手術時期を決めます。すなわち、意識障害がないか、あっても軽い場合には動脈瘤が発見され次第、開頭・直達手術を行います（**早期手術**）。但し、意識状態が悪くても意識障害の原因が脳内血腫による場合には、早期手術を行います。また、水頭症を合併している場合には、まず脳室ドレナージ（**図 12 の上図**）を行い、意識がよくなった時点で開頭・直達手術を行います。それ以外で意識状態の悪い場合には、時期をおいて手術をします。すなわち、状態の改善が 72 時間以降に得られた場合には、2 週間待機してから手術を行います（**待機手術**といいます）。その間、脳動脈瘤が再破裂をしないように安静を保ったり、血圧のコントロールなどを行います。

3．脳動脈解離 Cerebral artery dissection

Q.1 脳動脈解離について説明してください

　　　脳動脈解離(cerebral artery dissection)とは、脳を灌流している血液がなんらかの機序により動脈壁内に流入し、脳動脈壁内を押し広げること(解離)により生じる病態をいいます(143頁のQ.1参照)。

　　　動脈壁は、正常では、内側から内膜、内弾性板、中膜、外膜からなりますが(137頁の図3)、脳動脈解離は、内膜・内弾性板になんらかの原因により亀裂(破綻)が生じ、その亀裂部を介して血管内の血液が動脈壁内に流入することによって生じます(144頁の図6の下図)。その際、動脈壁内に流入した血液(壁内血腫 intramural hematoma)が内弾性板(内膜)と中膜の間を進展していく場合(**内膜側解離**)と、中膜全層を破壊して中膜と外膜との間を進展していく場合(**外膜側解離**)とがあります(図13)。前者の場合、すなわち**内膜側解離**では、

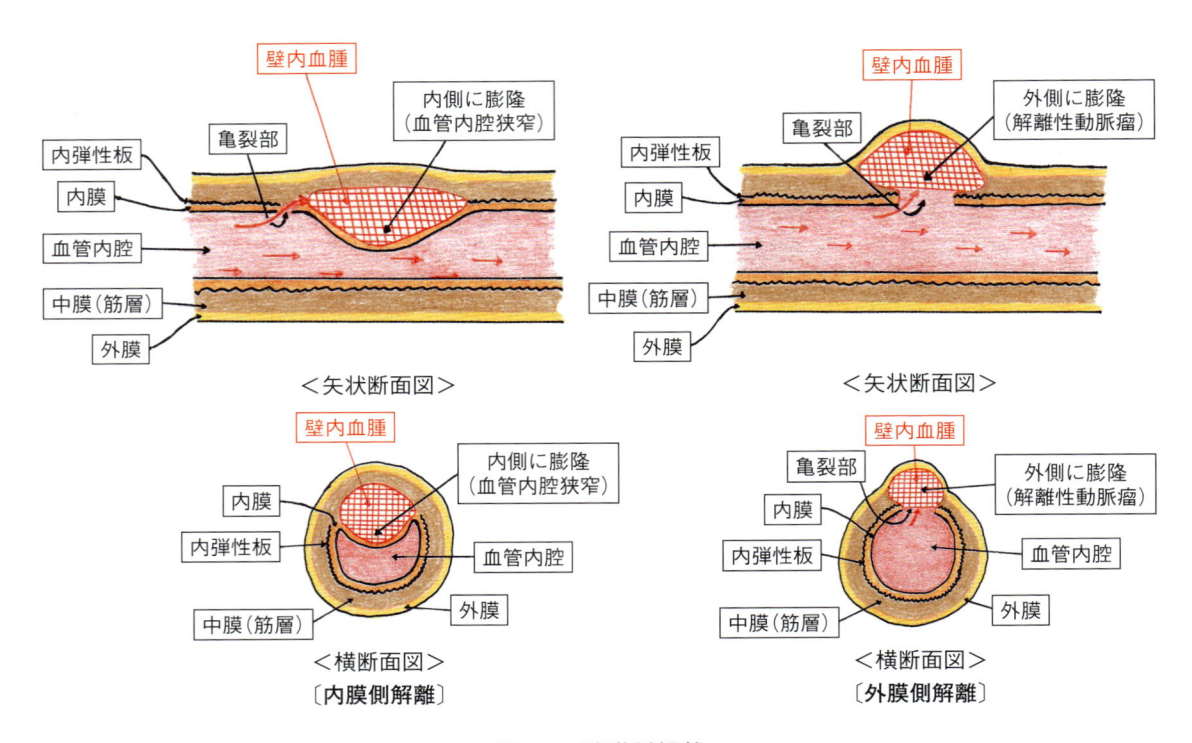

図 13．脳動脈解離

1. 脳動脈解離は、内膜・内弾性板になんらかの原因により亀裂が生じ、その亀裂部を介して血管内の血液が動脈壁内に流入することによって生じます。
2. 脳動脈解離には、動脈壁内に流入した血液(壁内血腫)が内弾性板と中膜の間を進展していく内膜側解離と、中膜全層を破壊して中膜と外膜との間を進展していく外膜側解離とがあります。
   ⓐ内膜側解離では、壁内血腫により動脈内腔の狭窄や閉塞が生じ、脳虚血症状(脳梗塞)をきたします。
   ⓑ外膜側解離では、形成された解離性動脈瘤の破裂により、くも膜下出血をきたします。
(＊)→(矢印)は、血流の方向を示しています。

壁内血腫により血管腔の狭窄や閉塞が惹起され(図 13 の左図)、**脳虚血症状**(脳梗塞)をきたします。一方、後者の場合、すなわち**外膜側解離**では、解離した動脈は瘤状に拡張します(外側に膨らみます)(図 13 の右図)。これを**解離性脳動脈瘤**(dissecting cerebral aneurysm)といいますが、この動脈瘤が破れれば**くも膜下出血**をきたします。欧米では虚血発症が多いのですが、本邦では虚血発症とともにくも膜下出血発症の多いことが特徴です。

なお、動脈壁内の腔(解離した部分)を**偽性血管腔**(偽腔)といい、本来の血管腔を**真性血管腔**(真腔)といいます(144 頁の図 6 の下図)。また、脳動脈解離は、原因により、外傷性(交通事故などの明らかな外傷が契機となるもの)と非外傷性(明らかな基礎疾患のないもので、特発性)とに分けられます。

●主要文献
1) 水谷　徹：解離性脳動脈瘤. Clinical Neuroscience 31(4)：424-427, 2013.

Q.2　脳動脈解離の好発年齢と性差について教えてください ― 好発年齢と性差 ―

好発年齢は 40 歳代に最も多く、以下、50 歳代、30 歳代の順です。
性別は、本邦では**男性に多い**です。

Q.3　脳動脈解離の好発部位や初発症状について教えてください ― 好発部位と初発症状 ―

好発部位は、本邦では**頭蓋内の椎骨動脈**に圧倒的に多いです。
初発症状は、本邦では、**くも膜下出血**の症状(徴候)が多いのですが、解離を起こした時点での頭痛(急激に起こる一側の項部から後頭部にかけての痛み)も多い症状です。

Q.4　脳動脈解離では、くも膜下出血をきたす場合と、脳虚血症状を呈する場合とがありますが、どうしてこのような違いが生じるのですか？

Q.1 で述べたように、脳動脈解離が中膜と外膜との間で生じた場合、すなわち外膜側解離では解離した動脈が瘤状に拡張して解離性脳動脈瘤を形成します。この動脈瘤が、なんらかの原因で破れればくも膜下出血をきたします(図 13 の右図)。一方、脳動脈解離が内弾性板(内膜)と中膜の間で生じた場合、すなわち内膜側解離では壁内血腫により脳動脈が狭窄あるいは閉塞され、脳虚血症状(脳梗塞)をきたします(図 13 の左図)。

4．細菌性脳動脈瘤

Q.1 細菌性脳動脈瘤について教えてください

細菌性脳動脈瘤とは、他部位の感染巣から細菌が血行性に脳動脈に運ばれて内膜に付着し、その結果感染（炎症）が外膜の方へ波及することによって生じるものをいいます。原因としては、感染性心内膜炎（急性より亜急性のことが多い）によることが最も多いです。

Q.2 細菌性脳動脈瘤はどの年代に多いのですか？— 好発年齢 —

好発年齢（平均年齢）は30歳ですので、嚢状動脈瘤より若年者に多いということになります。

Q.3 細菌性脳動脈瘤の好発部位は嚢状脳動脈瘤と同じですか？— 好発部位 —

細菌性脳動脈瘤は、**脳動脈の末梢部に圧倒的に多く発生**します（図14）。これに対して嚢状脳動脈瘤は主幹動脈、すなわち脳動脈の中枢側に多く発生します。

個々の脳動脈では、細菌性脳動脈瘤は**中大脳動脈に生じることが多い**です。したがって、細菌性脳動脈瘤は、**中大脳動脈の末梢部に発生**することが最も多いということになります。

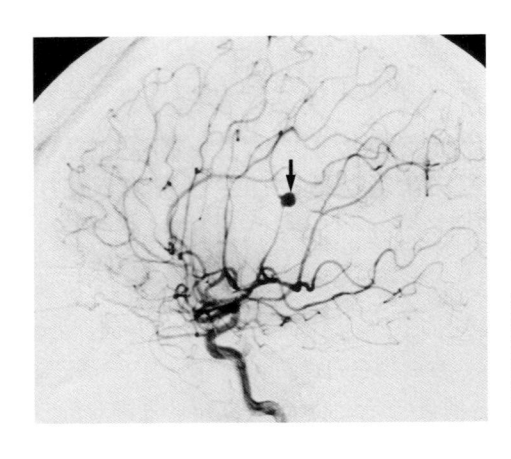

図 14．細菌性脳動脈瘤の脳血管造影側面像
（窪田　惺：脳血管障害を究める．永井書店，2009 より許可を得て転載）

1．中大脳動脈末梢部に動脈瘤を認めます（→）。
2．細菌性脳動脈瘤は脳動脈の末梢部に圧倒的に多く発生します。

Ⅳ 脳動静脈奇形 Cerebral arterio-venous malformation

Q.1 脳動静脈奇形の'動静脈奇形'とは耳慣れない言葉ですが、'動静脈奇形'について教えてください

　正常では、血液は動脈から毛細血管を経て静脈へ流れていきますが（図15の左図）、なんらかの原因で毛細血管が形成されなかった場合、血液は毛細血管を経ることなく、動脈から直接静脈へ流れていきます。この状態を'**動静脈短絡**'といいます（図15の右図）。

　通常、毛細血管は胎生期に形成されますが、この毛細血管が胎生期に形成されないと、上に述べたように'動静脈短絡'が生じます。この場合'短絡'にかわって'**奇形（malformation）**'という言葉が用いられ'**動静脈奇形（arterio-venous malformation；AVM）**'と呼ばれます。ちなみに、**奇形**とは、器官形成過程の異常によって生じる形態的異常をいいます。

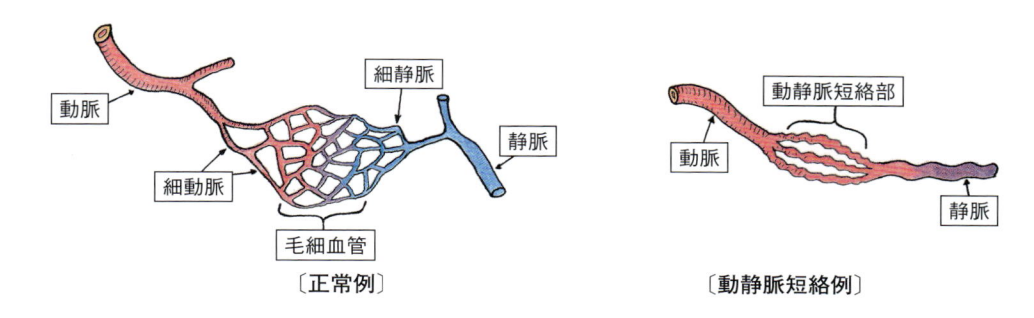

図 15. 血管の構成

1. 正常では、血液は動脈から毛細血管を経て静脈へ流れていきます（左図）。
2. 動静脈短絡では毛細血管がなく、動脈と静脈とが直接連絡しているので、血液は動脈から直接静脈へ流れていきます（右図）。

Q.2 では、脳動静脈奇形の概略について説明してください

　脳動静脈奇形（cerebral arterio-venous malformation；cerebral AVM）は、Q.1で述べたように、'先天性'ということになります。

　脳動静脈奇形の構成血管ですが、種々の太さの異常な血管（動脈に近い血管や、動脈と静脈との中間的な血管など）が複雑に絡み合い、蛇がとぐろを巻いているようになっている部分は **Nidus（ナイダス）（巣部）** と呼ばれ（図16）、脳動静脈奇形の本体です。Nidusの壁は菲薄化しており、また、直接動脈圧がかかるため拡張、蛇行しています。このNidusに入ってくる血管（動脈）を**流入動脈（栄養動脈 feeding artery）**といい、Nidusから出て行く血管（静脈）を**流出静脈（draining vein）**といいます（図16）。流出静脈にも動脈圧がかかっているので拡張、蛇行しています。また、流出静脈には動脈血が流れているため赤くみえるので、「**赤い静脈**

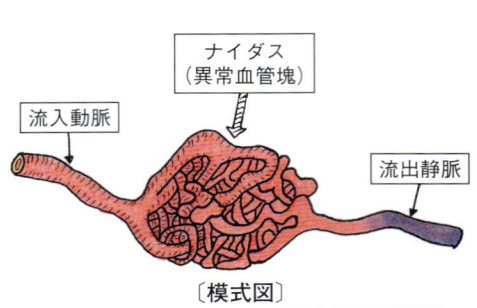

[模式図] ナイダス（異常血管塊） 流入動脈 流出静脈
右図の術中写真と見比べてください。

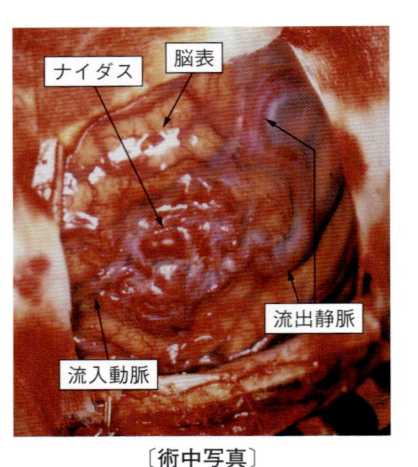

[術中写真] ナイダス 脳表 流出静脈 流入動脈
（窪田 惺：脳神経外科ビジュアルノート．金原出版．2009より許可を得て転載）

図 16．脳動静脈奇形の構成血管

1．脳動静脈奇形は、流入動脈、ナイダスおよび流出静脈からなります。
2．ナイダス（Nidus）
  ⓐナイダスは異常血管の塊で、動静脈奇形の本体です。
  ⓑナイダスには直接動脈圧がかかるため、拡張、蛇行しています。
  ⓒナイダスの壁は薄く、また、直接動脈圧がかかるため、破れやすいです。
3．ナイダスに入ってくる血管を流入動脈といいます。
4．ナイダスから出て行く血管を流出静脈といいます。流出静脈には動脈血が流れているため、「赤い静脈（red vein）」とも呼ばれます。また、流出静脈にも動脈圧がかかっているので拡張、蛇行しており、破れやすいです。

（red vein）」とも呼ばれます。

　上に述べたように、脳動静脈奇形は、流入動脈、Nidusおよび流出静脈より構成されており、**「脳内に異常な血管の塊り（Nidus）が存在する病気」**ということができます。

　上に述べたようにNidusの血管の壁は薄く、かつ動脈血が動脈圧のまま流入するので破れやすいです。また、流出静脈にも動脈圧がかかっているので破れやすいです。

　なお、脳動静脈奇形の発生頻度は、脳動脈瘤の1/10程度とされています。

●主要文献

1）水谷　徹：脳動静脈奇形．脳神経外科速報 20(2)：180-181, 2010.

Q.3　脳動静脈奇形はどのようにしてみつかることが多いのですか？

　脳動静脈奇形も、脳動脈瘤と同様、**破れてからみつかることが多い**です。脳動静脈奇形の本体であるNidusは脳表から深部に向かって'くさび形'に脳実質内に埋まっているため、破れた場合には**脳内出血の形**をとるので（図17）、純粋な'くも膜下出血'をきたすことは稀で、くも膜下出血は、通常、脳内出血に伴ってみられます（2次性くも膜下出血）。

　上で述べたように、脳動静脈奇形は破裂（出血）してからみつかることが多いのですが、け

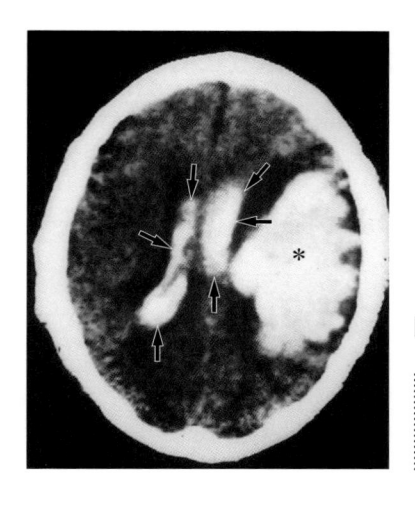

図 17. 脳動静脈奇形破裂による脳内血腫の単純 CT

> 脳動静脈奇形の破裂により脳内血腫をきたすとともに（＊）、側脳室にも穿破しています（→）。

いれん発作や局所神経症状で見つかることもあります。すなわち、気づかないほどの小出血が繰り返されると、動静脈奇形周囲の脳組織には Gliosis（グリア性瘢痕）が生じ、その結果、けいれん発作をきたします。この**けいれん発作は、頭蓋内出血についで多い初発症状**です。また、出血をせずに長年経過すると、Nidus は次第に容積が増加します。その結果、動静脈奇形部へ血流が取られるため、動静脈奇形周囲の正常脳組織への血流が減少した状態（虚血）となり、片麻痺や失語症などの局所神経症状を呈します。なお、けいれん発作は虚血によることもあります。

Q.4 脳動静脈奇形の症状を教えてください ― 症状 ―

　症状は、突然の激しい頭痛、嘔気・嘔吐、意識障害、けいれん発作、片麻痺や失語症などです。

　片麻痺や失語症などの局所神経症状は、動静脈短絡による動静脈奇形周囲の脳組織の循環不全や動静脈奇形の増大による脳組織への圧迫などにより起こります。また、Q.1 で述べたように、脳動静脈奇形には毛細血管はありません。したがって、毛細血管を通過しない血液は、脳との間で酸素、二酸化炭素や栄養の交換ができないため、動静脈奇形の発生部位によっては痙攣やてんかん発作が生じます。

　なお、発症形式ですが、Q.1 で述べたように、脳動静脈奇形の血管の壁は薄くて破れやすいため脳出血（頭蓋内出血）で発症することが最も多いです。したがって、脳出血を起こして死亡したり重篤な後遺症を生じることもあります。次いで多い発症形式はけいれんです。

Q.5 脳動静脈奇形はどの年代に多いのですか？― 好発年齢 ―

　脳動静脈奇形の好発年齢は 20～49 歳で、30 歳代にピークがあります。したがって、嚢状脳動脈瘤より若い人に多いということになります。**若年者の頭蓋内出血では、まず、'脳動静脈奇形'** を考えましょう。

　前に述べましたが、脳動静脈奇形は'先天性'ですが、病態が形成されるまで発症しないので、好発年齢は若年者ということになります。

Q.6 脳動静脈奇形の発生しやすい部位はどこでしょうか？ — 好発部位 —

脳動静脈奇形は中大脳動脈領域に最も多く（流入動脈は中大脳動脈の枝のことが最も多い）（図18）、各脳葉別では頭頂葉に最も多く、次いで前頭葉です。

Q.7 脳動静脈奇形の診断はどのようにするのですか？ — 診断 —

激しい頭痛、片麻痺や意識障害のある若年者が搬入された場合、まず単純CTを撮影し、脳内出血の有無をみます。脳内出血があれば、脳血管造影検査を行います。脳動静脈奇形では、脳血管造影検査の動脈相で流入動脈およびNidusが造影され（図18）、それとほぼ同時に流出静脈が描出されますので、診断が確定されます。MRAや3D-CTでも診断は可能です。

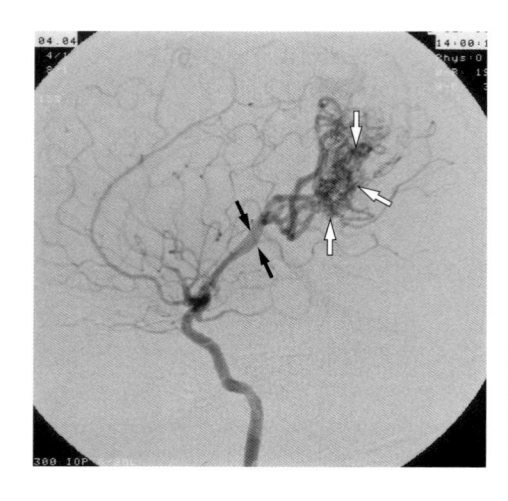

図 18. 脳動静脈奇形の脳血管造影側面像
（窪田 惺：脳血管障害を究める．永井書店，2009より許可を得て転載）

1. 流入動脈は中大脳動脈です（→）。
2. Nidusを認めます（⇒）。
3. 流出静脈は、この相ではまだみられません。

Q.8 脳動静脈奇形の治療法について教えてください — 治療法 —

脳動静脈奇形の治療法には、外科的治療（開頭術）、血管内手術や放射線療法があり、それらを単独で行う場合とそれらを組み合わせて行う場合とがあります。

まず、**外科的治療**ですが、開頭して、流入動脈を処置し切断した後、Nidusを周囲の脳組織より剥離し、最後に流出静脈を遮断し、全摘出します。

次に、**血管内手術**ですが、通常、カテーテルを大腿動脈から流入動脈まで挿入し、塞栓物質を注入します。外科的治療の前処置として、あるいは外科的に摘出が困難な症例に対して行われますが、血管内治療単独で本疾患を根治させることは困難です。

最後は、**放射線治療**ですが、γKnifeなどの**定位放射線照射**が行われます。γKnifeは、一般に、脳動静脈奇形の大きさが最大径3cm以下のものに対して有効です。γKnifeによる本疾患の治療効果は、照射による血管内皮の障害と、それに引き続く修復反応により徐々にNidusが閉塞され治癒するとされています。したがって、完全閉塞には通常1〜2年を要します。また、Nidusの2年後の完全消失率は約80%とされています。

Q.9 脳動脈奇形を外科的（開頭術）に治療する場合、どのような基準が用いられているのですか？― 外科的治療の適応症例 ―

　患者の年齢、動静脈奇形の部位、大きさ、出血の有無、神経症状の程度、流入動脈や流出静脈などを考慮して決められます。

　一般に、次のような場合が開頭による**手術適応症例**となります。すなわち、①Nidus の小さい症例、②脳動静脈奇形が言語中枢、感覚野や運動野などの重要な機能を有する部位に存在していない症例、③脳内血腫や Gliosis（グリア性瘢痕）があり、Nidus を摘出するための操作が比較的容易な症例、④神経症状が進行性、あるいは既にある程度の神経症状のある症例、⑤脳動静脈奇形が脳深部にあっても、比較的安全な手術到達路を工夫しうる症例、です。

●主要文献

1) Spetzler RF, Martin NA：A proposed grading system for arteriovenous malformations. J Neurosurg 65：476-483, 1986.

【隠れ家】

Ⅴ 頚動脈海綿静脈洞瘻 Carotid-cavernous fistula

Q.1 頚動脈海綿静脈洞瘻について説明してください

　頚動脈海綿静脈洞瘻（carotid-cavernous fistula；CCF）とは、海綿静脈洞（cavernous sinus）（図19）と内頚動脈や外頚動脈との間に異常な交通（瘻形成）をきたしているものをいいます。いろいろな原因で生じますが、頭部外傷で海綿静脈洞部の内頚動脈が傷ついて（破綻して）海綿静脈洞との間に瘻が形成されるもの（**外傷性 CCF** といい、最も多いです）（図20、図21）、海綿静脈洞部の内頚動脈瘤が破裂して瘻が形成されるもの、などがあります。その他、外頚動脈の硬膜枝が流入動脈となり、海綿静脈洞との間に瘻を形成することもあります。後者のように硬膜枝が関与しているものを**硬膜動静脈瘻**（dural arterio-venous fistula；dural AVF）といいます。この硬膜動静脈瘻は、海綿静脈洞部以外では横・S状静脈洞部にも発生します。

　ちなみに、**海綿静脈洞**はトルコ鞍の外側にある硬膜静脈洞で（図19）、内頚動脈、動眼神経、滑車神経、三叉神経（第1枝と第2枝）や外転神経が通っています。

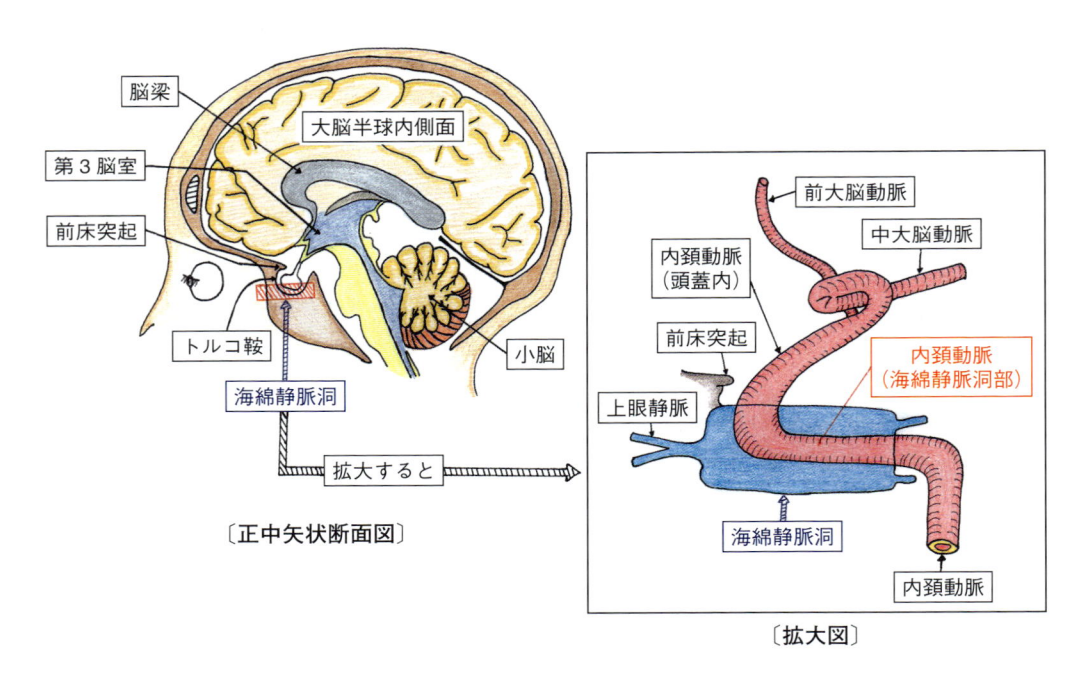

図 19. 海綿静脈洞

1. 海綿静脈洞はトルコ鞍の外側にあります。
2. 海綿静脈洞には、内頚動脈、動眼神経、滑車神経、三叉神経（第1枝と第2枝）や外転神経が通っています。

第3章 脳血管障害

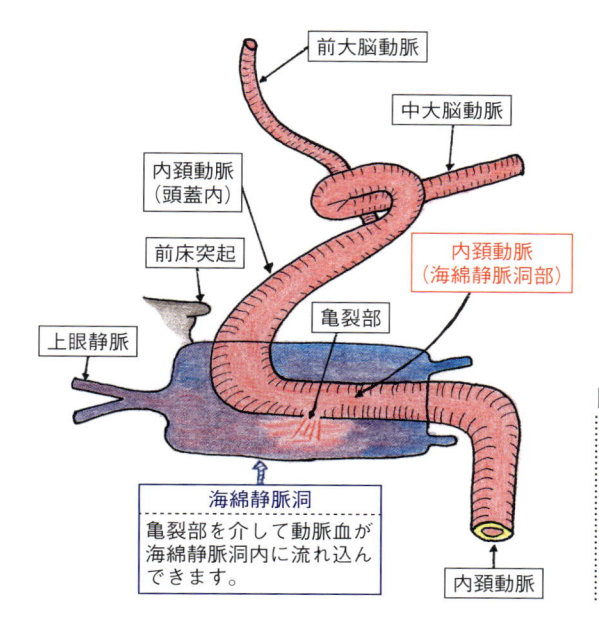

図 20. 外傷性頸動脈海綿静脈洞瘻

1. 頭部外傷により内頸動脈海綿静脈洞部に亀裂が生じると、内頸動脈より動脈血が海綿静脈洞内に流れ込みます。
2. 海綿静脈洞部の内頸動脈と海綿静脈洞との間に瘻が形成される結果、頸動脈海綿静脈洞瘻が発生します。

亀裂部を介して動脈血が海綿静脈洞内に流れ込んできます。

Q.2 頸動脈海綿静脈洞瘻ではどんな症状が出るのですか？ ― 症状 ―

　頸動脈海綿静脈洞瘻の主な症状(徴候)は、血管雑音、拍動性眼球突出および眼球結膜充血・浮腫の3つです(**3主徴**)。**血管雑音**とは、眼の周囲に聴診器を当てると「ザーザー」という血管音が聞こえるのをいいます。**拍動性眼球突出**とは、眼球が飛び出している上に(**図21**)、眼球の上を手で触れると拍動しているのをいいます。**眼球結膜浮腫・充血**とは、眼球結膜が腫れ上がり、ひどい場合には眼球結膜が飛び出しているのをいいます(**図21**)。また、眼球結膜が赤くなっています(充血といいます)。これらの3症状は外傷性では著明にみられますが、硬膜枝が関与しているタイプ(硬膜動静脈瘻)では、外傷性に比べてその程度は軽いです。3主徴のほか、外眼筋麻痺、視力障害、頭痛や眼痛がみられます。

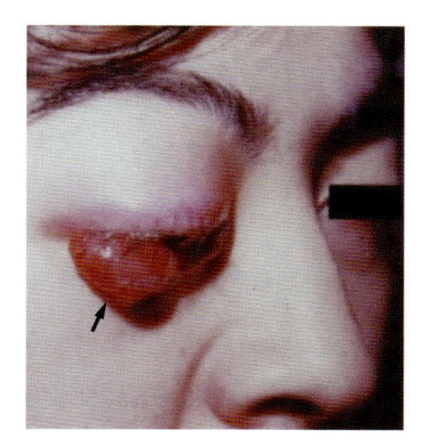

図 21. 外傷性頸動脈海綿静脈洞瘻の眼球結膜浮腫と眼球突出

外傷性頸動脈海綿静脈洞瘻により右眼の眼球突出と眼球結膜浮腫・充血が生じ、眼球結膜も飛び出しています(→)。

Q.3 頚動脈海綿静脈洞瘻の診断はどのようにするのですか？ — 診断 —

脳血管造影が最もよいですが、MRA（MR血管造影）でも診断できます。

Q.4 頚動脈海綿静脈洞瘻の治療は？ — 治療 —

治療は血管内手術が第一選択です。すなわち、離脱式バルーンやコイルを用いて瘻を閉鎖します（図22）。

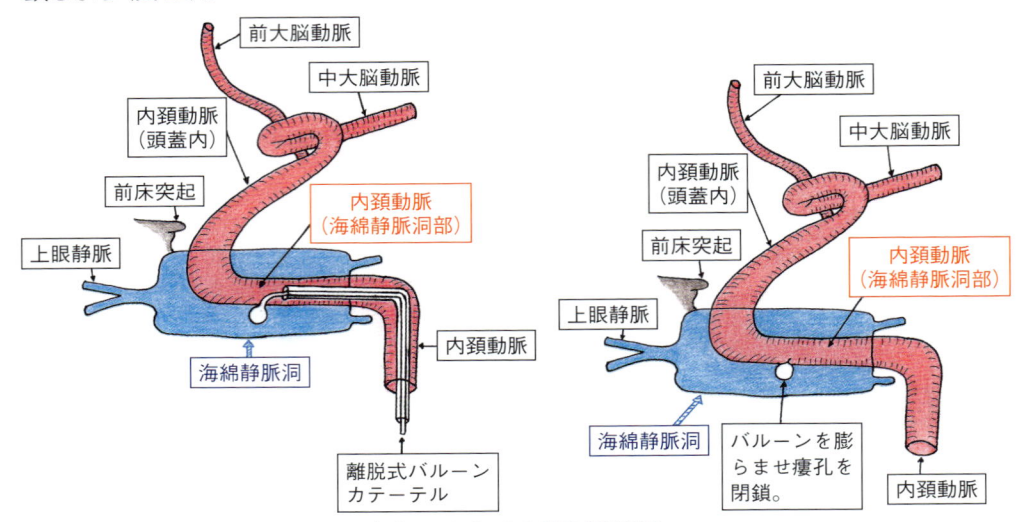

〔バルーンによる瘻孔閉鎖術〕

〔コイル塞栓術〕

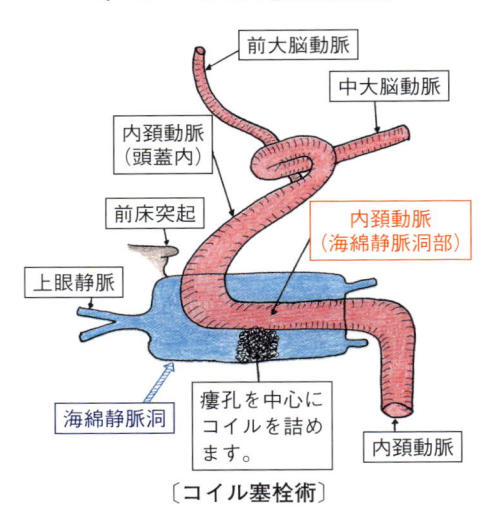

図 22．外傷性頚動脈海綿静脈洞瘻に対する血管内手術

1. バルーンによる瘻孔閉鎖術
   ⓐ経動脈的に離脱式バルーンカテーテルを亀裂部（瘻孔）を通して海綿静脈洞に誘導し、バルーンが瘻孔を通過したら膨らませ、瘻孔を閉鎖します。
   ⓑ頚動脈海綿静脈洞瘻の消失を確認後、バルーンをカテーテルから離脱し、膨らませたバルーンを残します。
2. コイル塞栓術
   ⓐ経静脈的あるいは経動脈的にカテーテルを挿入し、カテーテルを海綿静脈洞に到達させます。
   ⓑその後、瘻孔に隣接した海綿静脈洞をコイルで詰めます。

●主要文献
1) 清末一郎：海綿静脈洞部硬膜静脈瘻［滝　和郎（監修），中原一郎（編）：パーフェクトマスター脳血管内治療］．249-259頁，メジカルビュー社，東京，2010．
2) 内藤　功：外傷性頸動脈海綿静脈洞瘻．Clinical Neuroscience 23(10)：1176-1178, 2005．

【隠れ家】

VI 高血圧性脳出血 Hypertensive intracerebral hemorrhage

Q.1 高血圧性脳出血について説明してください

　高血圧性脳出血は、高血圧を基盤として脳実質内に出血するものをいいます。すなわち、高血圧が持続すると、外径が 200 μm 前後の穿通動脈に壊死が起こり、その結果、動脈壊死に陥った壁には微小動脈瘤が生じます。この微小動脈瘤が破れて脳実質内に出血します。

Q.2 高血圧性脳出血はどの部位に起こりやすいのですか？— 好発部位 —

　被殻に出血をきたすことが最も多く、次いで、視床です（図 23）。その他、大脳皮質下、小脳や橋にも出血をきたします。

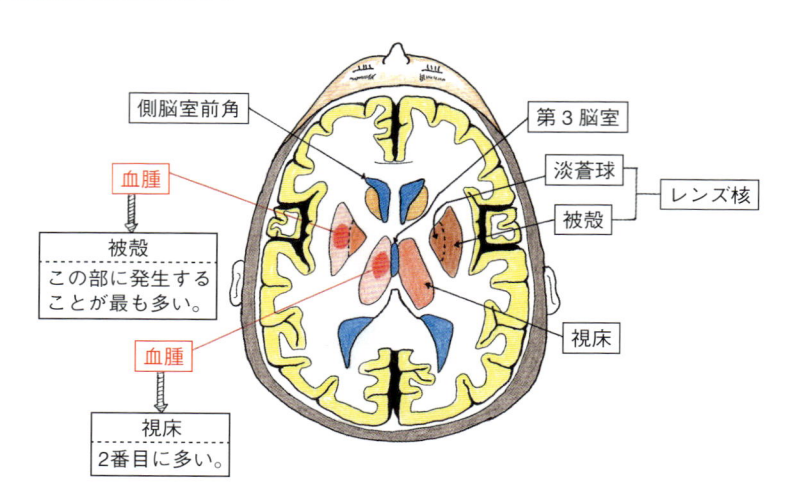

図 23. 高血圧性脳出血の好発部位

Q.3 高血圧性脳出血はどのような年代に多いのですか？— 好発年齢 —

　好発年齢ですが、50〜69 歳に最も多く、3/4 が 40〜69 歳に集中しています。出血部位別では、被殻出血の好発年齢のピークは 50 歳代で、視床出血、皮質下出血や小脳出血では、被殻出血に比して平均年齢は高いです（小脳出血は 60 歳代がピーク）。一方、橋出血は被殻出血に比して発症年齢（平均年齢）は比較的若いです。

Q.4 高血圧性脳出血ではどんな症状が出るのですか？— 症状 —

　症状は、出血した部位により異なります。すなわち、
- **被殻出血**（putaminal hemorrhage）では、病巣と反対側の半身の運動麻痺や感覚麻痺、病巣側への眼球変位、構音障害や意識障害などを認めます。
- **視床出血**（thalamic hemorrhage）では、**視床痛**（thalamic pain）といわれる患側の上下

肢の不快な痛み、病巣と反対側の運動麻痺や感覚麻痺、眼球の下方変位や意識障害を認めます。
- **小脳出血**（cerebellar hemorrhage）では、激しい後頭部痛、めまい、頻回の嘔吐、運動麻痺はないのに歩行や起立ができないなどの症状を認めます。しかし、意識障害は発症当初には認めません。
- **橋出血**（pontine hemorrhage）では、発作時よりの重篤な意識障害、四肢麻痺や著明な縮瞳などの症状を認めます。

【隠れ家】

Q.5 高血圧性脳出血の診断はどのようにするのですか？— 診断 —

問診（高血圧の既往など）、症状や神経学的所見でおおよその診断はできますが、**出血の有無は単純CT**でなされます（図24）。

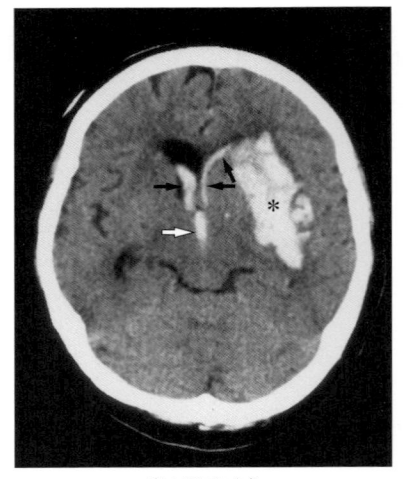

〔被殻出血〕
1. 大きな被殻出血を認めます（＊）。
2. 出血は側脳室前角にも穿破し（→）、第3脳室にも流れ込んでいます（⇒）。
（※）図23と見比べてください。

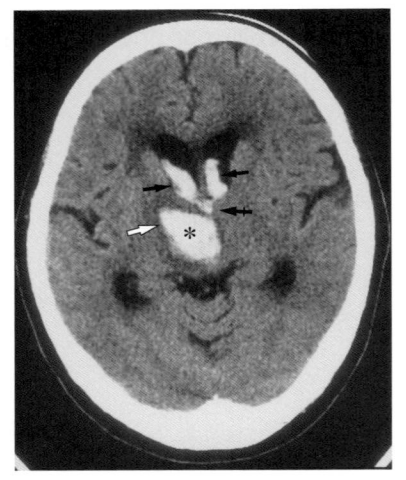

〔視床出血〕
1. 大きな視床出血を認めます（＊）。
2. 出血は内包にも及んでいます（⇒）。
3. 出血は第3脳室にも穿破し（↗）、側脳室前角にも逆流しています（→）。
（※）図23と見比べてください。

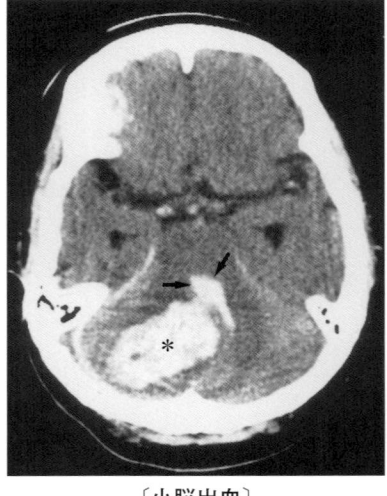

〔小脳出血〕
小脳の虫部から半球にかけて血腫を認め（＊）、第4脳室にも穿破しています（→）。
（※）59頁の図41と見比べてください。

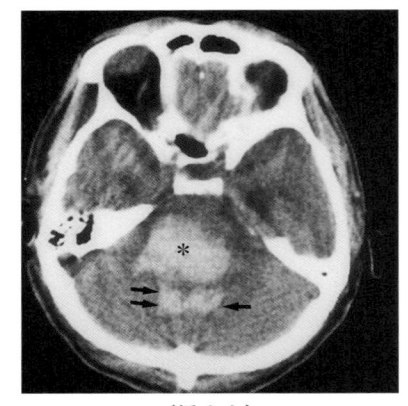

〔橋出血〕
橋に出血を認め（＊）、第4脳室にも穿破しています（→）。
（※）59頁の図41と見比べてください。

図 24. 各高血圧性脳出血の単純CT
写真の白い部分（高吸収域といいます）が出血部です。ちなみに、周囲の白い部分は頭蓋骨です。

Q.6 高血圧性脳出血の治療について教えてください ― 治療法 ―

　　患者の意識状態、出血部位や血腫の大きさにより、治療法は異なります。
　　一般に、意識障害はないか、あっても軽度な場合は**保存的治療**（手術を行わずに点滴や内服薬で治療する方法）を行います。また、意識障害が高度（昏睡状態）のときも保存的治療です。すなわち、血圧降下薬、抗脳浮腫薬（脳圧下降薬）や抗てんかん薬などの投与です。一方、**手術（外科）的治療**には、開頭して血腫を除去する**開頭血腫除去術**、CT 用定位脳手術装置を用いて血腫を吸い出す**定位的血腫吸引術**（図 25 の上図）、内視鏡を用いて血腫を吸引・除去する**神経内視鏡的血腫除去術**、超音波を用いて血腫を吸引・除去する**超音波誘導による血腫除去術**（図 25 の下図）があります。**血腫の発生部位による手術適応**についてですが、部位的には被殻出血、皮質下出血および小脳出血に対しては開頭血腫除去術の適応はありますが、視床出血や橋出血に対しては開頭血腫除去術の適応はありません。脳卒中治療ガイドライン（2009）によると、被殻出血では神経学的所見が中等症、血腫量が 31 mL 以上でかつ血腫による圧迫所見が高度な例では手術を考慮してもよいとしています。特に、日本式昏睡尺度（JCS）で 20〜30 の意識障害を伴う例では定位的血腫除去術が勧められています。視床出血に対しては急性期の治療として血腫除去術を勧めるだけの根拠はないが、血腫の脳室内穿破を伴う場合、脳室拡大の強いものに対しては脳室ドレナージを考慮してもよいとしています。皮質下出血では脳表からの深さが 1 cm 以下のものでは開頭血腫除去術が推奨され、小脳出血では血腫の最大径が 3 cm 以上で神経学的症候が増悪している場合、または小脳出血が脳幹を圧迫し脳室閉塞による水頭症をきたしている場合には手術適応があるとしています。
　　なお、出血によって破壊された脳組織自体は、どんな治療を行っても、もと通りに回復させることはできません。

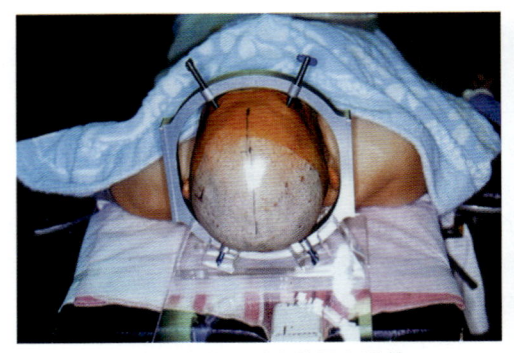

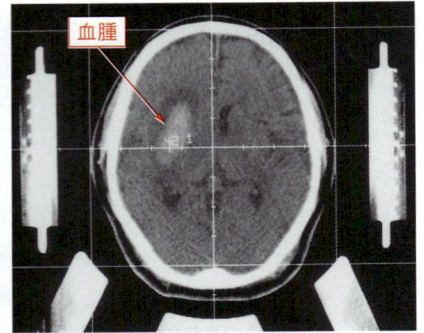

＜頭部に定位脳手術装置を装着＞　　　＜定位脳手術装置装着後の頭部CT＞

〔定位的血腫吸引術〕
1. CT用定位脳手術装置を頭部に装着して単純CTを撮り、脳出血の位置を計測します。
2. この情報をもとに、穿刺部位、進入角度や深さを算出します。
3. そして、局所麻酔下に頭蓋骨に小さい穴を開け（穿頭）、目的の部位に穿刺針を挿入し、血腫を吸引除去します。

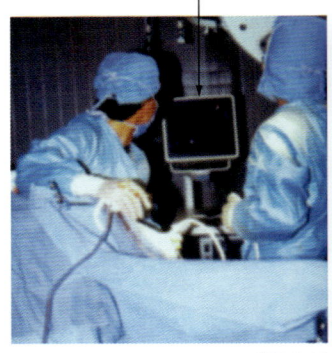

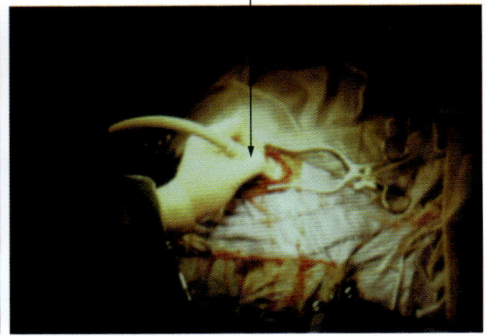

〔超音波誘導による血腫除去術〕
1. 前頭蓋骨に小さな穴を開け、超音波を当てます。
2. 超音波により血腫部位を確認します。
3. そして、超音波ガイド下に血腫を穿刺し、吸引除去します。

図 25. 高血圧性脳出血に対する血腫除去術

●主要文献
1) 篠原幸人，小川　彰，鈴木則宏，ほか（編）：脳卒中治療ガイドライン 2009．152-158 頁（高血圧性脳出血の手術適応），協和企画，東京，2009．
2) 吉田洋二：高血圧性脳出血の病理［半田　肇，佐野圭司（監修），端　和夫，斉藤　勇（編）：高血圧性脳内血腫の外科治療．The 4th Meeting of The Mt. Fuji Workshop on CVD］．3-13 頁，小玉出版部，東京，1986．

VII もやもや病 Moyamoya disease

Q.1 'もやもや病'は日本語の病名ですが、この名前の由来はなんですか？

某国立大学の脳神経外科の教授が、ある場所で、'かすんだ、もやのかかった煙草の煙'が漂っているのをみて、この'もやもや'とした'煙のたなびき'と'脳血管造影の所見（175頁の図27）'とが大変似ていることから、「これだ！」と思われ、この疾患を'**もやもや病（Moyamoya disease）**'と名づけられたとのことです（私が直接聞いた話ではありませんので、真偽のほどは確かではありませんが）。それまでは、「脳底部異常血管網症」、「ウィリス動脈輪閉塞症」、「竹内病」、「西本病」、「西本・竹内病」などと呼ばれていましたが、この'もやもや病'が大変ユニークな名前であることから、'もやもや'という日本語が、そのまま'Moyamoya'という英語表記になり、今では'Moyamoya disease'が世界に通用する病名となっています。

Q.2 病名の由来はわかりましたが、では、'もやもや病'とはどういう病気ですか？

もやもや病は、頭蓋内内頸動脈末端、前大脳動脈および中大脳動脈が進行性に狭窄・閉塞し、かつ脳底部に異常な血管網（175頁の図27）を呈する原因不明の病気で、これらの所見が**両側**にみられることが必要です。

本疾患は本邦に多い病気です。

Q.3 'もやもや病'はどの年代に多いのですか？ — 好発年齢 —

もやもや病は小児（5歳にピーク）と成人（30〜40歳にピーク）の両者にみられますが、小児に多いです。性別では女性に多いです。

Q.4 'もやもや病'はどのような症状で発症することが多いのですか？ — 初発症状 —

小児では脳虚血症状で発症することが多いのですが、**成人では頭蓋内出血で発症**するのと脳虚血症状で発症するのとが約半数ずつで、同じ頻度です。

小児では、「ラーメンなどの熱い食べ物を冷ますため、フーフーと息を吹きかける」、「風船を膨らませる」や「マラソン」などの**過呼吸時に運動麻痺などの症状**が出ます（図26）。症状は数十秒〜数時間で回復することが多いです。小児では、頭蓋内出血で発症することは非常に稀です。

成人の頭蓋内出血発症例では脳内出血が多く、次いで脳室内出血です。脳内出血の部位ですが、視床や基底核に多いです。また、成人のもやもや病では、脳動脈瘤を合併することがあります（小児では稀）。

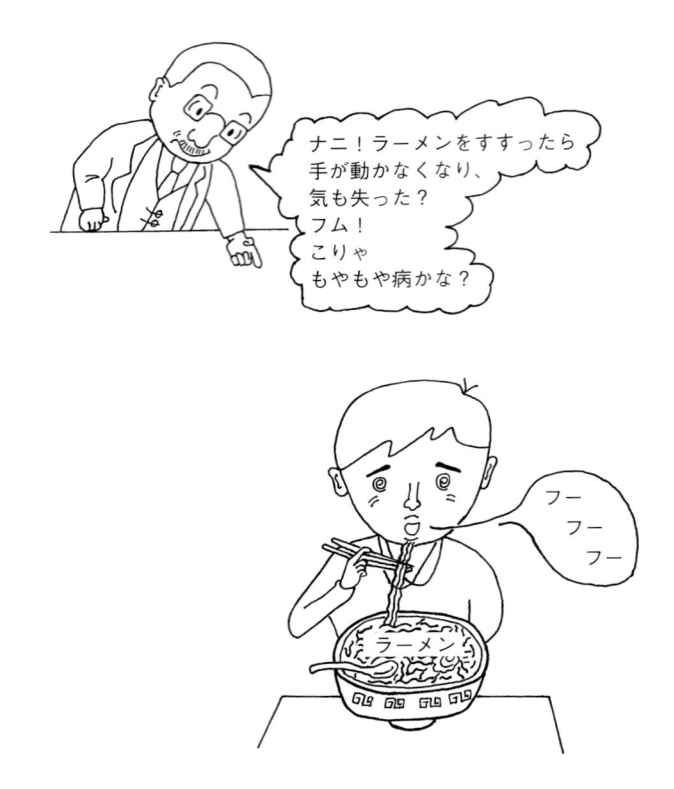

図 26. もやもや病の小児発症例
(窪田 惺：脳神経外科ビジュアルノート，金原出版，2009 より許可を得て転載)

> 小児では、「ラーメンなどの熱い食べ物を冷ますため、フーフーと息を吹きかける」、「風船を膨らませる」などの過呼吸動作で片麻痺などの脳虚血症状が出現します。

Q.5 'もやもや病' の診断はどのようにするのですか？— 診断 —

　　確定診断は脳血管造影です（図 27）。すなわち、両側の内頚動脈末端、前大脳動脈および中大脳動脈近位部に高度の狭窄または閉塞所見があり、かつ脳底部にもやもやした異常血管網の所見が認められれば確定されます。

　　なお、MRI・MRA（1.5 テスラー以上）でも、次の所見がみられた場合には、もやもや病と診断は確定されます。すなわち、①MRA で頭蓋内内頚動脈終末部、前大脳動脈および中大脳動脈近位部に狭窄または閉塞がみられる、②MRA で大脳基底核部に異常血管網がみられる（MRI 上、大脳基底核部に少なくとも一側で 2 つ以上の明らかな Flow void を認める場合、異常血管網と判定してよい）、③上記の①と②の所見が両側性にある、です。

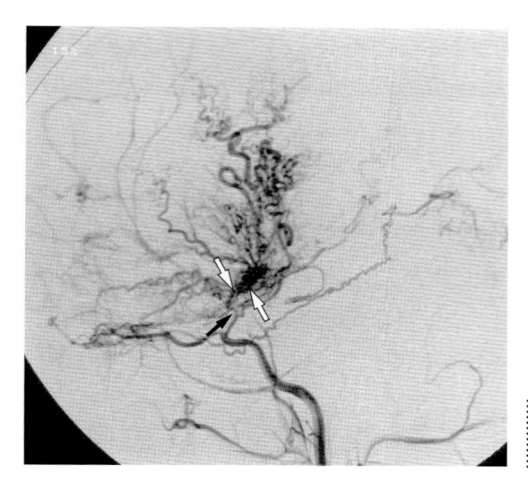

図 27. もやもや病の脳血管造影所見
（窪田　惺：脳血管障害を究める．永井書店，2009 より許可を得て転載）

内頚動脈末端は閉塞し（→）、脳底部に異常血管網を認めます（⇒）。

●主要文献

1) 厚生省特定疾患ウィリス動脈輪閉塞症調査研究班：ウィリス動脈輪閉塞症の診断の手引き（福井仁士班長：厚生省特定疾患ウィリス動脈輪閉塞症調査研究班　平成7年度研究報告書）．144頁，1996．
2) 厚生省特定疾患ウィリス動脈輪閉塞症調査研究班：MRI・MRA（Magnetic resonance imaging・Angiography）による画像診断のための指針（福井仁士班長：厚生省特定疾患ウィリス動脈輪閉塞症調査研究班　平成7年度研究報告書）．147頁，1996．
3) 厚生省労働科学研究費補助金　難治性疾患克服事業　ウィリス動脈輪閉塞症における病態・治療に関する研究班：もやもや病（ウィリス動脈輪閉塞症）診断・治療ガイドライン．脳卒中の外科 37：321-337，2009．

Ⅷ 脳梗塞 Cerebral infarction

Q.1 脳梗塞とはなんですか？

　脳梗塞とは、脳を栄養している動脈が細くなったり（狭窄）、詰まったりすること（閉塞）により、その動脈が養っている脳組織に不可逆的な変化が起こるものをいいます。すなわち、脳の血流が減少し、脳組織の一部に虚血性壊死を生じるものです。ちなみに、**虚血**（ischemia）とは、血流が減少した状態をいいます。

Q.2 脳梗塞にはどんな種類があるのですか？ ― 分類 ―

　脳梗塞は、血管閉塞の機序、臨床病型や進行様式などにより分類されますが、まず、血管閉塞機序による分類から説明します。

1．血管閉塞機序による分類

　血管閉塞機序による分類とは、動脈がどのような機序（原因）によって狭窄や閉塞が生じているかによる分類で、**脳血栓症と脳塞栓症とに分けられます**（チャート2）。すなわち、**脳血栓症**（cerebral thrombosis）は、頭蓋内・外の脳灌流動脈の動脈硬化により血栓が生じため動脈内腔の狭窄あるいは閉塞をきたし、その結果充分な脳血流を保てなくなり梗塞をきたすものです。これに対して**脳塞栓症**（cerebral embolism）は、心臓、大動脈などに生じた栓子（血液などの塊）が脳を灌流している動脈内に流れ込むことにより脳動脈の閉塞が生じ脳梗塞をきたすものをいいますが、栓子が心臓由来のものを**心原性脳塞栓症**、動脈由来のものを**動脈原性脳塞栓症**と呼び、区別します。このうち、**動脈原性脳塞栓症**（artery to artery cerebral embolism）は、頸動脈や主幹動脈などの太い動脈のアテローム硬化性病変にできた壁在血栓が流れて末梢の動脈を閉塞させるもので、明らかな塞栓原となる心疾患はありません。すなわち、塞栓源が心臓にあるのではなく、動脈にあるものをいいます。

2．臨床病型分類

　臨床病型分類では、①**アテローム血栓性脳梗塞**、②**心原性脳塞栓症**、および③**ラクナ（脳）梗塞**、に分けられます（チャート2）。このうち**アテローム血栓性脳梗塞**（atherothrombotic cerebral infarction）は、通常、脳主幹動脈や皮質枝の支配領域に一致して梗塞巣が認められ（**皮質枝系脳血栓症**といいます）、側副**血行路が発達**していることが多いのが特徴です。そして、安静時や睡眠中に起こることが多いです。アテローム血栓性脳梗塞には、**アテローム脳血栓症**と**アテローム脳塞栓症**とがあります。まず、**アテローム脳血栓症**（atheromatous cerebral thrombosis）とは、頭蓋内・外の主幹動脈壁の内膜に**粥腫**（atheroma）（脂質などの塊）が沈着してそこに血栓（壁在血栓）が形成され、その結果、動脈内腔が**血栓により狭くなったり閉塞**したりすることにより虚血が生じるものをいいます（**脳血栓症**）。梗塞巣は白質や灌流域の境界部にみられます。一方、頸部の動脈壁に付着している壁在血栓が剥がれ落ちて栓子（塞栓子）となり、その**栓子が血流に乗って**末梢の脳動脈に運ばれて閉塞して虚血が生じるものを**アテローム脳塞栓症**（atheromatous cerebral em

チャート 2. 脳梗塞の分類

```
                    脳梗塞
           ┌──────────┴──────────┐
        脳血栓症                脳塞栓症
      ┌────┴────┐           ┌────┴────┐
  ラクナ脳梗塞  アテローム脳血栓症  アテローム脳塞栓症   心原性脳塞栓症
                            (動脈原性脳塞栓症)
```

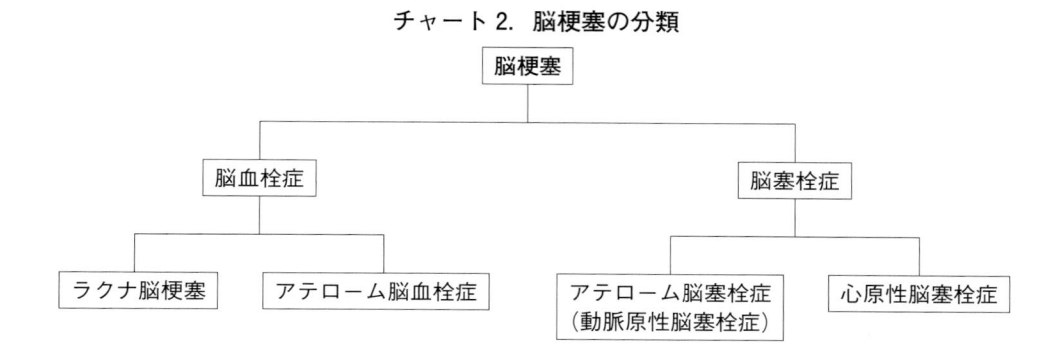

bolism)といいます。梗塞巣は障害動脈の支配領域に一致してみられます。後者のアテローム脳塞栓症は、血管閉塞機序による分類では**動脈原性脳塞栓症**(artery to artery cerebral embolism)に属します。

心原性脳塞栓症(cardiogenic cerebral embolism)とは、心臓内に形成された血栓(栓子)が血流に乗って末梢の脳動脈に運ばれて脳動脈を閉塞し、その結果、閉塞された動脈の支配領域の脳に梗塞が起こるものをいいます。すなわち、心疾患に起因して生じる脳梗塞をいいますが、心疾患としては**非弁膜症性心房細動が最も多い**です。発症は、日中活動時に多いのが特徴です。梗塞巣は皮質を含み大きく、**境界は明瞭**であることが特徴です。また、閉塞血管は**再開通しやすく、出血性梗塞をきたしやすいの**が特徴です(184 頁の表 4)。

ラクナ梗塞(lacunar infarction)とは、大脳深部や脳幹などを灌流する穿通動脈のうち、単一の支配領域に限局する**小梗塞**(長径 15 mm 未満)をいいます。安静時や睡眠中に発症することが多いです。発生部位ですが、剖検例では被殻、尾状核、視床、橋、内包、皮質下白質の順ですが、MRI では内包、橋に最も多く、視床、被殻がこれに続きます。また、**梗塞部位**は、原則として**穿通枝領域**であり、脳**皮質は含まれません**。ラクナ梗塞は直径 100〜600 μm の穿通動脈の閉塞によって生じますが、その発生機序はさまざまです。すなわち、5 mm までのラクナ梗塞は、直径 200 μm 以下の細い穿通動脈の硝子様細動脈硬化によることが多く、一方、5 mm 以上のラクナ梗塞では、直径 200〜600 μm の比較的太い穿通動脈に形成された微小粥腫や、穿通動脈入口部の分岐部の粥腫により生じるとされています。この分岐部粥腫による閉塞は、アテローム脳血栓症に近い病態と考えられており、**分岐部粥腫血管病変**(branch atheromatous disease;BAD)と呼ばれています。なお、'ラクナ'という名前は病理学的用語ですが、臨床病型として扱われるようになっています。

なお、アテローム血栓性脳梗塞では、**一過性脳虚血発作**(transient ischemic attack;TIA)(Q.3)の先行することが臨床病型分類の 3 群の中では最も多いです(184 頁の表 4)。

●主要文献

1) 浅田祐士郎:閉塞性動脈硬化症の原因・病的意義. 日本医事新報 4583:60-61, 2012.
2) 小笠原 邦昭:ラクナ梗塞[太田富雄(総編集):脳神経外科学Ⅰ 改訂 11 版]. 1115-1124 頁, 金芳堂, 京都, 2012.
3) 渡邉嘉之:脳梗塞. 日本医師会雑誌 140(特別号 1):S116-S119, 2011.

Q.3 一過性脳虚血発作（TIA）について説明してください

一過性脳虚血発作（transient ischemic attack；TIA）とは、神経脱落症状が**24時間未満**に消失し、低血糖など、ほかの原因のないものをいいます。

TIAにみられる神経脱落症状ですが、内頚動脈系では感覚障害、運動麻痺、構音障害、失語、一眼の視力消失などであり、椎骨動脈系では感覚障害、運動麻痺、一眼あるいは両眼の視力消失、一側あるいは両側の同名性半盲、平衡障害、構音障害や眩暈などですが、意識消失を伴うことはほとんどありません。

TIAの**症状**は、通常、2～15分続きますが、症状が完成するまでの時間は5分以内、通常2分以内です。また、TIAでは神経脱落症状が永続的に残ることはありません。TIAと脳梗塞との主な違いは時間的因子であり、TIAの延長線上に脳梗塞があると考えることができます。したがって、TIAは「脳卒中の前触れ」として重要です。TIAが脳梗塞に移行する率は各病型で異なりますが、全体で約30%です。また、TIAは、内頚動脈系の方が椎骨脳底動脈系のものより脳梗塞に移行する率は高いです。

なお、**TIAは臨床症状で診断**されるものであり、病巣が画像所見で見つかるかどうかについては関係ありません。

●主要文献
1) 稲富雄一郎，橋本洋一郎：脳卒中の前触れ；一過性脳虚血発作［山口武典，岡田　靖（編）：よくわかる脳卒中のすべて］．27-33頁，永井書店，大阪，2007.
2) 高野健太郎：診療所における脳卒中の一次・二次予防［山口武典，岡田　靖（編）：よくわかる脳卒中のすべて］．343-352頁，永井書店，大阪，2007.

Q.4 脳梗塞ではどのような症状が出るのですか？― 症状 ―

米国脳卒中協会では、134頁のQ.2で述べたような症状があれば、直ちに病院を受診することを勧めています。また、その際には、これらの症状の起こった時間を正確に記録するように勧めています。基本的には、手足の運動麻痺（どちらかの手足の力が入りにくい、あるいはまったく動かないなど）、失語症（思っている言葉が出てこない、あるいは人が言っている言葉がわからないなど）や、手足の感覚障害（触っている感じが鈍い、あるいはまったく感じない、しびれなど）です。但し、これらの症状は原因が脳腫瘍であれ、頭部外傷であれ、脳血管障害であれ、なんであれ、障害の起こった部位の脳症状（局所神経症状）であり、特に脳卒中に限ったことではありません。

脳梗塞の**症状**は、閉塞される脳動脈により異なります。一般に、**内頚動脈系の閉塞による症状**は、反対側の片麻痺や半身の感覚障害、意識障害、失語症（優位脳の場合）、一過性黒内障などです。個々の動脈では、例えば、前大脳動脈の閉塞では、反対側あるいは両側の下肢の運動麻痺や感覚障害、記銘力障害、精神障害などであり、中大脳動脈の閉塞では、反対側の片麻痺や半身の感覚障害などです。

椎骨・脳底動脈系の閉塞による症状は、交代性麻痺や四肢麻痺、感覚障害（両側）、脳神経障害、小脳症状、めまいや意識障害などです。

Q.5 脳梗塞のCT所見を教えてください

　発症後12時間以内の**単純CT**では明らかな低吸収域は認められませんが(6時間後頃より淡い低吸収域として描出)、12時間以上経つとほとんどの例で**低吸収域**を認めるようになります。3日目になると低吸収域は明瞭となり、通常、圧排効果(mass effect)も最大となります。7日目になると低吸収域の程度や拡がりはさらに強くなります。しかし14〜21日目にかけては低吸収域は不明瞭となり一見正常化してきます。これを'**くもり効果(fogging effect)**'といいます(20〜50%の出現頻度)。その後再び低吸収域は著明となります(**図28の左図**)。**造影CT**では、発症4〜5日以降より増強効果は出現しますが、増強効果は'くもり効果'を示す時期(2〜3週間後)が最大で、脳回が増強されたり、あるいは低吸収域の周囲がリング状に増強されたりします(**図28の右図**)。

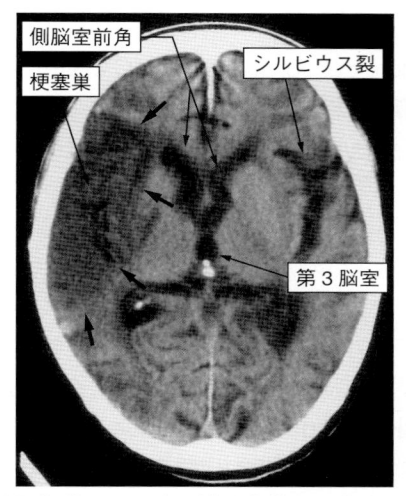

〔心房細動による心原性脳塞栓症の単純CT〕
(窪田 惺：脳血管障害を究める．永井書店，2009 より許可を得て転載)

中大脳動脈領域に大きな梗塞巣を認めます(→)。

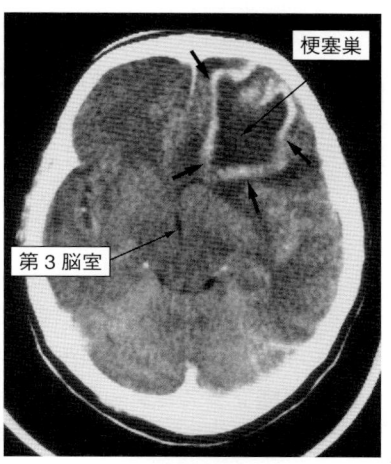

〔脳梗塞の造影CT〕
(窪田 惺：脳血管障害を究める．永井書店，2009 より許可を得て転載)

造影剤が前頭葉の梗塞巣を囲むようにリング状に取り込まれています(→)。

図 28. 脳梗塞のCT
写真の黒い部分(低吸収域といいます)が梗塞巣です。ちなみに、髄液(脳室やくも膜下腔)も黒く映ります。

● 主要文献
1) 小笠原 邦昭：脳梗塞のCT[太田富雄(総編集)：脳神経外科学I 改訂11版]．1137-1141頁，金芳堂，京都，2012.
2) 田中康敬，埜本勝司，松木 亮：虚血・脳梗塞[楢林 勇，埜本勝司(編)：脳・脊髄のMRIとCT診断]．124-125頁，金芳堂，京都，2003.

Q.6 Early CT sign とはなんですか？

　単純CTでは、先に述べたように、発症直後から12時間以内では明らかな低吸収域は認められませんが、**Early CT sign**（**早期CT虚血徴候**）と称される微細な変化を認めることがあります。このEarly CT signは脳虚血の初期変化を示す所見で、心原性脳塞栓症において特に認められやすく、また、虚血時間が長いほどEarly CT signは出現しやすいです。
　Early CT sign（早期CT虚血徴候）には、1．**脳虚血を示す所見**と、2．**脳血管閉塞を示す所見**とがあります。以下に、それぞれの具体的所見を示します。

1．脳虚血を示す所見
　この所見は、①レンズ核辺縁の不鮮明化や消失、②皮髄境界（皮質と白質との境界）の不明瞭化、③島皮質（島外側縁）の不鮮明化や消失［insular ribbon（島、最外包および前障を含む部分）の消失］、④脳溝の不鮮明化や消失、です。

2．脳血管閉塞を示す所見
　これには、**Hyperdense middle cerebral artery（MCA）sign**（中大脳動脈高吸収徴候）と、**MCA dot sign**（中大脳動脈点状徴候）があります。このうち、**Hyperdense MCA sign**は、単純CTでシルビウス谷（Sylvian vallecula）内に線状の高吸収域を認める所見で、中大脳動脈水平部（M1）が血栓化して閉塞していることを意味しています（多くは塞栓）。また、**MCA dot sign**は、単純CTでシルビウス裂（Sylvian fissure）内に点状の高吸収域を認める所見で、シルビウス裂内の中大脳動脈分枝血管（M2またはM3）が血栓化して閉塞していることを意味しています（いずれも石灰化による高吸収域でないこと）。Early CT signの特異度（specificity）は100％ですが、感度（sensitivity）は約40％です。
　なお、早期脳虚血所見が広範囲に認められる症例では、血栓溶解療法［**遺伝子組み換え型組織プラスミノーゲン活性化因子**（recombinant tissue plasminogen activator；rt-PA）の静注］により出血性梗塞や血管原性浮腫の増悪の危険率が高いので、rt-PAの血栓溶解療法の適応外ですが、MCA（中大脳動脈）領域の1/3以下にとどまっている症例では血栓溶解療法（rt-PA）の治療効果が高く、血栓溶解療法の適応です（1/3 MCA rule）。しかし、1/3 MCAルールの明確な領域判定指標はなく、CT読影者の主観によります。そこで、早期脳虚血所見を定量化する目的で提唱された評価法が**Alberta Stroke Program Early CT Score（ASPECTS）**で、本評価法では読影者の間でのばらつきが少ないです。本評価法は、レンズ核と視床を通る水平断像とそれより上方（頭頂側）のレンズ核のない脳室体部を通る水平断像の2スライスで、1側の中大脳動脈（MCA）領域を10個の領域に区分し（**図29**）、それぞれの領域で早期脳虚血所見が認められるかどうかを検討します。そして、早期脳虚血所見のある領域（陽性箇所）に対しては1点を減点します（**減点法**で採点）。早期脳虚血所見を認めない場合は10点（満点）で、全領域に虚血所見があると0点になります（点数が低い方が梗塞面積が広い）。ASPECTS法で8点以上の患者の予後はよいとされています（7点以下で不良）。実体積では、ASPECTS 7点以上がMCA領域の虚血範囲1/3以下に相当すると考えられますが、出血の危険性を考慮すると現時点では8点以上を血栓溶解療法の適応基準とするのが妥当とされています。

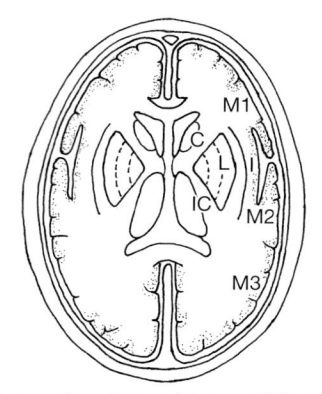

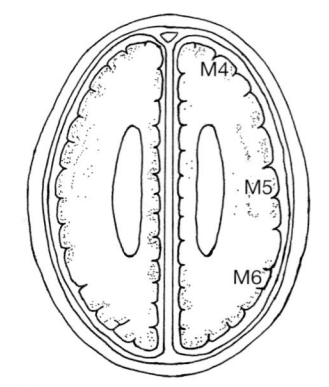

〔レンズ核と視床を通る水平断面図〕　〔レンズ核のない脳室体部を通る水平断面図〕

図 29. ASPECTS の図 (Barber ら，2000 より作成)

1．ASPECTS 法は、Early CT sign（早期 CT 虚血徴候）を定量化したものです。
2．一側の中大脳動脈領域を 10 個の領域に分け（図中の C, L, IC, I, M1〜M6）、各領域ごとに Early CT sign の有無を評価し、減点方式で点数化します。
　ⓐ Early CT sign がまったくない場合は 10 点です。
　ⓑ 中大脳動脈領域全体に Early CT sign が認められた場合は 0 点です。
3．ASPECTS 法で 8 点以上が血栓溶解療法の適応です。

(略語) C＝caudate (尾状核)、L＝lentiform (レンズ核)、IC＝internal capsule (内包)、I＝insular ribbon (島皮質)、M1＝anterior MCA (middle cerebral artery) cortex (中大脳動脈の前方領域の皮質)、M2＝MCA cortex lateral to insular ribbon (島皮質外側の中大脳動脈領域の皮質)、M3＝posterior MCA cortex (中大脳動脈の後方領域の皮質)、M4, M5, and M6 are anterior, lateral, and posterior MCA territories immediately superior to M1, M2, and M3, rostral to basal ganglia (M4 は M1 のすぐ上の中大脳動脈領域前方、M5 は M2 のすぐ上の中大脳動脈領域外側、M6 は M3 のすぐ上の中大脳動脈領域後方で、いずれも基底核より吻側)。

● 主要文献

1) Barber PA, Demchuk AM, Zhang J, et al：Validity and reliability of a quantitative computed tomography score in predicting outcome of hyperacute stroke before thrombolytic therapy；ASPECTS Study Group. Alberta Stroke Programme Early CT Score. Lancet 355(9216)：1670-1674, 2000.
2) 平野照之：血栓溶解療法と early CT sign. 脳神経外科速報 18(6)：738-745, 2008.
3) Mahomed N：The hyperdense MCA sign and the MCA dot sign. SA Journal of Radiology 15(3)：97-98, 2011.

Q.7　脳梗塞の MRI 所見を教えてください

　MRI は脳梗塞の診断では CT より優れていますが、発症後 6 時間以内では通常の MRI 撮像法では病巣を検出することはできません。しかし、**拡散強調画像 (diffusion weighted image；DWI)**（水分子の拡散運動のみを強調した撮像法）では高信号域を呈します。拡散強調画像 (DWI) における高信号は超急性期脳梗塞における細胞毒性浮腫 (**120 頁の図 13 の右下図**) によるものです。また、拡散強調画像の多くは不可逆的虚血領域であるとされています。ちなみに、拡散強調画像では発症 1.5〜6 時間後頃に梗塞巣 (高信号) が出現します。また、T2 強調画像では早くて発症 8 時間後、通常 12 時間後頃に高信号を、T1 強調画像では発

症16時間後頃に低信号を呈します。

●主要文献
1) 稲富雄一郎, 橋本洋一郎：脳卒中の前触れ――過性脳虚血発作［山口武典, 岡田 靖（編）：よくわかる脳卒中のすべて］. 27-33頁, 永井書店, 大阪, 2007.
2) 菅 信一：脳のMRI 最近の進歩. 日内会誌 89：368-373, 2000.
3) 中村 實（監修）：MR検査の実践. 160-161頁（脳梗塞-1）, 医療科学社, 東京, 2002.
4) 小笠原 邦昭：脳梗塞のMRI［太田富雄（総編集）：脳神経外科学Ⅰ 改訂11版］. 1141-1147頁, 金芳堂, 京都, 2012.
5) 田中康敬, 埜本勝司, 松木 亮：虚血・脳梗塞［楢林 勇, 埜本勝司（編）：脳・脊髄のMRIとCT診断］. 124-125頁, 金芳堂, 京都, 2003.

Q.8 脳梗塞の治療について教えてください ― 治療 ―

発症後4.5時間以内であれば（**超急性期**）、血栓溶解療法［組み換え組織プラスミノーゲン活性化因子（recombinant tissue plasminogen activator；rt-PA）の静注］を行います。**rt-PA**（Alteplase_{アルテプラーゼ}）**の静注による血栓溶解療法**は、発症4.5時間以内のすべての脳梗塞に対して適応がありますが、**最も適した病型は脳塞栓症**です。本治療法に関しては適正治療指針がありますので、それに則って行います。

急性期の保存的治療としては、ラクナ梗塞では抗血小板薬（オザグレルナトリウム）や脳保護薬（フリーラジカル消去薬であるエダラボン）の点滴静注、アテローム血栓性脳梗塞では選択的トロンビン阻害薬（アルガトロバン水和物）または抗血小板薬（オザグレルナトリウム）の点滴静注や脳保護薬（エダラボン）の点滴静注を行います。また、脳浮腫を認める症例では抗脳浮腫薬（グリセロール）の点滴静注を行います。さらに、心原性脳塞栓症では脳保護薬（エダラボン）や抗脳浮腫薬（グリセロール）の点滴静注を行います（184頁の表4）。

慢性期の保存的治療としては、ラクナ梗塞およびアテローム血栓性脳梗塞に対しては抗血小板薬（アスピリン、硫酸クロピドグレル、シロスタゾールやチクロジピン）の内服投与、および高血圧や糖尿病などの危険因子の治療を行います。一方、心原性脳塞栓症に対しては抗凝固薬（ワーファリン）や新規経口抗凝固薬（トロンビン直接阻害薬や合成Xa阻害薬。非弁膜症性心房細動による虚血性脳卒中に対して適応）の内服投与を行うとともに危険因子の治療を行います（184頁の表4）。ちなみに、Xaは凝固因子の1つである第X因子の活性型です（Xaの 'a' は、'activated' の略）。

以上が保存的治療ですが、手術的治療もあります。**手術的治療**はいずれも、通常、出血性梗塞の危険性がなくなった発症後3～4週間以後の**慢性期**に行います。

手術的治療には、**外科的治療**（**血行再建術**）と**血管内手術**とがあります。**外科的治療**には、**頸動脈内膜剝離術**（carotid endarterectomy；CEA）や頭蓋外・頭蓋内血管吻合術（extracranial-intracranial anastomosis；EC-IC anastomosis）などがありますが、このうち、**頸動脈内膜剝離術**（**CEA**）は、頸部頸動脈の内腔が70～90％狭窄し、かつ狭窄部位が乳様突起と下顎角を結ぶ線より下にある症例が適応となります。また、頭蓋外・頭蓋内血管吻合術には、**浅側頭動脈・中大脳動脈吻合術**（superficial temporal artery-middle cerebral artery anastomosis；STA・MCA anastomosis）（図30）や**後頭動脈・後下小脳**

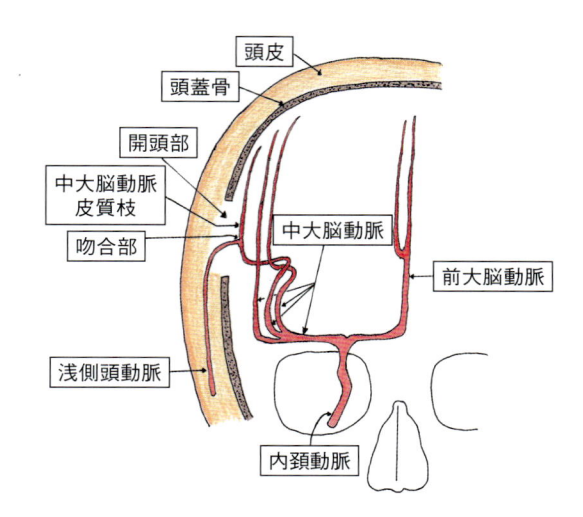

図 30. 浅側頭動脈・中大脳動脈吻合術（STA・MCA 吻合術）

1. 手術は全身麻酔のもとに行います。
2. 頭皮を切開し、浅側頭動脈を頭皮後面からはがし、途中で切断します。
3. その後開頭し、顕微鏡下で浅側頭動脈と脳の表面にある中大脳動脈皮質枝とを吻合します。
   ➡ 途中で切断した浅側頭動脈の断端と中大脳動脈皮質枝側壁の切開部とを縫合します。すなわち、端側吻合です。
4. ちなみに、浅側頭動脈は外頸動脈の枝で、主として側頭部の皮下に拡がっており、頭皮を栄養しています。また、耳介前部（こめかみ）の皮膚上で浅側頭動脈の脈拍を触れることができます。

動脈吻合術（occipital artery-posterior inferior cerebellar artery anastomosis；OA・PICA anastomosis）があります。浅側頭動脈・中大脳動脈吻合術は内頸動脈や中大脳動脈の狭窄例（閉塞例）に対して、また、後頭動脈・後下小脳動脈吻合術は椎骨・脳底動脈の狭窄例（閉塞例）に対して施行されます。ちなみに、吻合術（バイパス術）とは脳血流が低下している部分の血管（例；中大脳動脈）に頭皮の血管（例；浅側頭動脈）をつないで、頭皮に流れる分の血液を脳に送り込む手術のことをいいます。

　血管内手術には、経皮的血管形成術（percutaneous transluminal angioplasty；PTA）、頸動脈ステント留置術（carotid artery stenting；CAS）および塞栓摘出術（embolectomy）があります。このうち経皮的血管形成術と頸動脈ステント留置術の適応例はアテローム血栓症であり、塞栓摘出術の適応例は脳塞栓症です。

　なお、最近、発症後 8 時間以内の脳梗塞患者で rt-PA 静注療法の適応外、あるいは rt-PA 静注療法で血流再開の得られない症例に対して、閉塞した脳動脈内の血栓を機械的に直接回収する方法が用いられます（**機械的再開通療法**）。機械的再開通療法では、形状記憶ワイヤーを用いて閉塞部位の血栓を回収したり、あるいはマイクロカテーテルを用いて血栓を回収したりします。

Q.9 脳梗塞を表にまとめてください — まとめ —

ラクナ梗塞、アテローム血栓性脳梗塞および心原性脳塞栓症についてまとめると、**表4**のようになります。

表 4. 脳梗塞の臨床病型別特徴(豊田, 2007および高野, 2007をもとにして作成)

	ラクナ梗塞	アテローム血栓性脳梗塞	心原性脳塞栓症
発症機序	●主として、血栓性、すなわち、穿通動脈の細動脈硬化による(高血圧と関連の深い脂肪硝子変性 lipo-hyalinosis や微小粥腫)。 ●時に、微小塞栓や血行力学性。	●主として、血栓性。 ●その他、塞栓性や血行力学性。	●塞栓性、すなわち、心腔内(特に左心房)に塞栓源となる血栓が形成され、これが遊離し、塞栓子となって血流に乗り、脳動脈を突然閉塞させる。
危険因子	●高血圧が主。 ●その他、糖尿病、脂質異常症、加齢や喫煙。	●高血圧が主。 ●その他、糖尿病、脂質異常症、加齢や喫煙。	●非弁膜症性心房細動が最も多い。 ●その他、洞機能不全症候群、急性心筋梗塞や弁置換術後(特に、機械弁)など。
発症時期	安静時、睡眠中(朝覚醒時に気づく)。	安静時、睡眠中(朝覚醒時に気づく)。	●日中活動時に多い。 ●夜間や朝起床直後にも発症する。
一過性脳虚血発作(TIA)の先行とその後の症状	TIAの先行することは3群の中では最も少ない(11〜14%)。	●TIAの先行は3群の中では最も多くみられる(20〜50%)。 ●その後に起こる脳梗塞の症状はTIAと同じ症状。	●TIAの先行することがあるが、アテローム血栓性脳梗塞より低頻度(11〜30%)。 ●その後に起こる脳梗塞の症状はTIAと同じ症状とは限らない。
発症様式	●急性発症が多い。 ●時に、突発発症。	●急性発症が多い。 ●動脈原性塞栓では突発発症。	突発発症が多い。
発症年齢	●40〜60歳代に多い。 ●50〜59歳に最も多い。 ●75歳以降は減少。	●50歳代から多くなる。 ●70〜79歳に最も多い。 ●次に、60〜69歳に多い。	●80歳代に最も多い。 ●加齢に伴って増加する。
病巣部位	被殻、内包、視床、橋に多い。	●境界領域の梗塞。 ●基底核、深部白質や皮質。	境界明瞭な皮質梗塞(灌流領域全体)
病巣の大きさ	なし〜小(1.5cm未満)	小〜中	中〜大(広範)
意識障害(発症時)	原則として、意識障害はない。	軽度〜中等度	高度
脳皮質症状(失語症、半側空間無視や失行など)	なし	●みられる。 ●軽いことが多い。	高頻度にみられる
脳血管造影 閉塞部位	描出できない	主幹動脈分岐部直後	●主幹動脈分岐直前 ●皮質動脈の末梢
脳血管造影 再開通現象	なし	稀	高頻度(80〜90%)

表 4. 続き

		ラクナ梗塞	アテローム血栓性脳梗塞	心原性脳塞栓症
CT、MRI所見	低吸収域(CT)	低吸収域	境界不明瞭な低吸収域	境界明瞭な低吸収域
	出血性梗塞	なし	少ない(5%未満)	多い(30〜40%)
	脳浮腫像	なし	ないか、あっても軽度。	高度
その他		●発症後の進行は、原則としてない。 ●多発性脳梗塞と呼ばれるもののほとんどは、ラクナ梗塞の多発である。	●発症後、階段状に進行することがある。 ●側副血行路が発達していることが多い。	●発症時に症状の完成していることが多い(完成型)。 ●発症後、浮腫に伴う症状の増悪がある。 ●逆に、発症時の重篤な神経症状が、発症数時間以内に劇的に改善することがある。これをSpectacular shrinking deficit(劇的症状改善)と呼ぶが、これは閉塞血管の再開通によって起こる現象である。
治療[*]	超急性期(4.5時間以内)	血栓溶解療法(rt-PAの静注)		
	急性期	●抗血小板薬(オザグレルナトリウム)の点滴静注。 ●脳保護薬(エダラボン)の点滴静注。	●選択的トロンビン阻害薬(アルガトロバン水和物)の点滴静注、または抗血小板薬(オザグレルナトリウム)の点滴静注。 ●脳保護薬(エダラボン)の点滴静注。 ●脳浮腫の管理(グリセロールの点滴静注)	●脳保護薬(エダラボン)の点滴静注。 ●脳浮腫の管理(グリセロールの点滴静注) ●アスピリンの内服。
	慢性期	●抗血小板薬(アスピリン、硫酸クロピドグレル、シロスタゾールやチクロジピン)の内服。 ●危険因子の管理。	●抗血小板薬(アスピリン、硫酸クロピドグレル、シロスタゾールやチクロジピン)の内薬。 ●危険因子の管理。 ●外科的治療(ステント、頸動脈内膜剥離術や頭蓋外-頭蓋内バイパス術)	●抗凝固薬(ワーファリン)や新規経口抗凝固薬(トロンビン直接阻害薬や合成Xa阻害薬)の内服。 ●危険因子の管理。

[*]この表では、主として保存的治療について記載してあります。手術的治療法については、Q.8に記載しているので読んでください。

●主要文献

1) 青木 志, 大槻俊輔, 松本昌泰, ほか:病型別にみた初発神経症状の頻度[小林祥泰(編):脳卒中データバンク2009]. 32-33頁, 中山書店, 東京, 2009.
2) 金澤 章:脳血管障害. 1. 総論[金澤 章(著):見て診て学ぶやさしい神経内科ビジュアルテキスト]. 118-117頁, 永井書店, 大阪, 2009.

3) 神田　隆：脳梗塞各論［医学生・研修医のための神経内科学］．115-123 頁，中外医学社，東京，2008.
4) 加藤裕司，棚橋紀夫，小林祥泰：加齢医学の面からみた脳卒中［小林祥泰（編）：脳卒中データバンク 2009］．54-56 頁，中山書店，東京，2009.
5) 長束一行：脳塞栓症［鎌田武信，小塚隆弘（監修）：最新脳卒中学．その基礎から臨床まで］．401-415 頁，南山堂，東京，1992.
6) 中村晋之，井林雪郎，金　大成，ほか：データバンクにおける脳梗塞病型別頻度と久山町における時代推移［小林祥泰（編）：脳卒中データバンク 2009］．58-59 頁，中山書店，東京，2009.
7) 小笠原　邦昭：ラクナ梗塞［太田富雄（総編集）：脳神経外科学Ⅰ　改訂 11 版］．1115-1124 頁，金芳堂，京都，2012.
8) 尾前　豪，井林雪郎：NINDS 脳血管障害分類Ⅲの解説．Clinical Neuroscience 25(6)：632-635，2007.
9) 朔　義亮，竹迫仁則，井上　剛，ほか：心原性脳塞栓症［藤島正敏（監修），井林雪郎，長尾哲彦（編）：脳梗塞］．217-236 頁，メディカルレビュー社，東京，1999.
10) 高野　健太郎：診療所における脳卒中の一次・二次予防［山口武典，岡田　靖（編）：よくわかる脳卒中のすべて］．343-352 頁，永井書店，大阪，2007.
11) 豊田一則：脳梗塞の症状と診断［山口武典，岡田　靖（編）：よくわかる脳卒中のすべて］．109-121 頁，永井書店，大阪，2007.
12) 上原　章：脳血栓［鎌田武信，小塚隆弘（監修）：最新脳卒中学．その基礎から臨床まで］．383-400 頁，南山堂，東京，1992.
13) 卜部貴夫：脳脊髄血管障害［水野邦夫（編）：神経内科ハンドブック—鑑別診断と治療］．546-630 頁，医学書院，東京，2010.
14) 山口武典：Ⅱ．脳血管障害の診断．2．脳梗塞の診断基準と部位診断．日内会誌 80：518-526，1991.

【隠れ家】

第4章

頭部外傷

I 総　説

Q.1 頭を打った場合にどんなことが起こるのでしょうか？── 頭部外傷の種類 ──

　頭の外側から順に、頭皮の損傷、つまり、頭皮の切り傷やこぶ（皮下血腫、帽状腱膜下血腫および骨膜下血腫）、頭蓋骨の損傷、つまり頭蓋骨骨折、そして頭蓋内腔では硬膜外血腫、くも膜下出血、硬膜下血腫および脳内血腫があります。まず、このように大まかに理解すればよいと思います。

【隠れ家】

Q.2 'こぶ' とはなんですか？

いわゆる 'こぶ' は頭皮の損傷で、'こぶ' には、硬い 'こぶ' と軟らかい 'こぶ' があります。硬い 'こぶ' は**皮下血腫**で、軟らかい 'こぶ' には**帽状腱膜下血腫**と**骨膜下血腫**とがあります（図1）。

皮下血腫（subcutaneous hematoma）は皮下組織内の血腫です（図1の上図）。**帽状腱膜下血腫**（subgalear hematoma）は帽状腱膜と骨膜との間にできる血腫で（図1の中図）、通常2週間くらいで吸収されます。**骨膜下血腫**（subperiosteal hematoma）は骨膜と頭蓋骨との間の血腫で（図1の下図）、血腫は頭蓋縫合を超えません。骨膜下血腫は帽状腱膜下血腫に比べて血腫の吸収は悪いです。これらの血腫に対しては、いずれも特別な治療の必要はありませんが、帽状腱膜下血腫や骨膜下血腫において血腫の吸収が悪い場合には、溜まっている血液を注射器で抜くことがあります。

〔皮下血腫―矢状断面図―〕
皮下組織内の血腫で、硬い 'こぶ' です。

〔帽状腱膜下血腫―矢状断面図―〕
帽状腱膜と骨膜との間の血腫で、軟らかい 'こぶ' です。

〔骨膜下血腫―矢状断面図―〕
1. 骨膜と頭蓋骨との間の血腫で、軟らかい 'こぶ' です。
2. 血腫は縫合を超えません。

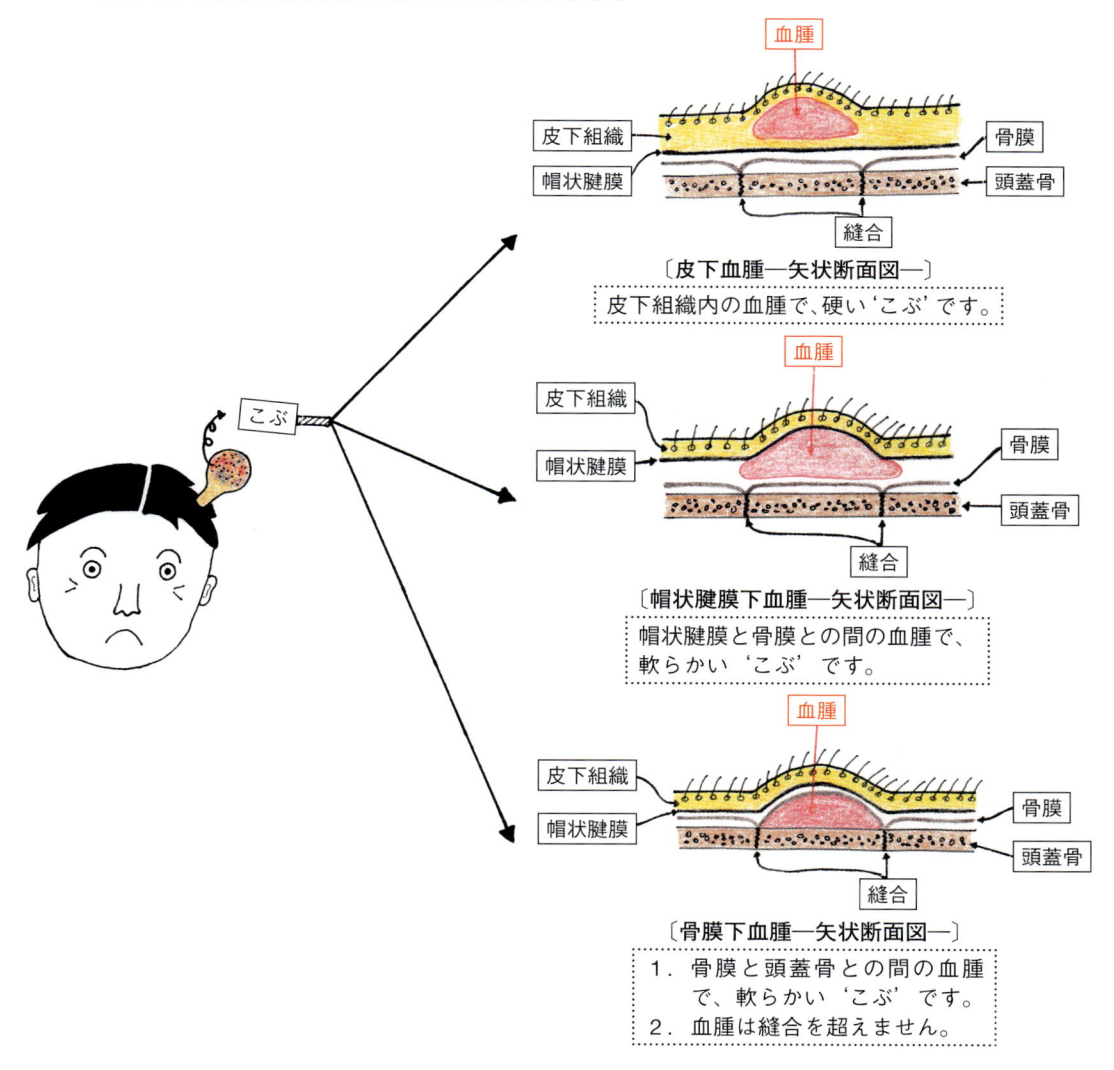

図1. 'こぶ' のいろいろ

Q.3 意識清明期とはなんですか？

　頭を打った受傷時に意識障害はありますが、その後意識は回復し清明となります。しかし、再び意識が低下した場合、この意識の清明な期間を'**意識清明期**（lucid interval）'といいます（図2）。意識清明期が短い症例ほど、頭蓋内に強い出血をきたしています。

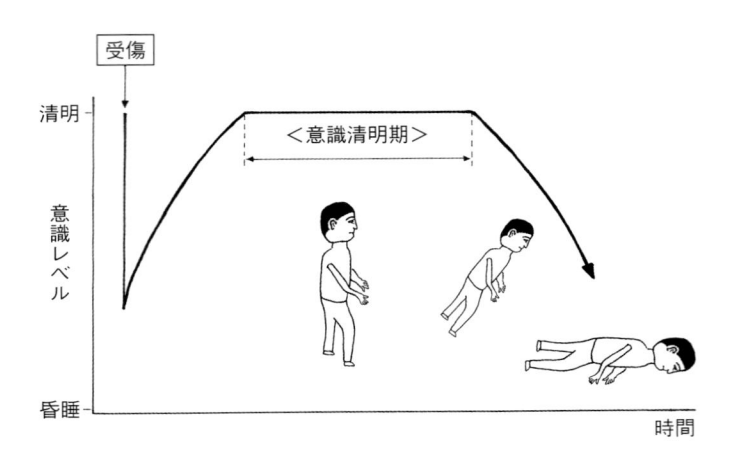

図 2. 意識清明期
受傷時に意識障害をきたすが、その後意識は回復し清明となります。しかし、再び意識が低下した場合、この意識の清明な期間を'意識清明期'といいます。

Q.4 頭蓋内出血における急性、亜急性や慢性という用語には、どのような違いがあるのですか？ ― 急性期、亜急性期、慢性期について ―

　急性とは、通常、外傷後3日以内に発生するものをいい、亜急性とは4日以降20日まで、慢性とは21日以降に発生するものをいいます。

II 頭蓋骨骨折

Q.1 頭蓋骨骨折にはどんな種類がありますか？ ― 頭蓋骨骨折の種類 ―

頭蓋骨骨折は、骨折の形状、頭蓋内腔との交通の有無、および骨折の部位により分類されます。

骨折の形状からは、**線状骨折と陥没骨折に大別**されます（図3）。**線状骨折**は、その名の通り、骨折が線状、すなわち'ヒビ割れ'のものをいいます（**図3の左図**）。骨片がいくつにも分かれている**粉砕骨折**は線状骨折の複雑化したものです。また、縫合線が離開する**縫合離開骨折**も線状骨折に含まれます。**陥没骨折**は、頭蓋骨が頭蓋内腔に向かって陥没しているものをいいます（**図3の右図**）。

頭蓋内腔との交通の有無からは、外界と頭蓋内腔と交通のない'**閉鎖性骨折**'と、頭皮裂創を伴う骨折において外界と硬膜内腔とが交通している'**開放性骨折**'とに分けられます。

骨折の部位からは、**円蓋部骨折**と**頭蓋底骨折**とに分けられます。頭蓋冠（円蓋部）と頭蓋底との境界は、厳密なものではありませんが、眼窩上縁（あるいは眉間）、外耳孔上縁、および外後頭隆起を結ぶ環状線です（**3頁の図3の右図**）。

なお、頭蓋骨骨折は、頭部に強い外力が加わったときに生じます。

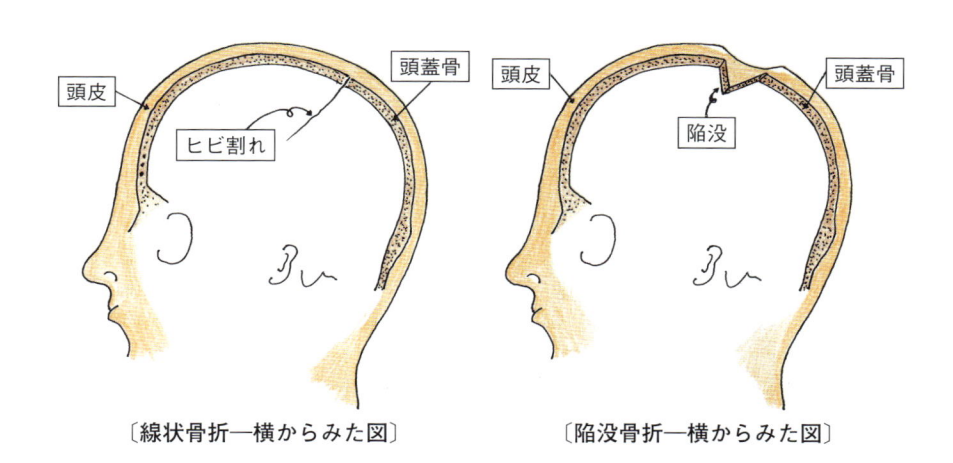

〔線状骨折―横からみた図〕　〔陥没骨折―横からみた図〕

図 3. 線状骨折と陥没骨折

Q.2 頭蓋骨骨折は手術をするのですか？

'ヒビ割れ'、すなわち線状骨折に対しては、通常、手術の必要性はありません。陥没骨折では、陥没の程度が強ければ、落ち込んだ骨片を持ち上げる手術をします。

頭部骨折で一番問題なのは、骨折による副損傷、すなわち、骨片により血管が切れて血腫を形成したり、硬膜や脳が損傷されることです。

Q.3 頭蓋底骨折の診断ですが、頭蓋底の骨は凹凸があり、また、頭部エックス線単純撮影では種々の構造物と重なって診断は難しいのではないですか？

　よい質問ですね。確かに頭部エックス線単純撮影では、頭蓋底骨折の診断は困難です。したがって、頭蓋底骨折の診断は、主として臨床症状（徴候）によってなされます。その**臨床症状**とは、次のものです。①嗅神経損傷（嗅覚脱失）、視神経障害（視力低下）、顔面神経障害（末梢性の顔面神経麻痺）、聴神経障害（聴力の低下や耳鳴）などの脳神経症状、②**髄液鼻漏**や**髄液耳漏**（鼻や耳から髄液が漏れ出るのをいいます）、③眼窩周囲の皮下出血斑（**パンダ眼**といいます）、④乳様突起部の皮下出血斑（**Battle 徴候**といいます）、⑤鼻出血や耳出血、⑥頭部エックス線単純撮影や単純CTで頭蓋内（硬膜下腔、くも膜下腔や脳室）に空気が進入し貯留している像（**気頭症**）、です。

　これらの臨床症状のうち、③の眼窩周囲の皮下出血斑、④の乳様突起部の皮下出血斑、および⑤の鼻・耳出血は、その部位を打撲してもこのような症状はみられるので、これだけでは頭蓋底骨折とは診断できません。したがって、これ以外の症状、例えば髄液鼻漏・耳漏や脳神経障害などを伴っているかどうかが重要です。

　ちなみに、**前頭蓋窩骨折の代表例は視神経管骨折**で、**中頭蓋窩骨折の代表例は錐体骨骨折**（図4の**左図**）です。これらは、頭部エックス線単純撮影や単純CT（図4の**左図**）で診断できます。

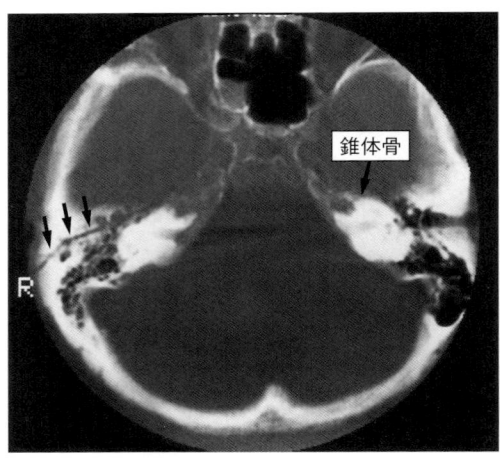

〔錐体骨折の単純CT ―骨条件―〕
（窪田　惺：脳神経外科ビジュアルノート，金原出版, 2009より許可を得て転載）

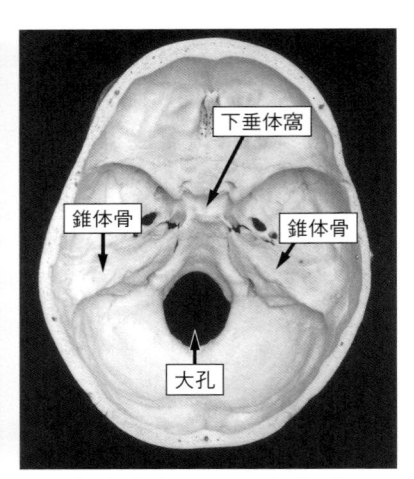

〔頭蓋底内面 ―晒骨標本―〕

1. 錐体骨の長軸方向に走る骨折線を認めます（→）。
2. この単純CTは、骨をみやすくした条件の写真で、骨条件といいます。

（※）右の晒骨標本の錐体骨と見比べてください。

図 4. 錐体骨折

Q.4 頭蓋底骨折は手術をして治すのですか？

　頭蓋底骨折の治療の基本は保存的治療で、特別な場合を除いて手術はしません。例えば、髄液漏（鼻漏や耳漏）ですが、髄液が鼻腔や外耳孔から漏れ出ているということは、頭蓋内腔と外界とが交通しているということですので、**髄膜炎の予防**が最も大切な治療となります。髄液漏は自然に治ることが多いので抗菌薬を投与し、ベッドの頭部の方を軽度挙げて約2週間安静にして経過をみます。また、絶対に鼻をかませないこと（鼻腔より流れ出た髄液は拭き取るだけ）、および鼻栓や耳栓をしないことです。

　なお、**手術の必要な症例**は、①約2週間の保存的治療によっても改善しない髄液鼻漏や髄液耳漏の症例、②髄膜炎を反復している症例、③脳が鼻腔や外耳孔より脱出している症例、④気頭症の持続あるいは進行している症例、です。また、視神経管骨折例では適応があれば緊急手術（視神経管開放術）を行います。

Q.5 拡大性頭蓋骨骨折とはなんですか？

　乳幼児が頭を打って脳神経外科の外来を受診し、頭部エックス線単純撮影で線状骨折がみつかったとしましょう。前に述べたように、頭蓋骨の線状骨折自体は治療の対象とはなりませんので、受傷時はこのまま経過観察ということになります。線状骨折は、通常、時間の経過とともに治癒に向かうのですが、時に、**受傷後2～3ヵ月くらいしてから頭部に腫瘤**（拍動性）を認めるようになることがあります。つまり、**線状骨折が時間の経過とともに徐々に離開、拡大**していく場合があります。これを**拡大性頭蓋骨骨折**（growing skull fracture）・**進行性頭蓋骨骨折**（enlarging skull fracture）といいます（図5）。この拡大性頭蓋骨骨折は**小児に特有な骨折**で、ほとんどが**3歳以下の乳幼児**にみられます。

　では、どうしてこのような骨折が小児に発生するのでしょうか？小児の硬膜は頭蓋骨内面と強く癒着しているので、線状骨折を起こすと同時に硬膜も裂けることが第一の原因と考えられていますが、硬膜のみならずくも膜も破損していることが多いです。硬膜が裂けているため、脳や髄液の拍動が骨折部に直接伝わり骨折の治癒を阻害します。その後、骨折直下の周囲組織に癒着が生じ、くも膜の裂目から流れ出た髄液が徐々に貯溜していき囊胞を形成するようになります。そして、拍動が囊胞を介して骨折部に伝わり骨折線をさらに拡大していくと考えられています（**くも膜囊胞型**と呼ばれています）（図5の下図）。その他、骨折部に脳自体が挟み込まれ、頭蓋内圧の拍動により骨折が拡大していく例もあります（**脳脱出型**と呼ばれています）。

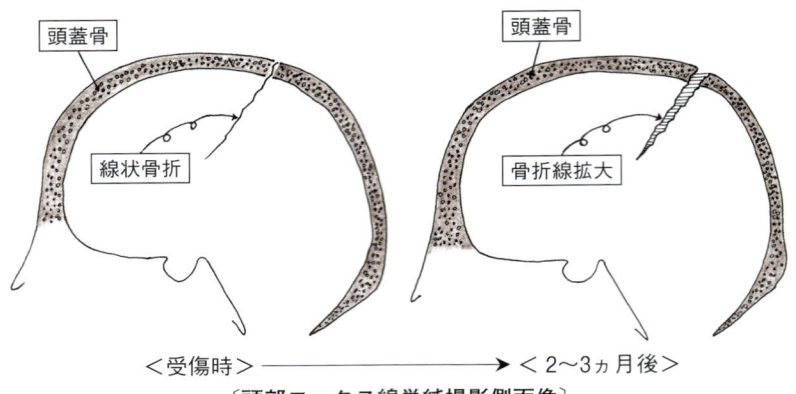

[頭部エックス線単純撮影側面像]

- 頭蓋骨
- 線状骨折
- 頭蓋骨
- 骨折線拡大

＜受傷時＞ ──→ ＜2～3ヵ月後＞

1. 受診時、頭部エックス線単純撮影で線状骨折を認めます。
2. 受傷2～3ヵ月後の頭部エックス線単純撮影で、骨折線の拡大を認めます。

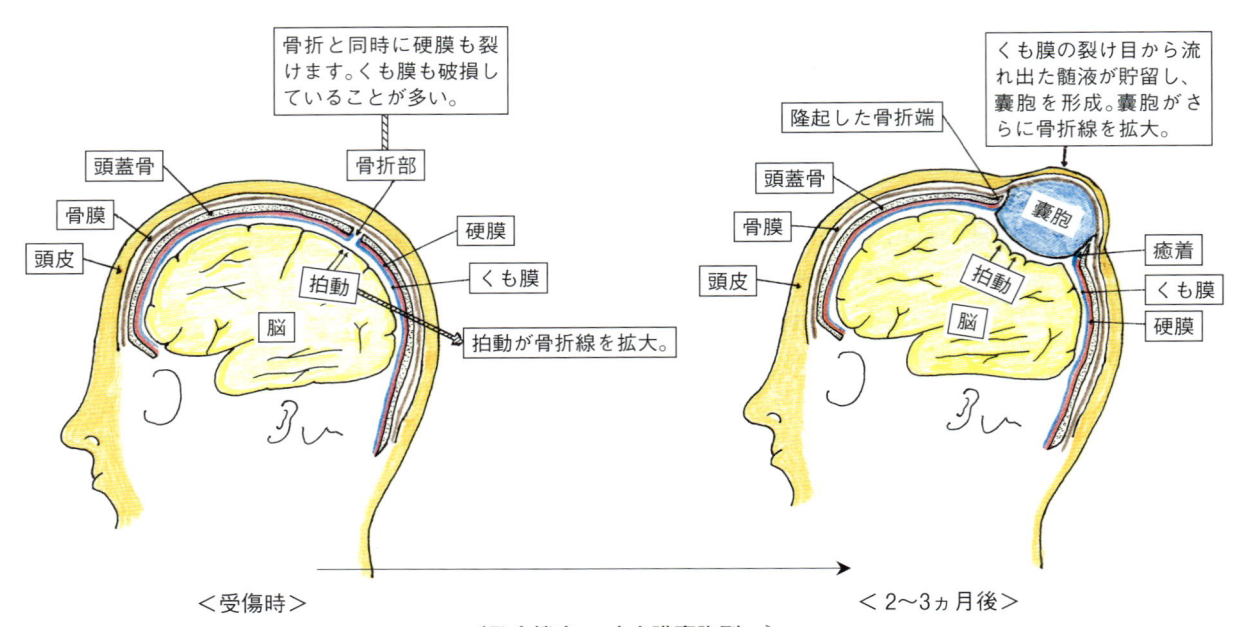

[発生機序 ―くも膜嚢胞型―]

＜受傷時＞
- 頭蓋骨
- 骨膜
- 頭皮
- 骨折部：骨折と同時に硬膜も裂けます。くも膜も破損していることが多い。
- 硬膜
- くも膜
- 脳
- 拍動
- 拍動が骨折線を拡大。

＜2～3ヵ月後＞
- 隆起した骨折端
- 頭蓋骨
- 骨膜
- 頭皮
- 嚢胞：くも膜の裂け目から流れ出た髄液が貯留し、嚢胞を形成。嚢胞がさらに骨折線を拡大。
- 癒着
- くも膜
- 硬膜
- 脳
- 拍動

1. 受傷時に骨折と同時に硬膜も裂けますが、くも膜も破損していることが多いです。
2. 脳や髄液の拍動が骨折部に直接伝わり骨折の治癒を阻害するとともに、骨折線を拡大していきます。
3. くも膜の裂目から流れ出た髄液が徐々に骨折直下の癒着に囲まれた部位に貯溜し、嚢胞を形成するようになります。
4. 嚢胞がさらに骨折線を拡大していきます。

図 5. 拡大性頭蓋骨骨折

Ⅲ 眼窩壁骨折

Q.1 眼窩吹き抜け骨折について説明してください

　眼窩吹き抜け骨折は、眼窩壁骨折の1つです。**眼窩吹き抜け骨折**は、眼窩壁の薄い内側壁と下壁（底部）にみられますが、**下壁に多い**です。原因は、けんかによる殴打（手拳）、交通事故、スポーツ中の事故（ボール、肘や頭部などが当たる）や転倒・転落などです。

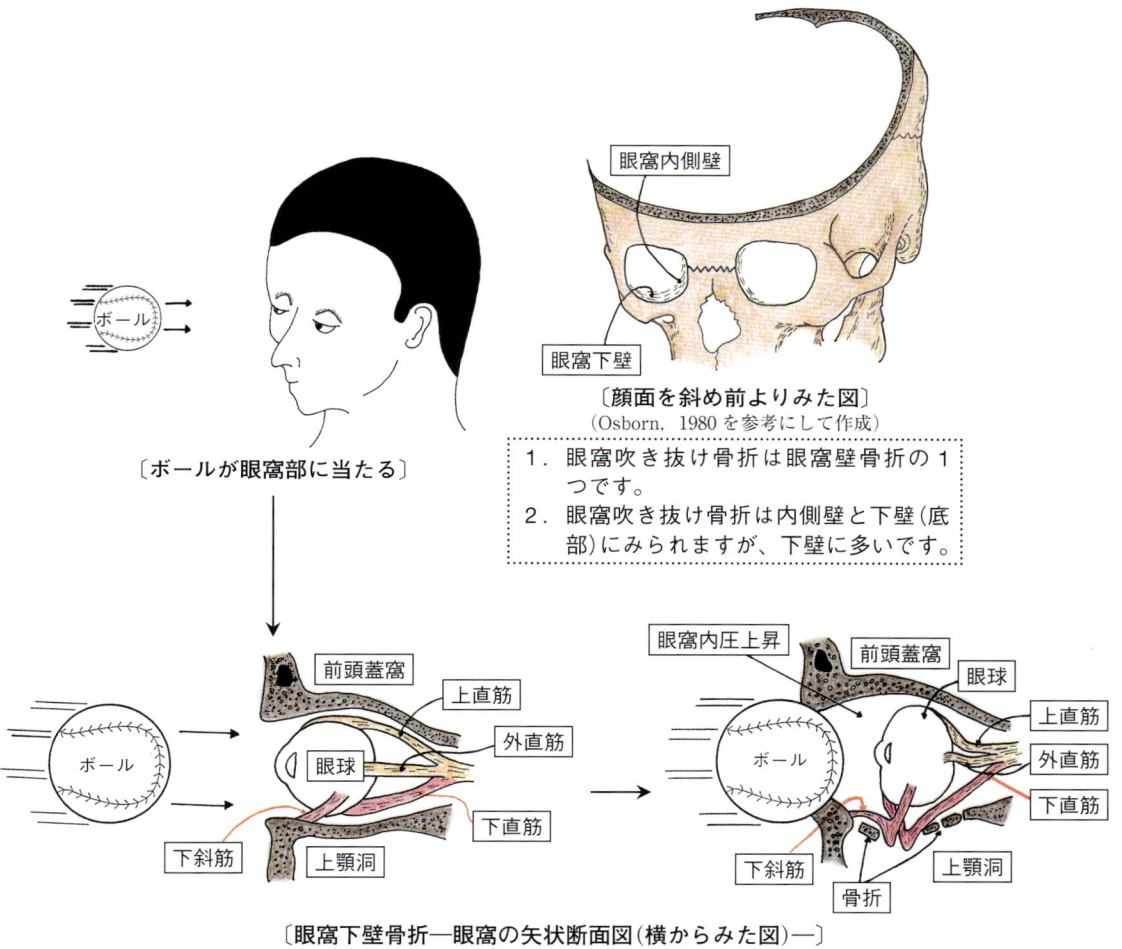

〔顔面を斜め前よりみた図〕
（Osborn, 1980 を参考にして作成）

1. 眼窩吹き抜け骨折は眼窩壁骨折の1つです。
2. 眼窩吹き抜け骨折は内側壁と下壁（底部）にみられますが、下壁に多いです。

〔眼窩下壁骨折―眼窩の矢状断面図（横からみた図）―〕

眼窩下壁（底）骨折では、下壁は上顎洞内へ落ち込み、骨折部に下直筋や下斜筋が嵌頓します。その結果、眼球運動障害や複視などの症状が出現します。

図 6. 眼窩吹き抜け骨折

眼窩より径の大きい物体が眼窩部に当たると眼窩内圧が急激に上昇し、抵抗の弱い眼窩内側壁や下壁（底部）の破裂骨折、すなわち眼窩吹き抜け骨折が生じます。

では、どうして眼窩壁骨折が生じるのでしょうか？　例えば、眼窩径より直径の大きい物体（ボールなど）が前方から眼窩の入り口を塞ぐように直撃したとしましょう（**図6**）。すると、眼球は眼球破裂をきたすことなく眼窩深部（容積のより狭い後方）に押し込められます。その結果、**眼窩内圧は急激に上昇**し、この上昇した眼窩内圧が眼窩壁に伝わり、眼窩壁を構成している骨のうち薄くて抵抗の弱い部分、すなわち、眼窩下壁（底部）や内側壁が破裂骨折を起こし、下壁は上顎洞内へ（**図6の右下図**）、内側壁は篩骨洞内へ落ち込むのです。**症状**は、眼球運動障害、複視（物が二重に見える）、眼球陥凹、眼球運動時の眼痛、眼瞼部の腫脹や皮下出血、眼球結膜下出血、視力低下、顔面の非対称や眼窩下神経領域（三叉神経第2枝である上顎神経の枝で下眼瞼の皮膚、鼻翼外側の皮膚、上唇、上顎の歯や歯肉などを支配）の感覚鈍麻などです。
　診断にはCTが有用ですが、特に、3D-CTは骨折や骨欠損部を立体的に把握でき大変有用です。MRIは、外眼筋の絞扼の有無を観察するのに有用です。

● 主要文献

1) Osborn AG：Introduction to cerebral angiography. Harper & Row, Philadelphia, 1980.

Q.2　眼窩吹き抜け骨折の治療はどうするのですか？ ― 治療 ―

　治療ですが、保存的治療を優先させるのか（約2週間の経過観察）、手術的治療を行うのかについては議論があり、また、手術時期に関しても議論がありますが、以下のように考えてよいと思います。
　保存的治療（経過観察）でよいのは、①眼球運動の良好なごく軽度な複視例、②単純CTで外眼筋が骨折部で絞扼されていない症例、③明らかな眼球陥凹のない症例、です。
　時期をみて**手術の必要な症例**は（通常2週間以内）、ⓐ明らかに複視のある症例、ⓑ広範囲（50％以上）の眼窩底骨折例、ⓒ眼窩下領域に進行性の感覚鈍麻のある症例、です。
　なお、徐脈、激しい嘔気・嘔吐や失神を伴う症例、すなわち眼球迷走神経反射を伴う症例や眼球自体が上顎洞内や篩骨洞内に脱出している症例では**緊急手術**が必要です。

● 主要文献

1) 相原隆一：White-eyed blowout fracture の1例．頭頸部外科 14(3)：253-260，2004．
2) Burnstine MA：Clinical recommendations for repair of isolated orbital floor fractures；An evidence-based analysis. Ophthalmology 109(7)：1207-1213, 2002.
3) Burnstine MA：Clinical recommendations for repair of orbital facial fractures. Curr Opin Ophthalmol 14(5)：236-240, 2003.
4) Jordan DR, Allen LH, White J, et al：Intervention within days for some orbital floor fractures；The white-eyed blowout. Ophthalmol Plast Reconstr Surg 14(6)：379-390, 1998.
5) 小林泰輔：眼窩吹き抜け骨折．頭頸部外科 20(2)：87-93，2010．
6) 菅又　章，松村　一：バルーン抜去後に眼球陥没が再発した眼窩下壁骨折の1症例．日職災医誌 53：49-52，2005．
7) 浮洲龍太郎，櫛橋民生：眼窩の骨折．日本医事新報 4463：69-72，2009．

Ⅳ 頭蓋内血腫

Q.1 硬膜外血腫について説明してください

　硬膜外血腫（epidural hematoma）とは、頭蓋骨と硬膜との間、すなわち硬膜の上に血腫が形成されるものをいい（**図7**）、通常、急性発症です。頭部外傷によって生じる硬膜外血腫は、**外傷性硬膜外血腫**と呼び、また、急性発症の場合は**急性外傷性硬膜外血腫**といいます。硬膜外血腫はテント上のみならず、頻度は低いですがテント下（後頭蓋窩）にも形成されますが、ここではテント上の急性硬膜外血腫について述べます。ほとんどが頭蓋骨骨折を伴っていますが、骨折を認めた場合、特に注意の必要な部位は側頭部です。すなわち、**中硬膜動脈を横切るような骨折線**を認めた場合、硬膜外血腫が形成されないかどうか注意深く観察する必要があります。そのほか、上矢状静脈洞が損傷されると前頭部や頭頂部に硬膜外血腫を形成します。

　症状は、意識障害、瞳孔不同、片麻痺や嘔吐などです。

　診断は単純CTが最も有用で、両凸レンズ型の高吸収域を呈します。

　治療ですが、意識障害のある症例や頭蓋内圧亢進症状のある症例では緊急手術が必要で、開頭して血腫を除去し、出血源を止めます。頭蓋内圧が高い症例では、外減圧術を併用します。

　予後は、一般に良好です。

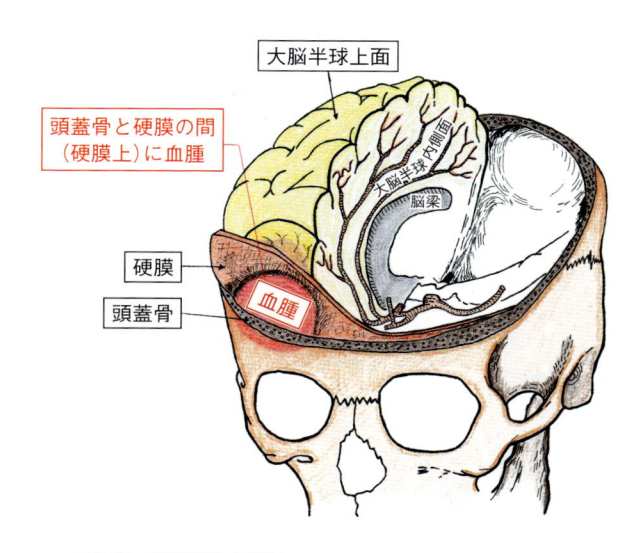

図 7. 硬膜外血腫（Osborn, 1980を参考にして作成）

硬膜外血腫とは、頭蓋骨と硬膜との間、すなわち硬膜の上に血腫が形成されるものをいいます。

●主要文献

1) Osborn AG：Introduction to cerebral angiography. Harper & Row, Philadelphia, 1980.

Q.2 硬膜下血腫について説明してください

硬膜下血腫（subdural hematoma）とは、硬膜とくも膜との間に血腫が形成されるものをいい（図8）、通常、急性発症です。頭部外傷によって生じる硬膜下血腫は、**外傷性硬膜下血腫**と呼び、また、急性発症の場合は**急性外傷性硬膜下血腫**といいます。

硬膜下血腫はテント上のみならず、頻度は低いですがテント下（後頭蓋窩）にも形成されますが、ここではテント上の急性硬膜下血腫について述べます。

急性硬膜下血腫は受傷時の外力の強い例に多く、**受傷直後より意識障害**を伴っていることが多いです。また、**脳挫傷を伴っている**ことが多いのも特徴です。

血腫のできる部位は広範囲で、大脳半球全体を覆うことが多いです。

外傷性硬膜下血腫の原因と好発年齢との関係ですが、転落例では高齢者に多く、交通事故では若年者に多いです。

では、どの血管が切れて硬膜下血腫が発生するのでしょう。**出血源**としては、①脳挫傷による脳表の動脈や静脈の損傷によるものと、②脳表静脈から静脈洞へ流入する**架橋静脈**（脳表の静脈と硬膜静脈洞をつないでいる静脈）（図9）の破綻によるものとがあります。前者の脳表の動脈や静脈の損傷によるものは高齢者に多く、一方、ボクシングや柔道による外傷では架橋静脈が切れて硬膜下血腫を生じることが多く、また若年者に多くみられます。

症状は、意識障害、瞳孔不同、片麻痺やけいれんなどです。

診断は単純CTが最も有用で、三日月型の高吸収域を認めますが、高吸収域（血腫）の範囲は広いのが特徴です。

治療は、意識障害例や頭蓋内圧亢進症状のある症例などでは緊急手術が必要で、大開頭に

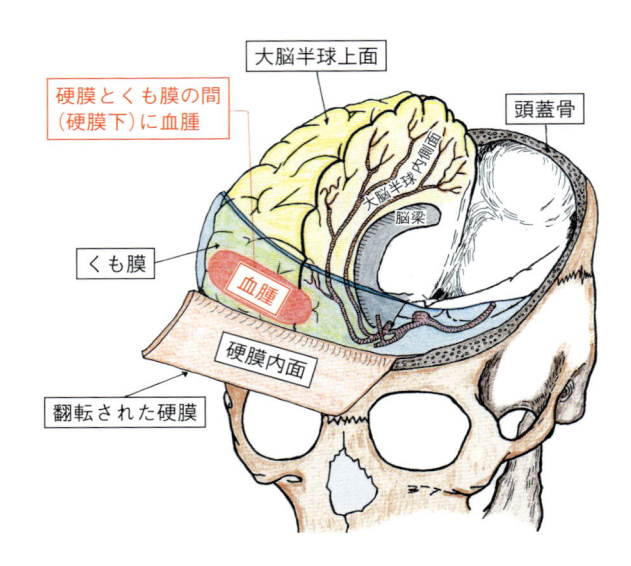

図 8. 硬膜下血腫（Osborn, 1980を参考にして作成）

硬膜下血腫とは、硬膜とくも膜との間に血腫が形成されるものをいいます。

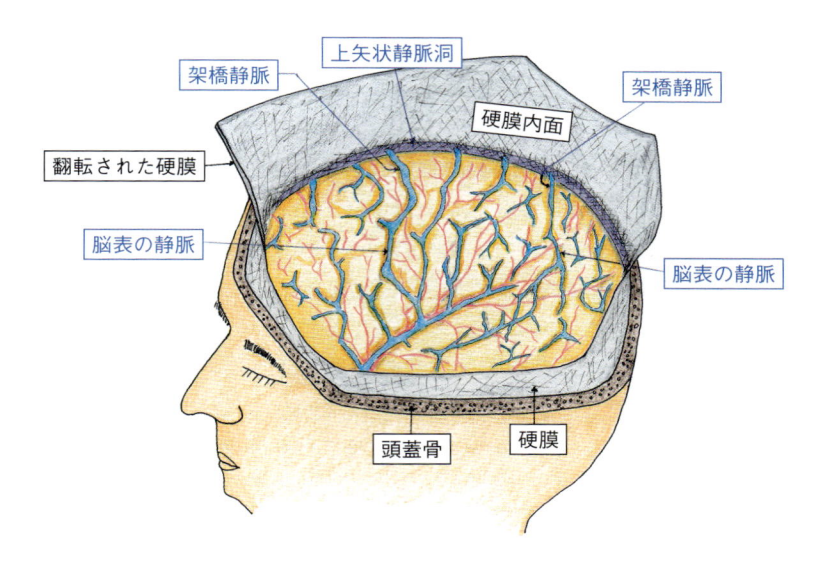

図 9. 架橋静脈(Netter, 1968 を参考にして作成)
架橋静脈とは、脳表の静脈と硬膜静脈洞をつないでいる静脈をいいます。

より血腫を除去し出血源を止めます。頭蓋内圧が高い症例では外減圧術を併用します。
　予後は不良です。

● 主要文献

1) Netter FH：The Ciba collectiton of medical illustrations. Vol. 1 Nervous system. Ciba Pharmaceutical Company, New Jersey, 1968.
2) Osborn AG：Introduction to cerebral angiography. Harper & Row, Philadelphia, 1980.

Q.3 脳内血腫について説明してください

　脳内血腫とは、脳実質内に血腫が形成されるものをいいます。頭部外傷によって生じる脳内血腫を**外傷性脳内血腫**と呼びます。外傷性脳内血腫は、通常、大脳半球内に発生しますが、頻度は低いですが小脳内にも発生します。また、通常、急性発症ですが、遅発性に発生することもあります。

　ここでは大脳半球内に発生する急性外傷性脳内血腫について述べます。脳内血腫には脳挫傷に関連して発生するタイプと、脳挫傷に関係なく基底核や白質に発生するタイプとがあります。脳内血腫の大部分は**受傷後 24 時間以内に発生**します。**脳内血腫の完成時期**は、ほとんどが受傷後 24 時間で、それ以降、通常、増大しません。また、**脳内血腫が最大となる時期**はほとんどが受傷後 12 時間以内です。

Q.4 慢性硬膜下血腫について説明してください

　慢性硬膜下血腫(chronic subdural hematoma)とは、**新生被膜**(外膜と内膜)**に包まれた流動性の血液**が、硬膜下、すなわち**硬膜とくも膜との間に貯留**したものをいいます(図

10)。

　好発年齢は 50 歳以降ですが、特に 65 歳以上に多いです。

　原因としては軽く頭を打ったこと（鴨居やドアで軽く頭をぶつけたなど）によることが最も多いです（原因のない特発性が 10～20％）。通常、**軽微な頭部外傷後 3 週間～3 ヵ月経ってから症状**が出てきます。なぜ、外傷後ある時期を経て血腫が溜まってくるのかについては、いろいろ説がありますが、よくわかっていません。

　性別では、圧倒的に**男性**に多いです。

　症状は、通常、もの忘れ、歩き方がおかしい（歩行障害）、片麻痺などですが、比較的若い人の場合には、頭痛や嘔吐などの頭蓋内圧亢進症状もみられます。**診断**は、単純 CT や MRI が有用です。**治療**は手術ですが、簡単な手術で劇的に改善します。すなわち、局所麻酔下で頭蓋骨に小さな穴を開けて、そこから硬膜下に溜まっている血液を抜き取ります。

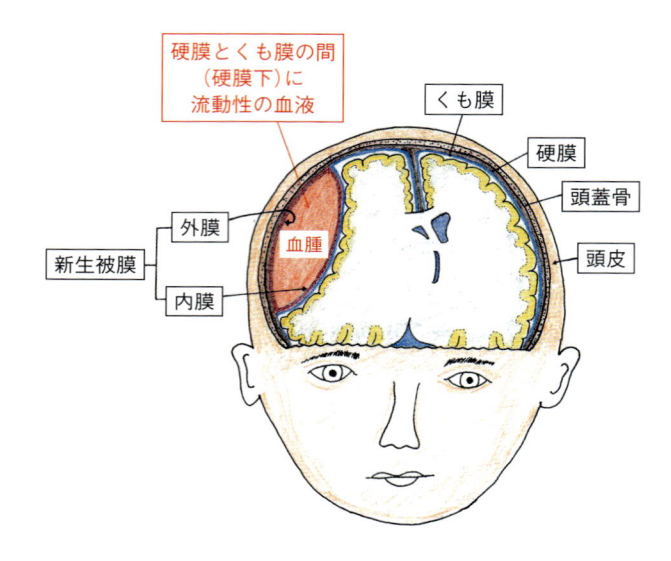

図 10. 慢性硬膜下血腫

慢性硬膜下血腫とは、血腫（流動性の血液）が硬膜下腔にあり、かつ血腫が外膜と内膜に包まれているものをいいます。

Q.5　慢性硬膜下血腫は急性硬膜下血腫の慢性化したものですか？

　慢性硬膜下血腫も名の如く硬膜下血腫ですので、血腫が硬膜とくも膜との間に存在していることでは急性硬膜下血腫と同じですが、慢性硬膜下血腫は急性硬膜下血腫が**慢性化**したものではありません。

Q.6　慢性硬膜下血腫は治療可能な認知症といわれていますが？

　先に述べたように、慢性硬膜下血腫の好発年齢が高齢者に多いこと、また、症状の 1 つに'もの忘れ'のあることにより認知症と間違われて診断、治療されていることがあります。

慢性硬膜下血腫は単純 CT や MRI を撮れば簡単に診断できるのですが、症状が'もの忘れ'だけの場合には認知症と診断され、治療されている場合があります。

　いわゆるアルツハイマー型認知症（Alzheimer's disease；AD）に対しては、薬により進行を遅らせることはできますが、よくなるということはありません。しかし、慢性硬膜下血腫では治療時期を失しない限り、簡単な手術によりよくなります。

【隠れ家】

Ⅴ 脳損傷

Q.1 脳損傷について説明してください

　脳損傷は、局所脳損傷と広範性脳損傷とに分類されます。
　局所脳損傷(focal brain injury)とは、脳の限局した部位が損傷されているもので、脳挫傷や頭蓋内血腫です。したがって、緊急手術の対象となる症例が多いです。
　広範性脳損傷(diffuse brain injury；DBI)とは、大脳白質を中心とした広範な脳損傷で頭蓋内に占拠性病変のないもの、すなわち、**脳振盪やびまん性軸索損傷**(diffuse axonal injury；DAI)をいいます。
　広範性脳損傷(DBI)の**原因**としては交通事故が最も多いです。その発生機序ですが、頭部の**回転加速度**によって脳内に発生する**剪断力**により生じるとされています。
　広範性脳損傷(DBI)の中の'**びまん性軸索損傷(DAI)**'は、頭蓋内占拠性病変によらないところの、外傷後6時間以上持続する昏睡状態を呈するものをいい、**広範性脳損傷の重症型**です。
　広範性脳損傷の重症型である**びまん性軸索損傷(DAI)の臨床的特徴**は、①激しい頭部外傷によることが多い、②意識がGlasgow coma scale(GCS)で6点以下の重症例に多い、③受傷早期より脳幹症状を呈している、④頭蓋骨骨折を伴う例は少ない、⑤頭蓋内占拠性病変としての大きさをもつ頭蓋内血腫を伴うことは少ない、⑥頭蓋内圧亢進を伴う頻度は比較的低い(但し、小児では頭蓋内圧亢進を認める頻度は成人に比べて高い)、⑦予後は不良、です。

Q.2 びまん性軸索損傷（DAI）の画像所見を説明してください

　びまん性軸索損傷（DAI）の**診断**には MRI が最も有用で、**T2 強調画像**で脳梁や大脳半球白質などに**高信号**を認めます（**図 11** の**右図**）。これに対して CT はあまり有用ではありません。**単純 CT** で脳梁や白質に出血による高吸収域を認めることもありますが、くも膜下出血や脳室内出血の所見しかみられないことがあります（**図 11** の**左図**）。

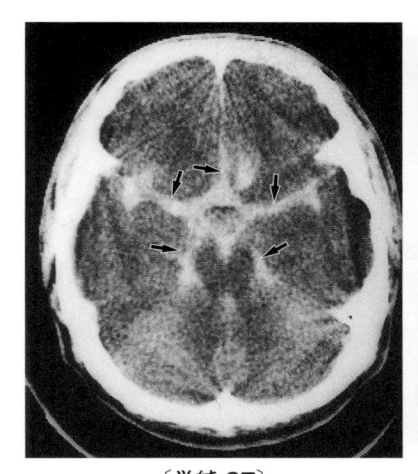

〔単純 CT〕　　　　　　　　　　〔MRI　T2 強調画像〕
（窪田　惺：脳神経外科ビジュアルノート，金原出版，2009 より許可を得て転載）　（窪田　惺：脳神経外科ビジュアルノート，金原出版，2009 より許可を得て転載）

脳底部のくも膜下腔が白い、すなわち、くも膜下出血の所見を認めます（→）。　　　脳梁体部に高信号を認めます（→）。

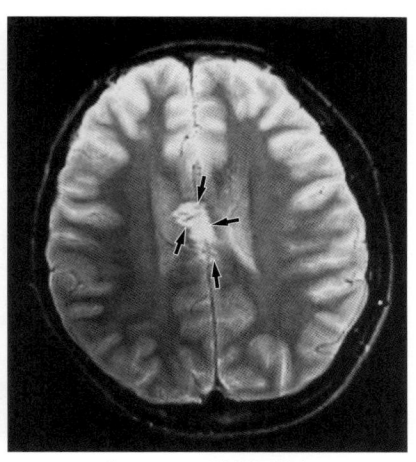

図 11. びまん性軸索損傷の CT と MRI

1. びまん性軸索損傷の診断には MRI が有用です。T2 強調画像で脳梁や大脳半球に高信号を認めます（右図）。
2. 一方、CT はあまり有用でなく、くも膜下出血や脳室内出血の変化しかみられないことがあります（左図）。

VI 小児および高齢者の頭部外傷

Q.1 小児の頭部外傷では成人と違った特徴はあるのですか？

　よい質問ですね。小児は大人の単なるミニチュアではなく、成人では起り得ない特殊な病態をもっているということを、まず頭の中に入れておいてください。小児では勝負が早く、一旦悪くなり出すとどんどん進行して最悪の結果となってしまいますが、逆によくなるのも早く後遺症も成人に比べてはるかに少ないのが特徴です。これは、何も頭部外傷に限ったものではなく、ほかの頭蓋内疾患においてもそうです。

　小児の頭部外傷の特殊性を知っておくことは非常に大切なことなので、**表1**にまとめたので、よ〜くみて理解してください。

表 1. 小児の解剖学的特徴と頭部外傷の特徴

解剖学的特徴	外傷および症状の特徴
①身体の大きさに比べて頭部が大きく、かつ運動能力が未熟。	①転倒しやすく、頭を打ちやすい。
②帽状腱膜と骨膜、骨膜と頭蓋骨との結合が弱く、剝がれやすい。	②帽状腱膜下血腫や骨膜下血腫を生じやすく、また大きくなりやすい。したがって、貧血の原因となりうる。
③頭蓋骨は弾力に富み歪みやすい。	③陥没骨折（ピンポン球骨折）をきたしやすいが、線状骨折や粉砕骨折は起こしにくい。また頭蓋底骨折も少ない。
④頭蓋縫合は骨性癒合していない。	④・縫合離開骨折を起こしやすい。 ・頭蓋内圧亢進はある程度代償される。 ・症状発現に要する頭蓋内の血腫量は多くなり、ショックの原因となる。
⑤血管溝は浅いので、中硬膜動脈は骨の中にしっかりと埋没していない。	⑤線状骨折による中硬膜動脈の損傷は少なく、それによる硬膜外血腫は起きにくい。
⑥硬膜は薄く、また頭蓋骨との癒着が強い（特に、縫合部や頭蓋底部において）。	⑥骨折に際して硬膜損傷が起きやすいので、 ・硬膜外血腫が発生しにくい。 ・拡大性頭蓋骨骨折をきたしやすい。 ・頭蓋底骨折の際には硬膜も破れ、髄液漏が生じやすい。
⑦くも膜下腔が広いので、脳が頭蓋内で動きやすい。	⑦硬膜下血腫や広範性脳損傷を生じやすい。
⑧架橋静脈と上矢状静脈洞との癒合が弱い。	⑧硬膜下血腫をつくりやすい。
⑨血液脳関門が未完成である。	⑨脳浮腫をきたしやすい。したがって、痙攣や嘔吐をきたしやすい。
⑩可塑性がある。	⑩回復する場合には、成人より早い。
⑪循環血液量が少ない。	⑪ショックに陥りやすい。
⑫自律神経系の機能が未熟であり、また、嘔吐中枢の機能障害がある。	⑫嘔吐をきたしやすいが、嘔吐が頭部外傷の重症度を反映していない。

Q.2 高齢者の頭部外傷は成人と異なるところがあるのでしょうか？

高齢者人口の増加とともに高齢者の頭部外傷も多くなっています。ちなみに、「何歳以上を高齢者とするか」については、明確な定義はありませんが、一般に **65 歳以上を高齢者**としています。

高齢者にも全身的および局所的な特殊性がありますので、**表2**をみて理解してください。

表 2. 高齢者の解剖学的特徴と頭部外傷の特徴

解剖学的特徴	外傷および症状の特徴
①頭蓋骨は弾力性に乏しく、もろい。	①線状骨折や粉砕骨折を生じやすいが、陥没骨折は生じにくい。
②縫合は骨性癒合している。	②縫合離開骨折を生じにくい。
③硬膜は頭蓋骨内面と強く癒着している。	③ ・骨折時、硬膜が断裂しやすい。 ・硬膜下血腫をつくりやすい。 ・硬膜外血腫は起きにくい。
④硬膜は弾力性がなく、もろい。またくも膜も薄くて破れやすい。	④頭蓋底骨折では髄液漏を合併しやすい。
⑤脳血管壁は伸展力や剪断力に対して脆弱である。	⑤脳内血腫をつくりやすい。
⑥脳は萎縮しているため頭蓋骨と脳との間隙が増大し、外力により脳が動きやすい。	⑥ ・架橋静脈が破綻しやすい。 ・脳挫傷をきたしやすい。 ・血腫や脳浮腫が生じても代償作用が大きく、脳圧迫による症状は遅れて出てくる。
⑦脳循環や代謝機能が低下している。	⑦ ・脳損傷の影響が出やすい。 ・脳機能の回復が悪く、症状が遷延化する。
⑧他臓器の予備能や生体防御能が低下している。	⑧ ・重症化しやすい。 ・合併症を併発しやすい。 ・予後に重大な影響を与える。

第5章 脳腫瘍

I 総　説

Q.1　'腫瘍' という言葉について説明してください

　　腫瘍というのは、その臓器や組織に新しくできたもの(新生物)をいいます。腫瘍には、良性(俗に、'質'のよい腫瘍といわれるもの)と悪性(俗に、'質'の悪い腫瘍といわれるもの)とがあります。

Q.2　'脳腫瘍' の概略について説明してください

　　脳の「できもの」が**脳腫瘍**(brain tumor)です。つまり、頭蓋内にできる新生物(neoplasm)をいいます。

　　脳腫瘍には、頭蓋内を構成している組織から発生する**原発性脳腫瘍**と、他臓器の悪性新生物(肺癌や乳癌など)が頭蓋内に飛び火(**転移**という)してくる**転移性脳腫瘍**とがあります。おわかりのように、**転移性脳腫瘍**は、もともと頭蓋内にある組織から発生するのではなく、肺、乳房、胃や腸などの癌細胞(悪性腫瘍)が血流に乗って頭蓋内組織に運ばれ生着し、大きくなっていくものです。

　　頻度では、転移性脳腫瘍よりも原発性脳腫瘍の方が圧倒的に多いです。

　　なお、原発性脳腫瘍の中には髄液を介して**播種**(dissemination)(**髄腔内播種**という)することはありますが、**原発性脳腫瘍は頭蓋外(神経管外)に転移することは滅多にありません**。

　　ちなみに、腫瘍の '腫' は「はれもの」、'瘍' は「できもの」という意味です。

● 主要文献
1) 赤塚　忠, 阿部吉雄, 遠藤哲夫, ほか(編)：漢和辞典. 旺文社, 東京, 1994.
2) 金澤 庄三郎(編)：広辞林. 三省堂, 東京, 1963.
3) 新村　出(編)：広辞苑. 第4版. 岩波書店, 東京, 1991.

Q.3　では、'転移' とはどういうことですか？

　　転移(metastasis)とは、悪性腫瘍(例；癌)の細胞が発生した臓器(**原発巣**といいます。例えば、肺癌であれば、肺が原発巣です)から移動して、離れた臓器(例；肺癌であれば、肝臓とか脳など)に再び腫瘍を形成することをいいます。

　　ちなみに、'**癌**(cancer)' とは上皮細胞から発生する悪性腫瘍をいい、これに対して非上皮性(上皮でない組織)の悪性腫瘍は '**肉腫**(sacroma)' と呼ばれますが、悪性腫瘍の大多数は癌で、肉腫の頻度は低いです。

Q.4　脳腫瘍にはどんな種類があるのですか？── 種類 ──

　　脳腫瘍の名前ですが、ほとんどが、頭蓋内を構成している組織に、日本語では「～腫」、欧文では「～ oma」と付ければよいのです。例えば、髄膜(meninx)から発生する脳腫瘍は「髄

膜腫(meningioma)」、下垂体から発生する腫瘍は「下垂体腫瘍」、また、脳組織の一部である(神経)膠細胞(glia)から発生する腫瘍は「神経膠腫(glioma)」といいます。神経膠腫の中には、星細胞腫、乏突起膠腫、膠芽腫などがあります。

その他、脳腫瘍には、血管芽腫、髄芽腫、神経鞘腫などがあります。ちなみに、「〜芽腫(〜blastoma)」が語尾に付いている場合は［例；膠芽腫(glioblastoma)、髄芽腫(medulloblastoma)］、一般に、悪性を意味します。しかし、血管芽腫(hemangioblastoma)は、語尾に「〜芽腫(〜blastoma)」が付いていますが良性です。

Q.5 小児と成人の代表的な悪性の原発性脳腫瘍はなんですか？

小児の悪性原発性脳腫瘍の代表は**髄芽腫(medulloblastoma)**で、成人のそれは**膠芽腫(glioblastoma)**です。ちなみに髄膜腫は成人の良性腫瘍です。髄芽腫と1字違うだけですが、字を間違うと大変なことになりますので、充分気をつけてください。

Q.6 脳腫瘍の症状を教えてください ― 症状 ―

頭蓋内に'腫瘍ができる'ということは、頭蓋内を構成している正常組織のほかに余分な'塊(占拠性病変といいます)'が加わるということですから、頭蓋内圧亢進症状がみられるということは理解できると思います。**頭蓋内圧亢進症状**には、頭痛(特に、早朝頭痛)、嘔吐(噴出性)、血圧の上昇、徐脈などがあります(**123頁のQ.30**)。頭蓋内圧亢進症状の以外の症状として、腫瘍の存在している部位の症状(**局所神経症状**や**巣症状**と呼ばれます)がみられます。例えば、運動野に腫瘍がある場合には運動麻痺が、言語中枢に腫瘍があれば失語症などがみられます。

以上、脳腫瘍の症状をまとめると、**頭蓋内圧亢進症状と局所神経症状**ということになりますが、これは何も脳腫瘍に限ったものではなく、頭蓋内に発生するすべての疾患(病気)に当てはまることです。

Q.7 脳腫瘍の診断法について教えてください ― 診断 ―

症状や神経学的所見よりある程度の診断(疾患や部位など)を推測し、画像検査を行います。最も有用なのはMRIです。

2016年に世界保健機関(World Health Organization；WHO)により、遺伝子診断を基盤として中枢神経系腫瘍の分類が改訂されました(次項の**Q.3**参照)。しかし、術前診断においては、従来どおり画像検査が主力となります。

Q.8 脳腫瘍の治療を教えてください ― 治療 ―

脳腫瘍の治療には、保存的治療と外科(手術)的治療があります。

まず**保存的治療**ですが、保存的治療には放射線治療や化学療法などがありますが、**放射線治療**には通常の放射線照射(標準的放射線治療)と、γKnifeやCyberKnifeなどの定位放射線照射などがあります。一般に**放射線の感受性が高いといわれている腫瘍**は、髄芽腫、Germinomaや悪性リンパ腫などで、**感受性は低いが有効とされているもの**には、膠芽腫、

星細胞腫、下垂体腺腫や頭蓋咽頭腫などがあります。γKnife は各線源（コバルト）から出るγ線が同心円の中心に収束するようにつくられた装置で（**130 頁の図 17 の上図**）、適応症例は髄膜腫、下垂体腺腫、聴神経鞘腫、転移性脳腫瘍や脳動静脈奇形で、大きさは平均直径 30 mm くらいまでが適応です。CyberKnife は、コンピュータ制御の多関節の工業用のロボットアームに小型の直線加速器（リニアック）が取り付けられた装置で（**130 頁の図 17 の下図**）、動きの自由度が高く、病巣に対して多方向から集中的に照射することができ、複雑な形状の腫瘍に対しても、比較的均一な照射が可能です。また、追尾システムがあるため照射中に患者が動いても 1 cm 以内の動きであれば、ロボットが自動的に患者を追跡し照射が可能です。適応症例は γKnife と同じですが、分割照射（かける線量を分割して照射する方法）を行うことで、直径 30 mm 以上の脳腫瘍も治療することができます。さらには、γKnife は、頭蓋内の病変しか治療できませんが、CyberKnife は頭蓋内や頚部疾患はもちろんのこと体幹部疾患の治療も可能です。

化学療法（抗悪性腫瘍薬）ですが、通常、手術や放射線治療後に施行されます。抗悪性腫瘍薬には塩酸ニムスチン（ニドラン®；略号 ACNU）、Vincristine（ビンクリスチン）、Temozolomide（テモゾロミド）、Bevacizumab（Avastin®）（ベバシズマブ アバスチン）、Methotrexate（メトトレキサート）、Bleomicine（ブレオマイシン）や白金製剤などがありますが、膠芽腫には Temozolomide が有効で、胚細胞腫瘍には白金製剤（Cisplatin（シスプラチン）や Carboplatin（カルボプラチン）など）や Etoposide（エトポシド）が投与されます。ちなみに、悪性神経膠腫に対しては、**分子標的治療薬**で血管新生阻害作用のある Bebacizuma（ベバシズマブ）が投与（点滴静注）されます。なお、プロラクチン（乳腺刺激ホルモン）産生下垂体腺腫や成長ホルモン産生下垂体腺腫の薬物療法ですが、抗悪性腫瘍薬ではありませんが、前者に対してはドパミン受容体作動薬が、後者に対しては Somatostatin（ソマトスタチン）誘導体などが投与されます（**218 頁**）。

次に外科的治療ですが、**外科的治療**には、開頭して腫瘍を取り除く**経頭蓋到達法**と、蝶形骨洞を経由してトルコ鞍底に達し腫瘍を摘出する経蝶形骨洞到達法があります。ほとんどの脳腫瘍は経頭蓋到達法により腫瘍を摘出しますが、下垂体腺腫では**経蝶形骨洞到達法**により腫瘍を摘出します（**219 頁の図 1**）。

悪性神経膠腫に対しては、開頭術で悪性神経膠腫を摘出したあとの摘出腔に、Carmustine（カルムスチン）（ニトロソウレア類のアルキル化薬で、商品名は Gliadel®（ギリアデル））という**脳内留置用剤**を切除面を被覆するように敷きつめる方法も用いられています。また最近では、膠芽腫を代表とする悪性脳腫瘍に対しては**光線力学的療法（photodynamic therapy）**が用いられることがあります。これは、腫瘍組織や新生血管に親和性（集積性）のある光感受性物質（ポルフィリン関連化合物）を投与して腫瘍組織に集積させたのち、特定の波長のレーザー光を照射して光感受性物質に光化学反応を引き起こさせて活性酸素を発生させ、腫瘍組織を死滅させる治療法です。具体的には、腫瘍摘出数十時間前に、光感受性物質を静脈注射します。そして、手術により可及的に腫瘍を摘出したのち、摘出腔内にレーザー光を照射します。なお、光感受性物質の 1 つである Laserphyrin®（レザフィリン）（talaporfin sodium（タラポルフィン））は、原発性悪性脳腫瘍（腫瘍提出手術を施行する場合に限る）に対して保険適応があります。

なお、脳腫瘍により**頭蓋内圧が高くなっている症例**に対しては、保存的治療としては高張液（マンニトール®、グリセオール®）を点滴静脈注射したり、副腎皮質ステロイドを静脈内

に投与したりします。外科的治療としては、腫瘍を摘出するとともに頭蓋骨骨片を除去する**外減圧術**や、脳の一部を除去する**内減圧術**があります。また、水頭症を伴っている場合には脳室ドレナージ（154 頁の図 12 の上図）や、脳室腹腔シャント（154 頁の図 12 の下図）などを行います。

●**主要文献**

1) 秋元治朗：Photodynamic therapy. Clinical Neuroscience 31（10）：1195-1197, 2013.
2) 秋元治朗，村垣善浩，丸山隆志，ほか：悪性脳腫瘍に対するレザフィリン®を用いた光線力学的治療〜日本初の医薬品・医療機器複合型医師主導治験〜．日レ医誌（JJSLSM）34（2）：82-86，2013.
3) Kaneko S：A current overview：Photodynamic diagnosis and photodynamic therapy using 5-aminolevulinic acid in Neurosurgery. JJSLSM 29（2）：135-146, 2008.
4) 新田雅之，岡田芳和：光でがん細胞をたたく―光線力学療法（PPD）を用いた悪性脳腫瘍の治療―．Isotope News 707：13-16，2013.

【隠れ家】

Ⅱ 神経膠腫

Q.1 神経膠腫について説明してください

脳組織は神経細胞(neuron)と膠細胞(glia)からなりますが、神経細胞から発生する脳腫瘍は極めて少なく、ほとんどが膠細胞から発生します。この膠細胞から発生する腫瘍が**神経膠腫(glioma)**であり、膠細胞に由来する腫瘍の総称です。神経膠腫には星細胞腫、乏突起膠腫や膠芽腫などがあります。

Q.2 神経膠腫にはどんな種類があるのですか？― 神経膠腫の種類 ―

神経膠腫(glioma)の主なものにびまん性星細胞腫、乏突起膠腫や膠芽腫などがあります。びまん性星細胞腫や膠芽腫は星細胞系腫瘍(astrocytic tumor)に属しますが、その他、毛様細胞性星細胞腫(pilocytic astrocytoma)や退形成性星細胞腫(anaplastic astrocytoma)などがあります。

びまん性星細胞腫から順に説明していきます。**びまん性星細胞腫(diffuse astrocytoma)**とは、よく分化した星状膠細胞(astrocyte)からなる境界不鮮明な充実性の腫瘍で、周辺にびまん性に浸潤、発育します。以前、星細胞腫(astrocytoma)と呼ばれていたものが、2000年のWHO(World Health Organization, 世界保健機関)分類改訂で'びまん性星細胞腫(diffuse astrocytoma)'と改名されたもので、限局性に発育する毛様細胞性星細胞腫(pilocytic astrocytoma)との対比の意味で、"びまん性(diffuse)"という語が付けられています。本腫瘍は若年成人に好発しますが、小児期にもみられます。好発部位ですが、部位では前頭葉に最も多く、次いで側頭葉ですが、間脳や橋にもみられます。年代では、成人は大脳白質に、小児は脳幹や小脳に好発します。

乏突起膠腫(oligodendroglioma)は、乏突起膠細胞(oligodendrocyte)に類似の腫瘍細胞からなるものをいいます。成人に多くみられる腫瘍で、**石灰化の頻度の高い腫瘍**です。

膠芽腫(glioblastoma)は、星状膠細胞由来の極端に**未分化な腫瘍**で、脳実質内を浸潤性に広汎に拡がり、破壊性に増殖していきます。**成人の代表的な悪性原発性脳腫瘍**で、好発部位は大脳半球の白質です。膠芽腫は、肉眼的にも組織学的にも多彩な形態像を示すので**多形膠芽腫(glioblastoma multiforme)**とも呼ばれます。ちなみに、**未分化**とは、まだ分化していないという意味で、特定の性質に染まっていません。したがって、細胞の性質が確認できない腫瘍で、増殖が速く、悪性度は最も高いです。

本邦では、神経膠腫の中では、膠芽腫が最も多く、以下、悪性の星細胞腫(退形成性星細胞腫)、びまん性星細胞腫です。

なお、神経膠腫の治療ですが、腫瘍を手術により可能な限り摘出し、術後に放射線治療および化学療法を行います。

●主要文献
1) 松田憲一朗, 櫻田 香, 毛利 渉, ほか：Isomorphic astrocytoma の1例. Brain and Nerve 59(8)：881-886, 2007.
2) 中里洋一：WHO 新分類の問題点［高倉公朋, 斎藤 勇, 河瀬 斌, ほか（編）：脳神経外科 Advanced Practice 5］. 70-75頁, メジカルビュー社, 東京, 2002.
3) 中里洋一, 金城佐和子, 田中優子：Diffuse astrocytoma の疾患概念と病理学的鑑別診断. 脳外誌 18：423-427, 2009.
4) 日本脳神経外科学会・日本病理学会（編）：脳腫瘍取扱い規約―臨床と病理カラーアトラス―, 金原出版, 東京 2010.
5) The committee of brain tumor registry of Japan：Report of brain tumor registry of Japan (2001-2004). 13th edition. Neurol Med Chir 54 (Suppl I)：77, 2014.

Q.3 脳腫瘍に遺伝子診断がなされるとのことですが、教えてください。

　2016年に中枢神経系腫瘍の WHO 分類改訂が行われ、従来の光学顕微鏡による組織診断名に遺伝子型が組み合わさった診断名が用いられることになりました。
　以下に、神経膠腫の診断手順の概要を述べます。
　まず、従来どおり、ヘマトキシリン・エオジン（Hematoxylin-Eosin；HE）染色により組織の形態を観察し、神経膠腫の組織型を決定します。
　次に、イソクエン酸脱水素酵素（isocitrate dehydrogenase；IDH）変異の有無を検索し、IDH の変異が認められれば、次に第1番染色体単腕（1p）および第19番染色体長腕（19q）の欠失の有無を検索します。その結果、1p/19q 共欠失が認められれば「乏突起膠腫、IDH 変異」と診断し、1p/19q 共欠失がなければ「びまん性星細胞腫、IDH 変異」と診断します。
　IDH 変異が認められない場合（IDH 野生型）、HE 染色で星細胞腫であれば、「びまん性星細胞腫、IDH 野生型」と診断、HE 染色で膠芽腫であれば、「膠芽腫、野生型」と診断します。
　なお、IDH 遺伝子検査がなされていない場合や遺伝子検査の結論が出ていない場合には、HE 染色による組織診断名に「NOS（not otherwise specified）（未確定、特定不能）」を付記します。例えば、乏突起膠腫であれば、「乏突起膠腫、未確定；Oligodendroglioma, NOS」となります。また、従来の組織診断と遺伝子解析の結果が異なる場合には遺伝子診断が優先され、それに基づいた診断名がつけられます。

●主要文献
1) 廣瀬隆則：WHO 中枢神経系腫瘍分類 改訂第4版の概要. 病理と臨床 35(5)：402-411, 2017.
2) 井田正博：脳腫瘍 WHO2016―読影のための実践講座―. 序説. 画像診断 36(13)：1231, 2016.
3) Louis DN, Ohgaki H, Wiestler OD, et al (eds)：WHO classification of tumours of the central nervous system. Revised 4th edition. International agency for research on cancer, Lyon, 2016.
4) 増井憲太, 小林隆司：放射線診断専門医に必要な脳腫瘍病理. 画像診断 36(13)：1235-1244, 2016.
5) 園田順彦：改訂 WHO 中枢神経系腫瘍分類第4版の原点. 脳外誌 26(9)：644-649, 2017.
6) 田中伸哉：びまん性膠腫. 病理と臨床 35(5)：412-421, 2017.

Ⅲ 髄膜腫

Q.1 髄膜腫について説明してください

　髄膜腫(meningioma)は、くも膜細胞から発生する良性の腫瘍で、成人の女性に多くみられます。くも膜のある部位であればどこにでも発生しますが、大脳円蓋部、大脳鎌、上矢状静脈洞付近や蝶形骨縁に発生することが多いです。

　腫瘍は血管に富み、硬く、被膜を有し、硬膜に強く付着し、脳実質を押しのけるように発育しますが、**脳実質内へは浸潤しません**（**脳実質外の腫瘍**）。栄養血管はほとんどが外頚動脈の枝です。

　症状は発生部位により異なります。

　治療は手術が第一選択ですが、手術中の出血量を減少させるために手術前に栄養血管を特殊な材料を用いて詰める血管内塞栓術を施行することがあります。

【隠れ家】

Ⅳ 髄芽腫

Q.1 髄芽腫について説明してください

　髄芽腫(medulloblastoma)は、小児の代表的な悪性原発性脳腫瘍で、男性に多いです。好発部位は圧倒的に小脳に多く、中でも正中部(虫部)に多いです。症状は小脳症状(歩き方がおかしいなど)と頭蓋内圧亢進症状です。治療は、手術により可能な限り摘出し、術後に放射線治療および化学療法を行います。

　209頁のQ.5で述べたように、髄芽腫と髄膜腫は1字違うだけですが、その内容は随分異なります。すなわち、髄膜腫は成人の良性腫瘍で、髄芽腫は小児の悪性腫瘍です。字を間違わないようにしてください。

【隠れ家】

215

Ⅴ 下垂体腫瘍

Q.1 下垂体腫瘍と下垂体腺腫は同じですか、あるいは違うのですか？

　下垂体から発生する腫瘍を**下垂体腫瘍**といいますが、下垂体腫瘍は下垂体前葉から発生することが圧倒的に多く、後葉から発生することは極めて稀です。したがって、下垂体前葉から発生している場合でも下垂体腫瘍といって間違いではないのですが、下垂体前葉はホルモンを分泌する腺組織ですので、腫瘍が下垂体前葉から発生している場合には**下垂体腺腫**と呼ぶのです。

　繰り返していいますが、下垂体腫瘍といっても間違いではないのですが、下垂体腫瘍というと後葉から発生する腫瘍も含まれるので、下垂体前葉から発生している場合には、特に下垂体腺腫と呼んで区別しているのです。

Q.2 下垂体腺腫はどのように分類されるのですか？— 分類 —

　前項で述べたように、**下垂体腺腫**（pituitary adenoma）は**下垂体前葉の腺細胞から発生する腫瘍**です。下垂体前葉はホルモンを分泌しますが（68頁）、前葉に腫瘍が発生した場合、腫瘍細胞からホルモンを産生（分泌）する場合とホルモンを産生しない場合とがあります。前者を**機能性腺腫（ホルモン産生腺腫）**（functioning adenoma）といい、後者を**非機能性腺腫（ホルモン非産生腺腫）**（non-functioning adenoma）といいます。

　機能性腺腫（ホルモン産生腺腫）には、成長ホルモン産生細胞が腫瘍化した**成長ホルモン産生腺腫**、Prolactin（乳腺刺激ホルモン）産生細胞が腫瘍化した**プロラクチン（乳腺刺激ホルモン）産生腺腫**、副腎皮質刺激ホルモン産生細胞が腫瘍化した**副腎皮質刺激ホルモン産生腺腫（Cushing病）**や、甲状腺刺激ホルモン産生細胞が腫瘍化した**甲状腺刺激ホルモン産生腺腫**などがあります。頻度ですが、一般に、**非機能性腺腫（ホルモン非産生腺腫）が最も多く**、次いで、成長ホルモン産生腺腫とプロラクチン（乳腺刺激ホルモン）産生腺腫です。

　下垂体腺腫は、上記のホルモン分泌能による分類以外に、大きさによる分類や染色性による分類もあります。そのうち、**大きさによる分類**ですが、腺腫の大きさが直径1cm未満のものを**微小腺腫**（microadenoma）といい、直径1cm以上のものを**巨大腺腫**（macroadenoma）といいます。次に**染色性による分類**ですが、Hematoxylin-Eosin染色により腫瘍細胞がEosin（酸性色素）に染まる場合を**好酸性腺腫**（acidophilic, or eosinophilic adenoma）、Hematoxylin（塩基性色素）に染まる場合を**好塩基性腺腫**（basophilic adenoma）といい、EosinにもHematoxylinにも染まらない場合を**嫌色素性腺腫**（chromophobe adenoma）といいます（66頁参照）。

Q.3 下垂体腺腫の症状を教えてください — 症状 —

　機能性腺腫（ホルモン産生腺腫）はホルモン産生細胞が腫瘍化したものなので、**各ホルモンの過剰分泌による症状**が出現します。また、腺腫が大きくなると、ホルモン分泌の有無に

かかわらず、下垂体の上にある視交叉が圧迫されて**視力障害**や**視野障害（両耳側半盲）**が生じたり（109頁のQ.16）、また頭痛もきたします。

各ホルモンの**過剰分泌による症状**ですが、**成長ホルモン産生腺腫**では巨人症や先端巨大症、**プロラクチン産生腺腫**では無月経や乳汁漏出、**副腎皮質刺激ホルモン産生腺腫**では中心性肥満、満月様顔貌、多毛症や筋力低下など、**甲状腺刺激ホルモン産生腺腫**では発汗増加、体重減少、頻脈、手指振戦や動悸などです。

一方、**非機能性腺腫（ホルモン非産生腺腫）**では、**下垂体前葉機能低下の症状**です。すなわち、無月経、性欲低下、耐寒性の低下、全身倦怠感や陰毛の脱落などです。もちろん、ホルモン非産生腺腫でも大きくなると、視力障害、視野障害や頭痛が生じます。

Q.4 プロラクチン（乳腺刺激ホルモン）産生腺腫の症状である無月経や乳汁漏出について説明してください

ヒトにおけるプロラクチン（prolactin）（乳腺刺激ホルモン、乳汁分泌ホルモン）の作用は、乳汁分泌が主なものですが、それ以外に性腺に抑制的に作用して無月経や陰萎（impotence）を引き起こします。したがって、下垂体にプロラクチン産生腺腫が生じると、プロラクチンが過剰に分泌されるので授乳期以外の時期に乳汁分泌と無月経が生じるのです。このように授乳期以外の時期に乳汁分泌と無月経をきたすものを**乳汁漏出無月経症候群（galactorrhea-amenorrhea syndrome）**といいます。またプロラクチンの分泌が亢進して血中プロラクチン値が増加した状態を**高プロラクチン血症（hyperprolactinemia）**といいます。高プロラクチン血症をきたす疾患には、プロラクチン産生腺腫、視床下部機能障害、原発性甲状腺機能低下症や薬剤服用など種々ありますが、その中ではプロラクチン産生腺腫が最も多いです。

なお、高プロラクチン血症をきたす機序ですが、71頁で述べたようにプロラクチンは、視床下部のプロラクチン放出ホルモン（PRH）と抑制ホルモン（PIH）により調節されています。一般的には、プロラクチンの分泌調節についてはPIHがPRHより優位にあり抑制的に調節されていますが、何らかの原因によりPIHの分泌が抑制されたり、PRHとPIHのバランスが崩れたりしてPRHの分泌が亢進すると、高プロラクチン血症が生じます。

●主要文献

1) 堀野正治（編著）：高プロラクチン血症と乳汁漏出・無月経症候群（MIL内分泌・代謝診断）．38-44頁，金芳堂，京都，1983．
2) 須田俊宏，鎮目和夫：prolactin［景山直樹，井村裕夫（編）：下垂体腺腫］．61頁，医学書院，東京，1986．

Q.5 下垂体腺腫の発生しやすい年齢や性別を教えてください

下垂体腺腫は**成人に好発**します。また、性差ですが、プロラクチン産生腺腫と副腎皮質刺激ホルモン産生腺腫は女性に多いです。

Q.6 下垂体腺腫の治療方針や治療について教えてください ― 治療方針と治療 ―

下垂体腺腫の治療には、薬物療法、放射線治療と手術的治療があります。

下垂体腺腫は、一般に、**手術による摘出術が第一選択**ですが、**プロラクチン産生腺腫**ではドパミン受容体作動薬（dopamine agonist）による治療が非常に有効なので、治療の第一選択は薬物療法です。ちなみにプロラクチン産生腺腫の手術適応は、薬剤による腫瘍縮小効果が少ない場合、腫瘍内出血（下垂体卒中）を伴っている場合、薬物の副作用により薬物療法の継続が困難な場合や薬剤抵抗性の場合です。

まず、**薬物療法**ですが、プロラクチン産生腺腫以外の機能性腺腫では、主に手術で完治できなかった場合の後療法として用いられます。プロラクチン産生腺腫ではドパミン受容体作動薬（bromocriptine（ブロモクリプチン）や cabergoline（カベルゴリン））の内服投与を行います（主として、cabergolineが用いられる）。成長ホルモン産生腺腫で用いられる薬剤は、Somatostatin 誘導体（octreotide（オクトレオチド）や lanreotide（ランレオチド））（皮下注射や筋肉注射）やドパミン受容体作動薬や成長ホルモン受容体拮抗薬（Pegvisomant（ペグビソマント））です。

次に**手術的治療**ですが、手術到達法には、開頭して腫瘍を摘出する**経頭蓋到達法**（transcranial approach）と、蝶形骨洞を経由してトルコ鞍底に達し腫瘍を摘出する**経蝶形骨洞到達法**（transshpenoidal approach）（図 1）とがありますが、**経蝶形骨洞法が一般的**です。ちなみに、経蝶形骨洞到達法には、口の中、すなわち上口唇の裏側の歯肉を切開して蝶形骨洞に達する方法（経口唇的、あるいは経口的経蝶形骨洞到達法）（図 1）と、鼻の孔から、すなわち鼻の中の粘膜を切開して蝶形骨洞に達する方法（経鼻孔的経蝶形骨洞到達法）とがあります。なお、経蝶形骨洞手術はエックス線透視装置と手術用顕微鏡を併用して行いますが、最近では内視鏡器具の発達により、内視鏡単独、あるいは内視鏡と顕微鏡の併用により行われます。

最後に**放射線治療**ですが、放射線治療には、通常放射線治療（conventional radiotherapy）とγKnife や CyberKnife などの定位放射線照射があります。通常放射線治療は、術後の残存腫瘍（再増大した場合に再手術が困難な部位に腫瘍の残存を認める例）、再発例の術後や手術不能例に対して行います。γKnife の適応例は腺腫が視路より離れている症例ですが、非機能性腺腫（ホルモン非産生腺腫）の術後残存腫瘍、プロラクチン産生腺腫や成長ホルモン産生腺腫に対して施行されています。また、CyberKnife を用いての分割照射も施行されています。

なお、術前あるいは術後の不足ホルモンに対しては、**ホルモン補充療法**（hormone replacement therapy）が必要です。すなわち、副腎皮質機能低下例に対しては副腎皮質ステロイドを、甲状腺機能低下例に対しては甲状腺ホルモン製剤、尿崩症例に対しては抗利尿ホルモン薬（デスモプレシン®など）を投与します。

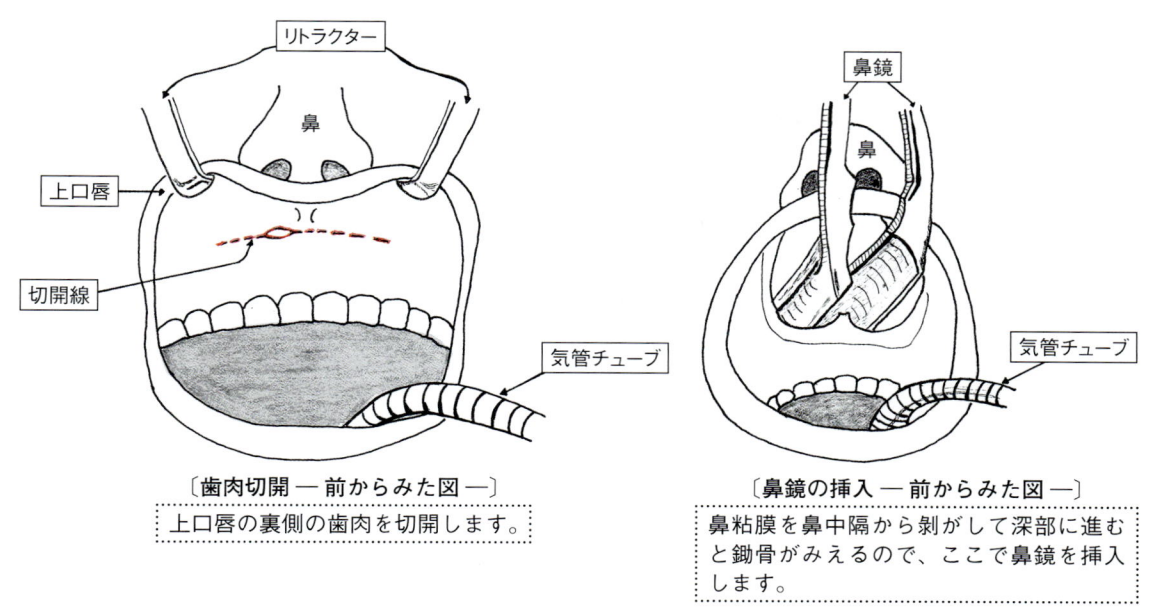

第5章 脳腫瘍

〔歯肉切開 ― 前からみた図 ―〕
上口唇の裏側の歯肉を切開します。

〔鼻鏡の挿入 ― 前からみた図 ―〕
鼻粘膜を鼻中隔から剥がして深部に進むと鋤骨がみえるので、ここで鼻鏡を挿入します。

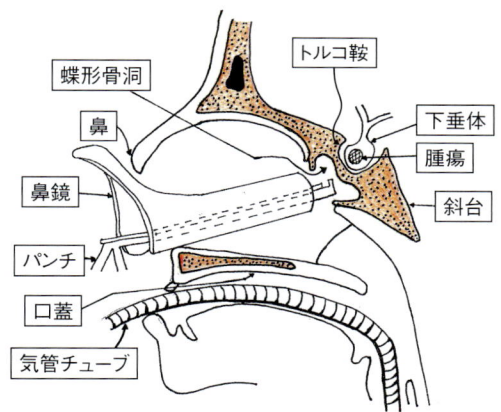

〔蝶形骨洞開放 ― 横からみた図 ―〕
パンチやドリルで蝶形骨洞を開放し、トルコ鞍底を露出します。

図 1. 経口的経蝶形骨洞到達法(森，1985を参考にして作成)

1. 上口唇の裏側の歯肉を切開し、鼻の骨腔を露出します。
2. 鼻粘膜を鼻中隔から剥がして深部に進むと鋤骨がみえるので、ここで鼻鏡を挿入します。
3. 鼻鏡を挿入すると、蝶形骨洞の底部が露出できます。
4. ドリルやパンチで蝶形骨洞を開放し、トルコ鞍底を露出します。
5. トルコ鞍底をドリルやパンチで開放した後、硬膜を切開します。
6. キュレットや吸引により腫瘍を摘出します。

●主要文献

1) 有田和徳，栗栖 薫，富永 篤：プロラクチノーマ[生塩之敬，山浦 晶(編)：間脳下垂体の腫瘍性病変]．80-91頁，三輪書店，東京，1998．

2) 池田秀敏：先端巨大症の複合治療．脳外誌 16(9)：699-704，2007．
3) Landolt AM, Haller D, Lomax N, et al：Stereotactic radiosurgery for recurrent surgically treated acromegaly ; comparison with fractionated radiotherapy. J Neurosurg 88：1002-1008, 1998.
4) Landolt AM, Lomax N：Gamma knife radiosurgery for prolactinomas. J Neurosurg(Suppl 3)93：14-18, 2000.
5) Morgange-Ramos I, Regis J, Dufour H, et al：Gamma-knife surgery for secreting pituitary adenomas. Acta Neurochir(Wien)140：437-443, 1998.
6) 森　惟明：脳神経外科基本手術．55-59 頁(経蝶形骨洞手術)，南江堂，東京，1985．
7) Petrovich Z, Yu C, Giannotta SL, et al：Gamma knife radiosurgery for pituitary adenoma ; Early results. Neurosurgery 53：51-61, 2003.
8) 山王なほ子，寺本　明：下垂体腺腫[田村　晃，松谷雅生，清水輝夫(編)：EBM に基づく脳神経疾患の基本治療方針]．104-109 頁，メジカルビュー社，東京，2002．
9) 芝本雄太，荻野浩幸，真鍋良彦，ほか：良性腫瘍に対する高精度放射線治療．脳外誌 23(1)：37-42，2014．
10) 寺本　明：下垂体 microadenoma とプロラクチン―とくにその外科的対応．臨婦産 41：25-28，1987．
11) 東條克能：先端巨大症の内科的治療：最近の進歩．脳外誌 16(9)：686-698，2007．
12) 富永　篤，木下康之，碓井　智，ほか：下垂体腺腫に対する薬物療法．脳外誌 22(2)：101-108，2013．
13) Wilson CB：A decade of pituitary microsurgery. The Herbert Olivecrona lecture. J Neurosurg 61：814-833, 1984.
14) 山田正三，福原紀章，大山健一：非機能性巨大下垂体腺腫の複合治療．脳外誌 19(9)：658-665，2010．

【隠れ家】

Ⅵ 頭蓋咽頭腫

Q.1 頭蓋咽頭腫とは難しい名前ですが、最初に概要を説明してください

頭蓋咽頭腫（ずがいいんとうしゅ、とうがいいんとうしゅ）（**craniopharyngioma**）は頭蓋咽頭管の遺残細胞から発生する腫瘍で、発生部位の多くは下垂体茎の隆起部（**67 頁の図46**）とされています。

小児発生例では**囊胞**を形成しているものが多く、**成人発生例**の約半数は**充実性**です。囊胞内容液は、キラキラした**モーターオイル様の黄褐色の液体**で、**コレステリン結晶**を含んでいます。

Q.2 頭蓋咽頭腫のできやすい部位、好発年齢、性別や症状について教えてください ― 好発部位、好発年齢、性別、症状 ―

好発部位は、ほとんどが、トルコ鞍上部から鞍内にかけてです。

好発年齢はあらゆる年齢層に発生しますが、小児期では 5〜9 歳に最も多く、成人では 60〜69 歳に最も多いです。

性別ではほぼ差はありません。

症状は、小児では頭蓋内圧亢進症状が前景に出ることが多く、その他、視力障害、視野障害、下垂体前葉機能低下症状（成長の発達遅延、性器の発育遅延など）や視床下部の症状（肥満、体温の低下や傾眠など）です。成人では視力障害、視野障害、下垂体前葉機能低下症状（性欲の低下、無月経や耐寒性の低下など）や見当識障害ですが、頭蓋内圧亢進症状は、通常、みられません。

なお、本腫瘍は石灰化の頻度の高い腫瘍です。

●主要文献

1) The committee of brain tumor registry of Japan：Report of brain tumor registry of Japan (2001-2004). 13th edition. Neurol Med Chir 54 (Suppl Ⅰ)：77, 2014.

Q.3 頭蓋咽頭腫の治療はどうするのですか？― 治療 ―

治療は、**手術が第一選択**で、通常、経頭蓋到達法により腫瘍を摘出しますが、視床下部などの周囲組織への損傷なしに全摘出することは困難なことが多いです。囊胞を呈する症例では、囊胞内容液を特殊な器具で頭皮下に誘導する方法も用いられます。

術後、標準的放射線治療を行います。下垂体機能不全例に対しては、不足しているホルモンを補充するホルモン補充療法が必要です。

Ⅶ Germinoma(ジャーミノーマ)

Q.1 Germinoma(ジャーミノーマ)とはなんですか？

Germinoma(ジャーミノーマ)は、精祖細胞または卵祖細胞に類似した細胞からなる腫瘍です。Germinomaは**胚細胞腫瘍（germ cell tumor）**の１つですが、頭蓋内胚細胞腫瘍の大部分を占めています。**胚細胞腫瘍**とは**原始生殖細胞**が成熟した胚細胞になるまでの時期に発生したと考えられる腫瘍の総称で、Germinoma、奇形腫（teratoma）、胎児性癌（embryonal carcinoma）や絨毛癌（choriocarcinoma）などが含まれます。ちなみに、**原始生殖細胞**とは精子や卵子をつくる大もとの細胞で、男性で原始生殖細胞が分裂して精祖細胞（精原細胞）がつくられ、その後成長・分裂して精母細胞、精細胞になり、そして精細胞が変形して精子になります。女性では原始生殖細胞から卵祖細胞（卵原細胞）がつくられ、その後成長・分裂して卵母細胞、卵子となります。また、**生殖細胞**は精子や卵子などの生殖にかかわる細胞で、**胚細胞**とも呼ばれています。

Q.2 Germinomaの発生しやすい部位と症状について説明してください
― 好発部位と症状 ―

Germinomaは正中部に好発します。すなわち、ほとんどが**神経下垂体部（鞍上部）**や**松果体部に発生**します。ちなみに**神経下垂体部（鞍上部）**とは、下垂体部から視交叉、視床下部の領域をいいます。

Germinomaの**症状**ですが、**鞍上部発生例**では、１日の尿量が著明に多く、かつ尿の比重が低い'**尿崩症（diabetes insipidus）**'で発症することが大部分です。その他、下垂体前葉機能の低下症状や頭痛です。**松果体部発生例**では、頭蓋内圧亢進症状で初発することが多いです。その他、Parinaud(パリノー)症候群や小脳症状がみられます。ちなみに、**Parinaud症候群**とは、眼球の垂直方向への共同注視麻痺（上方注視麻痺が最も多い）と輻輳麻痺をいいます。

特殊な組織型をもつGerminomaでは、二次性徴が異常に早期に発現する'**思春期早発症（precocious puberty）**'（二次性徴が異常に早期に発現するもの）がみられますが、これは圧倒的に男性に多く、女性では滅多にみられません。

Germinomaは**放射線に非常に感受性のある腫瘍**で、Germinomaの治療は、化学療法（Carboplatin(カルボプラチン)とEtoposide(エトポシド)）と全脳室照射が一般的です。尿崩症に対しては抗利尿ホルモン（Antidiuretic hormone；ADH）薬を投与します。

VIII 前庭神経腫瘍（聴神経腫瘍）

Q.1 耳の神経からできる腫瘍があると聞きましたが、なんですか？

それは内耳神経（第8脳神経）から発生する腫瘍です。

内耳神経には蝸牛神経と前庭神経があることは既に述べましたが（81頁）、内耳神経から発生する腫瘍はほとんどが内耳道付近の**前庭神経から発生**するので、**前庭神経腫瘍**（vestibular tumor）と呼ばれます。

前庭神経腫瘍は、内耳神経（聴神経ともいいます）のSchwann（シュワン）細胞から発生する良性の腫瘍で、**小脳橋角部に発生する代表的な腫瘍**で、成人に多いです。

ところで、Schwann細胞の細胞質は軸索を包んでおり、この薄くなった細胞質をSchwann鞘（神経鞘）といい、この末梢神経を取り巻いて支える神経鞘から発生する腫瘍は**シュワン細胞腫**（schwannoma）（**神経鞘腫** neurinoma）と呼ばれます。したがって、前庭神経腫瘍は**前庭神経鞘腫**（vestibular shwannoma；vestibular neurinoma）とも呼ばれます。シュワン細胞腫はほとんどが感覚神経から発生し、運動神経から発生することは稀です。

頭蓋内に発生する**シュワン細胞腫**の中では、**前庭神経鞘腫が圧倒的に多く**、次いで多いのが三叉神経鞘腫です。

なお、**小脳橋角部**（cerebellopontine angle region）とは、橋の前外側面、延髄外側面、小脳腹側、錐体骨後面、および後頭蓋窩に囲まれた領域をいいます（図2）。この部に発生する腫瘍は、ほとんどが前庭神経腫瘍です。

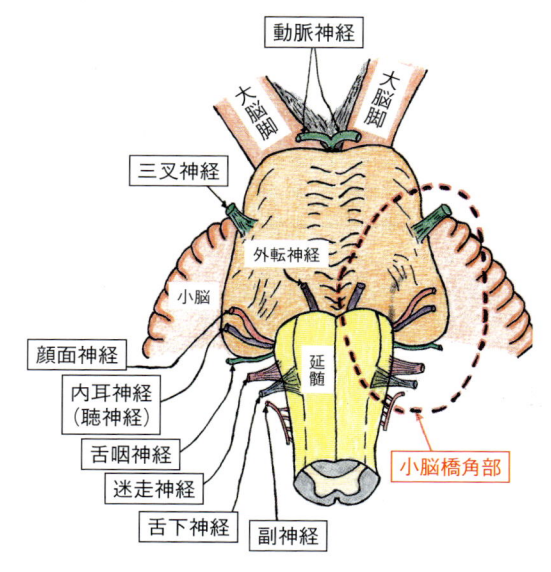

図 2. 小脳橋角部 — 前方からみた図 —

小脳橋角部は、橋の前外側面、延髄外側面、小脳腹側、錐体骨後面および後頭蓋窩に囲まれた領域です。

Q.2 前庭神経腫瘍の症状と治療について教えてください ― 症状と治療 ―

症状ですが（図3）、①**腫瘍が内耳神経（聴神経）に限局している時期**（初期）は耳鳴りや難聴が主な症状で、前庭神経から発生するのに「めまい」を訴えることはほとんどありません。不思議ですね。②**腫瘍が大きくなり**、周囲の顔面神経、三叉神経や小脳を圧迫する時期になると、末梢性の顔面神経麻痺、三叉神経麻痺（顔面の感覚低下や角膜反射の低下）や小脳症状（歩行時のふらつき、発語は爆発性で、急に調子が変わり音節は不明瞭で酔っぱらいのような話し方、手足を思い通りに動かせないなどの四肢失調）がみられるようになります。③**腫瘍がさらに大きくなり**、舌咽神経や迷走神経を圧迫する時期になると、嗄声や嚥下障害などがみられるとともに小脳症状が著明になります。そして、④**腫瘍が中脳水道や第4脳室を圧迫する時期**（末期）になると、頭蓋内圧亢進症状が出現します。

治療はγKnifeやCyberknife、手術による摘出、あるいはそれらの併用療法です。

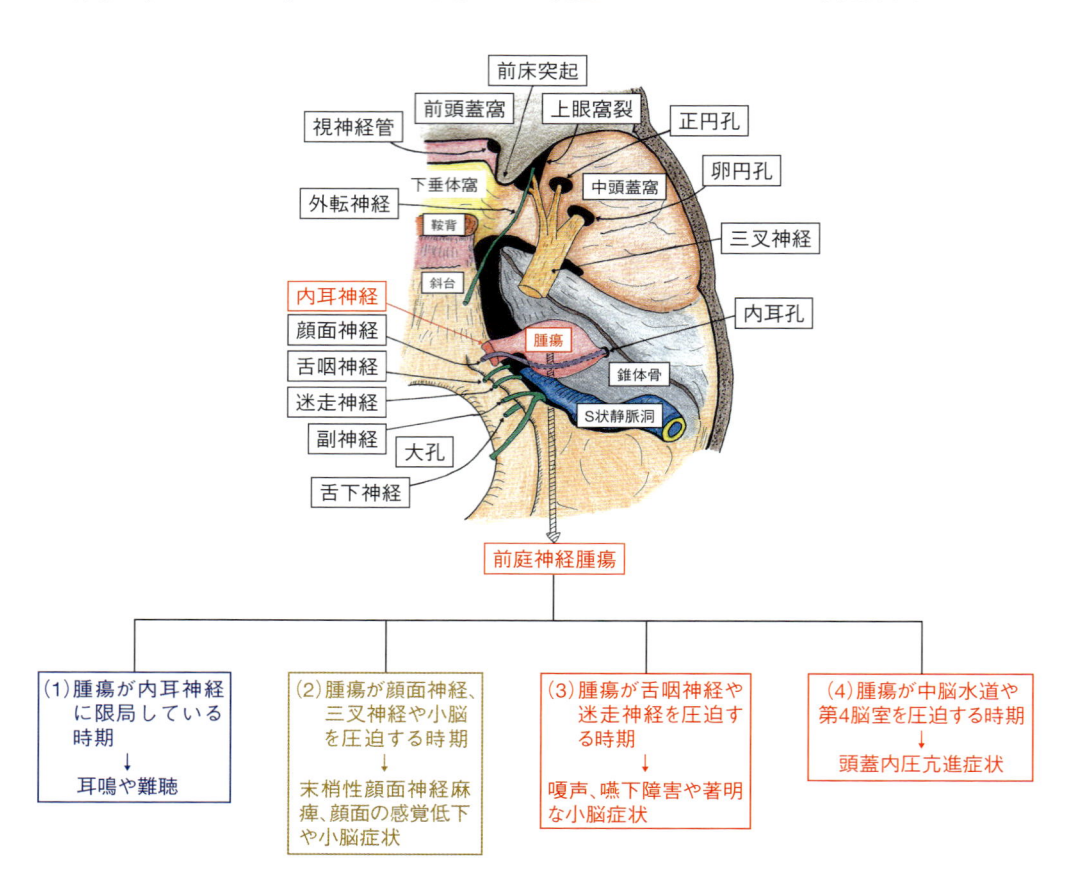

図3. 前庭神経腫瘍（頭蓋底を上からみた図）とその症状
（Pattern, 1978を参考にして作成）

●主要文献

1) Pattern J：Neurological differential diagnosis. p44-45（cerebello-pontine angle lesions）, Springer, New York, 1978.

IX 血管芽腫

Q.1 血管芽腫について教えてください

　血管芽腫(hemangioblastoma)は、豊富な毛細血管網と間質からなる腫瘍です。208頁のQ.4でも述べましたが、「〜芽腫（〜blastoma）」と付いていますが、良性です。Lindau病とも呼ばれます。小脳半球に発生することが多く、囊胞を形成し、かつ囊胞の壁に塊があり（**壁在結節**といいます）、この壁在結節の部分に腫瘍細胞があります。

　好発年齢は、25〜59歳です。初発症状は、頭蓋内圧亢進症状が多く、小脳症状で発症するものは少ないです。赤血球増加症を伴うことがあります。

　治療は手術ですが、全摘出できれば完治します。

　なお、この病気は10〜20％の頻度で家族性にみられます。また、網膜に血管芽腫を合併したり、腎細胞癌、膵癌や膵囊胞などを合併したりします。このように、小脳、脳幹、脊髄や網膜の血管芽腫、腎病変（囊胞や癌）、褐色細胞腫、膵病変（囊胞、腺腫や癌）などを発生する常染色体優性の遺伝性多発腫瘍性症候群を **von Hippel-Lindau病**といいます。

●主要文献

1) 菅野　洋：von Hippel-Lindau 病．日本臨床 68（増刊号 10）：214-218，2010．
2) The committee of brain tumor registry of Japan：Report of brain tumor registry of Japan（2001-2004）．13th edition. Neurol Med Chir 54（Suppl Ⅰ）：77, 2014.

Ⅹ 転移性脳腫瘍

Q.1 他臓器の癌が脳へ転移することがあると聞きましたが、何が多いのですか？

本邦では、**肺癌が最も多く**（約半数）、次いで乳癌です（約13％）。転移部位は前頭葉に最も多いです。また、頭蓋内転移の経路は、通常、血行性です。

●主要文献
1) The committee of brain tumor registry of Japan：Report of brain tumor registry of Japan（2001-2004）. 13th edition. Neurol Med Chir 54（Suppl Ⅰ）：77, 2014.

Q.2 髄膜癌腫症とはなんですか？

癌細胞が髄膜に転移することを**髄膜癌腫症**（meningeal carcinomatosis）といいます。本症では**腫瘍塊の形成がなく**、髄膜炎の症状に似ているので、**癌性髄膜炎**とも呼ばれます。**本邦では胃癌によることが最も多い**ですが、欧米では乳癌によることが最も多いです。症状は、頭痛が最も多く、その他、嘔吐や脳神経障害です。

【隠れ家】

第6章 奇形

I 総　説

Q.1　中枢神経系の奇形の発生頻度を教えてください

　　発生頻度は人種や地域によって差がありますが、本邦では諸外国よりその頻度は低く、出生1,000人あたり0.8～1.4人です。

Q.2　中枢神経系の奇形にはどのようなものがありますか？ ― 種類 ―

　　先天奇形とは出産時に肉眼で認められる形態異常をいいますが、この形態異常は胎生期における発育途上で発生したものです。

　　中枢神経系の奇形を、次のように分ければ理解しやすいと思います。すなわち、①神経管の閉鎖障害に基づく癒合不全、②脳の奇形、③脳室やくも膜下腔の異常、④頭蓋縫合の異常、および⑤頭蓋頸椎移行部の異常、です。

　　まず、①の神経管の閉鎖障害に基づく**癒合不全**には、二分脊椎、二分頭蓋や皮膚洞などがあり、②の脳の奇形にはChiari奇形（キアリ）、Dandy-Walker症候群（ダンディー・ウオーカー）、水無脳症、滑脳症や裂脳症などがあります。③の脳室やくも膜下腔の異常には水頭症やくも膜嚢胞などがあり、④の頭蓋縫合の異常には頭蓋骨縫合早期癒合症があり、⑤の頭蓋頸椎移行部の異常には頭蓋底陥入症や扁平頭蓋底があります。

Ⅱ 二分脊椎

Q.1 二分脊椎とはどんな病気ですか？

　二分脊椎とは、脊椎が正中で癒合していない病気、すなわち、椎弓や棘突起が形成されず欠損しているものをいいます。脊椎披裂とも呼ばれます。

　この病気には体表に'こぶ（嚢胞）'のないものと、体表に'こぶ'を形成しているものとに大別されます。前者の体表に嚢胞のないものを**潜在性二分脊椎**といい、後者の体表に嚢胞を形成しているものを**嚢胞性二分脊椎**（図1）といいますが、通常、**二分脊椎といえば後者の嚢胞性二分脊椎を指します**。嚢胞性二分脊椎では、椎弓や棘突起欠損部より脊柱管内の組織（硬膜、髄液、脊髄神経や脊髄）が脱出して嚢胞を形成し、外観上、'瘤'を形成します（図1）。嚢胞性二分脊椎では、嚢胞内容が髄液のみのこともあれば、神経組織が含まれていることもあり（**図1**の**右上図**）、嚢胞内の内容物の違いにより、髄膜瘤、髄膜脊髄瘤や脊髄嚢瘤などに分類されます。

【隠れ家】

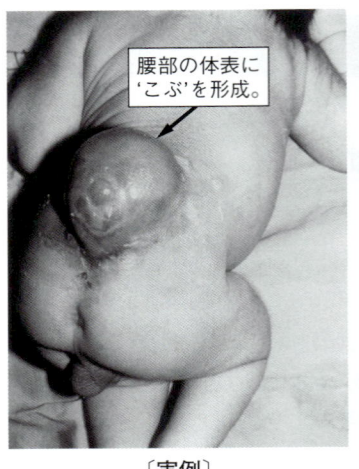

〔実例〕
(窪田 惺:脳神経外科ビジュアルノート. 金原出版, 東京, 2009 より許可を得て転載)

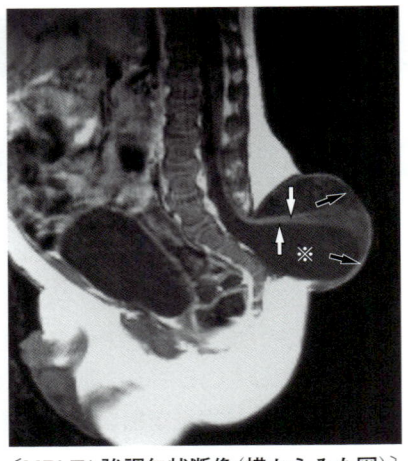

腰部の体表に'こぶ'を形成。

〔MRI T1 強調矢状断像（横からみた図）〕
(窪田 惺:脳神経外科ビジュアルノート. 金原出版, 東京, 2009 より許可を得て転載)

嚢胞内に髄液(※)と神経組織(⇒)がみられ、神経組織は嚢胞壁内面(→)に付着しています。

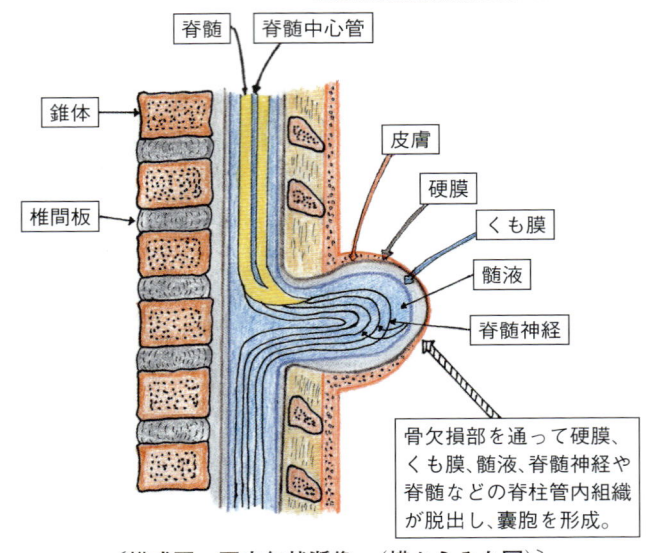

〔模式図—正中矢状断像—（横からみた図）〕

椎体／脊髄／脊髄中心管／椎間板／皮膚／硬膜／くも膜／髄液／脊髄神経

骨欠損部を通って硬膜、くも膜、髄液、脊髄神経や脊髄などの脊柱管内組織が脱出し、嚢胞を形成。

図 1. 嚢胞性二分脊椎

1. 嚢胞性二分脊椎では、骨欠損部より硬膜、くも膜、髄液、脊髄神経、脊髄や脊髄中心管の脊柱管内の組織が脱出して嚢胞を形成し、外観上、'瘤'を形成します。
2. 嚢胞内に含まれる脊柱管内組織により、さらに髄膜瘤、髄膜脊髄瘤や脊髄嚢瘤などに分類されます。例えば、髄膜瘤とは、嚢胞内に硬膜、くも膜および髄液（くも膜下腔）が存在するものをいいます（脊髄や脊髄神経は含まれていません）。

Q.2 囊胞性二分脊椎はどこにできることが多いのですか？― 好発部位 ―

　囊胞性二分脊椎は**腰椎部に最も多く**、次いで腰仙椎部です。

Q.3 囊胞性二分脊椎ではどのような症状がみられるのですか？― 症状 ―

　囊胞性二分脊椎で最も顕著な徴候は、外観上、背柱正中線上に'こぶ'状の囊胞（突出物）がみられることです（図1）。その他、下肢の運動麻痺、下肢の感覚障害、膀胱直腸障害などです。また、囊胞の表面の中央部は、一般に、正常な皮膚で覆われていることは少なく、薄い透明な膜で覆われていることが多いです。

　なお、潜在性二分脊椎では無症状のことが多いですが、成長とともに歩行障害や尿失禁が出てくることもあります。また、同部位（潜在性二分脊椎のある部位）の皮膚症状として、異常発毛、皮膚の点状陥凹や血管腫などを認めることがあります。

【隠れ家】

Ⅲ 二分頭蓋

Q.1 二分頭蓋とはどんな病気ですか？

　二分頭蓋（cranium bifidum）とは頭蓋における癒合不全で、胎生初期に神経管が閉鎖しないことにより生じます。頭蓋披裂とも呼ばれます。

　二分頭蓋には、頭蓋骨の部分的欠損のみで、外観上、瘤のみられない**潜在性二分頭蓋**（cranium bifidum occultum）と、頭蓋骨の部分的欠損部より頭蓋内組織（髄液、脳室や脳）が脱出している**嚢胞性二分頭蓋**（cranium bifidum cysticum）（図2）とに分類されますが、臨床的には嚢胞性二分頭蓋が問題となります。

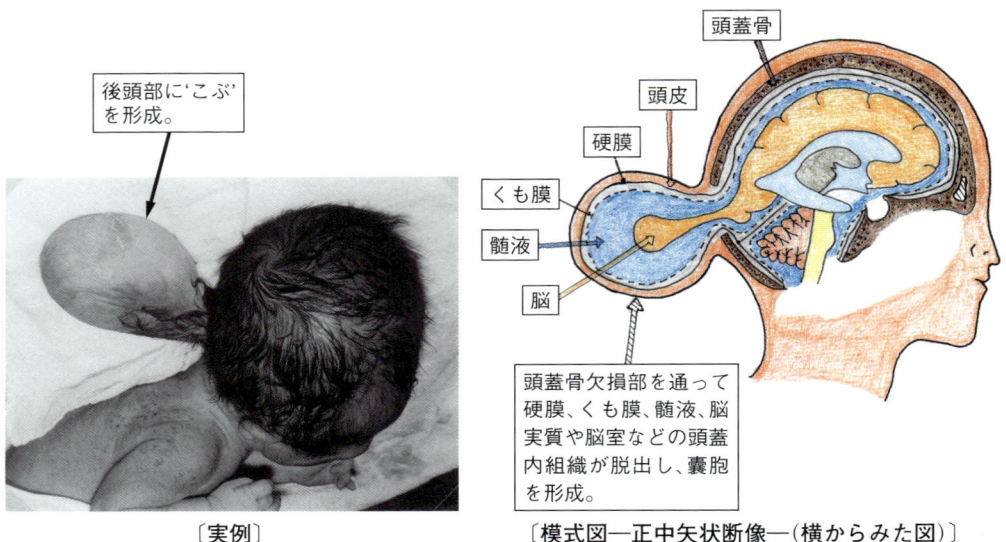

〔実例〕
（窪田 惺：脳神経外科ビジュアルノート．金原出版，東京，2009 より許可を得て転載）

〔模式図―正中矢状断像―（横からみた図）〕

図 2．嚢胞性二分頭蓋

> 1．嚢胞性二分頭蓋では、頭蓋骨欠損部より硬膜、くも膜、髄液、脳実質、脳室などの頭蓋内組織が脱出して嚢胞を形成し、外観上、'瘤'を形成します。
> 2．嚢胞内に含まれる頭蓋内組織により、さらに髄膜瘤、髄膜脳瘤、脳瘤、髄膜脳嚢瘤や脳嚢胞瘤に分類されます。例えば、髄膜脳瘤とは、嚢胞内に硬膜、くも膜、髄液（くも膜下腔）および脳実質が含まれているものをいいます。

Q.2 嚢胞性二分頭蓋の症状、好発部位や治療などについて教えてください ― 症状、好発部位、治療 ―

　嚢胞性二分頭蓋（cranium bifidum cysticum）は、頭蓋骨欠損部より頭蓋内組織が脱出し、嚢胞（瘤）を形成しているものです。

発生**頻度**は、本邦では 10,000 人の出生に対して 0.009 人で、欧米に比べてはるかに少ないです（欧米では 10,000 人の出生に対して 1〜3 人）。

囊胞性二分頭蓋は、瘤内に脱出している頭蓋内組織の違いにより**分類**されます。例えば、瘤内に硬膜とくも膜が脱出し、くも膜下腔に髄液の貯留を認めるものが**髄膜瘤**（meningocele）であり、瘤内に硬膜、くも膜、髄液および脳実質が脱出しているものが**髄膜脳瘤**（meningoencephalocele）です。

性別ですが、**全体的には女児に多い**ですが、部位別では、後頭部発生例では女児に多く、頭頂部発生例では男児に多いです。

好発部位は、**後頭部に圧倒的に多く**、次いで頭頂部です。

症状は正中線上の頭皮腫瘤が主で、腫瘤は泣いたときに増大したり、緊張したりします。

治療は手術で、脱出した脳組織を還納し、硬膜、頭蓋骨や頭皮の形成を行います。

【隠れ家】

Ⅳ Chiari 奇形

Q.1 Chiari 奇形とはどんな病気ですか？

Chiari 奇形は小脳、延髄および橋の発生異常を基盤とする奇形で、小脳や下部脳幹が大孔を通って頸椎管内に下垂・陥入しています。

Chiari 奇形は、頸椎管内に下垂している脳組織の違いにより Chiari Ⅰ型と Chiari Ⅱ型に分けられます。なお、Chiari は人の名前です。

Q.2 では、Chiari Ⅰ型奇形とはどんな病気ですか？

Chiari Ⅰ型奇形は小脳扁桃が上位頸椎管内に陥入しているもので(**図3**)、小脳虫部、第4脳室や延髄は正常の位置にあります。**脊髄空洞症**(**図3**)(269頁)を伴うことが多いです。

好発年齢は、ほとんどが成人です。

症状は、頭痛(特に後頭部痛)、頸部痛、上肢の痛み、上肢の痛・温覚障害、上肢や下肢の運動麻痺、上肢筋や手指筋の萎縮などです。

診断は MRI が最も有用で、**小脳扁桃の位置が診断のポイント**となります。MRI T1 強調正中矢状断像で、小脳扁桃の先端が大孔より 5 mm(小児では 6 mm)以上下垂していれば、Chiari Ⅰ型奇形と診断されます(**図3**)。

治療ですが、大孔部減圧術(大孔周囲の骨切除、第1頸椎椎弓切除および硬膜形成術)を行います。

予後は、一般に良好です。

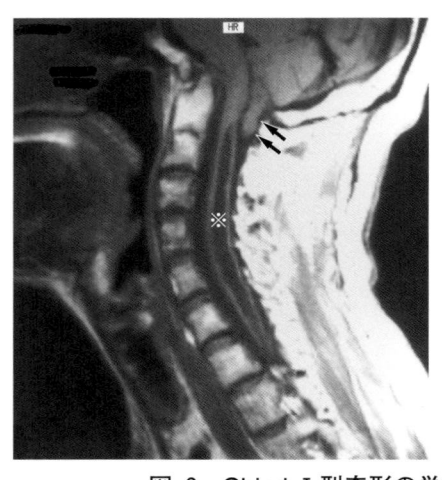

1. 小脳扁桃は頸椎管内に脱出しています(→)。
2. 頸髄内に空洞を認めます(※)。すなわち、脊髄空洞症を合併しています。

図 3. Chiari Ⅰ型奇形の単純 MRI T1 強調矢状断像
(窪田 惺：奇形疾患を究める．永井書店，大阪，2009 より許可を得て転載)

Q.3 では、Chiari II型奇形とはどんな病気ですか？

Chiari II型奇形は脊髄髄膜瘤に伴う小脳、橋および延髄の奇形で、小脳扁桃のみならず、小脳下虫部、橋および延髄も上位頚椎間内に陥入し、また第4脳室も延長・下垂し、上位頚椎間内に陥入しています。ほとんどの症例に水頭症を伴っています。**Arnold-Chiari奇形**（アーノルド・キアリ）はChiari II型奇形と同義語です。

好発年齢は新生児から生後2〜3ヵ月の乳児です。

症状は、水頭症の症状（頭囲拡大や大泉門の膨隆など）、脳幹症状（夜間睡眠中の無呼吸、嚥下障害、吃逆（きつぎゃく）、チアノーゼや喘鳴（ぜんめい））、下位脳神経麻痺症状（嚥下障害、吃逆、チアノーゼ、声帯麻痺や声帯麻痺による喘鳴）、上位頚髄圧迫症状（呼吸障害や四肢麻痺）や小脳症状などです。なお、これらの症状ですが、出生時は無症状ですが、生後数日〜数ヵ月後（生後3ヵ月以内が多い）に出現してくることがほとんどです。

診断にはMRIが有用です。MRIでは、小脳扁桃、小脳下虫部、延髄や第4脳室の頚椎管内への下垂像、延髄の屈曲像、中脳背側部（左右の下丘が癒合し円錐塊となった部分）が後下方へ嘴状に突出している像（**嘴状変形**（くちばし）という）や脊髄髄膜瘤の所見を認めます。

治療ですが、まず、可及的早期に脊髄髄膜瘤の整復術を行います。そして整復術と同日あるいはその数日後に水頭症に対してシャント手術（**154頁の図12の下図**）を行います。シャント手術を行っても喘鳴、呼吸障害や嚥下障害が改善しない症例に対して、後頭蓋窩・上位頚椎管減圧術が施行されます。

死亡原因は、大部分が呼吸不全です。また、突然死することがあります。

Ⅴ Dandy-Walker 症候群

Q.1 Dandy-Walker 症候群とはどんな病気ですか？

　Dandy-Walker（ダンディー・ウオーカー）症候群は第4脳室と連続する囊胞と、小脳下虫部の完全あるいは部分欠損をきたす疾患で、Dandy-Walker 奇形とも呼ばれます。ほとんどの症例に水頭症を合併しています。本邦には少ないです。ちなみに、Dandy-Walker は、Dandy という人と Walker という人の名前です。

　好発年齢は、ほとんどが1歳以内で、約半数は生下時です。性別は女性に多いです。

　症状は、頭囲拡大、頭蓋内圧亢進症状、精神運動発達遅滞、後頭蓋窩の拡大や小脳症状などです。

　診断には MRI が有用です。すなわち、MRI では後頭蓋窩に第4脳室と連続する、T1 強調画像で低信号（髄液と等信号）、T2 強調画像で高信号（髄液と等信号）の囊胞を認め、また、小脳下虫部が欠損し、小脳半球が二分している所見を認めます（図4）。

　治療ですが、現時点では、水頭症に対する脳室腹腔シャント（V-P shunt）（154頁の図12の下図）と、囊胞に対する囊胞腹腔シャント（cysto-peritoneal shunt；C-P shnt）の併用が基本的な外科的治療です。

　予後は、他の脳奇形や全身奇形に影響されますが、ほとんどが精神発達遅滞を認めます。

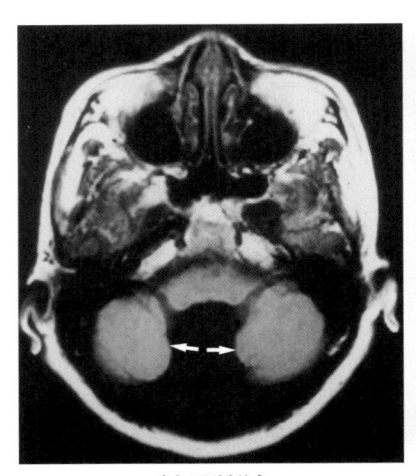

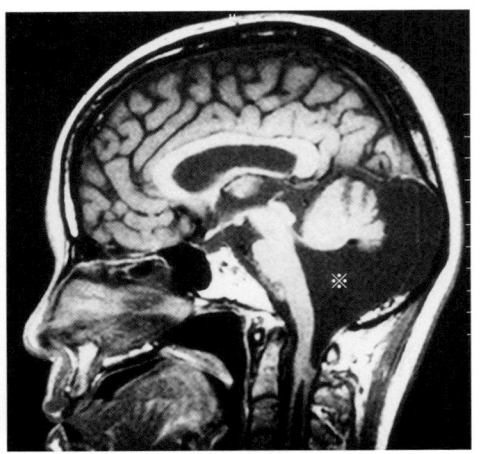

〔水平断像〕
小脳は二分されています（→）。

〔矢状断像〕
小脳下虫部は欠損し、第4脳室は囊胞状に拡大しています（※）。

図 4. Dandy-Walker 症候群の単純 MRI T1 強調画像
（窪田　惺：奇形疾患を究める．永井書店，大阪，2009 より許可を得て転載）

Ⅵ 水頭症

Q.1 水頭症とはなんですか？

水頭症（hydrocephalus）とは、髄液のつくられる量と吸収される量との間に不均衡が生じ、その結果、脳室やくも膜下腔に過剰な髄液が貯留した状態をいいます。水頭症では、髄液腔である脳室やくも膜下腔は進行性に拡大し、通常、頭蓋内圧は高いです。

水頭症は、さまざまな面より分類されますが、新生児期や乳児期にみられる水頭症（いわゆる**先天性水頭症**の１つ）と、髄液圧は正常であるのに脳室拡大のある'**正常圧水頭症**（normal pressure hydrocephalus；NPH）'とがあることを覚えておけばよいです。

Q.2 では、新生児期や乳児期にみられる水頭症について説明してください

新生児期や乳児期にみられる水頭症というのは、出生直後から１歳までに診断される水頭症のことをいい、その多くは先天性です。

症状・徴候は、頭囲拡大、大泉門の拡大や膨隆、頭皮静脈の怒張、Macewen 徴候や落陽現象（sunset phenomenon）などです。ちなみに **Macewen 徴候**とは、水頭症児の蝶形骨外側部（側頭部）を指で叩くと、「熟したスイカを叩いたような音がする」、あるいは「ひびの入った壺を叩いたときのような音がする」のをいい、**破壺音**とも呼ばれます。また、**落陽現象（sunset phenomenon）**とは、上眼瞼の下降を伴わない眼球の下方への偏位、すなわち、白眼がよくみえる状態をいうのですが、水頭症の場合には持続的な下方偏位です。この特有な眼位は、太陽が地平線に沈む光景を彷彿させるため、落陽現象と呼ばれています（虹彩が太陽に相当し、下眼瞼縁が地平線に当たります）。

治療は、脳室の髄液を腹腔内に導く'**脳室腹腔シャント（V-P shunt）**'（154頁の図12の下図）が主に行われますが、神経内視鏡を用いて第３脳室と脳槽との間に交通をつける**第３脳室底開窓術**が行われることもあります。

Q.3 正常圧水頭症について説明してください

正常圧水頭症（normal pressure hydrocephalus；NPH）とは、髄液圧は正常であるのに脳室拡大があり、歩行障害、認知障害や排尿障害（尿意切迫や尿失禁）を呈する疾患をいいます。

髄液圧（腰椎穿刺で側臥位）は、200 mmH$_2$O あるいは 180 mmH$_2$O 以下です。

本症は、くも膜下出血後（149頁のQ.4参照）や頭部外傷後に発生する**症候性正常圧水頭症**（symptomatic normal pressure hydrocephalus；sNPH）と、原因不明（先行疾患のない）の**特発性正常圧水頭症**（idiopathic normal pressure hydrocephalus；iNPH）とに分けられますが、症候性NPH（sNPH）がNPH全体の70〜90％を占め最も多く、先行疾患としてはくも膜下出血が最も多いです。

特発性NPH（iNPH）の好発年齢は65歳以上（平均年齢；75歳前後）の高齢者です。なお、

特発性 NPH（iNPH）に関してはガイドラインがありますので、参照ください。

●主要文献
1）日本正常圧水頭症学会　特発性正常圧水頭症診療ガイドライン作成委員会（編）：特発性正常圧水頭症診療ガイドライン．第2版，メディカルレビュー社，東京，2011.

Q.4　正常圧水頭症ではどのような症状がみられるのですか？— 症状 —

　症状は、歩行障害、認知障害および排尿障害（尿意切迫や尿失禁）の **3徴候**です。3徴候の中の**歩行障害**ですが、歩行の歩幅は狭く小刻み歩行、すり足歩行、開脚歩行（歩隔の拡大）や磁石歩行（歩き始めに足が床についたような状態と表現される歩行、すなわち足の挙上低下）です。歩行障害は、3徴候の中では最も早期に出現し、最もよくみられる症状です。次に**認知障害**ですが、思考の低下、こちらからの問いかけに対する反応が鈍い、注意機能障害、引き算の暗算や数字の逆唱の障害などで、その程度は軽いことが多いです。また、見当識障害や記憶障害もみられますが、その程度は軽度です。最後に尿失禁ですが、本症状は末期に現れます。
　正常圧水頭症は、**治療可能な認知症（treatable dementia）**の1つです。

●主要文献
1）日本正常圧水頭症学会　特発性正常圧水頭症診療ガイドライン作成委員会（編）：特発性正常圧水頭症診療ガイドライン．第2版，メディカルレビュー社，東京，2011.

Q.5　正常圧水頭症の画像診断はどのように行われるのですか？— 診断 —

　単純 CT、MRI や RI 脳槽造影が行われます。
　単純 CT や MRI では、側脳室の拡大、Sylvius（シルビウス）裂の拡大、脳底槽の拡大、高位円蓋部や大脳半球内側面のくも膜下腔の狭小化、一部のくも膜下腔の局所的な半卵円形の拡大像がみられます。**特に大切なのは**、Sylvius 裂や脳底槽が著明に拡大しているのに、それと不釣り合いに高位円蓋部の脳溝が狭小化していることです（**くも膜下腔の不均衡な拡大を伴う水頭症, disproportionately enlarged subarachnoid-space hydrocephalus；DESH**）。なお、高位円蓋部くも膜下腔、脳室および脳底部の脳槽を同時に観察するには、MRI の T1 強調冠状断像が有用です。
　次に、**RI 脳槽造影（RI cisternography）**ですが、これは腰椎穿刺を行って放射性同位元素（radioisotope；RI）をくも膜下腔に注入し、髄液中の RI 量を RI 検出器で経時的に頭蓋外から測定し（通常、3、6、24、48 時間後）、画像化する検査法です。正常では、RI は注入後 3～6 時間で左右の Sylvius 裂に集積し、Sylvius 裂が対称性に描出されます。18～24 時間後には RI は大脳円蓋部表面から上矢状静脈洞付近のくも膜下腔に集まり、48 時間後には RI はほぼすべて吸収されて頭蓋内から消失します。また、RI は脳室内には入りませんので、脳室が描出されることはありません。これに対して、正常圧水頭症例では、RI が脳室内に入る**逆流現象（ventricular reflux）**や、24～48 時間後も RI が脳室内に残存し描出されてい

る**停滞現象**(persistence)がみられます。

Q.6 正常圧水頭症の治療にはどのような方法があるのですか？— 治療法 —

　治療は、脳室腹腔シャント(154頁の図12の下図)や腰部くも膜下腔腹腔シャント(lumbo-peritoneal shunt；L-Pシャント)(図5)が行われます。シャント術に際しては圧可変式バルブシャントシステム(adjustable or programmable valve shunt system)を用いるのがよいです。脳室腹腔シャント術による症状の改善率は約70％で、良好です。

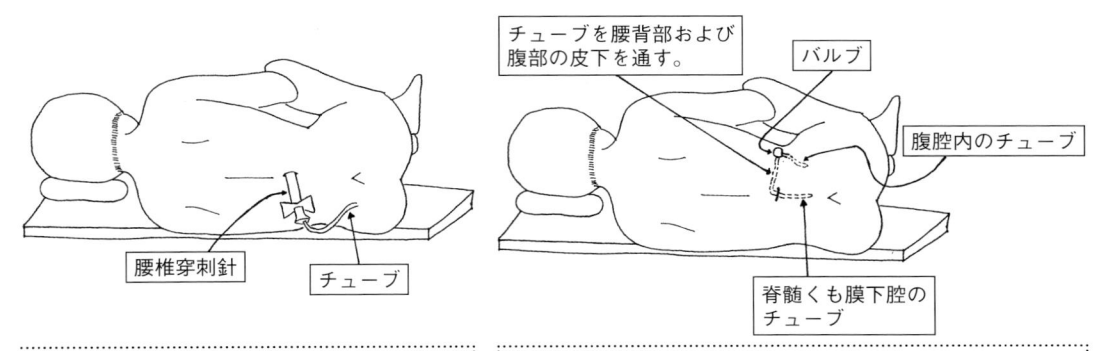

> 腰椎穿刺を行い、髄液の流出を確認後、L-Pシャント用チューブを脊髄くも膜下腔に挿入します。そして、挿入したチューブを抜かないようにして穿刺針を抜去します。

> 腹壁を小切開し、腹膜を切った後に腹腔側チューブを腹腔内に挿入します。そして、脊髄側のチューブを腰背部から腹部の皮下を通して可変式バルブの一端と接続し、次いで、バルブの他端を腹腔側のチューブに接続します。

図5．腰部くも膜下腔腹腔シャント
(窪田 惺：脳神経外科ビジュアルノート，金原出版，2009より許可を得て転載)

Q.7 正常圧水頭症に対してシャント術が有効であるのはわかりましたが、シャント術の効果があるのかどうかを術前に判定する方法はあるのですか？

　シャント術の効果を術前に判定する方法として有用なのが腰椎穿刺による**脳脊髄液排除試験**です。すなわち、髄液の排除により症状(特に歩行障害)が改善するかどうかをみる検査です。髄液を排除する方法には、持続的に排除する方法(**腰部持続脳脊髄液ドレナージ，external lumbar drainage**)と、単回に排除する方法(**脳脊髄液単回排除 tap test**)とがありますが、単回排除(タップテスト，tap test)を用いることが多いです。歩行障害は脳脊髄液排除後早期より改善するため、陽性判定の指標として用いられることが多いです。

●主要文献

1) 日本正常圧水頭症学会　特発性正常圧水頭症診療ガイドライン作成委員会(編)：特発性正常圧水頭症診療ガイドライン．第2版，メディカルレビュー社，東京，2011．

Q.8 正常圧水頭症は「治療可能な認知症」の1つとのことですが、アルツハイマー型認知症との違いを教えてください ― 鑑別診断 ―

　正常圧水頭症では、認知障害よりも歩行障害が早期に出現し、記憶障害は軽度です。一方、アルツハイマー型認知症では、検者からの質問の度に、一緒にいる家族の方に振り向いて確認を求める動作、すなわちHead rolling sign（頭部回転徴候）がしばしばみられ、もの盗られ妄想もあります。また、記憶障害の程度も強く、日常の出来事すら覚えていません。さらには、記憶検査（3つの品物を見せて記憶させ、5分後に思い出させる検査）でも、3つの品物を思い出せないことが多く、また、改めてそれらの品物を見せても見た記憶はないと答えます。

　画像（単純CTやMRI）ですが、アルツハイマー型認知症では海馬の萎縮や側副溝の拡大がみられ、また、高位円蓋部も含めくも膜下腔全体が均等に開大しています。また、シングルフォトン断層撮影（single photon emission computed tomography；SPECT）による血流検査では、後部帯状回や頭頂葉の血流が減少しています。

●主要文献
1) 數井裕光, 吉山顕次：根本的治療の可能性がある認知症. 特発性正常圧水頭症. 日本医事新報 4749(5)：36-41, 2015.

【隠れ家】

Ⅶ くも膜嚢胞

Q.1 くも膜嚢胞とはなんですか？

　　くも膜嚢胞（arachnoid cyst）とは、嚢胞壁（内膜と外膜からなる）がくも膜で形成され、嚢胞内容が髄液からなる脳実質外の嚢胞性病変をいいます（図6）。

　　好発年齢は小児に多く（ほとんどが15歳以下）、**性別**では男性に多いです。

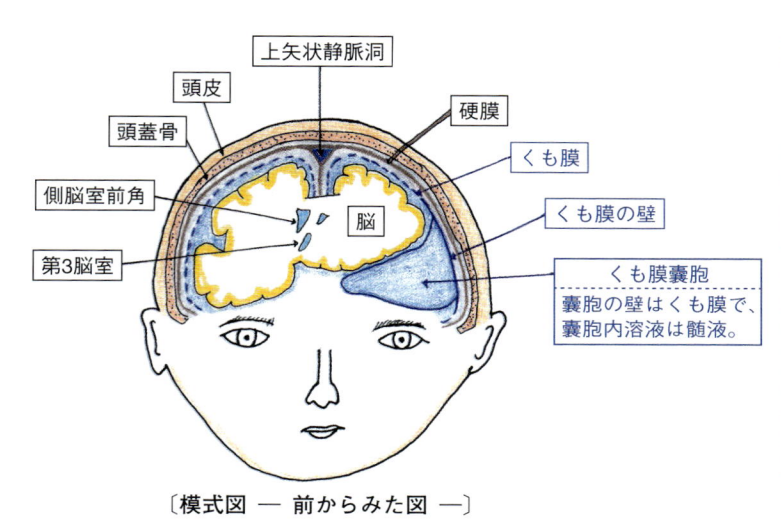

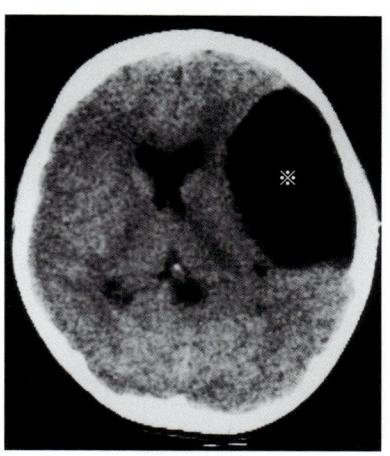

〔模式図 ― 前からみた図 ―〕

〔単純CT〕
（窪田 惺：奇形疾患を究める．永井書店，大阪，2009より許可を得て転載）

1. 側頭部に大きな低吸収域（黒い部分）（※）を認めます。
2. 黒い部分は髄液です。

図6．くも膜嚢胞

Q.2 くも膜嚢胞はどこにできやすいのですか？― 好発部位 ―

　　くも膜嚢胞はくも膜が存在する部位であればどこにでも発生しますが、Sylvius（シルビウス）裂を中心とする**中頭蓋窩に最も多く**みられます。

Q.3 くも膜嚢胞があるとどのような症状が出るのですか？― 症状 ―

　　症状は、頭蓋内圧亢進症状、痙攣、精神発達遅滞、くも膜嚢胞のある部位の頭部（例：側頭部）の膨隆などです。

Q.4 くも膜嚢胞がみつかるとどのような治療を行うのですか？― 治療 ―

　　頭蓋内圧亢進症状や局所神経症状のある患者に対しては手術を行います。

手術には、①開頭して広く囊胞壁（被膜）を切り、囊胞内と正常くも膜下腔との間に交通をつける**開頭囊胞壁切除術**、②神経内視鏡を用いて囊胞壁（被膜）を切り、囊胞内と隣接する正常のくも膜下腔や脳室との間に交通をつける**神経内視鏡下開窓術**、あるいは③囊胞内容液を腹腔内に流す**囊胞腹腔シャント**（cysto-peritoneal shunt）、などがあります。
　予後は、一般に良好です。

【隠れ家】

VIII 頭蓋骨縫合早期癒合症

Q.1 頭蓋骨縫合早期癒合症とはどんな病気ですか？

　ヒトの頭蓋骨には、縫合（頭蓋縫合）と呼ばれる「つなぎ目」があります（4頁）。この縫合は頭蓋骨の発育に関与しており、新生児では、まだしっかりと癒合（骨性癒合）していませんが、成長に伴って徐々にしっかりと癒合していきます。

　頭蓋骨縫合早期癒合症（craniosynostosis）とは、頭蓋縫合がなんらかの原因で通常よりも早く骨性癒合してしまい、そのために頭蓋骨の正常な発育が障害されて頭蓋内腔が狭くなると同時に、頭蓋の形が変わってしまう病気です。

　なお、頭蓋骨縫合早期癒合症は単に**頭蓋骨癒合症**とも呼ばれます。また、**狭頭症**（craniostenosis）とも呼ばれます。

Q.2 頭蓋骨縫合早期癒合症にはどんな種類があるのですか？— 種類 —

　頭蓋骨縫合早期癒合症には、頭蓋骨（頭蓋冠）の縫合のみが早期に癒合している**非症候型**（**単純型**あるいは**孤立型**ともいいます）と、頭蓋縫合の早期癒合に顔面骨の低形成や他の形態異常（指趾や耳の異常など）を伴う**症候型**（**複雑型**）とに分けられます。

　非症候型頭蓋骨縫合早期癒合症は、早期に癒合する縫合で病名が付けられています。例えば、矢状縫合が早期に癒合していれば「**矢状縫合癒合症**」、冠状縫合が早期に癒合していれば「**冠状縫合癒合症**」といい、複数の縫合あるいは全縫合が早期に癒合している場合には、「**多縫合癒合症や全縫合癒合症**」と呼ばれます。

　一方、**症候型頭蓋骨縫合早期癒合症**には、**Crouzon病**（クルーゾン）（247頁のQ.8～Q.10）、**Apert症候群**（アペール）（248頁のQ.11～Q.13）や**クローバー葉頭蓋症候群**（249頁のQ.14～Q.16）などがあります。症候型頭蓋骨縫合早期癒合症の中ではCrouzon病が最も多いです。

Q.3 頭蓋縫合の中で早期に癒合するのはどの縫合が多いのでしょうか？

頭蓋冠の縫合で、早期に癒合する**頻度の最も高い**のは**矢状縫合**で、次いで冠状縫合です（表1）。

●主要文献

1) Shillito J, Matson DD：Craniosynostosis：A review of 519 surgical patients. Pediatrics 41：829-853, 1968.

表 1. 頭蓋骨縫合早期癒合症で障害されやすい縫合
(Shillito ら，1968)

癒合縫合	総数（525例）	率（%）
矢状縫合	289	55
冠状縫合		
片側	66	13
両側	61	12
3つの縫合	36	7
4つ以上の縫合	30	6
前頭縫合	21	4
2つの対でない縫合	10	2
ラムダ縫合		
片側	7	1
両側	5	1

Q.4 縫合の早期癒合により頭部はどのような形になるのでしょうか？

頭蓋骨縫合早期癒合症では、**癒合する縫合により特徴ある頭部の形**を呈します。例えば、最も頻度の高い**矢状縫合が早期に癒合**すると、頭蓋骨は前後方向に伸びて舟状の頭となります。それで、**舟状頭**あるいは**長頭症**と呼ばれます（図7の上図）。左右の**冠状縫合やラムダ縫合が早期に癒合**すると、頭蓋骨は左右に拡がり**短頭症**と呼ばれる頭の形となります（図7の下図）。前頭縫合が早期に癒合すると、前額部は三角状に突出して**三角頭蓋**と呼ばれる頭の形となります。

上に述べたことからおわかりのように、**頭蓋骨の拡大する方向は、原則として、『早期癒合した縫合の長軸の方向』**です（図7）。なお、複数あるいは全縫合が早期に癒合すると、頭部の先端が突出する尖頭症となります。

第6章 奇 形

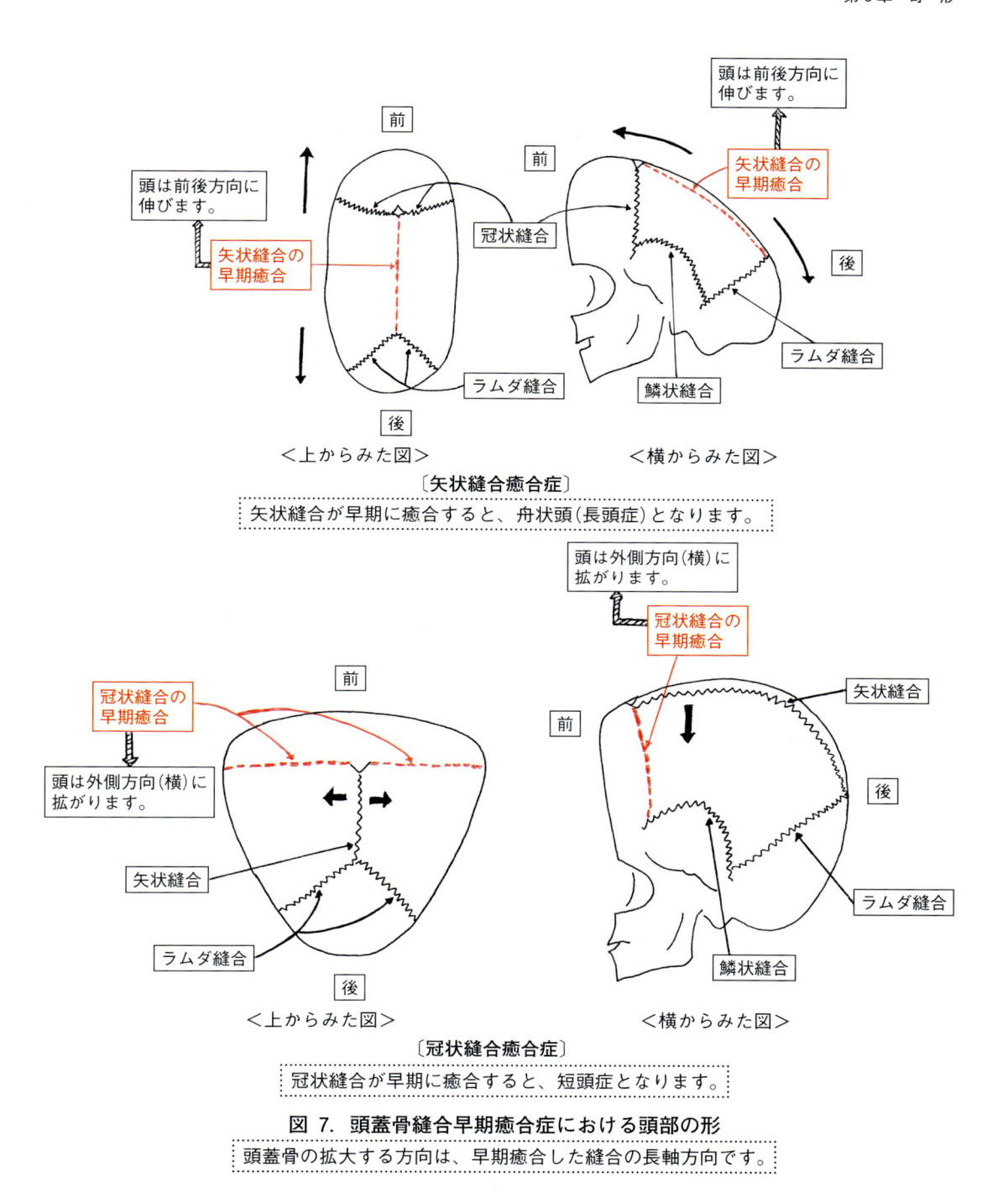

〔矢状縫合癒合症〕
矢状縫合が早期に癒合すると、舟状頭(長頭症)となります。

〔冠状縫合癒合症〕
冠状縫合が早期に癒合すると、短頭症となります。

図 7. 頭蓋骨縫合早期癒合症における頭部の形
頭蓋骨の拡大する方向は、早期癒合した縫合の長軸方向です。

245

Q.5 頭蓋骨縫合早期癒合症では何が問題となりますか？

頭蓋骨縫合早期癒合症の**問題点**ですが、頭蓋骨縫合早期癒合症では、頭蓋や顔面の変形（頭や顔の形がいびつ）、眼球突出、精神運動発達遅滞、咬合不全、上気道狭窄、呼吸障害（上気道狭窄による）や、程度の差はありますが頭蓋内圧亢進症状（頭蓋内腔が狭くなるため）を呈します。また、放置すると視力障害をきたしたり、さらには美容上の問題もあります。本症の種類によっては、指趾が癒合していたり（合指・趾症）、指趾の数が正常より多かったりします（多指・趾症）。

Q.6 頭蓋骨縫合早期癒合症の診断はどのようにするのですか？― 診断 ―

頭部の特徴的な形や特有な顔貌により診断できますが、頭部エックス線単純撮影、3D-CTで確定できます。すなわち、本症における頭部エックス線単純撮影所見は、縫合線が認められない、蝶形骨小翼の挙上、指圧痕や上顎骨の形成不全などです。また、3D-CTでは、頭蓋の外観、縫合の癒合の有無、顔面の変形などが評価できます。ちなみに、**指圧痕**（digital marking, or digital impression）とは、発育する脳が頭蓋骨内板に圧を加えるために生じるもので、頭蓋骨が指で押したように薄くなった状態をいいます。このように、粘土を指で押したようにみえることから'指圧痕'と呼ばれ、頭部エックス線単純撮影では透亮像として認められます。この指圧痕は頭蓋内圧亢進所見の1つとしてみられますが、正常者でも脳が急速に発育する小児期にみられます（2歳頃に出現し、3～10歳の間で最も顕著になり、通常、12歳以降に消失します）。

●主要文献

1) 新井 一：頭蓋の発育. Clinical Neuroscience 23：496-498，2005.

Q.7 頭蓋骨縫合早期癒合症ではどのような手術をするのですか？― 手術法 ―

手術方法を述べる前に、この病気の手術目的について述べます。今まで述べたことからおわかりのように、**手術目的**は、①頭部および顔面の異常な形態を修正すること、②眼球突出、上気道狭窄や咬合不全を改善すること、③脳の器である頭蓋骨が狭くなっているために生じている脳の発育障害を防止すること、および④頭蓋内腔の容積が小さくなっているために生じている頭蓋内圧亢進を解除すること、です。

頭蓋骨縫合早期癒合症の**手術法**にはさまざまな方法がありますが、通常、前頭骨と眼窩上縁部の骨を前方に移動させて前頭部や前頭蓋窩の拡大を図る**前頭骨・眼窩前方移動術**や、頭蓋骨の骨切りを行い、その骨縁に骨延長器を埋め込み、術後毎日徐々に骨弁を移動・延長させて頭蓋の形態を改善させる**頭蓋骨延長術**が用いられます。なお、頭蓋骨延長術ですが、骨延長器を骨縁に埋め込まないで外に付ける方法（骨切りした頭蓋骨片に刺入したピンに骨延長器を付ける方法）もあります。

上顎骨の低形成に対しては、上顎骨の骨切りを行い、前方に移動・拡大させる**上顎骨前方移動術**や、上顎骨の骨切りを行い骨延長器を装着する**上顎骨延長術**が行われます。

合指・趾症に対しては、合わさっている指・趾の分離手術を行います。
水頭症合併例では、脳室腹腔シャント（154頁の図12の下図）を行います。

●主要文献
1）菅原康志，宇田宏一，去川俊二，ほか：MCDO法による頭蓋縫合早期癒合症の治療．脳外誌 19(4)：280-285, 2010.

Q.8 Crouzon病（クルーゾン病）の概要を説明してください

Crouzon（クルーゾン）病は、複数の頭蓋縫合の早期癒合と顔面中央部（特に上顎骨）の発育不全により種々の症状を呈する疾患をいいます。本症は症候型頭蓋骨縫合早期癒合症の1つで、**症候型頭蓋骨縫合早期癒合症の中では最も多い**です。

本症は**頭蓋顔面骨形成不全症（craniofacial dysostosis）**とも呼ばれますが、Apert（アペール）症候群やクローバー葉頭蓋症候群などの症候型頭蓋骨縫合早期癒合症全体を頭蓋顔面骨形成不全症と呼ぶ場合もあるので、注意してください。

家族発生が45〜70％、散発性が30〜55％です。遺伝の場合には、その形式は、大部分は常染色体優性遺伝です。

診断時年齢は、生下時あるいは小児期です。

Q.9 Crouzon病ではどんな頭の形になるのですか？

Crouzon病では、冠状縫合、矢状縫合およびラムダ縫合の3つが同時に早期癒合していることが最も多く、次いで、冠状縫合とラムダ縫合の早期癒合です。

本症における頭部の形は**短頭症**のことが最も多いです。但し、本症での短頭症はApert症候群に比べて、その程度は軽いです。

Q.10 Crouzon病ではどのような症状が出るのですか？ ― 症状 ―

Crouzon病の症状や徴候ですが、頭部の変形（短頭症）、眼球突出（眼窩の発育不全のため眼窩が浅く、狭いことによる）、オウムの嘴（くちばし）様の鼻、鼻根部の扁平化（鼻根部が広い）、上顎骨の発育不全とそれによる下顎の相対的突出、咬合不全や呼吸障害（上気道狭窄による）です。また、しばしば水頭症を伴いますが、**合指・趾症は認めず、精神発達遅滞を認めることも少ない**です。

Q.11 Apert症候群（アペール症候群）の概要を説明してください

Apert症候群は頭蓋縫合の早期癒合と顔面中央部（特に上顎骨）の発育不全に、手足の**合指（趾）症（図8）を伴う**疾患で、症候型頭蓋骨縫合早期癒合症の1つです。頭部・顔面の外観はCrouzon病と似ていますが、**本症候群の特徴は合指（趾）症を認めること**です。この合指（趾）症ですが、指・趾とも第2、3、4指（趾）に多いですが、その程度は皮膚が癒合しているものから骨が癒合しているものまで、また、部分癒合から完全癒合までさまざまです。

本邦では極めて稀な疾患です。ほとんどが、遺伝的要因のない散発例（突然変異例）ですが、遺伝の場合には、その形式は常染色体優性遺伝です。

診断時年齢は、通常、生下時です。なお、本症は**尖頭合指症**とも呼ばれます。

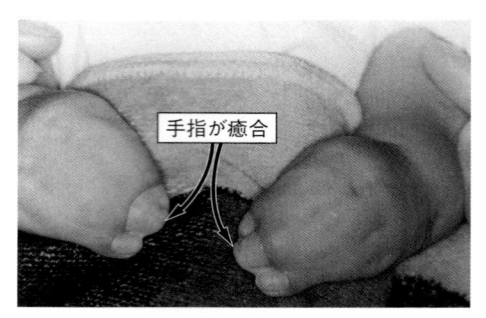

図8. Apert症候群における合指症
（窪田 惺：脳神経外科ビジュアルノート．改訂第2版，金原出版，東京，2009より許可を得て転載）

Q.12 Apert症候群ではどんな頭の形になるのですか？

Apert症候群で早期に癒合する縫合は、冠状縫合、矢状縫合およびラムダ縫合ですが、最初に冠状縫合が早期癒合し、次いで矢状縫合とラムダ縫合が急速に癒合します。

本症における頭部の形は短頭症や尖頭症ですが、尖頭症のことが多いです。

Q.13 Apert症候群ではどのような症状が出るのですか？ ― 症状 ―

Apert症候群の症状や徴候ですが、頭部の変形（短頭や尖頭）、眼球突出（Crouzon病に比べて程度は軽い）、オウムの嘴様の鼻、鼻根部の扁平化、上顎骨の発育不全とそれによる下顎の相対的突出、咬合不全、呼吸障害（上気道狭窄による）や**左右対称性の合指（趾）症**（図8）で、精神発達遅滞を認めることが多いです（約半数に知能低下を認めます）。また、水頭症を伴うことも多いです。このように、本症とCrouzon病は非常に似ていますが、決定的な**相違は合指（趾）の有無**です。

Q.14 クローバー葉頭蓋症候群の概要を説明してください

クローバー葉頭蓋症候群(cloverleaf skull syndrome)は、頭蓋縫合の早期癒合に先天性水頭症を合併し、その結果、**頭部が三つ葉のクローバー状**(図9)となっているものをいいます。多くは、遺伝的要因のない孤発例です。

診断時年齢は、ほとんどが1歳以内です。

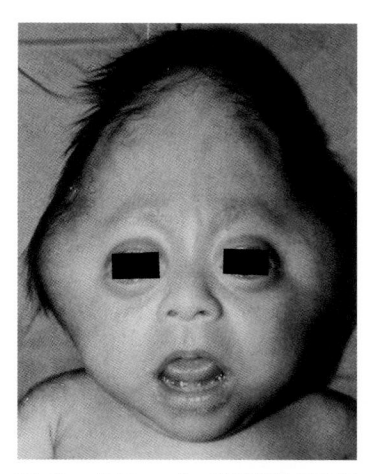

図 9. クローバー葉頭蓋症候群
(窪田 惺:脳神経外科ビジュアルノート.金原出版,東京,2009 より許可を得て転載)

頭部が三つ葉のクローバー状を呈しています。

Q.15 クローバー葉頭蓋症候群ではどんな頭の形になるのですか?

Q.14で述べたように、頭部の形は三つ葉のクローバー状です(図9)。早期に癒合する縫合は、通常、両側の冠状縫合、両側のラムダ縫合と前頭縫合です。

Q.16 クローバー葉頭蓋症候群ではどのような症状が出るのですか?— 症状 —

クローバー葉頭蓋症候群の症状や徴候ですが、本症では特有な顔貌を呈しています(図9)。すなわち、著明な眼球突出、鼻根部の扁平化や耳介低位です。その他の症状や徴候は、上顎骨の発育不全、上気道の強度狭窄、頭蓋内圧亢進症状、関節の拘縮、四肢の短小や重度の精神発達遅滞です。また、水頭症もみられます。

IX 頭蓋底陥入症

Q.1 頭蓋底陥入症の概要を説明してください

頭蓋底陥入症とは、大孔周辺の後頭骨の形成異常により大孔の骨縁が後頭蓋窩内に陥入した状態をいいます（**図10**）。その結果、上位頚椎（通常、歯突起）が後頭蓋窩に向かって陥入し、脳幹や上位頚髄が陥入した歯突起により圧迫され種々の症状を呈します。

多くは先天性ですが、ときにくる病や骨軟化症などの代謝性疾患による後天性のものもありますが、通常、頭蓋底陥入症という場合には、'先天性'を指します。

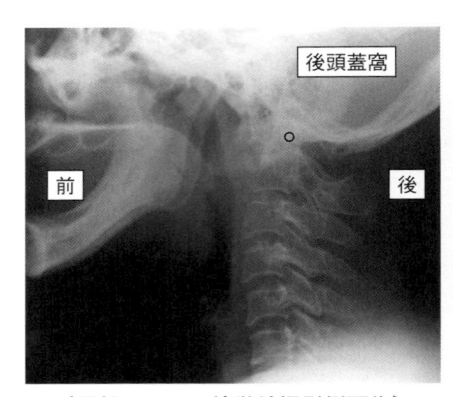

[頭部エックス線単純撮影側面像]
歯突起（○）が後頭蓋窩内に陥入しています。

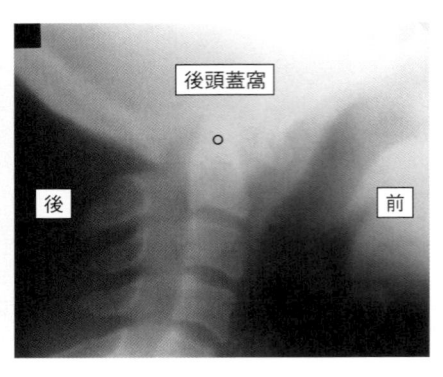

[頭部エックス線断層撮影側面像]
歯突起（○）の後頭蓋窩内への陥入状態は、断層撮影の方が単純撮影（左図）より、よくわかります。

図 10. 頭蓋底陥入症
（窪田 惺：奇形疾患を究める．永井書店，大阪，2009 より許可を得て転載）

1. 頭蓋底陥入症とは、大孔の骨縁が後頭蓋窩内に陥入した状態をいいます。
2. その結果、歯突起が後頭蓋窩内に陥入し、脳幹症状や上位頚髄症状が出現します。

Q.2 頭蓋底陥入症の症状はなんですか？― 症状 ―

頭蓋底陥入症では上位頚髄が圧迫されるので、ピアノ演奏様指、痙性運動麻痺（四肢麻痺）、および手指筋の萎縮などが出現します。その他、後頚部痛、小脳症状や下位脳神経麻痺（第9、10、11、12脳神経麻痺）などがみられます。ちなみに、**ピアノ演奏様指**とは手指が上下左右に不随意に動き、あたかもピアノを弾いているような動きをする現象をいいます。これは、閉眼状態で上肢を前方に伸ばして水平位に保ち、両手指をやや開扇位にして検査します。この現象は、位置覚の障害により手指の位置を一定に保つことが困難なために生じるとされています。

Q.3 頭蓋底陥入症の画像上での診断基準はなんですか？ — 画像診断 —

　頭蓋底陥入症の**画像診断**は、主として、頭部エックス線単純（断層）撮影で行われます。すなわち、軸椎（第2頚椎）の歯突起が頭部エックス線単純（断層）撮影で基準線より上方に位置しているかどうかを観察します（図11）。その主な**基準線**ですが、前後像では**乳様突起間線**、側面像では**Chamberlain 線**です。すなわち、**乳様突起間線**とは左右の乳様突起先端を結ぶ線で、歯突起先端がこの線を超えて上方にあれば頭蓋底陥入症と診断されます（**図11の上図**）。側面像における **Chamberlain 線**とは硬口蓋後端と大孔後上縁を結ぶ線で、歯突起先端がこの線より 6 mm を超えて上方にあるか、あるいは歯突起の 1/2 を超えて上方にあれば頭蓋底陥入症と診断されます（**図11の下図**）。

　なお、本症の単純 CT 所見は、歯突起が大孔と同一面にあります。また、MRI では、その矢状断像で歯突起と脳幹や頚髄との関係がよくわかり有用です。

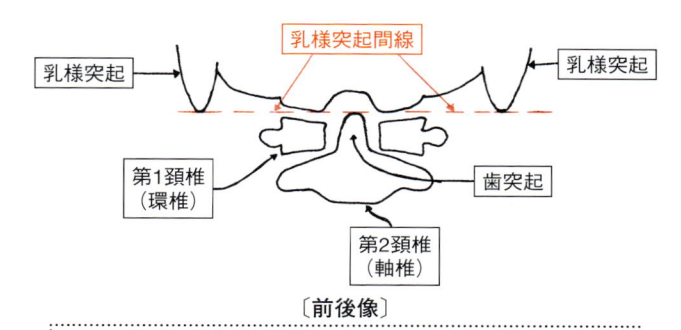

〔前後像〕

1. 乳様突起間線は左右の乳様突起先端を結ぶ線です。
2. 歯突起先端が乳様突起間線より超えて上方にあれば頭蓋底陥入症と診断されます。

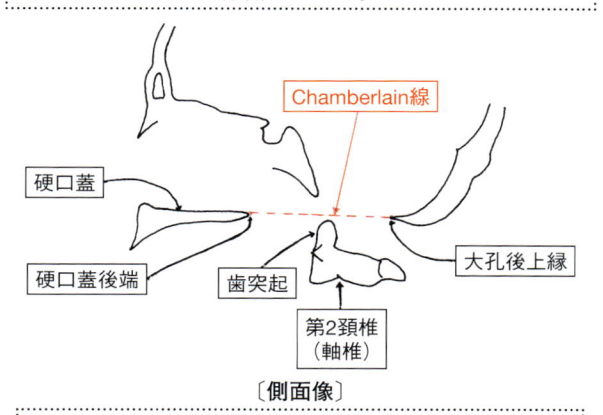

〔側面像〕

1. Chamberlain 線は硬口蓋後端と大孔後上縁を結ぶ線です。
2. 歯突起先端が Chamberlain 線より 6 mm を超えて上方にあるか、あるいは歯突起の 1/2 を超えて上方にあれば頭蓋底陥入症と診断されます。

図 11. 頭蓋底陥入症を診断するための基準線

●主要文献

1) 長島親男：頭蓋頸椎移行部異常［中村紀夫，久留　裕（編）：救急のための頭部・脳疾患の放射線診断］．229-256頁，朝倉書店，東京，1986.
2) 都留美都男，宮坂和男：頭蓋底陥入症［牧　豊，久留　裕（編）：神経放射線学Ⅰ］．211-213頁，朝倉書店，東京，1981.

Q.4　頭蓋底陥入症の手術的治療法を教えてください ― **手術的治療法** ―

　頭蓋底陥入症の**手術的治療法**には、後方除圧・固定術と前方除圧術とがあります。**後方除圧・固定術**は、大孔の骨縁の切除による拡大・除圧とともに第1頸椎の椎弓を切除して除圧を行い、そして後頭骨と第2頸椎（あるいは第3頸椎）を固定する手術法です。また、**前方除圧術**は、歯突起による前方からの圧迫が主たる原因の場合に行う手術法で、経口的に歯突起を切除します（**経口的歯突起切除術**といいます）。

【隠れ家】

第7章
脊椎・脊髄疾患

I 総　論

Q.1　脊椎・脊髄の病気にはどのようなものがあるのですか？

　脳と同様、外傷（脊椎・脊髄外傷）、腫瘍（脊椎腫瘍、脊髄腫瘍）や血管障害（脊髄血管障害）がありますが、その他、脊髄空洞症、変形性脊椎症、椎間板ヘルニアや後縦靭帯骨化症など脊椎・脊髄に特有な病気があります。

Q.2　脊椎・脊髄疾患ではどのような症状が出るのでしょうか？―症状―

　脊椎や脊髄になんらかの障害が生じた場合には、神経根（前根や後根）の障害によって引き起こされる症状（**神経根症**）と、脊髄の障害によって引き起こされる症状（**脊髄症**）とが出現します（図1）。

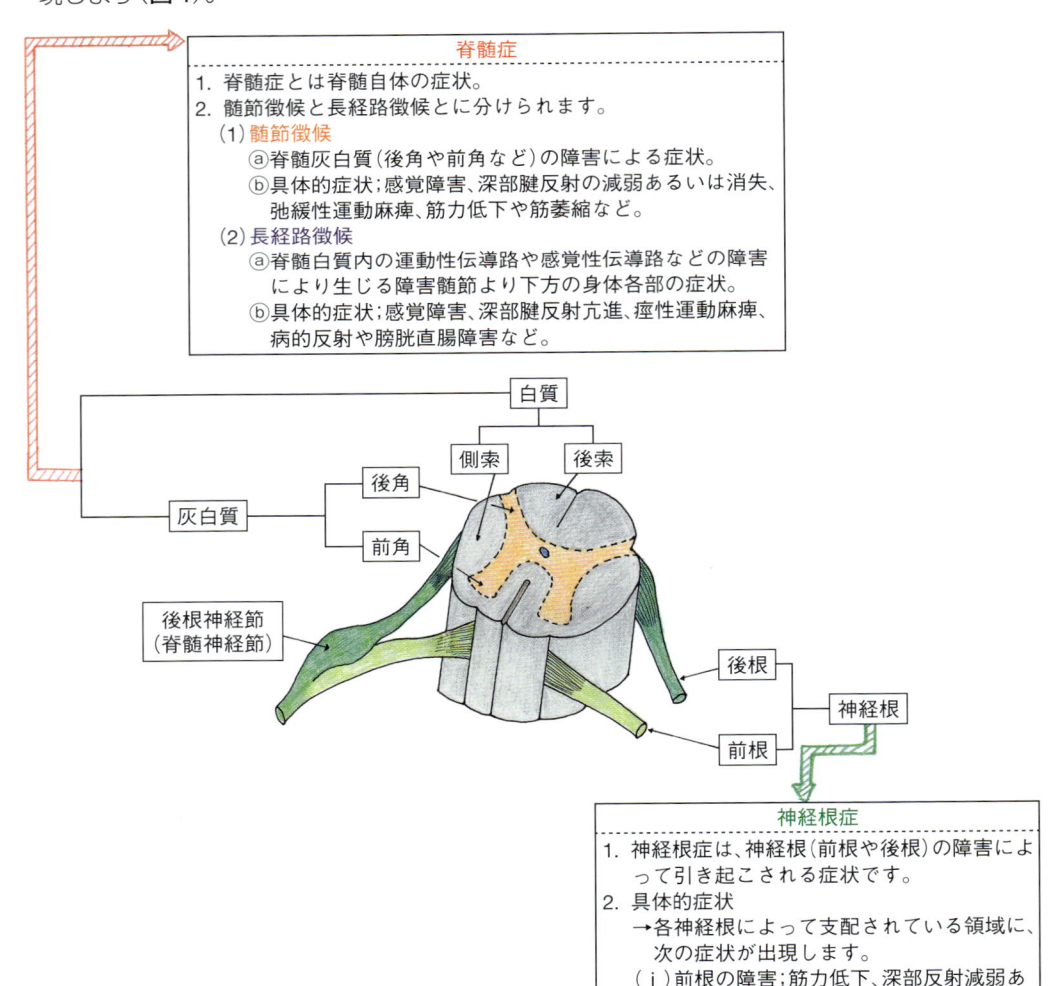

脊髄症
1. 脊髄症とは脊髄自体の症状。
2. 髄節徴候と長経路徴候とに分けられます。
   (1) 髄節徴候
      ⓐ脊髄灰白質（後角や前角など）の障害による症状。
      ⓑ具体的症状；感覚障害、深部腱反射の減弱あるいは消失、弛緩性運動麻痺、筋力低下や筋萎縮など。
   (2) 長経路徴候
      ⓐ脊髄白質内の運動性伝導路や感覚性伝導路などの障害により生じる障害髄節より下方の身体各部の症状。
      ⓑ具体的症状；感覚障害、深部腱反射亢進、痙性運動麻痺、病的反射や膀胱直腸障害など。

神経根症
1. 神経根症は、神経根（前根や後根）の障害によって引き起こされる症状です。
2. 具体的症状
   →各神経根によって支配されている領域に、次の症状が出現します。
   (ⅰ) 前根の障害；筋力低下、深部反射減弱あるいは消失、弛緩性運動麻痺や筋萎縮。
   (ⅱ) 後根の障害；神経根痛や感覚障害。

図 1．脊椎・脊髄病変による症状

Q.3 では、神経根症についてもう少し詳しく説明してください

神経根症とは神経根（前根、後根）の障害による症状をいいます（図1）。すなわち、各神経根によって支配されている領域に、次の症状が出現します。①咳、くしゃみやいきみなどによって生じる激しい放散痛、すなわち**神経根痛**、②感覚障害、③深部反射減弱あるいは消失、④筋力低下、⑤弛緩性運動麻痺、⑥筋萎縮、です。

Q.4 頚神経根痛の誘発法について教えてください

頚神経根痛の誘発試験（頚神経根症状の誘発試験）には、Jackson（ジャクソン）の頭部圧迫試験やSpurling（スパーリング）の椎間孔圧迫試験などがあります。

Jacksonの頭部圧迫試験は、患者を坐位にし頭部を後屈させ、検者の両手で患者の前頭部を下方へ軽く押えつけます。上肢に放散痛が生じたら陽性で、その側が患側です（**図2の左図**）。**Spurlingの椎間孔圧迫試験**は、患者を坐位にし頭部を一側に傾け（側屈）、かつ軽く後屈させます。患者の頭頂部に検者の両手を組んでのせて体軸方向（垂直）に圧迫します。上肢に放散痛が生じたら陽性で、その側が患側です（**図2の右図**）。

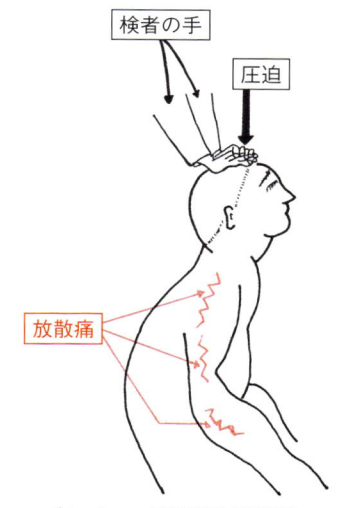

〔Jackson 頭部圧迫試験〕
患者の頭を後屈させ、検者の両手で患者の前頭部を下方へ軽く押さえつけ、上肢への放散痛の有無をみます。

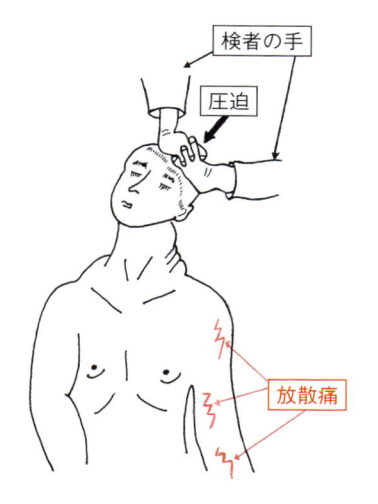

〔Spurling 椎間孔圧迫試験〕
患者の頭部を側屈、かつ軽く後屈させ、頭頂部に検者の両手をのせて体軸方向に圧迫し、上肢への放散痛の有無をみます。

図2．頚神経根痛の誘発試験
（森，1979を参考にして作成）

● 主要文献

1) 森　健躬：頚椎の外科．21-23頁（放散痛），医学書院，東京，1979．

Q.5　脊髄症とはなんですか？

脊髄症は長経路徴候と髄節徴候とに分けられます（254頁の図1）。

まず長経路徴候についてですが、**長経路徴候**は、脊髄白質内の運動路や感覚路などの障害によって引き起こされる症状で、症状は障害髄節より下方の身体各部に出現します。具体的には、①感覚障害、②深部腱反射亢進、③痙性運動麻痺、④病的反射、⑤膀胱直腸障害、などです（254頁の図1）。

これに対して**髄節徴候**は、脊髄灰白質（前角や後角）の障害によって引き起こされる症状です。具体的には、①感覚障害、②深部腱反射減弱あるいは消失、③筋力低下、④弛緩性運動麻痺、⑤筋萎縮、などです（254頁の図1）。

Q.6　髄節徴候と神経根症とは症状が大変よく似ているようですが、どこが違うのですか？

大変よい質問ですね。

神経根症と髄節徴候との違いは、神経根症では神経根痛を伴うのに対して、髄節徴候では神経根痛を伴いません。この点が神経根症と髄節徴候との違いです。

Q.7　病歴より脊髄疾患を疑った場合、どのように診察を進めていくのですか？

局在診断が必要です。

局在診断では、脊髄の「縦（長軸）方向」、すなわち「**高位診断**」と、「横方向」、すなわち「**横断面での拡がり**」の2つを分けて考えなければなりません。

まず脊髄の「縦（長軸）方向」ではどの部位（例；頚髄か、腰髄かなど）が障害されているのか、つまり「高位診断」をしなければなりません。**高位診断**は、**皮膚知覚神経支配（皮膚分節、皮節）**（図3）や**運動神経支配**などから診断します。ちなみに、**皮膚分節（皮節）**とは、脊髄神経皮枝が支配する皮膚領域をいい、1ヵ所の皮膚は1本の後根（単一髄節）によって支配されています。皮膚分節は体幹では脊椎に直角に、四肢では長軸に平行に帯状に分布しており、脊髄障害のレベルを知るのに非常に重要です。なお、第1頚神経と尾骨神経では後根を欠如しているので、これらの髄節に対応する皮膚分節はありません。

高位診断がなされたならば、次いで障害されている脊髄の「**横断面での拡がり**」を考えなければなりません。すなわち、**障害が横断性か部分的か、脊髄中心部か辺縁か、脊髄の後方か前方か、あるいは左右のどちら側か**、などです。

神経学的所見より病変部位や拡がりが診断されると、原因疾患の診断へと進むのですが、それには神経経放射線学的検査が必要となります。

神経経放射線学的検査法には、脊椎エックス線単純（断層）撮影、エックス線CT、脊髄動脈造影や脊髄MRIがあります。

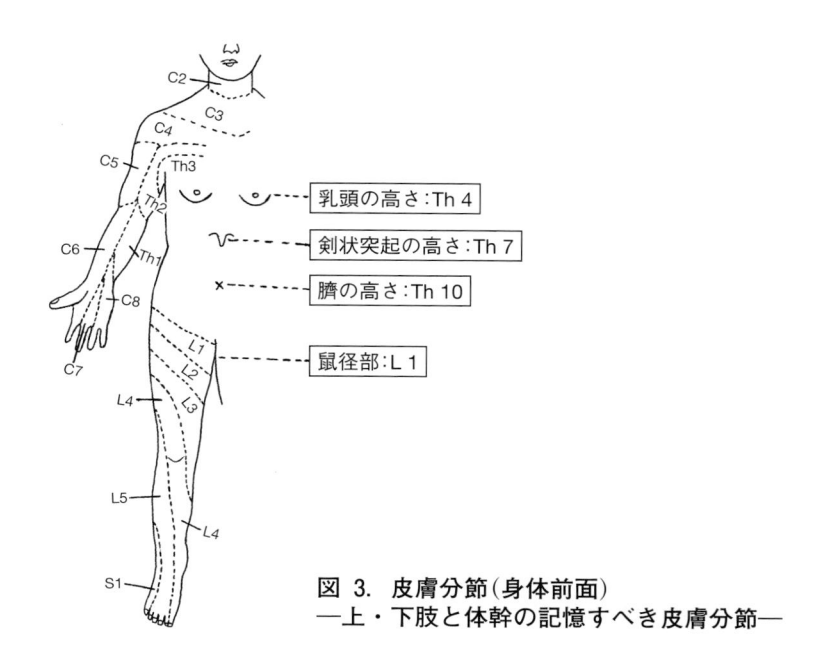

図 3. 皮膚分節（身体前面）
―上・下肢と体幹の記憶すべき皮膚分節―

乳頭の高さ：Th 4
剣状突起の高さ：Th 7
臍の高さ：Th 10
鼠径部：L 1

Q.8 脊髄疾患にみられる痛みについて説明してください

　脊髄疾患に際してみられる痛みには**脊椎痛**、**神経根痛**、および**索性痛**があります。
　脊椎痛は、局在のはっきりしない痛みで、通常、棘突起を圧迫したり叩打すると増強します。脊椎腫瘍や硬膜外腫瘍でみられます。**神経根痛（根性疼痛）**は、「針で刺されるような痛み」、「焼けるような痛み」や「強い電気で刺激されるような痛み」などと表現されます。そして**神経根痛では、咳、くしゃみやいきみなどにより、痛みが障害されている神経根の分布領域に放散するのが特徴**です。椎間板ヘルニア、シュワン細胞腫（神経鞘腫）（硬膜内髄外腫瘍の代表）などでみられます。**索性痛**は、局在のはっきりしない深部痛、灼熱痛あるいは電撃痛で、病変部位よりかなり離れた部位に起こります。痛みは感覚低下や消失している部位に生じます。脊髄の髄内病変、特に脊髄損傷でみられることが多いですが、後索や外側脊髄視床路の直接刺激で起こるとされています。

Q.9 Brown-Séquard 症候群（ブラウン・セカール症候群）について説明してください

　Brown-Séquard 症候群とは脊髄のある髄節の半側が障害を受けたときに生じる症候群で、**脊髄半側切断症候群**とも呼ばれます。原因は外傷による脊髄損傷、脊髄血管障害や脊髄腫瘍などですが、脊髄血管障害では出血性病変によることが多く、脊髄腫瘍では髄内腫瘍によることが多いです。
　症状は、**障害側（病巣側）**では障害部位以下の痙性運動麻痺と振動覚や位置覚の障害、病変レベルに一致する髄節に相当する皮節の全表在感覚脱失、障害を受けた髄節により支配さ

れている筋肉の筋力低下や筋萎縮、などです。一方、**病巣と反対側（健側）**では障害部以下の痛・温覚の障害ですが、完全な症状を呈する典型例は稀で、**不完全型が多い**です。

　本症候群において重要なことは、運動麻痺側と反対側に痛・温覚障害を認めることで、一般には、健側の痛・温覚障害と障害側の錐体路障害または振動覚・位置覚障害が揃えば、運度麻痺の程度にかかわらず Brown-Séquard 症候群と呼ばれています。

Q.10 馬尾症候群を説明してください

　脊髄は、概ね、第 1 腰椎の高さで脊髄円錐として終わり、それより下は馬尾が存在するだけです。言い換えると、**馬尾**とは、一般に、第 3 腰髄(L3)以下の神経根の集合体をいいます。
　馬尾症候群とは、馬尾を形成する多数の神経根が種々の原因（腫瘍や椎間板ヘルニアなど）により障害され、特有の症状を出すものをいいます。したがって、単一の神経根の障害は、本症候群には含めません。**馬尾障害の特徴は、馬尾に一致した領域の根性の疼痛（神経根痛）**です。

Q.11 脊髄円錐症候群について説明してください

　脊髄円錐部の障害（**脊髄円錐症候群**）では、会陰、外陰部や肛門周囲に鞍状の左右対称性の全感覚障害を呈しますが、ときに、痛・温覚のみが障害され、触覚は保たれる**解離性の感覚障害（感覚解離）**のみられることもあります。脊髄円錐部の障害では、原則として、**下肢の運動障害や下肢の感覚障害はみられません**。ちなみに、**脊髄円錐**とは、第 3 仙髄から尾髄までをいいます。
　脊髄円錐症候群と馬尾症候群との鑑別を**表 1** に示しますが、鑑別の不可能なことが多いです。

表 1. 脊髄円錐症候群と馬尾症候群の鑑別

	脊髄円錐症候群	馬尾症候群
発症様式	突然発症	緩徐
自発痛	①稀 ②高度でない。 ③両側性、かつ対称性。 ④部位；会陰部	①最も顕著な症状。 ②激烈で、根性疼痛（仙骨神経の分布に一致）。 ③一側、または左右非対称性。 ④部位；会陰、下肢や背部。 ⑤臥位で増悪。
感覚障害	①会陰部、外陰部、肛門周囲の鞍状に分布した分節性の全感覚障害。 ②両側対称性	①会陰部および下肢の全感覚障害で、髄節に一致。 ②一側性、あるいは左右非対称性。
下肢の運動障害	欠く。	障害された支配筋の下肢の非対称性の筋力低下と筋萎縮を認める。
下肢の腱反射	膝蓋腱反射およびアキレス腱反射は保たれる。	膝蓋腱反射およびアキレス腱反射は消失。
膀胱直腸障害	初期から顕著。	遅く出現。

III 頚椎症

Q.1 頚椎症の概要を教えてください

　頚椎症とは頚椎や椎間板に退行変性が起こり、椎間腔（椎体と椎体の間）が狭くなったり、椎体辺縁に骨の出っ張り（**骨棘**といいます）ができてさまざまな症状を呈する病気をいいます。頚椎症は**頚部脊椎症**や**変形性頚椎症**とも呼ばれます。
　好発年齢は40～50歳代で、性別では男性に多いです。

Q.2 頚椎症は何番目の頚椎に多いのですか？ ― 好発部位 ―

　好発部位は、全体では第5・6頚椎間に最も多いですが、高齢者では第3・4頚椎間と第4・5頚椎間に多いです。

Q.3 頚椎症ではどのような症状が出るのですか？ ― 症状 ―

　頚椎症では、頚髄、頚神経根や椎骨動脈が骨棘により圧迫されて、さまざまな症状が出現します（図4）。
　まず、骨棘により**頚髄が圧迫された場合**には、手指のしびれ、上肢の運動障害（特に、手指の**巧緻運動障害**）、下肢の運動障害（痙性歩行）、上下肢の感覚障害、深部反射亢進、手指筋の

頚髄を圧迫→頚髄症状
1. 上肢の運動障害
　（特に、巧緻運動障害）
2. 下肢の運動障害
3. 上下肢の感覚障害
4. 深部反射亢進
5. 膀胱直腸障害

椎骨動脈を圧迫→椎骨脳底動脈循環不全症状
1. めまい
2. 一過性意識障害
3. 両眼のかすみ
4. 突然の両下肢の脱力発作（drop attack）

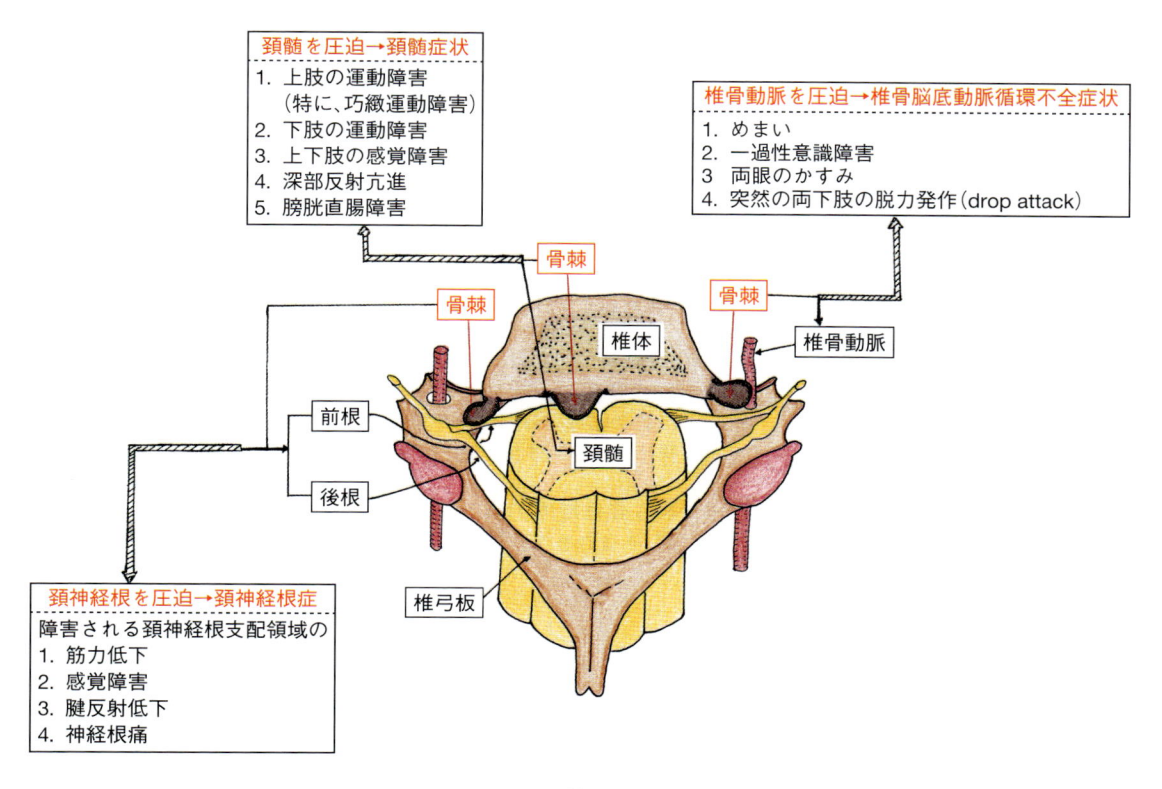

頚神経根を圧迫→頚神経根症
障害される頚神経根支配領域の
1. 筋力低下
2. 感覚障害
3. 腱反射低下
4. 神経根痛

図 4. 頚椎症の症状

萎縮や膀胱直腸障害などの頚髄症状が出現します。

次に、骨棘により**椎間孔内で頚神経根が圧迫された場合**には、頚部痛、障害頚神経根の支配領域の感覚障害や筋力低下、腱反射低下や神経根痛などの神経根症が出現します。さらに、骨棘により**椎骨動脈が圧迫された場合**には、めまい、一過性意識障害、両眼のかすみや突然の両下肢の脱力発作（転倒発作 drop attack）などの**椎骨脳底動脈循環不全症状**が出現します。

Q.4 頚椎症の画像所見を教えてください ― 画像所見 ―

頚椎エックス線単純撮影では、椎体辺縁に骨棘がみられたり、椎間腔や椎間孔の狭小化がみられます（図 5）。

単純 CT では、横断面における骨棘の状態がよくわかります。

MRI では、骨棘による頚髄の圧迫の有無がよくわかります。なお、骨棘は、小さいものでは T1、T2 強調画像とも無信号で検出困難ですが、大きくなると骨髄が入り込み、T1 強調画像で高信号となります。

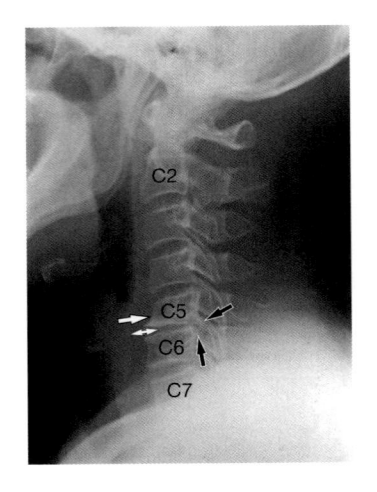

図 5. 頚椎症の頚椎エックス線単純撮影側面像
（窪田 惺：脳神経外科ビジュアルノート，金原出版，東京，2009 より許可を得て転載）

1. 第 5 頚椎（C5）と第 6 頚椎（C6）の椎体後縁に骨の出っ張り（骨棘）を認めます（→）。
2. 第 5 頚椎の椎体（C5）は変形しています（⇒）。
3. 第 5 頚椎椎体（C5）と第 6 頚椎椎体（C6）の間、すなわち椎間腔が狭くなっています（⇔）。

Q.5 頚椎症の治療法を教えてください ― 治療法 ―

　頚椎症の**治療**ですが、**まず保存的治療**を行います。すなわち、薬物の投与（消炎鎮痛薬、筋弛緩薬など）、頚部の安静と固定、頚部の牽引などを行います。保存的治療によっても症状が改善しない場合、あるいは症状が進行するときには**手術**を行います。**手術法**には、前頚部を切開して目的の頚椎椎体に達し、変性している椎間板や骨棘を切除する**前方到達法**と、椎弓切除術や椎弓を拡大させる骨形成的脊柱管拡大術（椎弓形成術）により後方除圧を行う**後方到達法**とがあります。なお、前方到達法では、椎体間を移植骨片または代用骨で固定する場合と、椎体間を固定しない場合とがあります。

【隠れ家】

III 頚椎椎間板ヘルニア

Q.1 頚椎椎間板ヘルニアの概要を教えてください

　椎間板ヘルニアとは、脱出している髄核（椎間板の中心部分）により脊髄や神経根が圧迫されて、種々の神経症状を呈するものをいいます。この病態が**頚椎に発生した場合**には、**頚椎椎間板ヘルニア**と呼ばれます。ちなみに、変形性脊椎症（頚部に発生すれば頚椎症）も椎間板ヘルニアも、椎間板の変性に伴って脊椎の骨変化（椎体の骨棘形成など）が生じたり、あるいは髄核が脱出したりして脊髄や神経根を圧迫して症状を呈するので、変形性脊椎症と椎間板ヘルニアの両者を一緒にして**椎間板症候群**と呼ぶこともあります。

　好発年齢は 30〜50 歳代で、**性別**では男性に多いです。なお、椎間板は椎体と椎体の間にあり、クッションの役割を果たしています。

Q.2 頚椎椎間板ヘルニアはどこに多いのですか？ ― 好発部位 ―

　好発部位ですが、**頚髄症をきたす椎間板ヘルニア**は第 5・6 頚椎間に最も多く、次いで第 4・5 頚椎間です。一方、**頚神経根症をきたす椎間板ヘルニア**は第 6・7 頚椎間に最も多く、次いで第 5・6 頚椎間です。

Q.3 頚椎椎間板ヘルニアではどのような症状が出るのですか？ ― 症状 ―

　頚椎椎間板ヘルニアの症状は髄核の脱出方向により異なります。髄核が**後方へ脱出している場合**には 1 側または両側の頚髄症状を呈し、**後外側方向**では 1 側の頚髄症状と頚神経根症状を、**外側方向**では 1 側の頚神経根症状を呈します。

　上に述べたように椎間板ヘルニアによる症状は、髄核の脱出方向により異なりますが、全体的には、頚部痛、頚部から肩や上肢への痛み（根性疼痛）、痛みによる頚部の運動制限、両上下肢の末梢から徐々に近位側に拡がるしびれ、歩行障害、上肢の感覚障害や上肢の巧緻運動障害などです。

Q.4 頚椎椎間板ヘルニアの画像所見を教えてください ― 画像所見 ―

　MRIが最も有用です。すなわち、MRIでは椎間板の脱出状態が直接観察でき、かつ脱出椎間板による頚髄や頚神経根への圧迫状態がよくわかります(図6)。

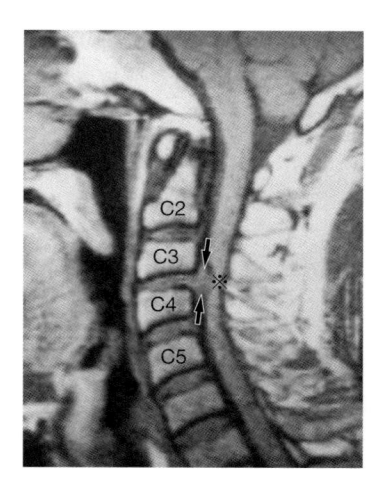

図 6. 頚椎椎間板ヘルニアの
　　　MRI T1強調矢状断像
(窪田　惺：脳神経外科ビジュアルノート. 金原出版, 東京, 2009より許可を得て転載)

第3頚椎(C3)と第4頚椎(C4)の間の椎間板が脱出し(→)、頚髄(※)を圧迫しています。

Q.5 頚椎椎間板ヘルニアの治療について教えてください ― 治療方針と治療法 ―

　頚椎椎間板ヘルニアの**治療方針**ですが、頚神経根症の症例では保存的治療で軽快することが多いので、**まず、保存的治療**を行います。頚髄症の症例では、症状が進行性で、画像で頚髄圧迫の所見が明らかな場合には早期に**手術**を行います。
　治療には保存的治療と手術的治療とがあります。
　まず**保存的治療**ですが、保存的治療には頚部の安静、牽引療法および薬物療法などがあります。保存的治療で症状が改善しない症例、症状が進行する症例や上肢の神経根痛が強い症例に対しては**手術**(前方到達法)を行います。すなわち、前頚部を切開して目的の頚椎椎体に達し、椎間腔より頚椎管内に脱出している髄核を摘出します。なお、髄核を摘出したあとの処置ですが、椎体間を固定する場合と椎体間を固定しない場合とがあります。

IV 後縦靱帯骨化症

Q.1 後縦靱帯骨化症の概要を教えてください

　後縦靱帯骨化症(ossification of posterior longitudinal ligament；OPLL)とは、後縦靱帯の骨化により脊柱管が狭窄し、その結果脊髄が圧迫されて脊髄症状や神経根症状を呈する疾患をいいます。本症は本邦を含む東南アジアに多く、欧米には少ないです。

　好発年齢は 40～60 歳で、50 歳代に最も多いです。

　性別ですが、全体では男性に多いです。各部位別では、頚椎 OPLL は男性に多いですが、胸椎と腰椎 OPLL は女性に多いです。

　ちなみに**後縦靱帯**は蓋膜の続きとして軸椎(第 2 頚椎)椎体から起こり(**図7**)、椎体後面に沿って下方に走り第 2 仙椎に終わります。そして椎体とは疎に結合していますが、椎間板とは強固に結合しています。本靱帯の働きは、脊柱の安定化、椎間板の保護、および前屈の制動です。なお、**蓋膜**とは、後縦靱帯が軸椎後面から斜台に続いたもので、後縦靱帯上部を形成する膜です。

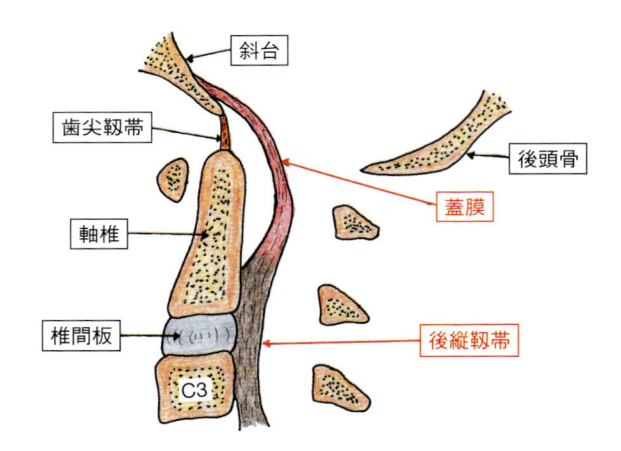

図 7. 後縦靱帯と蓋膜(正中矢状断図)
(平田, 2013 を参考にして作成)

> 1. 後縦靱帯は軸椎椎体から起こり、椎体後面に沿って下方に走り、第 2 仙椎に終わります。
> 2. 後縦靱帯は椎体とは疎に結合していますが、椎間板とは強固に結合しています。
> 3. 蓋膜とは、後縦靱帯が軸椎後面から斜台に続いたもので、後縦靱帯上部を形成する膜です。

●主要文献

1) 平田幸男(訳)：解剖学アトラス. 28 頁(脊柱の靱帯), 30 頁(環軸関節), 文光堂, 東京, 2013.

Q.2 後縦靱帯骨化症の分類について教えてください

　厚生省後縦靱帯骨化症調査研究班によると、骨化像は、**骨化の形から、連続型、分節型、混合型、およびその他(限局型)**の4つに分けられています(図8)。

　まず、連続型ですが、**連続型**は骨化が上下椎体にわたって連続しているもので、上位頸椎に多いです。**分節型**は骨化が各椎体の後方に認められるもので、2椎体以下に限局していることが多く、また下位頸椎に多いです。**混合型**は連続型と分節型とが入り交じったものであり、**その他**(限局型)は椎間板レベルに一致して限局性の骨化を認めるものです。

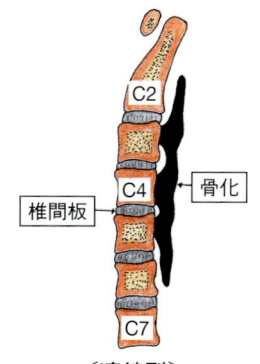

〔連続型〕
1. 連続型とは、骨化が上下椎体にわたり連続しているものをいいます。
2. 連続型は上位頸椎に多いです。

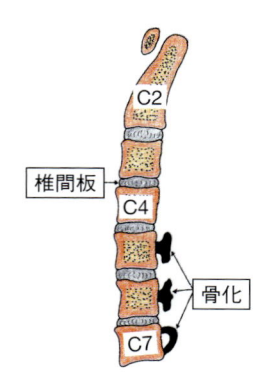

〔分節型〕
1. 分節型とは、骨化が各椎体の後方に認められるものをいいます。
2. 2椎体以下に限局していることが多い。
3. 分節型は下位頸椎に多いです。

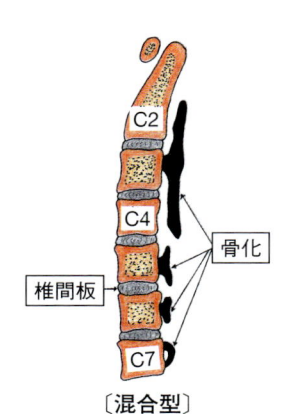

〔混合型〕
混合型とは、連続型と分節型とが入り交じったものをいいます。

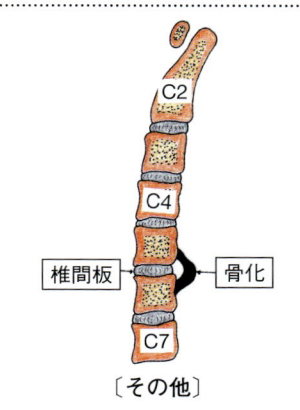

〔その他〕
椎間板レベルに一致して限局性の骨化を認めるものです。

図8. 骨化像の分類
(寺山ら，1975による)

●主要文献

1) 寺山和雄, 黒川高秀, 関　寛之：後縦靱帯骨化症全国調査報告. 厚生省特定疾患後縦靱帯骨化症調査研究班 昭和50年度研究報告書, 8-33頁, 1975.

Q.3 後縦靱帯骨化症はどの脊椎に多く発生するのですか？

後縦靱帯骨化症（OPLL）は**頚椎に最も多く**、次いで胸椎、腰椎の順です。
頚椎では第5頚椎に最も多く（72％）、以下、第4頚椎、第6頚椎の順です。**胸椎**では中位胸椎に最も多く、**腰椎**では第1腰椎と第2腰椎に好発します。なお、頚椎の後縦靱帯に骨化のある場合、胸椎にも後縦靱帯骨化を伴うことがあります。

Q.4 後縦靱帯骨化症では骨化は椎体のどこから始まるのですか？

骨化の初発部位は椎体の上下縁であり、頭尾方向に伸びていきます。

Q.5 後縦靱帯骨化症ではどのような症状が出るのですか？ ― 症状 ―

後縦靱帯骨化症の**症状**は、項部痛、頚部痛、上下肢のしびれや痛み、感覚鈍麻、上下肢の運動障害や排尿障害です。

Q.6 後縦靱帯骨化症の画像所見を教えてください ― 画像所見 ―

脊椎エックス線単純撮影では、側面像で椎体後面に並行する陰影がみられますが（図9の**左上図**）、この陰影は断層撮影でより詳細にわかります。
単純CTでは椎体後面に著明な高吸収域を認め、また、骨化巣の横断面が明瞭に描出されます（図9の**下図**）。
MRIでは骨化部位は、一般に、T1、T2強調画像とも低信号ですが、骨化巣内の骨髄組織が明瞭な場合にはT1、T2強調画像とも軽度高信号となります（図9の**右上図**）。なお、MRIの役割は後縦靱帯骨化自体の描出ではなく、脊髄への影響（圧迫状態）やその他の病変の有無を観察することにあります（図9の**右上図**）。

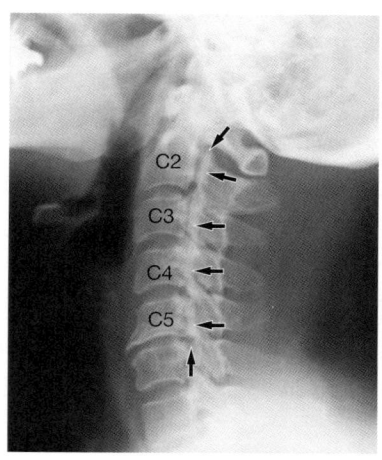

〔頚椎エックス線単純撮影側面像〕
(窪田　惺：脊椎・脊髄疾患を究める．永井書店，大阪，2010より許可を得て転載)

1．第2頚椎(C2)〜第3頚椎(C3)、第4頚椎(C4)と第5頚椎(C5)の椎体後面に陰影(骨化像)を認めます(→)。
2．混合型の頚椎後縦靱帯骨化症です。

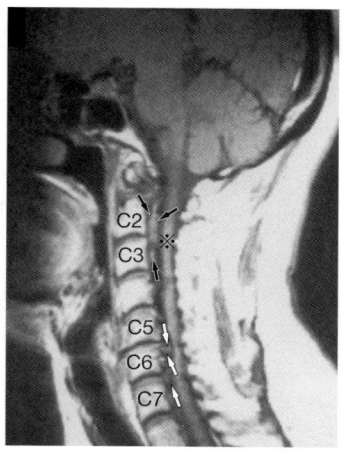

〔MRI T1強調矢状断像〕
(窪田　惺：脊椎・脊髄疾患を究める．永井書店，大阪，2010より許可を得て転載)

1．第2頚椎(C2)〜第3頚椎(C3)の椎体後方に高信号を認めます(→)。
2．ちなみに、第5・6頚椎間と第6・7頚椎間に椎間板ヘルニアを認めます(⇒)。
(※)頚髄

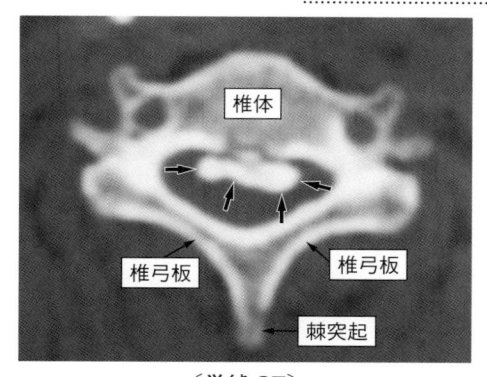

〔単純CT〕
(窪田　惺：脊椎・脊髄疾患を究める．永井書店，大阪，2010より許可を得て転載)

椎体後面に著明な高吸収域を認めます(→)。

図9．頚椎後縦靱帯骨化症

●主要文献

1) 森　墾：後縦靱帯骨化症[柳下　章(編)：エキスパートのための脊椎脊髄疾患のMRI]．257-259頁，三輪書店，東京，2010．

Q.7 頸椎後縦靱帯骨化症の治療法を教えてください ― 治療法 ―

頸椎 OPLL の**治療**には保存的治療と手術的治療があります。**保存的治療**には薬物療法、頸椎カラー固定、頭蓋直達牽引などがあります。

手術的治療には前方到達法と後方到達法とがありますが、**前方到達法**では椎体を削除したのち、骨化巣を除去します。そして椎体固定術を行います。**後方到達法**では椎弓切除術あるいは骨形成的脊柱管拡大術（椎弓形成術）を行います。

頸椎 OPLL の**前方到達法の適応**は、一般には、骨化が 1〜2 椎体の限局例、頸椎の異常可動性のある症例や頸椎の彎曲異常のある症例、です。これに対して**後方到達法の適応**は、骨化が数椎体に及ぶ症例、頸椎管狭窄症を伴う症例、あるいは黄色靱帯骨化など後方からの圧迫のある症例、です。

予後ですが、多くの症例で症状の改善が期待できますが、胸椎 OPLL では予後不良です。

【隠れ家】

Ⅴ 脊髄空洞症

Q.1 脊髄空洞症の概要を教えてください

　脊髄空洞症（syringomyelia）とは**脊髄内に空洞**（syrinx）を形成し、通常、空洞内に脳脊髄液を貯溜している病態をいいます。

　脊髄空洞症の発生機序については、いろいろの説がありますが不明です。

　脊髄空洞症は先天性と後天性に**分類**されますが、**先天性**には明らかな原因のない特発性（本態性）と、頭蓋・頸椎移行部奇形（Chiari 奇形など）に伴うものとがあります（**234 頁の図 3**）。

　後天性では、その原因として脊髄損傷、脊髄くも膜炎や脊髄腫瘍などが挙げられています。また、第 4 脳室や脊髄中心管と空洞との間の交通の有無からも分類されます。すなわち、空洞が脊髄中心管または第 4 脳室と交通している**交通性脊髄空洞症**（communicating syringomyelia）と、空洞と脊髄中心管や第 4 脳室との間に明らかな交通のない**非交通性脊髄空洞症**（non-communicating syringomyelia）とに分けられます。交通性脊髄空洞症は、通常、先天性脊髄空洞症にみられ、後天性脊髄空洞症には稀です。非交通性脊髄空洞症は後天性脊髄空洞症に多いです。

　好発年齢は、21〜40 歳に最も多いです。

　性別では、一般に性差はありませんが、Chiari Ⅰ型奇形に合併するものでは女性に多いです。

Q.2 脊髄空洞症の好発部位はどこですか？― 好発部位 ―

　脊髄空洞症の**好発部位**は、**頸髄膨大部を中心に頸髄から胸髄上部**で、**灰白質**です。また、空洞は **1 側の後角**にあることが多く、左右別では**右側に多い**です。

Q.3 脊髄空洞症ではどのような症状が出るのですか？― 症状 ―

　脊髄空洞症の**症状**は頸部や肩の痛み、上肢の解離性感覚障害（感覚解離）、手指筋や上肢筋の萎縮、上肢の運動麻痺や患側上肢の深部腱反射低下で、また下肢では腱反射が亢進し、痙性麻痺を認めます。その他、自律神経症状や側彎も認められます。通常、**症状の存在する側と空洞の存在する側とは一致**します。

　ちなみに、**解離性感覚障害**（dissociated sensory loss）（**感覚解離** sensory dissociation）とは、ある種の感覚は障害されていますが他の感覚は正常に保たれているのをいいます（例；痛・温覚は障害されているが、触覚は正常）。解離性感覚障害を呈する代表的な部位は、脊髄中心管付近（中心灰白質；痛・温覚のみ障害）、脊髄後索（触覚と深部感覚の障害）や脳幹（例；延髄背外側部の障害による Wallenberg 症候群）、などです。なお、**Wallenberg 症候群**とは、病変側の顔面の痛・温覚障害と反対側（健側）の躯幹および上下肢に痛・温覚障害を認めますが、触覚は保たれているのをいいます。

Q.4 脊髄空洞症の画像所見を教えてください ― 画像所見 ―

MRIは空洞を直接観察することができ、最も有用です。単純MRIでは、空洞はT1強調画像で低信号（髄液と同等の信号）（図10、234頁の図3）、T2強調画像で高信号（髄液と同等）です。造影MRIでは、空洞は増強されません。

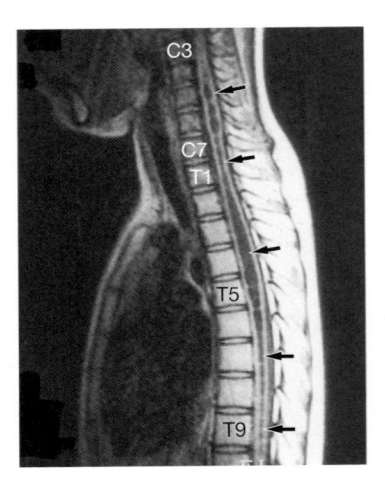

図 10. 脊髄空洞症の MRI T1 強調矢状断像
（窪田 惺：脊椎・脊髄疾患を究める．永井書店，大阪，2010より許可を得て転載）

頚髄内から胸髄内にかけて低信号を認めます（→）。
C3；第3頚椎　C7；第7頚椎　T1；第1胸椎
T5；第5胸椎　T9；第9胸椎

Q.5 脊髄空洞症の治療について教えてください ― 治療法 ―

脊髄空洞症の**治療**ですが、進行性の神経症状を有する症例に対しては手術（外科的治療）を行います。**手術**は、Chiari奇形など大孔付近の異常を合併する例では大孔部減圧術を行います。非交通性脊髄空洞症に対しては、**空洞・くも膜下腔シャント**（syringo-subarachnoid shunt；S-S shunt）（空洞と脊髄くも膜下腔をチューブで繋ぐ）、あるいは**空洞・腹腔シャント**（syringo-peritoneal shunt；S-P shunt）を行います。また、水頭症の合併があれば脳室腹腔シャント（154頁の図12の下図）を行います。

予後は良好で、手術により症状は改善します。

Ⅵ 脊髄腫瘍

Q.1 脊髄腫瘍の概要を説明してください

　脊髄腫瘍（spinal cord tumor）とは脊柱管内に発生する新生物をいいます。脊髄腫瘍の発生頻度は、脳腫瘍の1/10〜1/5です。

　脊髄腫瘍は、**発生部位から、硬膜外腫瘍、硬膜内髄外腫瘍、および髄内腫瘍に分けられます**が（図11）、本邦では硬膜内髄外腫瘍が最も多く（64%）、以下、硬膜外腫瘍（25%）、髄内腫瘍（11%）の順です。腫瘍別頻度は、本邦では、シュワン細胞腫（神経鞘腫）が最も多く、以下、

[硬膜外腫瘍]
硬膜外腫瘍とは腫瘍が硬膜の外にあるものをいいます。

[硬膜内髄外腫瘍]
硬膜内髄外腫瘍とは腫瘍が硬膜内で、かつ脊髄の外にあるものをいいます。

[髄内腫瘍]
髄内腫瘍とは腫瘍が脊髄内にあるものをいいます。

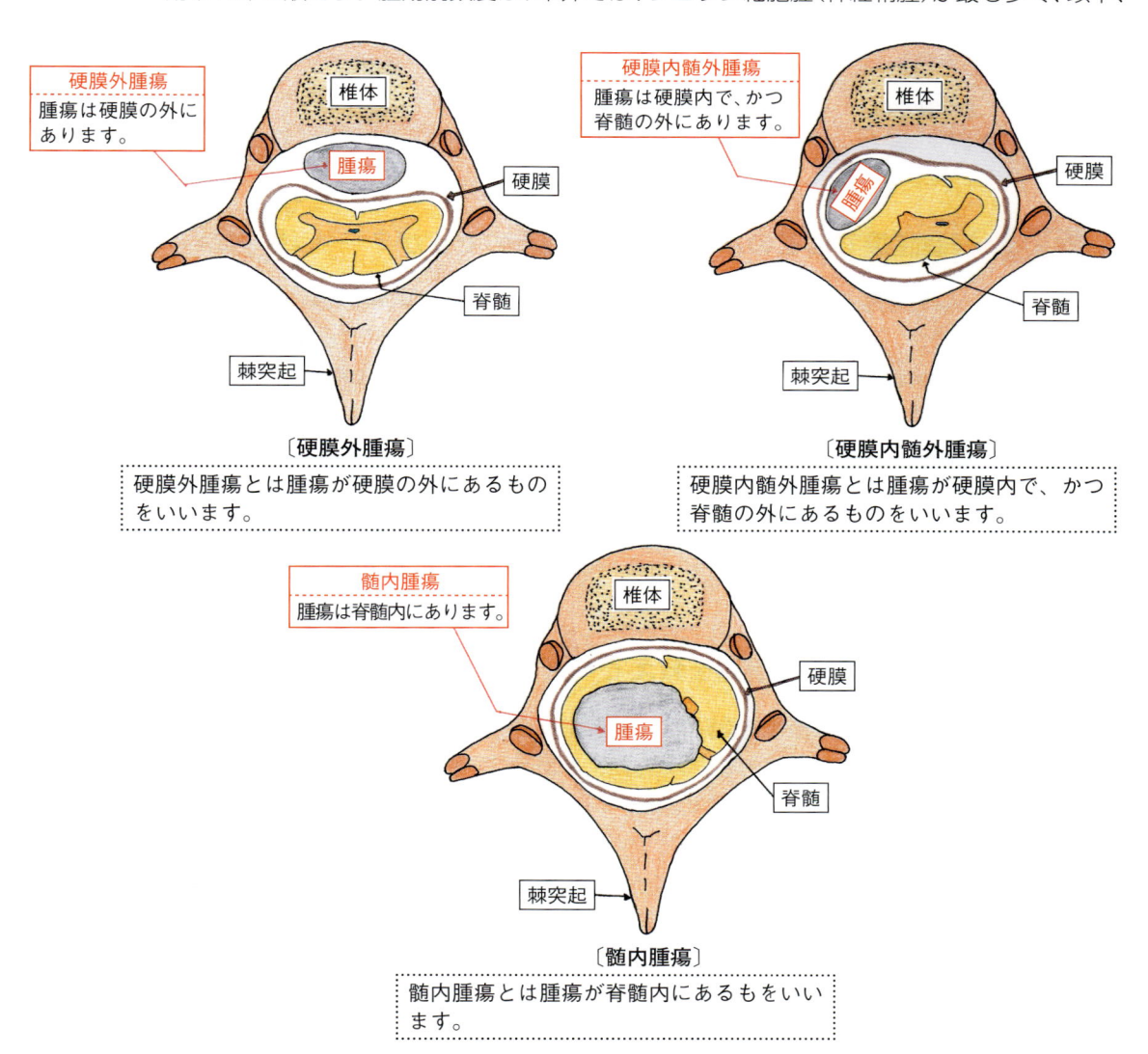

図11. 脊髄腫瘍の発生部位による分類

髄膜腫(meningioma)、神経膠腫、転移性腫瘍の順です。ちなみに、**硬膜外腫瘍**とは硬膜外に腫瘍があるもので(図11の**左上図**)、多くは悪性腫瘍の脊椎や硬膜外への転移性腫瘍です。**硬膜内髄外腫瘍**とは腫瘍が硬膜内で、かつ脊髄の外にあるものをいい(図11の**右上図**)、シュワン細胞腫や髄膜腫がこれに属します。**髄内腫瘍**とは腫瘍が脊髄内にあるもので(図11の**下図**)、ほとんどが神経膠腫(上衣腫や星細胞腫)です。

　好発年齢は(本邦)、全体では、31～40歳に最も多く、以下、21～30歳、41～50歳、51～60歳の順です。腫瘍別では、髄膜腫は51～60歳、シュワン細胞腫は31～40歳、神経膠腫は21～30歳に最も多いです。

　性別は(本邦)、全体では男性に多いですが、腫瘍別では、髄膜腫は女性に多く、神経膠腫およびシュワン細胞腫は男性に多いです。

　好発部位は、高位別では**胸椎部**に最も多いです。

●主要文献
1) 泉田重雄, 池田　彬：脊髄腫瘍のまとめ―自家93例を中心に―. 外科 29：412-418, 1967.

Q.2　脊髄腫瘍ではどのような症状が出るのですか？― 症状 ―

　脊髄腫瘍の**症状**は、一般に、痛み(257頁のQ.8)、運動麻痺、感覚障害や膀胱直腸障害などですが、腫瘍の局在により特徴的な症状を出します。例えば、**横断面での特徴的症状**はBrown-Séquard症候群(ブラウン・セカール)(257頁のQ.9)、**高位別での特徴的症状**は仙髄や馬尾の病変による円錐症候群(258頁のQ.11)や馬尾症候群(258頁のQ.10)などであり、また**感覚障害の病変部位別特徴**では**仙髄回避**という現象です。仙髄回避(sacral sparing)とは脊髄性感覚障害の1つで、ある髄節レベル以下の感覚障害(痛・温覚障害)がみられても、仙髄の支配領域である会陰部の感覚が保たれているのをいいます。仙髄回避は、髄外病変か髄内病変かを鑑別するのに重要な所見で、通常、頚髄や上位胸髄の中心性障害、特に髄内腫瘍でみられます。

Q.3　脊髄腫瘍の画像所見を教えてください

　脊椎エックス線単純撮影では、椎弓根の変形や消失、椎弓根間距離の拡大、椎間孔の拡大、椎体破壊や椎体後縁の帆立貝現象(scallop)(側面像で、椎体後縁が前方に凸状に浸食された状態)、などがみられます。

　脊髄血管造影では、髄膜腫や血管芽腫で腫瘍陰影が認められます。

　MRIでは腫瘍の部位や範囲が正確に同定でき、非常に有用です。脊髄腫瘍は、一般に、T1強調画像で低あるいは等信号、T2強調画像で高信号として描出され、長い空洞を伴う場合には上衣腫や血管芽腫の可能性が高いです。造影MRIでは、一般に、腫瘍は増強されます(図12)。

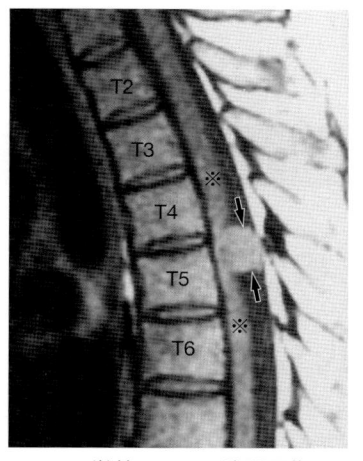

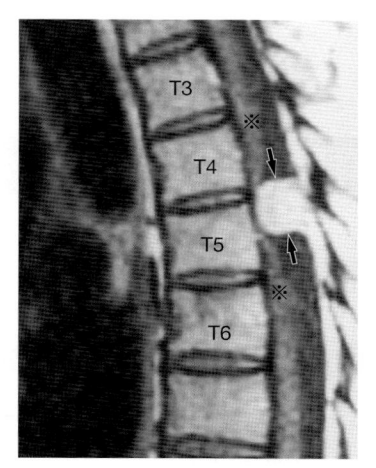

<a：単純MRI T1強調画像>　　　　　<b：造影MRI>
〔硬膜内髄外腫瘍 ― 胸髄髄膜腫 ―〕

a：単純MRI T1強調画像で、胸髄後方に等信号を認めます（→）。
b：病巣部は均質に増強されます（→）。
（※）胸髄

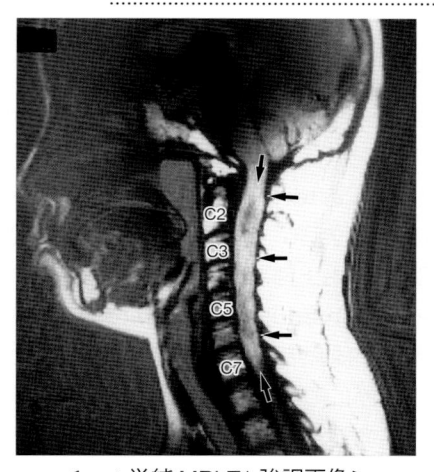

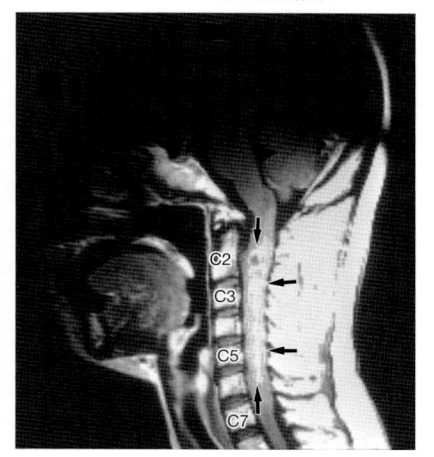

<a：単純MRI T1強調画像>　　　　　<b：造影MRI>
〔髄内腫瘍―頚髄星細胞腫―〕

a：単純MRI T1強調画像で、内部に低信号を伴った高信号を頚髄内に認めます（→）。
b：病巣部は軽度増強されています（→）。

図12．脊髄腫瘍のMRI矢状断像
（窪田 惺：脊椎・脊髄疾患を究める．永井書店，大阪，2010より許可を得て転載）

Q.4　脊髄腫瘍と診断された場合にはどのような治療をするのですか？― 治療法 ―

　脊髄腫瘍の治療は、**手術による腫瘍摘出が第一選択**です。
　硬膜内髄外腫瘍では完全摘出が可能です。**髄内腫瘍**では、上衣腫や血管芽腫は正常組織との境界が明瞭なので完全摘出が可能ですが、星細胞腫では境界が不明瞭なことが多く、完全に摘出することは困難です。標準的放射線治療は、一般に期待できませんが、上衣腫には有効です。また、転移性腫瘍やその他の悪性腫瘍に対しても照射されます。

Ⅷ 脊髄動静脈奇形

1. 概　説

Q.1　脊髄動静脈奇形の概要を説明してください

　脊髄動静脈奇形(spinal arteriovenous malformation；Spinal AVM)とは、脊髄や神経根の栄養血管である動脈と静脈とが短絡しているものをいいます。すなわち、脳動静脈奇形と同様、脊髄にかかわる動脈と静脈とが、毛細血管を経ることなく直接吻合しているものをいいます(図13)。ちなみに、動脈と静脈が吻合している部分を**短絡部(シャント部)**といいます。

　発生頻度は、脳動静脈奇形の1/8～1/4です。また、脊髄腫瘍の約4％ですので、非常に稀な疾患です。

　脊髄動静脈奇形の分類は、従来よりいくつか提唱されていますが、短絡部(瘻孔部)あるいはNidus(巣部)の存在部位や、瘻型(fistula type)かナイダス型(nidal type)かの形態により分類すると理解しやすいです。すなわち、①動静脈の短絡部が椎間孔の神経根(主に後根)周囲の硬膜上にある**硬膜動静脈瘻**(dural arterio-venous fistula；dural AVF)(図13の左上図、277頁の図14)、②短絡部が脊髄表面に存在する**脊髄辺縁部(周囲性)動静脈瘻**(intradural perimedullary AVF)(図13の右上図)、および③Nidusが脊髄実質内に存在する**脊髄髄内動静脈奇形**(intradural intramedullary AVM)(図13の下図)、の3つです。②の脊髄辺縁部動静脈瘻と③の脊髄髄内動静脈奇形は先天性疾患と考えられていますが、①の硬膜動静脈瘻は外傷歴や脊椎手術歴に認められることより後天性疾患と考えられています。なお、頻度ですが、本邦の脊髄血管障害に対する血管内治療登録(Japanese registry of neuroendovascular therapy；JR-NET)によると、硬膜動静脈瘻が脊髄動静脈奇形全体の約60％を占め最も多く、以下、脊髄辺縁部動静脈瘻(約26％)、脊髄髄内動静脈奇形(約14％)の順です。

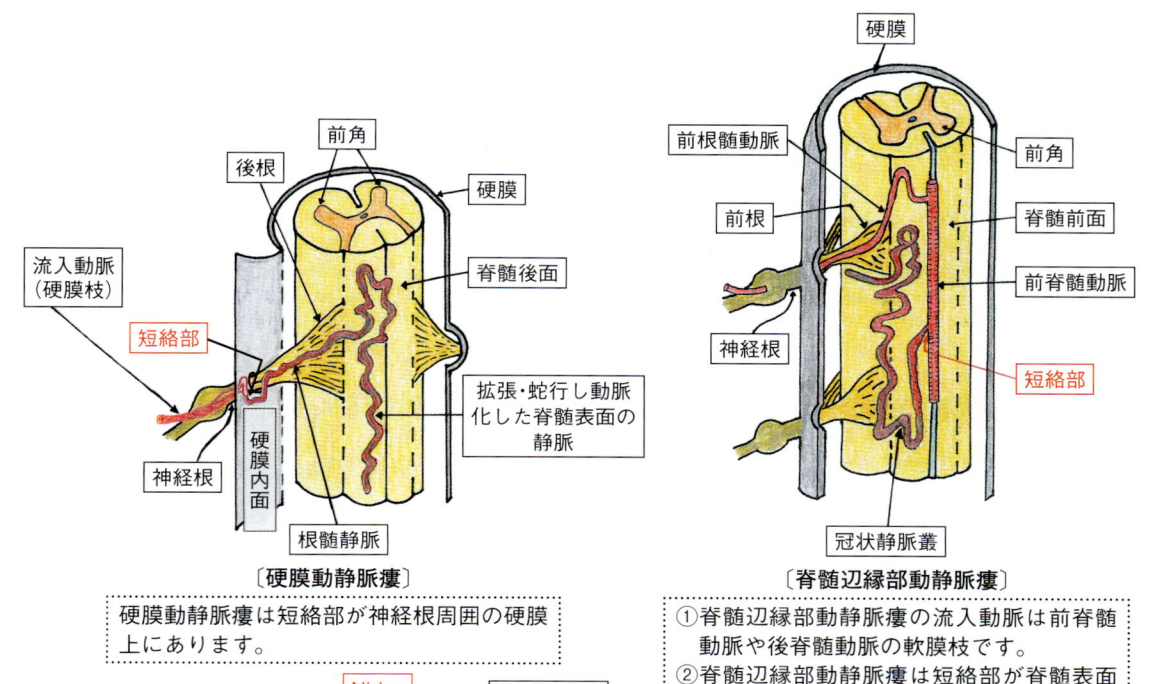

〔硬膜動静脈瘻〕

硬膜動静脈瘻は短絡部が神経根周囲の硬膜上にあります。

〔脊髄辺縁部動静脈瘻〕

① 脊髄辺縁部動静脈瘻の流入動脈は前脊髄動脈や後脊髄動脈の軟膜枝です。
② 脊髄辺縁部動静脈瘻は短絡部が脊髄表面に存在し、脊髄実質内に短絡部はなく、明らかな Nidus もありません。
③ 脊髄辺縁部動静脈瘻では、前脊髄動脈や後脊髄動脈と冠状静脈叢（脊髄表面の静脈）との間に動静脈短絡を認めます。

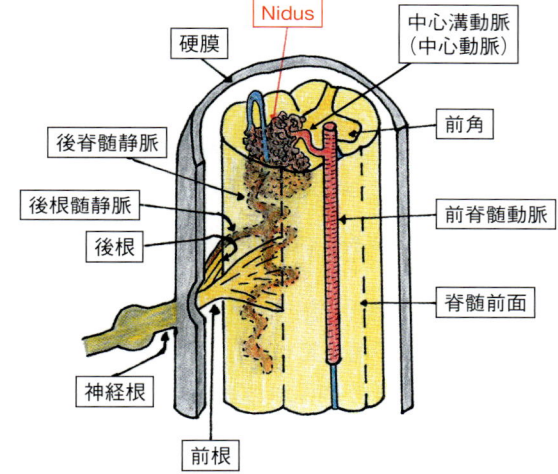

〔脊髄髄内動静脈奇形〕

1. 流入動脈は、通常、前脊髄動脈の中心溝動脈です。
2. Nidus が脊髄実質内に存在します。
3. 動脈血は、Nidus を経て前脊髄静脈や後脊髄静脈を経由して根髄静脈へ流出していきます。

図 13. 脊髄動静脈奇形の分類

脊髄動静脈奇形は、①動静脈の短絡部が椎間孔の神経根周囲の硬膜上にある硬膜動静脈瘻、②短絡部が脊髄表面にある脊髄辺縁部動静脈瘻、および③ Nidus が脊髄実質内にある脊髄髄内動静脈奇形、の3つに分類されます。

●主要文献

1) 花北順哉, 高橋敏行：脊髄動静脈奇形［太田富雄（総編集）：脳神経外科学Ⅰ改訂11版］. 2216-2228頁, 金芳堂, 京

都，2012.
2) 川本俊樹，金　彪：脊髄血管障害［松谷雅生，田村　晃，藤巻高光，ほか（編）：脳神経外科周術期管理のすべて］．422-423頁，メジカルビュー社，東京，2014.
3) 松丸祐司，原　貴行，松村　明：脊髄動静脈シャント―何が治せて何が治療困難か―．脳外誌 22(1)：44-51, 2013.
4) 宮本　亨，片岡大治：血管障害［田村　晃，松谷雅生，清水輝夫（編）：EBM に基づく脳神経疾患の基本治療指針］．249-251頁，メジカルビュー社，東京，2006.
5) 宮坂和男：脊髄動静脈奇形：その分類と診断．脊椎脊髄 6(7)：479-485, 1993.
6) 高井敬介：脊髄 dural AVF．Clinical Neuroscience 30(10)：1171-1174, 2012.
7) Tsuruta W, Matsumaru Y, Miyachi S, et al：Endovascular treatment of spinal vascular lesion in Japan：Japanese registry of neuroendovascular therapy (JR-NET) and JR-NET2. Neurol Med Chir (Tokyo) 54：72-78, 2014.
8) 山本勇夫，間中　浩：脊髄動静脈奇形［山浦　晶（総編集），橋本信夫（専門編集）：脳神経外科学大系．11．脊椎・脊髄疾患．末梢神経・自律神経疾患］．238-248頁，中山書店，東京，2005.

Q.2 脊髄動静脈奇形の一般的な症状について説明してください

脊髄動静脈奇形の**症状や徴候**は、一般に、疼痛（神経根痛が多い）、運動麻痺（下肢に多い）、感覚障害、膀胱直腸障害やくも膜下出血です。

Q.3 脊髄動静脈奇形でどうして症状が出るのでしょうか？― 症状発現機序 ―

1つ目は**静脈の灌流障害による静脈圧亢進（静脈うっ滞）**により引き起こされるもので、硬膜動静脈瘻に多くみられる症状発現機序です。2つ目に考えられることは、Nidus や拡張している**異常血管による脊髄の圧迫**です。3つ目は**動静脈奇形からの出血**、すなわちくも膜下出血や脊髄髄内出血により引き起こされる症状で、髄内動静脈奇形に多くみられる症状発現機序です。

なお、**症状増悪因子**としては、妊娠、月経、運動、歩行、入浴、過食、性交、姿勢（前屈、坐位、立位）、怒責、排便、咳、くしゃみ、などが挙げられています。

Q.4 脊髄動静脈奇形の画像所見を教えてください ― 画像所見 ―

脊髄血管造影では流入動脈（栄養動脈）、Nidus や流出静脈（導出静脈）が描出され、選択的脊髄血管造影は脊髄動静脈奇形の確定診断に**不可欠**です。

MRI は、単純 MRI では、流入動脈、流出静脈や Nidus は、T1、T2 強調画像とも Flow void（流体無信号）として描出されます。静脈うっ滞があると、T2 強調画像で脊髄が高信号を呈します。また、陳旧性の出血例では、ヘモジデリンにより、病変部は T2 強調画像で低信号を呈します。造影 MRI では、脊髄背面や脊髄内の異常血管（血流の遅いもの）や Nidus が増強されます。また、脊髄症の進行例では脊髄自体が増強されます。この所見は血液・脊髄関門の破綻によるもので、不可逆的な脊髄障害を意味し、治療による改善率は悪いです。

2．脊髄硬膜動静脈瘻

Q.1 脊髄硬膜動静脈瘻の概要を説明してください

脊髄硬膜動静脈瘻（spinal dural AVF）は動静脈瘻（短絡部）が椎間孔の神経根（主に後根）周囲の硬膜上にあるもので（**275 頁の図 13 の左上図**）、分節動脈からの硬膜枝（硬膜動脈）と

根髄静脈（radiculomedullary vein）との間に動静脈短絡を認めます。

本疾患は脊髄動静脈奇形全体の約60％を占め、最も多いです。なお、本疾患は後天性疾患と考えられています。

好発年齢は60歳代で、**性別**は圧倒的に男性に多いです。

好発部位は、通常、胸椎部や腰椎部（下位胸椎部に多い）で、横断面では、通常、下位胸椎部発生例では背側、腰椎部発生例では腹側です。

症状は、対麻痺、背部痛や根性痛、あるいは膀胱直腸障害です。

なお**症状発現機序**ですが、静脈圧亢進によるうっ血性脊髄症で、出血例はほとんどありません。したがって、進行性に増悪し、適切な治療が行われないと脊髄機能は廃絶します。

●主要文献

1) 花北順哉, 高橋敏行：脊髄動静脈奇形［太田富雄（総編集）：脳神経外科学 I 改訂11版］. 2216-2228頁, 金芳堂, 京都, 2012.
2) 松丸祐司, 原 貴行, 松村 明：脊髄動静脈シャント—何が治せて何が治療困難か—. 脳外誌 22(1)：44-51, 2013.
3) 宮坂和男：脊髄動静脈奇形：その分類と診断. 脊椎脊髄 6(7)：479-485, 1993.
4) 髙橋 聡, 加藤弘毅, 戸村則昭, ほか：脊髄動静脈瘻の画像診断. 硬膜内髄外性と硬膜性との比較. 臨床放射線 47(5)：633-640, 2002.
5) 高井敬介：脊髄 dural AVF：Clinical Neuroscience 30(10)：1171-1174, 2012.
6) Tsuruta W, Matsumaru Y, Miyachi S, et al：Endovascular treatment of spinal vascular lesion in Japan：Japanese registry of neuroendovascular therapy (JR-NET) and JR-NET2. Neurol Med Chir (Tokyo) 54：72-78, 2014.
7) 山本勇夫, 間中 浩：脊髄動静脈奇形［山浦 晶（総編集）, 橋本信夫（専門編集）：脳神経外科学大系. 11. 脊椎・脊髄疾患. 末梢神経・自律神経疾患］. 238-248頁, 中山書店, 東京, 2005.

Q.2 脊髄硬膜動静脈瘻の脊髄血管造影所見を教えてください —脊髄血管造影所見—

脊髄硬膜動静脈瘻の**脊髄血管造影所見**は、椎間孔付近にみられる動静脈短絡を示す血管径の変化や小血管の集簇像です。**流入動脈**は分節動脈（肋間動脈や腰動脈など）からの**硬膜枝**で、流入動脈の数は1本ないしは複数（その頻度はほぼ同じ）です。また、流入動脈は**ヘアピンカーブ（hairpin curve）を呈しません**。**流出静脈**は通常1本で、拡張した根髄静脈（radiculomedullary vein）から冠状静脈叢に逆流します（直接、硬膜外の静脈に流出するタイプもあります）。ちなみに、**冠状静脈叢**とは、脊髄表面を縦走する静脈（前脊髄静脈、前

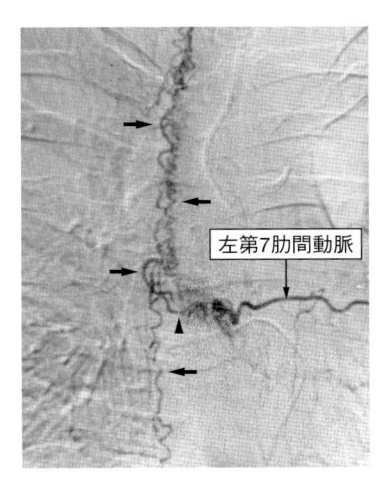

図 14. 硬膜動静脈瘻の脊髄血管造影前後像
（窪田 惺：脊椎・脊髄疾患を究める. 永井書店, 大阪, 2010より許可を得て転載）

1. 流入動脈は左第7肋間動脈から分岐する硬膜枝です。
2. 動脈血は根髄静脈を逆流して冠状静脈叢（→）に流出しています（▲は瘻孔部）。

外側脊髄静脈、後脊髄静脈や後外側脊髄静脈）に横走する静脈が互いに吻合することにより形成される静脈叢で、**軟膜静脈叢**とも呼ばれます。

●主要文献
1) Tsuruta W, Matsumaru Y, Miyachi S, et al：Endovascular treatment of spinal vascular lesion in Japan：Japanese registry of neuroendovascular therapy（JR-NET）and JR-NET2. Neurol Med Chir（Tokyo）54：72-78, 2014.

Q.3 脊髄硬膜動静脈瘻の治療を教えてください ─ 治療 ─

脊髄硬膜動静脈瘻の**治療**には外科的治療（直達手術）と血管内手術（塞栓術）とがありますが、どちらを第一選択とするかは施設により異なります。血管内塞栓術は低侵襲ですが、動静脈短絡部を確実に閉塞するという点では外科的治療より劣ります。一方、外科的治療は動静脈短絡部の確実な遮断が可能ですが（通常、後方到達法により短絡部を静脈側で遮断）、侵襲性が高いです。治療成績は良好です。

なお、静脈うっ滞（静脈圧亢進によるうっ血性脊髄症）発症例では、術後に抗凝固療法が必要です。

●主要文献
1) 松丸祐司, 原　貴行, 松村　明：脊髄動静脈シャント―何が治せて何が治療困難か―. 脳外誌 22(1)：44-51, 2013.
2) 宮本　亨, 片岡大治：血管障害［田村　晃, 松谷雅生, 清水輝夫（編）：EBMに基づく脳神経疾患の基本治療指針］. 249-251頁, メジカルビュー社, 東京, 2006.
3) 高井敬介：脊髄 dural AVF：Clinical Neuroscience 30(10)：1171-1174, 2012.
4) 山本勇夫, 間中　浩：脊髄動静脈奇形［山浦　晶（総編集）, 橋本信夫（専門編集）：脳神経外科学大系. 11. 脊椎・脊髄疾患. 末梢神経・自律神経疾患］. 238-248頁, 中山書店, 東京, 2005.
5) 矢野俊介, 飛騨一利：脊髄血管障害治療の最前線. Brain and Nerve 61(6)：645-654, 2009.

3．脊髄辺縁部動静脈瘻

Q.1 脊髄辺縁部動静脈瘻の概要を説明してください

脊髄辺縁部（周囲性）動静脈瘻（spinal intradural perimedullary AVF）は短絡部が脊髄表面（脊髄外）に存在するするもので、脊髄実質内に短絡部はありません。また、**明らかなNidus も認めません（275頁の図13の右上図）**。本症では、前脊髄動脈や後脊髄動脈（前脊髄動脈のことが多いです）と冠状静脈叢との間に動静脈短絡を認めます。本疾患は先天性疾患とされています。

頻度は脊髄動静脈奇形全体の約26％で、2番目に多いです。

好発年齢は、本邦の脊髄血管障害に対する血管内治療登録（JR-NET）によると40歳代で、性別では男性に多いです。

好発部位は、JR-NETによると頚椎部と胸椎部の脊髄表面ですが、腰椎部あるいは仙椎部にも約20％の頻度でみられます。言い換えれば、腰椎部や仙椎部の脊柱管内の構造物は脊髄円錐や馬尾なので、約20％の頻度で脊髄円錐や馬尾にみられるということです。

症状発現機序ですが、くも膜下出血や静脈灌流障害による静脈圧亢進（うっ血性脊髄症）が多いです。

● 主要文献

1) Barrow DL, Colohan ART, Dawson R：Intradural perimedullary arteriovenous fistulas（Type Ⅳ spinal cord arteriovenous malformations）．J Neurosurg 81：221-229，1994．
2) 川本俊樹，金 彪：脊髄血管障害［松谷雅生，田村 晃，藤巻高光，ほか（編）：脳神経外科周術期管理のすべて］．422-423 頁，メジカルビュー社，東京，2014．
3) 松丸祐司，原 貴行，松村 明：脊髄動静脈シャント―何が治せて何が治療困難か―．脳神経誌 22(1)：44-51，2013．
4) 宮本 亨，片岡大治：血管障害［田村 晃，松谷雅生，清水輝夫（編）：EBM に基づく脳神経疾患の基本治療指針］．249-251 頁，メジカルビュー社，東京，2006．
5) 宮坂和男：脊髄動静脈奇形；その分類と診断．脊椎脊髄 6(7)：479-485，1993．
6) Mourier KL, Gobin YP, George B, et al：Intradural perimedullary arteriovenous fistulae：Results of surgical and endovascular treatment in series of 35 cases. Neurosurgery 32：885-891，1993．
7) 高橋 聡，加藤弘毅，戸村則昭，ほか：脊髄動静脈瘻の画像診断；硬膜内髄外性と硬膜性との比較．臨床放射線 47(5)：633-640，2002．
8) Tsuruta W, Matsumaru Y, Miyachi S, et al：Endovascular treatment of spinal vascular lesion in Japan：Japanese registry of neuroendovascular therapy（JR-NET）and JR-NET2．Neurol Med Chir（Tokyo）54：72-78，2014．
9) 柳下 章：脊髄表面動静脈瘻［柳下 章（編）：エキスパートのための脊椎脊髄疾患の MRI．第 2 版］．415-417 頁，三輪書店，東京，2010．

Q.2 脊髄辺縁部動静脈瘻の脊髄血管造影所見を教えてください ― 脊髄血管造影所見 ―

脊髄辺縁部動静脈瘻の**脊髄血管造影所見**ですが、**流入動脈**は前脊髄動脈や後脊髄動脈（前脊髄動脈のことが多い）から分岐する軟膜枝で、流入動脈の数は複数のことが多いです。**流出静脈**は冠状静脈叢ですが、最終的には根髄静脈へ灌流します。しばしば、流出静脈に静脈瘤を認めることがあります。

● 主要文献

1) Barrow DL, Colohan ART, Dawson R：Intradural perimedullary arteriovenous fistulas（Type Ⅳ spinal cord arteriovenous malformations）．J Neurosurg 81：221-229，1994．
2) 伊藤 理，後藤勝彌：脊髄の動静脈瘻―特に髄内腫瘍との鑑別および治療について―．脊椎脊髄 15(3)：207-213，2002．
3) 松丸祐司，原 貴行，松村 明：脊髄動静脈シャント―何が治せて何が治療困難か―．脳神経誌 22(1)：44-51，2013．
4) Mourier KL, Gobin YP, George B, et al：Intradural perimedullary arteriovenous fistulae：Results of surgical and endovascular treatment in series of 35 cases. Neurosurgery 32：885-891，1993．
5) 高橋 聡，加藤弘毅，戸村則昭，ほか：脊髄動静脈瘻の画像診断；硬膜内髄外性と硬膜性との比較．臨床放射線 47(5)：633-640，2002．
6) Tsuruta W, Matsumaru Y, Miyachi S, et al：Endovascular treatment of spinal vascular lesion in Japan：Japanese registry of neuroendovascular therapy（JR-NET）and JR-NET2．Neurol Med Chir（Tokyo）54：72-78，2014．
7) 柳下 章：脊髄表面動静脈瘻［柳下 章（編）：エキスパートのための脊椎脊髄疾患の MRI．第 2 版］．415-417 頁，三輪書店，東京，2010．

Q.3 脊髄辺縁部動静脈瘻の治療を教えてください ― 治療 ―

脊髄辺縁部動静脈瘻の**治療**には外科的治療、血管内手術（塞栓術）や外科的治療と血管内手術の併用療法がありますが、どれが最適治療であるかについては議論があります。

血管内手術は、一般に、外科的治療を安全に行うための手段として用いられることが多い

です。すなわち、血管内手術は流入動脈が太く短絡部にカテーテルを誘導しやすい症例、流れが速く高流量の症例や、静脈瘤を有する症例に対して血流を減少させる目的で行われます。

外科的治療の適応は、流入動脈の細い症例や短絡部が脊髄背面にある症例で、流入動脈を短絡部に近い所で凝固・切断します。

なお、静脈うっ滞（静脈圧亢進によるうっ血性脊髄症）発症例では、術後に抗凝固療法が必要です。

治療ですが、外科的治療も血管内治療も脊髄硬膜動静脈瘻（dural AVF）と比べて難しく、根治率は低いです。

●主要文献

1) Barrow DL, Colohan ART, Dawson R：Intradural perimedullary arteriovenous fistulas (Type IV spinal cord arteriovenous malformations). J Neurosurg 81：221-229, 1994.
2) 飛騨一利, 関 俊隆, 矢野俊介, ほか：脊髄動静脈奇形の手術の適応とポイント. 脳神経外科速報 14(5)：421-429, 2004.
3) 宮本 亨, 片岡大治：血管障害［田村 晃, 松谷雅生, 清水輝夫（編）：EBMに基づく脳神経疾患の基本治療指針］. 249-251頁, メジカルビュー社, 東京, 2006.
4) Mourier KL, Gobin YP, George B, et al：Intradural perimedullary arteriovenous fistulae：Results of surgical and endovascular treatment in series of 35 cases. Neurosurgery 32：885-891, 1993.
5) 緒方 登, 後藤勝彌：脊髄動静脈奇形に対する血管内手術. Spinal Surgery 12(2)：103-110, 1998.
6) 山本勇夫, 間中 浩：脊髄動静脈奇形［山浦 晶（総編集）, 橋本信夫（専門編集）：脳神経外科学大系. 11. 脊椎・脊髄疾患. 末梢神経・自律神経疾患］. 238-248頁, 中山書店, 東京, 2005.
7) 矢野俊介, 飛騨一利：脊髄血管障害治療の最前線. Brain and Nerve 61(6)：645-654, 2009.

4．脊髄髄内動静脈奇形

Q.1 脊髄髄内動静脈奇形の概要を説明してください

脊髄髄内動静脈奇形（spinal intradural intramedullary AVM）は、Nidusが脊髄実質内に存在するものをいいます（**275頁の図13の下図**）。本疾患は先天性疾患とされています。

頻度は、脊髄動静脈奇形の中で最も少ないです（約14％）。

好発年齢は、本邦の脊髄血管障害に対する血管内治療登録（JR-NET）によると30歳代で、性別では女性に多いです。

好発部位は、JR-NETによると頸椎部と胸椎部です。

症状は、突然の四肢麻痺や対麻痺です。

症状発現機序は、髄内出血やくも膜下出血によることが多く、したがって、再出血がなければ症状の進行のないことが多いです。

●主要文献

1) 花北順哉, 高橋敏行：脊髄動静脈奇形［太田富雄（総編集）：脳神経外科学 I 改訂11版］. 2216-2228頁, 金芳堂, 京都, 2012.
2) 川本俊樹, 金 彪：脊髄血管障害［松谷雅生, 田村 晃, 藤巻高光, ほか（編）：脳神経外科周術期管理のすべて］. 422-423頁, メジカルビュー社, 東京, 2014.
3) 松丸祐司, 原 貴行, 松村 明：脊髄動静脈シャント―何が治せて何が治療困難か―. 脳外誌 22(1)：44-51, 2013.
4) Tsuruta W, Matsumaru Y, Miyachi S, et al：Endovascular treatment of spinal vascular lesion in Japan：Japanese

registry of neuroendovascular therapy (JR-NET) and JR-NET2. Neurol Med Chir (Tokyo) 54：72-78, 2014.

Q.2 脊髄髄内動静脈奇形の脊髄血管造影所見を教えてください ― 脊髄血管造影所見 ―

脊髄髄内動静脈奇形の**脊髄血管造影所見**ですが、**流入動脈**は、ほとんどが複数で、脊髄を栄養している前脊髄動脈や後脊髄動脈で［通常、前脊髄動脈の中心溝動脈（中心動脈）が関与］、**ヘアピンカーブ（hairpin curve）**を呈し（正面像）、**Nidus が描出**されます。そして、Nidus を経て前脊髄静脈や後脊髄静脈を経由し、順行性に根髄静脈へ流出していきます。なお、動脈瘤や静脈瘤を合併することがあります。

●主要文献

1) 川本俊樹, 金　彪：脊髄血管障害［松谷雅生, 田村　晃, 藤巻高光, ほか（編）：脳神経外科周術期管理のすべて］. 422-423 頁, メジカルビュー社, 東京, 2014.
2) 松丸祐司, 原　貴行, 松井　明：脊髄動静脈シャント―何が治せて何が治療困難か―. 脳外誌 22(1)：44-51, 2013.
3) 宮本　亨, 片岡大治：血管障害［田村　晃, 松谷雅生, 清水輝夫（編）：EBM に基づく脳神経疾患の基本治療指針］. 249-251 頁, メジカルビュー社, 東京, 2006.
4) Tsuruta W, Matsumaru Y, Miyachi S, et al：Endovascular treatment of spinal vascular lesion in Japan：Japanese registry of neuroendovascular therapy (JR-NET) and JR-NET2. Neurol Med Chir (Tokyo) 54：72-78, 2014.
5) 山本勇夫, 間中　浩：脊髄動静脈奇形［山浦　晶（総編集）, 橋本信夫（専門編集：脳神経外科学大系. 11. 脊椎・脊髄疾患. 末梢神経・自律神経疾患］. 238-248 頁, 中山書店, 東京, 2005.

Q.3 脊髄髄内動静脈奇形の治療を教えてください ― 治療 ―

脊髄髄内動静脈奇形の**治療**ですが、外科的治療法は手術侵襲が大きく、また困難で、血管内手術（塞栓術）が選択されますが、塞栓術で完治させることもまた困難です。このように、外科的治療および血管内治療のどちらにおいても完治させることは困難で、病変の一部を治療するにとどまります。

なお、最近では定位放射線照射（γKnife や CyberKnife）による治療が行われていますが、その効果、耐容線量や長期的合併症などについての問題があり、今後のさらなる報告を待つ必要があります。

予後ですが、根治的治療の不可能なことが多く、不良です。

●主要文献

1) 花北順哉, 高橋敏行：脊髄動静脈奇形［太田富雄（総編集）：脳神経外科学 I 改訂 11 版］. 2216-2228 頁, 金芳堂, 京都, 2012.
2) 飛騨一利, 関　俊隆, 矢野俊介, ほか：脊髄動静脈奇形の手術の適応とポイント. 脳神経外科速報 14(5)：421-429, 2004.
3) Hida K, Shirato H, Isu T, et al：Focal fractionated radiotherapy for intramedullary spinal arteriovenous malformations；10-years experience. J Neurosurg (Spine 1) 99：34-38, 2003.
4) 川本俊樹, 金　彪：脊髄血管障害［松谷雅生, 田村　晃, 藤巻高光, ほか（編）：脳神経外科周術期管理のすべて］. 422-423 頁, メジカルビュー社, 東京, 2014.
5) 小野寺俊輔, 西川　昇, 白土博樹, ほか：髄内動静脈奇形に対する定位放射線治療. 脊椎脊髄 24(4)：289-293, 2011.
6) Sinclair J, Chang SD, Gibbs IC, et al：Multisession CyberKnife rediosurgery for intramedullary spinal cord arteriovenous malformations. Neurosurgery 58：1081-1089, 2006.
7) 山本勇夫, 間中　浩：脊髄動静脈奇形［山浦　晶（総編集）, 橋本信夫（専門編集）：脳神経外科学大系. 11. 脊椎・脊髄疾患. 末梢神経・自律神経疾患］. 238-248 頁, 中山書店, 東京, 2005.

第8章
頭蓋内の感染症

Ⅰ 総　論

Q.1　頭蓋内の感染症の概略を説明してください

　頭蓋内の感染症とは、細菌、ウイルス、真菌や寄生虫などの病原体が頭蓋内の組織に着床して局所性あるいはびまん性の病巣をつくる結果、種々の神経症状を呈する病態をいいます。

　では、どのような病気があるのでしょうか。それは、頭蓋骨骨髄炎、硬膜下膿瘍、髄膜炎、単純ヘルペス脳炎、脳膿瘍、静脈洞血栓症や細菌性動脈瘤などです。

　症状はどうでしょう。もちろん、疾患により異なりますが、一般に、炎症症状と頭蓋内圧亢進症状はみられますが、その他、硬膜下膿瘍や脳膿瘍では局所神経症状がみられます。

　診断は、病歴、髄液所見、CTやMRIによりなされます。

　治療ですが、感染症ですから抗菌薬の投与が必要なことは言うまでもありません。また、ほとんどの症例で頭蓋内圧が高くなっているので、脳圧下降薬を投与します。外科的治療としては、硬膜下膿瘍に対しては穿頭や開頭による排膿術を行い、頭蓋内圧が高いときには外減圧術を併用します。脳膿瘍に対しては穿頭や開頭による排膿術や、開頭による全摘出術が行われますが、頭蓋内圧が高いときには外減圧術が併用されます。その他、原疾患があればその治療を行います。

Q.2　病原体はどのような経路で頭蓋内に入ってくるのでしょうか？
　　　　── 感染経路 ──

　3つの感染経路が考えられます。すなわち、①他の臓器の感染性疾患から菌が血流にのって頭蓋内に運ばれる**血行性感染**、②中耳炎や副鼻腔炎などの**周囲の炎症巣からの波及**、③開放性頭部外傷や開頭術後などの**外的因子による感染**、です。

Q.3　髄膜刺激症状について説明してください

　髄膜炎やくも膜下出血に罹患すると、髄膜が刺激され種々の徴候（症状）が出現します。これを**髄膜刺激徴候（髄膜刺激症状）**といいます。

　髄膜刺激徴候には、**項部硬直**（図1の左図）、**Kernig徴候**（ケルニッヒ）（図1の右図）や**羞明**（しゅうめい）などがあります。

　まず、**項部硬直の検査の仕方**ですが（図1の**左図**）、仰臥位で患者の頭部を持ち上げて前屈させます。その際の頚部の抵抗を検者の手で感じます。項部硬直のある場合には、抵抗を感じ、充分に前屈させることはできません。

　次に、**Kernig徴候の検査の仕方**ですが（図1の**右図**）、患者を仰臥位にし、検者が患者の股関節および膝関節を直角に曲げた後、患者の膝を押さえて下腿を受動的に伸展させます。下腿を持ち上げても、膝が屈曲し下腿を十分に伸展できないときは陽性です。ちなみに、正常者では大腿と下腿とが一直線になるまで伸展できます。

なお、髄膜刺激症状の出現頻度ですが、項部強直が最も高く、次いでKernig徴候です。

〔項部硬直〕
頭部を充分に前屈できないとき→陽性
1. 仰臥位で患者の頭部を持ち上げて前屈させます。
2. その際、頸部の抵抗を感じ、充分に前屈させることができないときは陽性です。

〔Kernig徴候〕
下腿を充分に伸展できないとき→陽性
1. 患者を仰臥位にし、検者が患者の股関節および膝関節を直角に曲げた後、患者の膝を押さえて下腿を受動的に伸展させます。
2. 下腿を持ち上げても、膝が屈曲し下腿を充分に伸展できないときは陽性です。

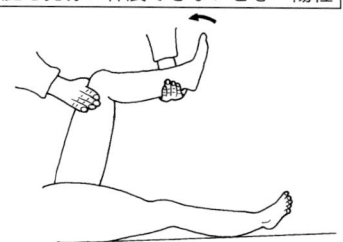

図 1. 髄膜刺激徴候
(窪田 惺：脳神経外科ビジュアルノート．金原出版，東京，2009より許可を得て転載)

Ⅱ 髄膜炎 Meningitis

Q.1 髄膜炎の概略を説明してください

髄膜炎(meningitis)とは脳・脊髄髄膜の炎症、すなわちくも膜および軟膜の炎症をいい、脳炎は含みません。

髄膜炎は、細菌性、ウイルス性、真菌性や結核性などに分類されますが、結核菌を除く細菌による髄膜炎(細菌性髄膜炎)を**化膿性髄膜炎**といいます。また、髄膜炎菌による髄膜炎は大規模に流行することから、**流行性髄膜炎**とも呼ばれます。

症状ですが、発熱、項部硬直および意識障害が髄膜炎の3徴候ですが、3徴候がすべて揃うのは、髄膜炎患者全体の2/3以下です。

診断は、腰椎穿刺により髄液を採取し、その髄液所見によりなされます(表1)。

治療は抗菌薬、抗結核薬や抗真菌薬の全身投与を行います。また免疫グロブリン製剤(ガンマ・グロブリン)を投与することもあります。頭蓋内圧が高い場合には、脳圧下降薬を投与します。

Q.2 髄膜炎の起炎菌について教えてください

髄膜炎の**起炎菌**は、**細菌性**では大腸菌、B群溶連菌(β溶血性レンサ球菌)、肺炎球菌やヘモフィルス・インフルエンザ桿菌[ほとんどがB型菌(Haemophilus influenzae Type B；Hib)]で、その他、髄膜炎菌やブドウ球菌などです。**ウイルス性**で原因が判明しているものでは Mumpus virus(ムンプス)が最も多く、また、**真菌性**は本邦では *Cryptococcus* neoformans(クリプトコッカス ネオホルマンス)が大多数です。

Q.3 各種髄膜炎の髄液所見について教えてください

各髄膜炎の髄液所見を表1に示します。

表 1. 各髄膜炎の髄液所見

	外観	髄液圧(初圧)(側臥位)	細胞数	総蛋白量	糖量
正常	水様透明	60～180 mmH₂O	0～5個/mm³	15～45 mg/dL	50～75 mg/dL
化膿性髄膜炎	混濁、膿性	著明に上昇	著明に増加(多核球)	増加	著明に減少(0～20)
ウイルス性髄膜炎	透明	正常か軽度上昇	軽度～中等度増加(リンパ球・単核球)	正常、あるいは軽度増加	正常
真菌性髄膜炎	透明～混濁	中等度上昇	軽度～中等度増加(リンパ球・単核球)	増加	減少(40以下)
結核性髄膜炎	透明～混濁 日光微塵	中等度上昇	軽度～中等度増加(リンパ球・単核球)	増加(200前後)	減少(45未満)

● 主要文献

1) 尾野精一：化膿性髄膜炎・脳炎．Clinical Neuroscience 21(8)：898-900，2003．
2) 竹岡常行：脳脊髄液検査の意義．日内会誌 85：672-676，1996．
3) 田崎義昭，斎藤佳雄(著)，坂井文彦(改訂)：ベッドサイドの神経の診かた．272-276頁(髄液検査での注意)，南山堂，東京，2013．
4) 冨安　斉，冨安敏夫，吉井文均：髄液．内科 93(6)：1462-1463，2004．

Q.4 結核性髄膜炎の髄液所見にある日光微塵とはなんですか？

　日光微塵の観察の仕方ですが、髄液を入れた試験管を斜めに持ち、軽く振りながら直射日光を前上方から投射させ黒い背景で観察します。すると、一見透明な液の中に、あたかも隙き間から暗室内に差し込む日の光の中にゴミが見えるように、浮遊物が見えます。これを**日光微塵**といいます。この所見は**細胞増加**を意味しています。

【隠れ家】

Ⅲ 単純ヘルペス脳炎

Q.1 単純ヘルペス脳炎の概略を説明してください

　単純ヘルペス脳炎（herpes simplex encephalitis）は単純ヘルペスウイルス（口唇ヘルペスの原因）によって引き起こされる脳炎です。

　感染経路ですが、上気道や嗅粘膜の感染巣から嗅神経を介して脳に感染、あるいは三叉神経節に潜伏していたウイルスが再活性化され、前頭蓋窩や中頭蓋窩の髄膜に分布する三叉神経を介して脳に感染するとされています。

　好発年齢は、すべての年齢にみられますが、平均発症年齢は約30歳です。**性別**では、男性に多いです。

Q.2 単純ヘルペス脳炎の起こりやすい部位はどこですか？ ― 好発部位 ―

　単純ヘルペス脳炎の**好発部位**は側頭葉内側下面や前頭葉下面（眼窩回）で、神経細胞および膠細胞（glia）のいずれにも感染します。**好んで大脳皮質を侵します**が、白質や基底核は侵されにくいです。また、しばしば両側性に侵されますが、1側に著明なことが多いです。

Q.3 単純ヘルペス脳炎の症状を教えてください ― 症状 ―

　単純ヘルペス脳炎では、発熱（高熱）、鼻汁、咳、頭痛や全身倦怠感などの**感冒様症状を前駆症状**とする時期（前駆症状期）があります。前駆症状の出現後、神経症状が突然または急速に発現します（神経症状出現期）。すなわち、意識障害、精神症状（性格変化や異常行動など）、痙攣、失語症や健忘症がみられますが、精神症状で発症する例が最も多く、次いで意識障害です。

Q.4 単純ヘルペス脳炎の髄液所見を教えてください

　単純ヘルペス脳炎の**髄液所見**ですが、**性状**は**血性**または Xanthochromia（キサントクロミー）で、糖は正常ですが、細胞数および総蛋白量は増加しています。また、髄液圧は高いです。ちなみに、Xanthochromia とは髄液が黄色調な状態をいい、ある程度時間の経ったくも膜下出血やくも膜下腔の閉塞による髄液のうっ滞などでみられます。

Q.5 単純ヘルペス脳炎の画像所見を教えてください ― 画像所見 ―

　単純ヘルペス脳炎の**単純CT**は、1側の側頭葉皮質を中心とする低吸収域で、ときに点状または線状の高吸収域が混在しています。島葉に病変が及んだ場合、**レンズ核が保たれているのが特徴**です。**造影CT**では、ときに、病変部が不規則に増強されることがあります。

　単純MRIでは、FLAIR（フレアー）画像や拡散強調画像が有用で、高信号を呈します。**造影MRI**では病変部が増強されます（図2）。ちなみに、FLAIR（fluid-attenuated inversion recovery）画像とは、脳脊髄液からの信号を抑制し、かつ強いT2強調画像を得ることできる撮像

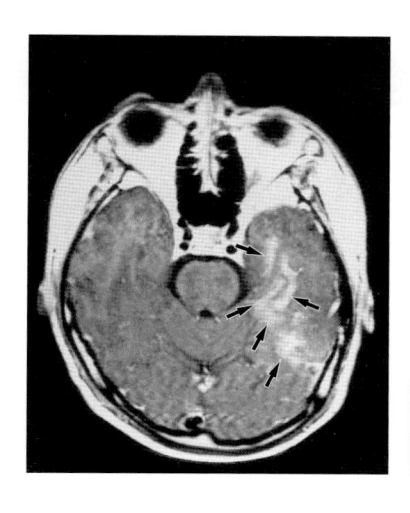

図 2. 単純ヘルペス脳炎の造影MRI
（窪田 惺：感染症・神経血管圧迫症候患を究める．永井書店，大阪，2010 より許可を得て転載）

側頭葉内側部の前方から後方にかけて、帯状の増強効果を認めます（→）。

法です。

Q.6 単純ヘルペス脳炎の診断はどのようにするのですか？― 診断 ―

単純ヘルペス脳炎の**診断**は、症状、CT、MRI、髄液所見や、血清および髄液の単純ヘルペス抗体価の検査などによりなされますが、**確定**には、髄液のポリメラーゼ連鎖反応（polymerase chain reaction；PCR）により単純ヘルペスウイルスを検出するか、あるいは単純ヘルペス抗体価の検査で補体結合反応の有意な経時的上昇を認めることが必要です。

Q.7 単純ヘルペス脳炎の治療および予後を教えてください ― 治療と予後 ―

単純ヘルペス脳炎の**治療**は、抗ウイルス薬や抗脳浮腫薬（グリセオール®やマンニットール®）の点滴静注を行います。

抗ウイルス薬では Aciclovir（Zovirax®）が**第一選択薬**で、Vidarabine（adenine arabinoside；Ara-A）は第二選択薬です。その他、免疫グロブリン製剤や抗てんかん薬を投与します。頭蓋内圧亢進症状が著明なときには、外減圧術を行います。

予後は一般に不良ですが、本邦での死亡率は Aciclovir 導入後 10％に減少しています。しかし、救命されても記銘力障害、人格変化、集中力の低下、てんかんや健忘などの後遺症を残します。

Ⅳ 頭蓋内硬膜下膿瘍

Q.1 硬膜下膿瘍の概略を説明してください

　硬膜下膿瘍(**subdural abscess**)とは、硬膜とくも膜との間の硬膜下腔に膿が貯溜している状態をいいます。発生頻度は稀で、脳膿瘍の 1/5〜1/4 です。
　起炎菌は、全体ではレンサ球菌が最も多いですが、乳幼児では大腸菌、肺炎球菌やインフルエンザ菌が多いです。
　好発年齢は、すべての年齢層に発生しますが、若年者(10〜30 歳)に最も多いです。性別では**男性に多い**です。
　好発部位は、大脳円蓋部に多いです。
　症状は、炎症症状(発熱、白血球増多)、項部硬直や Kernig 徴候などの髄膜刺激症状(**284 頁の Q.3**)、局所神経症状(片麻痺や失語症など)、痙攣発作および頭蓋内圧亢進症状です。

Q.2 硬膜下膿瘍の感染源を教えてください ― 感染源 ―

　硬膜下膿瘍の**感染源**ですが、全体では副鼻腔炎からの波及が多いですが(中でも前頭洞炎が最も多い)、その他、中耳炎、開頭術後、髄膜炎や頭部外傷後などです。**感染源を年代別に**みると、乳幼児では化膿性髄膜炎に続発することが圧倒的に多く、年長児や成人では副鼻腔炎、特に前頭洞炎からの波及が圧倒的に多いです。

Q.3 硬膜下膿瘍の画像所見を教えてください ― 画像所見 ―

　硬膜下膿瘍の**単純 CT** では、三日月状の低吸収域を円蓋部や大脳半球間裂に認めますが（**図 3 の左図**）、ときに凸レンズ状の低吸収域を呈することもあります。また、著明な脳浮腫像もみられます。**造影 CT** では被膜が増強されます（**図 3 の右図**）。

　単純 MRI では、膿瘍の部分は T1 強調画像で低信号、T2 強調画像で高信号を呈します。また、FLAIR 画像では高信号、拡散強調画像では著明な高信号を呈します。**造影 MRI** では被膜が増強されます。

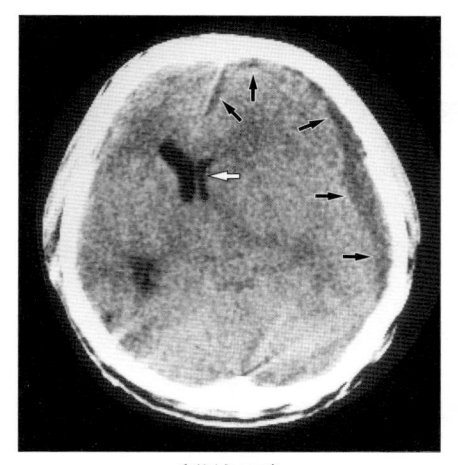

〔単純 CT〕

1. 頭蓋骨内板に沿った大脳半球穹隆部および大脳鎌前方部に三日月状、一部凸レンズ型の低吸収域（膿）を認めます（→）。
2. 側脳室前角は圧排され反対側に変位し（⇒）、また第 3 脳室は消失しています。

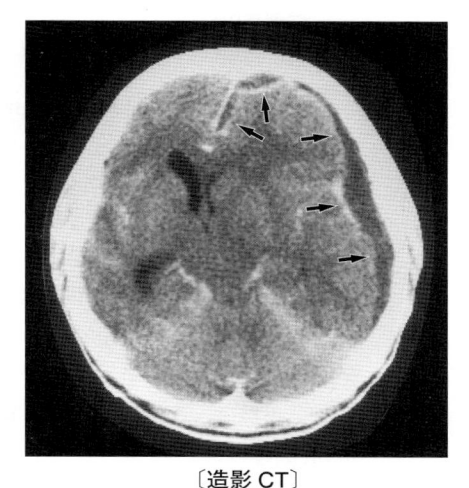

〔造影 CT〕

被膜が増強されています（→）。

図 3. 頭蓋内硬膜下膿瘍の CT
（窪田　惺：感染症・神経血管圧迫症候患を究める．永井書店，大阪，2010 より許可を得て転載）

Q.4 硬膜下膿瘍の治療はどうするのですか？― 治療 ―

　治療は、穿頭術または開頭術により排膿を行うとともに、抗菌薬や脳圧下降薬の投与を行います。頭蓋内圧亢進症状が著しいときには外減圧術を併用します。また、原因となる疾患があれば、膿瘍が治癒したのちにその治療を行います。

Ⅴ 脳膿瘍

Q.1 脳膿瘍の概略を説明してください

　脳膿瘍(brain abscess)とは、脳実質に化膿性炎症が引き起こされた結果、脳実質内に膿が貯溜した状態をいいます。通常、脳膿瘍といえば細菌性(化膿性)の脳膿瘍を指します。
　起炎菌は、レンサ球菌が最も多く、次いで黄色ブドウ球菌です。
　好発年齢は、10歳以下と40歳代にピークがあります。
　好発部位ですが、前頭葉や頭頂葉に最も多いです(3/4)。残りの1/4は側頭葉や後頭葉、あるいは小脳です。なお、後頭蓋窩(小脳が多い)発生例の原因は中耳炎のことが多いです。

Q.2 脳膿瘍の感染源や感染経路を教えてください ― 感染源と感染経路 ―

　感染源として最も多いのは、頭蓋腔近傍の炎症巣からの波及、すなわち中耳炎や副鼻腔炎などからの波及によるものです。頭蓋腔近傍の炎症巣のうち、中耳炎が波及して脳膿瘍が発生するものを**耳性脳膿瘍**といい、側頭葉が好発部位です。また、副鼻腔炎が波及して脳膿瘍が発生するものを**鼻性脳膿瘍**といいますが、副鼻腔炎の中では前頭洞炎からの波及が多く、前頭葉が好発部位です。頭蓋腔近傍の炎症巣からの波及例の中では、耳性の脳膿瘍が最も多いです。

　二番目は、遠隔部感染巣、すなわち、胸腔内感染巣(肺化膿症や膿胸など)、腹腔内感染巣(肝膿瘍など)や細菌性心内膜炎などから、菌が血流(動脈)にのって脳に運ばれ、脳膿瘍を形成する**血行性波及**です。この遠隔部他臓器の感染巣からの血行性波及による脳膿瘍を**転移性(血行性)脳膿瘍**といいます。転移性脳膿瘍では多発性が多く、また、他の原因による脳膿瘍よりも致死率が高いです。また、非常に不思議なことに血行性波及の中には、いわゆる**感染巣を有しない先天性心疾患**(特に、右から左の短絡をもつ**チアノーゼ心疾患**)が原因となり、脳膿瘍が発生する例があるということです。つまり、判然とした炎症巣がないのに脳膿瘍が発生するのです。この先天性疾患による脳膿瘍は2歳以上の小児に多いです。

　最後は開放性頭部外傷からの続発です。なお、感染源不明例は15～25％の頻度ですが、乳児に多いです。

Q.3 脳膿瘍の症状を教えてください ― 症状 ―

　脳膿瘍の**症状**は、一般に、炎症症状、局所神経症状および頭蓋内圧亢進症状ですが、時期により異なります。すなわち、**急性期**では、軽度～中等度の意識障害、痙攣、髄膜刺激症状、炎症所見(発熱や白血球増多)や頭蓋内圧亢進症状です。**亜急性期**では、頭蓋内圧亢進症状が最も著明な症状であり、また局所神経症状もはっきり認められます。一方、熱は解熱傾向(37℃)となります。**慢性期**では、局所神経症状が主体です。

Q.4 脳膿瘍の画像所見を教えてください ― 画像所見 ―

脳膿瘍の**脳血管造影**所見は、無血管野、びまん性の均質な陰影や被膜(膿瘍壁)のリング状陰影です。

単純CTでは、膿瘍部は低吸収域です(**図4の左上図**)。**造影CT**では、被膜がリング状に

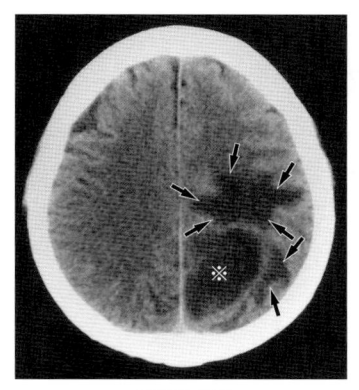

<単純CT>
1. 後頭葉白質内に低吸収域(膿)を認めます(※)。
2. 腫瘤の周囲白質には脳浮腫による低吸収域を認めます(→)。

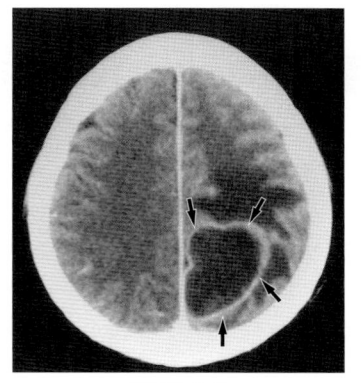

<造影CT>
被膜がリング状に増強されています(→)。

〔CT〕

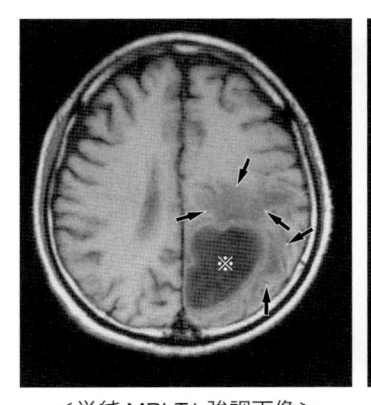

<単純MRI T1強調画像>
1. 後頭葉白質内に明瞭な低信号を認めます(※)。
2. 腫瘤の周囲白質には脳浮腫による低信号を認めます(→)。

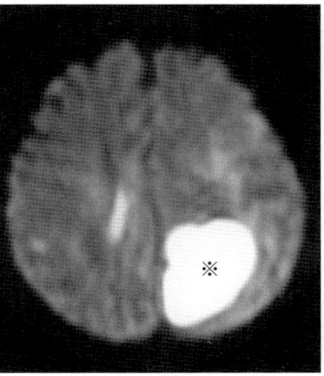

<MRI拡散強調画像>
病変部は著明な高信号を呈しています(※)。

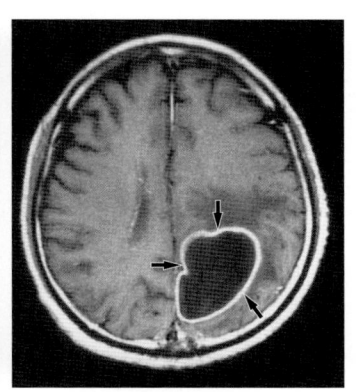

<造影MR>
被膜がリング状に増強されています(→)。

〔MRI〕

図 4. 脳膿瘍の画像所見
(窪田 惺:感染症・神経血管圧迫症候群を究める. 永井書店, 大阪, 2010 より許可を得て転載)

増強されます（**図4**の**右上図**）。リング（被膜）の厚さは灰白質側（表面）で厚く、白質側（脳室側）で薄い傾向にあります。これは灰白質と白質の血管密度の差によるもので、血管の豊富な灰白質では被膜化しやすいのです。なお被膜の形成には、2〜3週間必要です。

　単純MRIは、膿瘍部はT1強調画像で低信号（**図4**の**左下図**）、T2強調画像で高信号です。被膜はT1強調画像で等〜軽度高信号、T2強調画像で低信号です。**拡散強調画像**では、均質で著明な高信号を呈します（**図4**の**下中図**）。**造影MRI**では、被膜がリング状に増強されます（**図4**の**右下図**）。

Q.5 脳膿瘍の治療はどうするのですか？— 治療 —

　脳膿瘍の**治療**ですが、**保存的治療**としては抗菌薬や脳圧下降薬を投与します。**外科的治療**としては、まず、穿刺・排膿術を行います。穿刺・排膿術を繰り返し行っても膿が貯溜する場合には、開頭して膿瘍を被膜とともに摘出します（全摘出術）。また、頭蓋内圧亢進症状が著明なときには外減圧術を加えます。

【隠れ家】

第9章 神経血管圧迫症候群

I 総　論

Q.1　神経血管圧迫症候群とは聞き慣れない言葉ですが、なんですか？

　神経血管圧迫症候群とは、脳神経の神経根進入部あるいは神経根出口部が脳血管に圧迫されることにより、種々の神経刺激症状を呈する疾患をいいます（**図1**の**上図**）。この脳神経を圧迫している血管（責任血管）を同定するには、椎骨動脈造影やMRI・MRAが用いられ

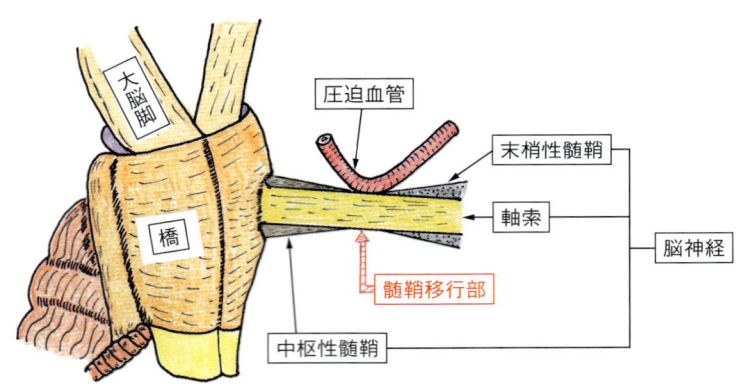

〔神経血管圧迫症候群の発生機序〕

1. 神経根進入部（出口部）の髄鞘移行部は軸索が露出あるいは髄鞘が薄くて抵抗に弱いため、障害を受けやすいとされています。
2. 脳血管が髄鞘移行部を圧迫することにより、種々の症状が引き起こされます。

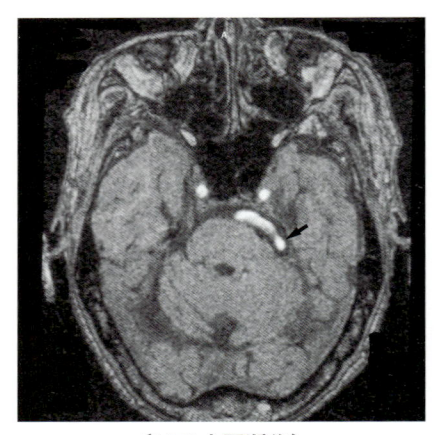

〔MRI 水平断像〕

1. 神経根進入部に高輝度の太い像を認めます（→）。
2. この高輝度像は、右のMRA正面像と組み合わせることにより、蛇行した椎骨動脈であることがわかります。

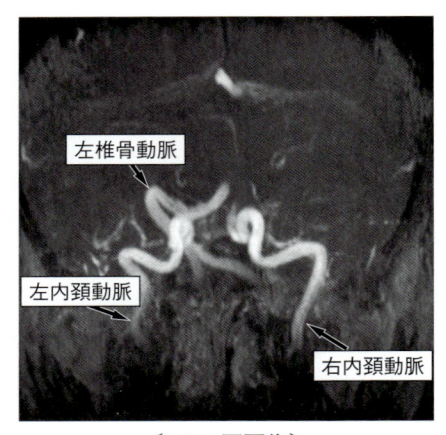

〔MRA 正面像〕

1. 左の椎骨動脈は蛇行しています。
2. この蛇行した椎骨動脈が脳神経を圧迫して症状を出しています。

（窪田　惺：感染症・神経血管圧迫症候群を究める．永井書店、大阪，2010 より許可を得て転載）

図 1. 神経血管圧迫症候群

ます(**図1**の**下図**)。ちなみに、神経根進入部(出口部)とは、脳神経が脳幹に出入りする部分をいいます。この神経根進入部(出口部)は、中枢神経系と末梢神経系との移行部であり(**髄鞘移行部**といいます)、この移行部では髄鞘が一部欠損し脳神経の軸索が露出、あるいは髄鞘が薄く抵抗減弱部であり、傷害を受けやすいとされています(**図1**の**上図**)。その結果、神経根進入部(出口部)の髄鞘移行部への脳血管の圧迫により、種々の症状(神経血管症候群)が引き起こされます。

Q.2 神経血管圧迫症候群の外科的治療を教えてください ― 外科的治療法 ―

　神経血管圧迫症候群の**外科的治療**には、**手術用顕微鏡下**に圧迫血管を脳神経から離す方法がとられますが、この手術的治療法を**微小血管減圧術**といいます。すなわち、患側の後頭骨下部の外側(乳突切痕後端付近)に小開頭を行い、小脳を圧排後、当該脳神経に到達し、圧迫血管を同定します。そして、圧迫血管を脳神経から遊離し圧迫を解除した後、責任血管に帯状のテフロンをかけてつり上げ、テフロン束を錐体骨後面の硬膜(三叉神経痛では小脳テント下面)に生物学的組織接着剤で固定し、再度戻らないようにします(**図2**)(方法は施設により若干異なります)。

　現在、**微小血管減圧術の対象となっている疾患**は、片側顔面痙攣、三叉神経痛、舌咽神経痛ですが、めまい・耳鳴、本態性高血圧および痙性斜頸の一部も有効とされています。

Ⅱ 片側顔面痙攣

Q.1 片側顔面痙攣について説明してください

片側顔面痙攣(hemifacial spasm)とは、1側の顔面表情筋が発作性かつ反復性に、自分の意思とは関係なく収縮する状態をいいます。本症は精神的緊張で誘発され、また**睡眠中にも認められます**。

好発年齢は40〜70歳代で、性別では女性に多いです。

Q.2 片側顔面痙攣の好発部位や責任血管を教えてください

ほとんどは眼輪筋より始まり、中でも**下眼瞼に初発**することが最も多いです。そして、次第に頬筋や口輪筋に波及していきます。左右別では、左側に多いです。

責任血管(圧迫血管)としては、前下小脳動脈や後下小脳動脈が多いです。

Q.3 片側顔面痙攣の治療法を教えてください ― 治療 ―

治療は、ボツリヌス毒素治療と微小血管減圧術(図2)とがあります。**ボツリヌス治療**とは、ボツリヌス毒素を眼輪筋の筋肉内に注射する方法ですが、効果の持続期間は3〜4ヵ月

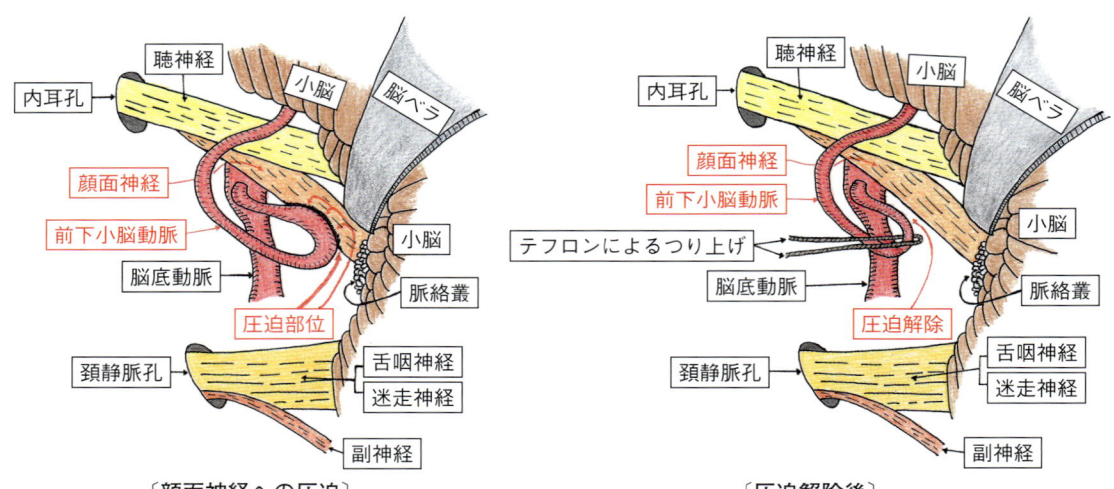

〔顔面神経への圧迫〕
顔面神経の起始部が前下小脳動脈により圧迫されています。

〔圧迫解除後〕
1. 圧迫している前下小脳動脈(責任血管)を顔面神経より遊離し、圧迫を解除します。
2. その後、責任血管に帯状のテフロンをかけてつり上げ、テフロン束を錐体骨後面の硬膜に生物学的組織接着剤で固定し、もとに戻らないようにします(責任血管の転位・移動)。

図 2. 片側顔面痙攣の微小血管減圧術
(高安, 1988を参考にして作成)

とされています。

●**主要文献**

1）高安正和：Microvascular decompression（MVD）．（顕微鏡的）脳神経血管減圧術［景山直樹（編）：脳神経外科学］．691-699頁，金原出版，東京，1988．

【隠れ家】

Ⅲ 三叉神経痛

Q.1 三叉神経痛について説明してください

　三叉神経痛(trigeminal neuralgia)とは、顔面に起こる針で刺すような発作性の鋭い痛みをいいます。痛みの持続時間は数秒～1、2分です。

　痛みは、会話、あくびや咀嚼などの口や顔の動作、洗顔、ひげ剃りや歯磨きなど顔面に接触する動作、あるいはクーラーや扇風機の風が当たることなどにより誘発されます。なお、痛みは**睡眠中には出現しません**し、通常、神経学的異常所見を認めません。

　好発年齢は40～70歳代で、性別では女性に多いです。

Q.2 三叉神経痛の痛みはどの部位に多いのですか？ ― 好発部位 ―

　痛みの部位は、三叉神経第2枝と第3枝領域に多く(歯肉部や頬粘膜に多い)、第1枝領域単独例は極めて少ないです。また、**1側性がほとんど**で、右側に多いです。

　多くの場合、痛みが誘発される部位(**疼痛誘発帯**)があります。すなわち、上口唇、下口唇、口角から頬、鼻翼や歯肉などの部位が、歯磨き、ひげ剃り、咀嚼や洗顔などの動作で刺激されると痛みが誘発されます。

Q.3 三叉神経痛の責任血管はなんですか？ ― 責任血管 ―

　責任血管は、大部分が上小脳動脈で、次いで前下小脳動脈です。

Q.4 三叉神経痛の治療法を教えてください ― 治療 ―

　治療は、Carbamazepine(カルバマゼピン)の投与(内服治療)、三叉神経節ブロックや微小血管減圧術(**図3**)ですが、最近ではγKnifeによる定位放射線照射も行われています。

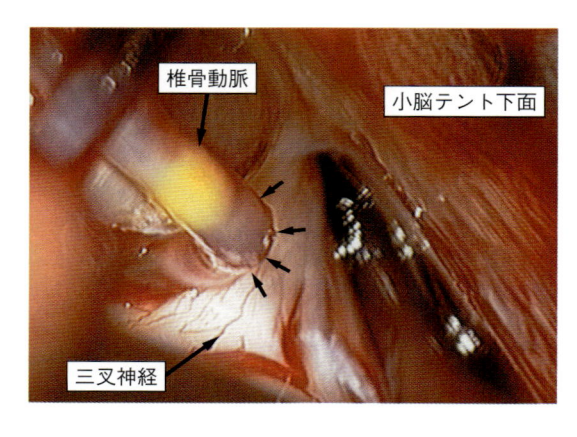

図 3. 三叉神経痛に対する微小血管減圧術
　― 術中写真 ―
(窪田　惺：感染症・神経血管圧迫症候群を究める．永井書店，大阪，2010より許可を得て転載)

> 三叉神経は、椎骨動脈により圧迫されています(→)。

Ⅳ 舌咽神経痛

Q.1 舌咽神経痛について説明してください

　舌咽神経痛（glossopharyngeal neuralgia）とは、扁桃、咽頭部や耳部に生じる針で刺すような、電気が走るような発作性の鋭い痛みをいいます。舌咽神経痛の発症には、舌咽神経と迷走神経の両者が関与しています。発生頻度は、三叉神経痛の1/100～1/70と稀です。

　痛みの持続時間は数秒～数分で、痛みは、嚥下運動、あくびや咳などで誘発されますが、最も多いのは冷たい物を飲み込む時（嚥下時）です。本症では、**睡眠中でも痛みはあります**。

　好発年齢は30～70歳代です。

Q.2 舌咽神経痛の痛みはどこに多いのですか？ ― 好発部位 ―

　痛みは、扁桃、上咽頭後壁、軟口蓋、舌後方1/3や外耳道などにみられますが、耳、扁桃、咽頭、舌の順に多いです。左右別では、左側に多いです。

　通常、咽頭、耳介上や耳介近傍が**疼痛誘発帯**ですが、三叉神経痛に比して明確ではありません。

Q.3 舌咽神経痛の責任血管はなんですか？ ― 責任血管 ―

　責任血管は後下小脳動脈が最も多いです。

Q.4 舌咽神経痛の治療法を教えてください ― 治療 ―

　治療は、Carbamazepineの投与（内服治療）、舌咽神経ブロック、微小血管減圧術やγKnifeによる定位放射線照射です。

あとがき
―多田羅 尚登博士を偲んで―

　本書は、特に脳神経外科学を学び始めた方々に理解できるように配慮した書籍で、医療系や医学部の学生を対象にしていますが、神経学を既に修得した医師に対しても充分対応できるものと思っています。

　「はじめに」でも述べましたが、神経学を理解するためには、その基礎である解剖学や生理学を理解することが重要です。しかしながら、臨床に必要な構造（解剖）や働き（生理）を平易に、かつ簡潔に記載してある書物は少なく、筆者が医学部や医療系の学校で教鞭をとっている頃から、臨床解剖をわかりやすく記載した書物が必要であると痛感していました。

　5年ほど前のとある日、筆者と同門で後輩の多田羅 尚登先生から、「神経解剖学の授業時間の少ない医療系の学生にわかりやすい脳神経外科学の教科書をつくられませんか？」という電話がありました。筆者もそのように思っていたので、「わかった。書いてみるよ。原稿ができたら先生にも送るから、コメントをくれよな！」と言い、電話を切りました。ところが、平成24年（2012年）の9月某日、筆者の後輩から突然、「多田羅先生が意識不明の重体で22日に香川医科大学病院（当時）に入院されました。診断はくも膜下出血です」との連絡を受けました。「え！　多田羅先生って、あの多田羅先生か？」と、思わず聞き返してしまいました。このとき彼との約束を思い出し、また、時を同じくして、ぱーそん書房からも、「脳神経外科学を習い始めの学生さんにも理解しやすい教科書をつくってくれませんか」との依頼がありましたので、多田羅先生の回復を祈りつつ、執筆に取りかかった次第で、この度やっと上梓することができました。

　ここで、「医療系の学生にもわかりやすい脳神経外科の教科書を執筆したら？」と言ってくれた多田羅先生のことについて、哀悼の意を込めて触れたいと思います。
　多田羅先生と筆者とは、以前、筆者が奉職していた埼玉医科大学（彼にとっては母校）の脳神経外科学教室の同門で、約11年間一緒に仕事をしていました。彼の性格は明るく、手術の腕もよく、後輩に対しては厳しく指導していましたが、その反面優しさもあり、後輩のみならず上司からも慕われていました。また彼は公私をはっきり区別できる男であり、「仕事は仕事」、「遊びは遊び」と、実にうまく両立させていました。このようにみんなに慕われ、先輩思いであり、かつ大変才能のある彼でしたが、残念ながら郷里（香川県）に帰らなければならない事情が生じ、専門医（当時の認定医）を取得後、平成5年（1993年）4月に香川医科大学（当時）の脳神経外科学教室に入局されました。その翌年（平成6年）の11月に、医局より関連病院に出向され、以降、その病院に勤務されていました。
　彼とは、郷里に帰ったあとも、毎年、学会やそのほかの会合で会っていました。特に、首都圏で開催される脳神経外科関係の学会のときには必ず彼は筆者に連絡をくれ、お互いに

時間をつくり旧交を温めていました。また、彼は筆者が大病を患ったときにも四国から遠路はるばる拙宅まで見舞いに来てくれました。実は、彼が心配するといけないと思い、筆者は退院前日に初めて彼に連絡したのですが、それにもかかわらず退院日に即、遠路はるばる四国から拙宅まで見舞いに来てくれました。そして、玄関先で筆者の顔を見るなり、開口一番、「先生の元気な顔を見られて安心しました。タクシーを待たしているので」と言い、タクシーに飛び乗って四国に帰られました。診療の忙しい中、時間を割いて遠路はるばる見舞いに来てくれた彼の心遣いに感謝するとともに、改めて彼の優しさに心を打たれました。このように彼とは師弟関係を離れた盟友であり、また、年の離れた兄弟のような関係でもありました。

　彼が倒れる9月の少し前には、10月に脳神経外科学会総会（於；大阪）があるので、会う約束の電話をしようと思っていた矢先に、後輩より「多田羅先生が倒れられた」との一報を受けました。返す返すも「もう少し早く連絡していれば…」と後悔しています。彼は、治療の甲斐もなく、平成24年10月18日に、55歳という若さで亡くなられました。奇しくも10月18日は、17日から大阪で開催されていた脳神経外科学会総会の会期中でした。これも何かの因縁でしょう。

　後日、お悔やみのために、多田羅先生の自宅にお伺いしたとき、奥様より、多田羅先生が副院長室（長年の功績が評価され、平成21年7月に副院長に昇格）で意識不明の状態で発見されたとき、筆者の某教科書の「くも膜下出血の項が開かれていた」との話をお聞きしました。彼は、「何かを感じてそこを読んでいたのか、あるいは授業の準備のために読んでいたのか」、今となっては知る由もありませんが、それをお聞きしたとき、思わず涙がこぼれ、返答に窮してしまいました。

　彼にはこれからさらに患者さんのために、また病院のためにも頑張ってもらおうと、遠方より応援していたのですが、返す返すも残念でなりません。彼が亡くなった日が脳神経外科学会総会会期中であったことや、脳神経外科の書物を紐解いていたことなど、何か運命的なものを感じざるを得ません。

　彼の存命中に本書を上梓できなかったことは痛恨の極みであり、彼が存命であれば、本書を見て、なんと批評してくれたのか、是非聞きたかったのですが、今となってはそれも叶えることはできません。「窪田先生、イマイチですね〜」、あるいは「これ、これですよ。先生！こんな本がほしかったのですよ！」と言ってくれたのか、彼の冥福をお祈りしつつ、後者であることを願ってペンを置きます。

　多田羅　尚登先生、安らかにお眠りください。

　なお、多田羅　尚登先生が病魔に襲われた日時や亡くなられた日時等については奥様に加筆して頂きました。この場を借りて御礼申し上げます。

　　　　2015年10月

窪田　惺

和文索引

あ

アーノルド・キアリ奇形　235
アシクロビル　289
アテローム　176
　　──血栓性脳梗塞　176
　　──脳血栓症　176
　　──脳塞栓症　176
アペール症候群　243,**248**
アルツハイマー型認知症　240
アルテプラーゼ　182
赤い静脈　159
圧可変式バルブシャントシステム　239
圧覚　35
　　──, 識別性　35,43
　　──, 粗大　41
　　──, 非識別性　41
　　──, 微細　35
鞍隔膜　65
鞍上部　222

い

イソクエン酸脱水素酵素　213
インスリン様成長因子　73
位置覚　35
異名性半盲　109
意識状態の評価法　104
意識清明期　190
遺伝子組み換え型組織プラスミノーゲン活性化因子　**180**,182
遺伝子診断　209,**213**
一次性運動野　32
一次性頭痛　104
一過性脳虚血発作　177,**178**

う

うっ血性脊髄症　277,278
ウィリス動脈輪　88,**138**
　　──閉塞症　173

ウェルニッケ野　22
運動神経　16
運動性言語野　20
運動性失語　20
運動性伝導路　32
運動野　20
　　──, 一次性　32

え

エディンガー・ウェストファル核　79,108
栄養動脈　159
円蓋部骨折　191
円錐症候群　**258**,272
延髄根　83
延髄視床路　35
遠位部　66
遠心性神経　16
縁上回　24

お

オキシトシン　54,73
黄体形成ホルモン　68,69,70
　　──放出ホルモン　56
黄斑回避　110
横静脈洞　15
親動脈　148
温度覚　35,43
温熱中枢　54

か

ガッセル神経節　80
ガンマ Knife　**129**,210
下下垂体動脈　67
下顎神経　80
下行性神経路　32
下行性伝導路　32
下矢状静脈洞　15
下肢の回復段階　115
下小脳脚　57
下垂体　65

　　──, 神経　65
　　──, 腺　65,**66**
下垂体窩　65
下垂体茎　65
下垂体後葉ホルモン　73
下垂体腫瘍　216
下垂体腺腫　216
下垂体前葉ホルモン　68
下垂体柄　65
下垂体門脈系　68
下椎切痕　10
化学療法　210
化膿性髄膜炎　286
仮性動脈瘤　145
架橋静脈　198
過呼吸　173
　　──, 中枢性　126
蝸牛神経　81
回転加速度　202
回転性めまい　103
灰白質　18,76
灰白隆起　53
改変バーセル指数　117
改変ランキン尺度　139
海馬　22
海綿静脈洞　164
開脚歩行　238
開頭血腫除去術　171
開頭手術　130
開頭嚢胞壁切除術　242
開放性骨折　191
解離性感覚障害　258,**269**
解離性脳動脈瘤　**145**,157
外眼筋　79
外頸動脈　89
外減圧術　130,211
外傷性頸動脈海綿静脈洞瘻　164,165
外傷性硬膜下血腫　198
外傷性硬膜外血腫　197
外傷性脳内血腫　199
外傷性脳浮腫　119
外側溝　17
　　──, 後　74

——，前　74
外側膝状体　100
外側皮質脊髄路　32
外側路　43
外転神経　81
外板　7
外膜　136
外膜側解離　**156**,157
蓋膜　264
角回　24
拡散強調画像　181
拡大性頭蓋骨骨折　193
滑車神経　80
冠状静脈叢　277
冠状縫合　4
　　　——癒合症　243,245
陥没骨折　191
寒冷中枢　55
間質性脳浮腫　119
間接対光反射　107
間脳　48
感覚解離　258,**269**
感覚神経　16
感覚性言語野　22
感覚性失語　22
感覚性伝導路　34
感覚野　24
感覚路　47
感染経路　284
感染源　290
感染症　284
環椎後頭関節　11
眼窩吹き抜け骨折　195
眼窩壁骨折　195
眼球結膜浮腫　165
眼球突出　165,247
眼神経　80
眼輪筋　110
癌性髄膜炎　226
顔面筋の麻痺　81
顔面神経　81
　　　——機能重症度分類　112
顔面神経麻痺　81
　　　——，末梢性　81,**110**
顔面頭蓋　2

き

キアリ奇形　234
　　　——Ⅰ型　234
　　　——Ⅱ型　235
　　　——，アーノルド　235
キサントクロミー　**140**,288
危険なめまい　103
気頭症　192
奇形　159,**228**
　　　——，Dandy-Walker　236
　　　——，アーノルド・キアリ　235
　　　——，キアリ　234
　　　——，脊髄髄内動静脈　274,280,281
　　　——，脊髄動静脈　274
　　　——，脳動静脈　159
　　　——，先天　228
　　　——，動静脈　159
基準線　251
基底核　29
機械的再開通療法　183
機能性腺腫　216
偽腔　145,**157**
偽性血管腔　145,**157**
偽性動脈瘤　145
疑核　83
逆流現象　238
弓状核　55
旧小脳　60,**61**
求心性神経　16
急性頭蓋内圧亢進症状　123
球状核　59
嗅球　79
嗅索　79
嗅糸　79
嗅神経　79
巨大腺腫　216
虚血　**134**,176
虚血性脳浮腫　119
狭窄　134
狭頭症　243
胸(髄)核　37
頬筋　110
橋出血　**169**,170

橋小脳　61
　　　——路　57
橋腕　57
局所神経症状　140
局所脳損傷　202
近時記憶障害　22
筋型動脈　138
筋性動脈　138
筋紡錘　34

く

くも膜下腔　13,**93**,140
くも膜下出血　136,**140**,147
　　　——の重症度分類　142
くも膜下槽　112
くも膜顆粒　95
くも膜囊胞　241
　　　——型　193
くもり効果　179
クッシング病　216
クラーク柱　37
クルーゾン病　243,**247**
クローバー葉頭蓋症候群　243,249
グラスゴー昏睡尺度　105
空洞　269
　　　——・くも膜下腔シャント　270
　　　——・腹腔シャント　270
空腹中枢　55
嘴状変形　235

け

ケルニッヒ徴候　284
ゲルストマン症候群　24
外科的治療　162,210
経口的歯突起切除術　252
経蝶形骨洞到達法　210,**218**
経頭蓋到達法　210,**218**
頸神経根症　259
頸静脈孔　82,83
頸髄症状　259
頸動脈海綿静脈洞瘻　164
　　　——，外傷性　164,165
頸動脈内膜剝離術　182

ii

索引

頸部クリッピング　153
頸部脊椎症　259
頸膨大　74
頸椎症　259
鶏冠　148
血液脳関門　119, 121
結合腕　57
楔状束　35, 78
楔状束核　35
　　──小脳路　37
血管芽腫　225
血管原性脳浮腫　119
血管雑音　165
血管内手術　130, 131, 162, 183
血行再建術　182
血行性脳膿瘍　292
血腫　104
血栓溶解療法　182
結核性髄膜炎　287
嫌色素性細胞　66, 67
嫌色素性腺腫　216
腱紡錘　34
原始小脳　60, 61
原始生殖細胞　222
原小脳　61
原発性脳腫瘍　208
原発巣　208

こ

こぶ　189
コイル塞栓術　153
コレステリン結晶　221
ゴナドトロピン　68
ゴルジ腱器官　34
ゴル束　78
古小脳　60, 61
口輪筋　110
巧緻運動障害　259
広範性脳損傷　202
甲状腺刺激ホルモン　68, 69, 70
　　──産生腺腫　217
　　──放出ホルモン　56, 70
交感神経　86
交通性脊髄空洞症　269
交連神経路　30
交連線維　18, 30

光線力学的療法　210
好塩基性細胞　66, 67
好塩基性腺腫　216
好酸性細胞　66, 67
好酸性腺腫　216
抗悪性腫瘍薬　210
抗ウイルス薬　289
抗利尿ホルモン　54, 73
後外側溝　74
後外側腹側核　35, 39, 41, 50, 53
後外側裂　60
後角　41, 76
後脚　46
後根　74, 85
後根神経節　85
後索　77, 78
後索・内側毛帯系　35
後索核　35
後縦靱帯　264
　　──骨化症　264
後脊髄小脳路　37, 57
後柱　76
後頭顆　11
後頭蓋窩　5
後頭前切痕　22
後頭動脈・後下小脳動脈吻合術　182
後頭葉　17, 26
後内側腹側核　43, 50, 53
後腹側核　50
後方除圧・固定術　252
後方到達法　261, 268
後葉　60, 65, 67, 73
後葉細胞　65
後葉ホルモン　73
高位診断　256
高血圧性脳出血　168
高プロラクチン血症　217
硬膜　13
硬膜下血腫　198
　　──, 外傷性　198
　　──, 慢性　199
硬膜下腔　112
硬膜下膿瘍　290
硬膜外血腫　197
　　──, 外傷性　197
硬膜外腫瘍　271, 272

硬膜静脈洞　15
硬膜動静脈瘻　164, 274
硬膜内髄外腫瘍　271, 272
項部硬直　284
鉤　28, 124
鉤ヘルニア　124
膠芽腫　209, 212
合指　248
　　──趾　248
合趾　248
骨化　265
骨化像の分類　265
　　──限局型　265
　　──混合型　265
　　──分節型　265
　　──連続型　265
骨棘　259
骨膜下血腫　189
根性疼痛　257
混合型動脈　138

さ

左右識別障害　24
再開通　177
再入口部　145
再破裂　150
細菌性髄膜炎　286
細菌性脳動脈瘤　158
細胞毒性脳浮腫　119
索状体　57
索性痛　257
三角頭蓋　244
三角部　20
三叉神経　80
　　──圧痕　80
　　──核視床路　43
　　──主知覚核　43
　　──脊髄路核　43
　　──節　80
　　──中脳路核　43
　　──痛　300
三叉神経毛帯　43
　　──外側路　43
　　──背側路　43, 45
　　──腹側路　43
散瞳　106

iii

し

シャント部　274
シュワン細胞　223
シルビウス裂　17
シングルフォトン断層撮影　240
ジャーミノーマ　222
ジャクソン頭部圧迫試験　255
四分盲　110
矢状縫合　4
　　　──癒合症　243, 245
思春期早発症　222
指圧痕　246
視覚情報　99
視覚性失認　24
視交叉　99
視索上核　54, 73
　　　──・下垂体路　73
視索前核　54
視床　48, 49
　　　──，背側　48, 49
　　　──，腹側　48
視床下溝　49
視床間橋　49
視床後部　50
視床出血　168, 170
視床上部　48
視床枕　50
視床痛　168
視床下部　48, 53
　　　──ホルモン　55, 56, 68
視神経　79, 99
　　　──管骨折　192
視放線　24, 47, 100
視野　109
視野欠損　109
視野障害　109
歯状核　59
耳性脳膿瘍　292
自律神経系　86
持続脳脊髄液ドレナージ　239
磁石歩行　238
色素嫌性細胞　66
識別性圧覚　35, 43
識別性触覚　35, 43

識別性深部感覚　35
失行　24
　　　──，着衣　24
失書　24
失認　24
　　　──，視覚性　24
　　　──，手指　24
室間孔　92, 94
室頂核　59
室傍核　54, 73
膝　46
膝状体鳥距溝路　99
手指失認　24
手指の回復段階　114
主幹動脈　136
主知覚核　80
主部　66
腫瘍　208
腫瘍性脳浮腫　119
舟状頭　244
終糸　74
羞明　284
縮瞳　106
粥腫　176
出血　104
　　　──，橋　169, 170
　　　──，視床　168, 170
出血性梗塞　177
純感覚神経　81
除脳硬直　126
除皮質硬直　126
小梗塞　177
小泉門　4
小脳　57
　　　──，旧　60, 61
　　　──，橋　61
　　　──，原　61
　　　──，原始　60, 61
　　　──，古　60, 61
　　　──，新　60, 61
　　　──，脊髄　61
　　　──，大脳　61
小脳回　58
小脳核　59
小脳活樹　59
小脳鎌　14
小脳脚　57

　　　──，下　57
　　　──，上　57
　　　──，中　57
小脳橋角部　223
小脳後葉　60
小脳溝　58
小脳出血　169, 170
小脳髄質　59
小脳前葉　60
小脳体　60
小脳虫部　59
小脳テント　13, 14
小脳半球　59
小脳皮質　59
小脳裂　58
小脳扁桃　234
　　　──ヘルニア　124
松果体部　222
症候型頭蓋骨縫合早期癒合症　243, 247
症候性正常圧水頭症　237
上下垂体動脈　67
上顎骨延長術　246
上顎骨前方移動術　246
上顎神経　80
上眼瞼挙筋　79
上行性神経路　32, 34
上行性伝導路　34
上行性網様体賦活系　64
上矢状静脈洞　15
上肢の回復段階　114
上小脳脚　57
　　　──交叉　57
上椎切痕　10
娘動脈瘤　148
静脈洞交会　15
植物状態　127
触覚　35
　　　──，識別性　35, 43
　　　──，粗大　41
　　　──，非識別性　41
　　　──，微細　35
心原性脳塞栓症　176, 177
神経下垂体　65
神経下垂体部　222
神経核　29
神経系　16

索引

神経血管圧迫症候群　296
神経膠腫　212
神経根　85
神経根症　254,255
神経根進入部　296
神経根痛　257
神経根出口部　296
神経細胞　19,54
神経鞘　223
神経鞘腫　223
神経線維　30
神経頭蓋　2,3
神経内視鏡下開窓術　242
神経内視鏡的血腫除去術　171
神経部　65
神経分泌　54
　　──細胞　54
神経ホルモン　54
神経路　19,30
　　──, 下行性　32
　　──, 上行性　32,34
振動覚　35
真腔　145,157
真性血管腔　145,157
真性動脈瘤　144
深部感覚　34,35,43
　　──, 識別性　35
　　──, 非識別性　37
進行性頭蓋骨骨折　193
新小脳　60,61
新生被膜　199

す

すり足歩行　238
スパーリング椎間孔圧迫試験　255
頭痛　104
　　──, 一次性　104
　　──, 生命に危険な　104
　　──, 早朝　123
　　──, 二次性　104
水頭症　149,237
　　──, 症候性正常圧　237
　　──, 正常圧　149,237
　　──, 先天性　237
　　──, 特発性正常圧　237

　　──, 慢性　149
水平性共同偏視　20
水平裂　60
錐体外路系　34
錐体骨骨折　192
錐体前索路　32
錐体側索路　32
錐体路　32
髄液耳漏　192
髄液循環　94
髄液所見　286
髄液鼻漏　192
髄芽腫　209,215
髄腔内播種　208
髄質　18
髄鞘移行部　297
髄節徴候　254,256
髄内腫瘍　271,272
髄膜　13
髄膜炎　286
　　──, 化膿性　286
　　──, 癌性　226
　　──, 結核性　287
　　──, 細菌性　286
　　──, 流作性　286
髄膜癌腫症　226
髄膜刺激症状　140,284
髄膜刺激徴候　284
髄膜腫　214
髄膜脳瘤　233
髄膜瘤　229,233

せ

世界保健機関　209,212
正常圧水頭症　149,237
　　──, 症候性　237
　　──, 特発性　237
正中隆起　53
生殖細胞　222
　　──, 原始　222
生命徴候　104
生命に危険な頭痛　104
成長ホルモン　68,71,72
　　──産生腺腫　217
　　──放出ホルモン　56,71,72
　　──抑制ホルモン　56,71,72

性腺刺激ホルモン　68,69
　　──放出ホルモン　56,70
星細胞腫　212
星状膠細胞　121
脊髄　74
脊髄円錐　74,258
　　──症候群　258
脊髄空洞症　234,269
　　──, 交通性　269
　　──, 非交通性　269
脊髄硬膜動静脈瘻　276
脊髄根　83
脊髄視床路系　35,39
脊髄腫瘍　271
脊髄小脳　61
脊髄症　254,256
　　──, うっ血性　277,278
脊髄神経　10,74,85
脊髄神経節　85
脊髄髄内動静脈奇形　274,280
脊髄動静脈奇形　274
脊髄半側切断症候群　257
脊髄辺縁部動静脈瘻　274,278
脊髄毛帯　41
脊髄路核　80
脊柱　8
脊椎　8
　　──, 潜在性二分　229,231
　　──, 二分　229
　　──, 囊胞性　229,231
脊椎痛　257
摂食中枢　55
舌咽神経　82
　　──痛　301
舌下神経　83
　　──管　83
仙髄回避　272
先天奇形　228
先天性心疾患　292
先天性水頭症　237
尖頭合指症　248
泉門　4
浅側頭動脈・中大脳動脈吻合術　182
穿通枝動脈　136
栓状核　59
剪断力　202

v

腺下垂体　65,66
潜在性二分脊椎　229,231
潜在性二分頭蓋　232
線維路　19
線条体　29
線状骨折　191
遷延性意識障害　127
前外側溝　74
前角　76
前脚　46
前交通動脈瘤　146,147
前根　74,85
前索　77
前脊髄視床路　41
前脊髄小脳路　37
前大脳動脈　89
前柱　76
前庭神経　81
前庭神経鞘腫　223
前頭蓋窩　5
前頭眼野　20
前頭筋　110
前頭骨・眼窩前方移動術　246
前頭前野　20
前頭葉　17,20
前頭連合野　20
前皮質脊髄路　32
前方除圧術　252
前方到達法　261,268
前葉　60,66,67

そ

ソマトスタチン　56,71
ソマトメジンC　73
ゾビラックス　289
粗大圧覚　41
粗大触覚　41
早期CT虚血徴候　180
早期手術　155
早朝頭痛　123
巣部　159
総頸動脈　89
側角　76
側索　77
側頭葉　17,22
側脳室　92

側方注視麻痺　20

た

タップテスト　239
ダンディー・ウォーカー症候群　236
多形膠芽腫　212
対光反射　100,107
　　──の経路　108
　　──, 間接　107
　　──, 直接　107
体温調節　54,55
体性感覚　34
待期手術　155
大孔ヘルニア　124
大泉門　4,102
大脳　16,17
大脳核　18
大脳鎌　14
大脳基底核　18,29
大脳脚　32
大脳縦裂　17
大脳小脳　61
大脳動脈輪　88,138
大脳半球　17
大脳辺縁系　22,28
第1裂　60
第2裂　60
第3脳室　93
　　──底開窓術　237
第4脳室　93
　　──外側口　94
　　──正中口　94
単回排除　239
単純ヘルペス脳炎　288
　　──の感染経路　288
短環フィードバック機構　71
短頭症　244,247
短絡部　274
短連合線維　30
弾性動脈　137
弾性板　136

ち

チアノーゼ心疾患　292

チェーン・ストークス呼吸　126
チェンバレン線　251
治療可能な認知症　238
着衣失行　24
中位核　59
中間質　49
中間神経　81
中継核　51
中小脳脚　57
中心後回　24
中心溝　17
中心性ヘルニア　124
中心前回　20,32
中枢神経系　16
中枢性過呼吸　126
中枢性の顔面麻痺　81,110
中枢性めまい　103
中大脳動脈　89
　　──高吸収徴候　180
　　──点状徴候　180
　　──瘤　147
中頭蓋窩　5
中脳水道　94
中脳路核　80
中膜　136
中葉　66
虫部　59
長環フィードバック機構　71
長経路徴候　254,256
長頭症　244
長連合線維　30
鳥距溝　99
鳥距野　99
超音波誘導による血腫除去術　171
聴覚野　22
聴神経　81,223
　　──腫瘍　223
聴放線　47
直静脈洞　15
直接対光反射　107

つ

椎間孔　10
椎間板　10

――症候群　262
　　――ヘルニア　262
椎孔　10
椎骨　8
椎骨・脳底動脈系の閉塞　178
椎骨動脈　91
椎骨脳底動脈循環不全症状
　　259,260
痛覚　35,43

て

テント下腔　13,14
テント上腔　13,14
テント切痕　14
定位的血腫吸引術　171
定位放射線照射　129,162,281,
　　300,301
停滞現象　239
転移　208
転移性脳腫瘍　208,226
転移性脳膿瘍　292
転倒発作　260
伝導型動脈　138
伝導路　19,30
　――，運動性　32
　――，下行性　32
　――，感覚性　34
　――，上行性　34

と

投射神経路　32
投射線維　18,32
島　17,27
疼痛誘発帯　300,301
頭囲　100
　――発育曲線　101
頭蓋　2
　――，顔面　2
　――，三角　244
　――，神経　2,3
　――，潜在性二分　232
　――，二分　232
　――，脳　2
　――，嚢胞性二分　232
頭蓋咽頭腫　221

頭蓋円蓋部　3
頭蓋外・頭蓋内血管吻合術
　　182
頭蓋冠　3
頭蓋顔面骨形成不全症　247
頭蓋腔　3
頭蓋骨延長術　246
頭蓋骨骨折　191
　――，拡大性　193
　――，進行性　193
頭蓋骨癒合症　243
頭蓋内腔　118
頭蓋骨縫合早期癒合症　243
　――，症候型　243,247
　――，非症候型　243
頭蓋底　3,5
頭蓋底陥入症　250
頭蓋底骨折　191,192
頭蓋内圧　122,123
頭蓋内圧亢進　123
頭蓋内圧亢進症状　123
　――，急性　123
　――，慢性　123
頭頂後頭溝　26
頭頂葉　17,24
頭部回転徴候　240
同名性半盲　109
動眼神経　79
　――核　79
　――副核　79,108
　――麻痺　124
動静脈奇形
　――，脊髄　274
　――，脊髄髄内　274,280
　――，脳　159
動静脈短絡　159
動脈原性脳塞栓症　176,177
動脈壁　136
動脈瘤　143
　――，仮性　145
　――，解離性　145
　――，偽性　145
　――，細菌性　158
　――，嚢　148
　――，真性　144
　――，前交通　146,147
　――，中大脳　147

　――，内頚動脈・後交通
　　146,147
　――，内頚動脈先端部　146,
　　147
　――，脳底動脈先端部　147
　――，紡錘状　143
瞳孔　106
瞳孔計　106
瞳孔同大　106
瞳孔不同　106
特殊投射核　51
　――，非　51
特発性正常圧水頭症　237

な

ナイダス　159,160,274,281
内眼筋　79
内減圧術　211
内頚動脈　89
　――・後交通動脈瘤　146,
　　147
　――系の閉塞　178
　――先端部動脈瘤　146,147
内耳神経　81,223
内髄板　50
内側毛帯　35
内板　7
内分泌　54
　――器　54
内包　18,46
　――後脚　32,46,47
　――膝　46
　――前脚　46
内膜　136
　――側解離　156
軟膜静脈叢　278

に

ニューロン　19,54
二次性頭痛　104
二分脊椎　229
　――，潜在性　229,231
　――，嚢胞性　229,231
二分頭蓋　232
　――，潜在性　232

vii

―――, 囊胞性　232
日本式昏睡尺度　105
日常生活動作　115
日光微塵　287
入口部　145
乳汁分泌ホルモン　217
乳汁漏出　217
　　　―――無月経症候群　217
乳腺刺激ホルモン　68, 217
乳頭体　55
乳様突起間線　251
尿崩症　222
認知障害　238

ね

ネガティブ フィードバック メカニズム　69

の

脳　16
脳溢血　134
脳回　17
脳幹　16, 63
　　―――網様体　64
脳弓　30
脳虚血症状　157, 173
脳血管れん縮　150
脳血栓症　176
　　―――，アテローム　176
　　―――，皮質枝系　176
脳梗塞　134, 176
　　―――，アテローム血栓症　176
脳溝　17
脳死　127, 128
　　―――判定　128
脳室ドレナージ　130, 154
脳室腹腔シャント　130, 154, 239
脳腫瘍　208
　　―――，原発性　208
　　―――，転移性　208, 226
脳神経　79
脳振盪　202
脳髄液排除試験　239

脳脊髄液　94
脳塞栓症　176
　　―――，アテローム　176
　　―――，心原性　176, 177
　　―――，動脈原性　176, 177
脳卒中　134
　　―――警告徴候　134
脳損傷　202
　　―――，局所　202
　　―――，広範性　202
脳脱出型　193
脳底動脈　91
　　―――先端部動脈瘤　147
脳底部異常血管網症　173
脳頭蓋　2
脳動静脈奇形　159
脳動脈　87
　　―――解離　156
脳動脈瘤　145, 146
　　―――，囊状　143, 148
　　―――，破裂　149
脳内血腫　199
　　―――，外傷性　199
脳内出血　136
脳内留置用剤　210
脳膿瘍　292
　　―――の感染経路　292
　　―――の感染源　292
　　―――，血行性　292
　　―――，耳性　292
　　―――，転移性　292
　　―――，鼻性　292
脳浮腫　119, 123
　　―――，外傷性　119
　　―――，間質性　119
　　―――，虚血性　119
　　―――，血管原性　119
　　―――，細胞毒性　119
　　―――，腫瘍性　119
脳ヘルニア　124
脳葉　17, 20
脳梁　18, 30
囊状脳動脈瘤　143, 148
囊胞性二分脊椎　229, 231
囊胞性二分頭蓋　232
囊胞腹腔シャント　242

は

バーセル指数　115, 117
　　―――，改変　117
バイタル サイン　104
バソプレッシン　54, 73
バトル徴候　192
パッキオニ小体　95
破壺音　237
破裂脳動脈瘤　149
播種　208
馬尾　74, 258
　　―――症候群　258, 272
背側視床　48, 49
背側路　43
胚細胞　222
　　―――腫瘍　222
白質　18, 77
拍動性眼球突出　165
薄束　35, 78
　　―――核　35
半月神経節　80
半交叉　100
半側空間無視　24
半盲　109
　　―――，異名性　109
　　―――，同名性　109
　　―――，両耳側　109, 217
半卵円中心　18
板間層　7

ひ

びまん性軸索損傷　202
びまん性星細胞腫　212
ピアノ演奏様指　250
皮下血腫　189
皮質　18
皮質延髄路　34
皮質核路　34, 47
皮質枝系脳血栓症　176
皮質脊髄路　18, 32, 47
　　―――，前　32
皮節　256
皮膚分節　256
非機能性腺腫　216

非交通性脊髄空洞症　269
非識別性圧覚　41
非識別性触覚　41
非識別性深部感覚　37
非症候型頭蓋骨縫合早期癒合症　243
非特殊投射核　51
非弁膜症性心房細動　177
被殻出血　**168**,170
被膜　294
尾状核　29
微細圧覚　35
微細触覚　35
微小血管減圧術　297
微小腺腫　216
鼻性脳膿瘍　292
表在感覚　34
表情筋　81
標的器官　54

ふ

フォン　ヒッペルリンドウ病　225
フレアー画像　288
ブラウン・セカール症候群　**257**,272
ブルダッハ束　78
ブルンストローム　113
ブレブ　148
ブローカ野　20
プルキンエ細胞層　59
プロラクチン　68,71,72,217
　——産生腺腫　217,218
　——放出ホルモン　56,72,217
　——抑制ホルモン　56,71,72,217
負のフィードバック機構　69
浮動性めまい　103
副楔状束核　37
副交感神経　86
副神経　83
　——幹　83
副腎皮質刺激ホルモン　68,69,70
　——産生腺腫　217

——放出ホルモン　56,70
腹側視床　48
腹側路　43
粉砕骨折　191
噴出性嘔吐　123
分岐部粥腫血管病変　177
分子標的治療薬　210
分配型動脈　138

へ

ヘアピンカーブ　277,281
ヘシュル横回　22,27
ヘマトキシリン・エオジン　66
平衡障害　103
閉鎖性骨折　191
閉塞　134
米国脳卒中協会　134
壁在結節　225
片側顔面痙攣　298
片麻痺の回復評価法　113
片葉小節葉　60
辺縁系核　53
辺縁葉　17,**28**
変形性頚椎症　259
弁蓋　27
弁蓋部　20

ほ

ホムンクルス　20,24
ホルモン　54
　——産生腺腫　216
　——非産生腺腫　216
　——補充療法　218
ボツリヌス治療　298
歩行障害　238
放射線治療　129,162,209,218
放出ホルモン　68,71
　——，黄体形成ホルモン　56
　——，甲状腺刺激ホルモン　56,70
　——，成長ホルモン　56,71,72
　——，性腺刺激ホルモン　56,70
　——，プロラクチン　56,72,

217
　——，副腎皮質刺激ホルモン　56,70
　——，メラニン細胞刺激ホルモン　56,72
　——，卵胞刺激ホルモン　56
放線冠　32,47
縫合　4
　——，冠状　4
　——，矢状　4
　——，ラムダ　4
　——，鱗状　4
縫合離開骨折　191
乏突起膠腫　212
紡錘状動脈瘤　143
帽状腱膜下血腫　189

ま

マイヤーループ　99,**100**
マジャンディー孔　**93**,94
末梢神経系　16,**79**
末梢性顔面神経麻痺　81,110
　——の程度　112
末梢性めまい　103
満腹中枢　55
慢性硬膜下血腫　199
慢性水頭症　149
慢性頭蓋内圧亢進症状　123

み

未分化　212
味覚　81,82
未確定　213
密着結合　121
脈絡叢　92,**94**

む

無月経　217

め

めまい　103
　——，回転性　103
　——，危険な　103

――，中枢性 103
――，浮動性 103
――，末梢性 103
メッケル腔 80
メラニン細胞刺激ホルモン
　66,68,71,72
　　――放出ホルモン 56,72
　　――抑制ホルモン 56,72
迷走神経 82

も

もやもや病 173
モーターオイル 221
モンロー孔 92,94
毛細血管内皮細胞 121
毛帯交叉 35
網様体 64
門脈 68

や

野生型 213

ゆ

癒合不全 228
有線野 99
優位半球 20

よ

葉間溝 17
腰部くも膜下腔腹腔シャント 239
腰膨大 74
抑制ホルモン 68,71,217
　　――，成長ホルモン 56,71,72
　　――，プロラクチン 56,71,72
　　――，メラニン細胞刺激ホルモン 56,72

ら

ライル島 17,27
ラクナ梗塞 176,177
ラムダ縫合 4
ランキン尺度 139
　　――，改変 139
落陽現象 237
卵胞刺激ホルモン 68,69,70
　　――放出ホルモン 56

り

リニアック 129
リハビリテーション 112
リング状陰影 293
リンドウ病 225

――，フォン ヒッペル 225
流行性髄膜炎 286
流出静脈 159
流入動脈 159
隆起下垂体路 55
隆起核 55
隆起部 66
隆起漏斗路 55,68
両耳側半盲 109,217
鱗状縫合 4

る

ルシュカ孔 93,94

れ

連合核 51,53
連合線維 18,30

ろ

ローランド溝 17
漏斗 53,54
漏斗核 55
漏斗陥凹 53
漏斗茎 54,65

わ

ワレンベルグ症候群 269
腕頭動脈 89

欧文索引

1/3 MCA rule 180

γ Knife 129,210

A

abducens nerve 81
accessorry nerve 83
Aciclovir 289
acidophilic adenoma 216

acidophilic cell 66
acoustic nerve 81
acoustic tumor 223
ACTH (adrenocorticotropic hormone) 68,69,70
adenohypophysis 66
ADH (antidiuretic hormone) 54,73
adjustable or programmable valve shunt system 239

ADL (activities of daily living) 115
Alteplase 182
American Stroke Association 134
anisocoria 106
anterior cerebral artery 89
anterior communicating artery aneurysm 147
anterior lobe 66

Apert 症候群　243, **248**
arachnoid cyst　241
archicerebellum　61
Arnold-Chiari 奇形　235
artery to artery cerebral embolism　**176**, 177
ascending reticular activating system　64
ASPECTS (Alberta Stroke Program Early CT Score)　180
astrocyte　121
astrocytoma　212
atheroma　176
atheromatous cerebral embolism　176
atheromatous cerebral thrombosis　176
autonomic nervous system　86
AVM (arterio-venous malformation)　159

B

BAD (branch atheromatous disease)　177
Barthel index　**115**, 117
　——, modified　117
basal ganglia　18, **29**
basal nuclei　18, **29**
basilar artery　91
　—— top aneurysm　147
basophilic adenoma　216
basophilic cell　66
Battle 徴候　192
BBB (blood-brain barrier)　119, **121**
bitemporal hemianopsia　109
bleb　148
brachiocephalic trunk　89
brain　16
brain abscess　292
brain death　128
brain edema　119
brain stem　63
brain tumor　208
brainstem reticular formation　64

Broca 野　20
Brown-Séquard 症候群　**257**, 272
Brunnstrom　113
　——の片麻痺の回復段階　114
bulbothalamic tract　35
Burdach 束　78

C

cardiogenic cerebral embolism　177
cauda equina　74
cavernous sinus　164
CCF (carotid-cavernous fistula)　164
CEA (carotid endarterectomy)　182
central cerebral herniation　124
cerebellar hemisphere　59
cerebellar hemorrhage　169
cerebellopontine angle region　223
cerebellum　57
cerebral arterio-venous malformation　159
cerebral artery dissection　156
cerebral embolism　176
cerebral hemisphere　17
cerebral herniation　124
cerebral infarction　176
cerebral nuclei　18
cerebral thrombosis　176
cerebrum　17
Chamberlain 線　251
Cheyne-Stokes 呼吸　126
Chiari 奇形　234
　—— I 型　234
　—— II 型　235
chromophobe adenoma　216
chromophobe cell　66
chronic subdural hematoma　199
Clarke 柱　37
cloverleaf skull syndrome　249

cochlear nerve　81
common carotid artery　89
communicating syringomyelia　269
conus medullaris　74
coronal suture　4
corpus callosum　18, 30
cortex　18
cranial nerve　79
craniofacial dysostosis　247
craniopharyngioma　221
craniostenosis　243
craniosynostosis　243
cranium bifidum　232
cranium bifidum cysticum　232
cranium bifidum occultum　232
CRH (corticotropin releasing hormone)　**56**, 70
Crouzon 病　243, **247**
CSF (cerebrospinal fluid)　94
cuneocerebellar tract　37
Cushing 病　216
CyberKnife　**129**, 210
cysto-peritoneal shunt　242
cytotoxic brain edema　119

D

DAI (diffuse axonal injury)　202
Dandy-Walker 奇形　236
Dandy-Walker 症候群　236
daughter aneurysm　148
DBI (diffuse brain injury)　202
DESH (disproportionately enlarged subarachnoid-space hydrocephalus)　238
diabetes insipidus　222
diencephalon　48
diffuse astrocytoma　212
digital impression　246
digital marking　246
direct light reflex　107
dissecting aneurysm　145
dissecting cerebral aneurysm

157
dissemination 208
dissociated sensory loss 269
dominant hemisphere 20
draining vein 159
drop attack 259
dural arterio-venous fistula 274
dural AVF **164**, 274
dural venous sinous 15
DWI (diffusion weighted image) 181

E

early CT sign 180
early morning headache 123
EC-IC (extracranial-intracranial) anastomosis 182
Edinger-Westphal 核 79, 108
endovascular surgery 131
enlarging skull fracture 193
entry 145
eosinophilic adenoma 216
eosinophilic cell 66
epidural hematoma 197
external carotid artery 89

F

facial nerve 81
false aneurysm 145
false lumen 145
F. A. S. T. 134
feeding artery 159
filum terminale 74
FLAIR (fluid-attenuated inversion recovery) 画像 **140**, 288
flocculonodular lobe 60
focal brain injury 202
fogging effect 179
fontanel 4
foraminal herniation 124
fornix 30
fourth ventricle 93
frontal lobe 20

FSH (follicle stimulaing hormone) 68, 69, 70
FSHRH (follicle stimulating hormone releasing hormone) 56
functioning adenoma 216

G

galactorrhea-amenorrhea syndrome 217
gasserian ganglion 80
GCS (Glasgow Coma Scale) 105
germ cell tumor 222
germinoma 222
Gerstmann 症候群 24
GH (growth hormone) **68**, 72
GHIH (growth hormone inhibiting hormone) **56**, 71, 72, 73
GHRH (growth hormone releasing hormone) **56**, 71, 72, 73
glioblastoma 209, **212**
glioblastoma multiforme 212
glioma 212
glossopharyngeal nerve 82
glossopharyngeal neuralgia 301
GnRH (gonadotropin releasing hormone) **56**, 70
Goll 束 78
gonadotropic hormone 68
gonadotropin 68
gray matter 18
great fontanel 102
growing skull fracture 193
gyrus 17

H

hairpin curve 277, 281
head circumference 100
head rolling sign 240
hemangioblastoma 225
hematoxylin-eosin 66
hemianopsia 109
hemifacial spasm 298

herpes simplex encephalitis 288
Heschl 横回 22, 27
heteronymous hemianopsia 109
homonymous anopsia 109
Homunculus **20**, 24
hormone 54
―― replacement therapy 218
House-Brackmann 112
Hunt and Kosnik の重症度分類 142
hydrocephalus 237
hyperdense middle cerebral artery sign 180
hyperprolactinemia 217
hypertensive intracerebral hemorrhage 168
hypoglossal nerve 83
hypophyseal portal system 68
hypophysial stalk 65
hypophysis 65
hypothalamus 53

I

ICP (intracranial pressure) 122
IDH 213
IGF (insulin-like growth factor)-1 73
IICP (increased intracraniaal pressure) 123
indirect light reflex 107
inferior hypophysial artery 67
infundibular recess 53
infundibular stalk 54
infundibular stem 54
infundibulum 53
inhibiting hormone **68**, 71
iNPH (idiopathic normal pressure hydrocephalus) 237
insula 27
intermediate nerve 81
internal capsule 46
internal carotid artery 89

internal cerebral artery top aneurysm　147
internal cerebral artery-posterior communicating artery aneurysm　147
interstitial edema　119
interthalamic adhesion　49
intervertebral foramen　10
intradural intramedullary AVM　274
intradural perimedullary AVF　274
intravascular surgery　131
ischemia　176
isocitrate dehydrogenase　213
isocoria　106

J

Jackson 頭部圧迫試験　255
JCS (Japan Coma Scale)　105
JR-NET (Japanese registry of neuroendovascular therapy)　274

K

Kernig 徴候　284

L

L-P シャント　239
lacunar infarction　177
lambdoid suture　4
lateral geniculate body　100
lateral ventricle　92
LH (luteinizing hromone)　**68**, 69, 70
LHRH (luteinizing hormone releasing hormone)　56
light reflex　107
limbic lobe　17, **28**
limbic system　**22**, 28
Lindau 病　225
lobe　17
long loop feedback mechanism　71

lucid interval　190
lumbo-peritoneal shunt　239
Luschka 孔　**93**, 94

M

Macewen 徴候　237
macroadenoma　216
macular sparing　110
Magendie 孔　**93**, 94
malformation　159
massa intermedia　49
MCA dot sign　180
Meckel 腔　80
medial lemniscus　35
median eminence　53
medulloblastoma　209, **215**
meningeal carcinomatosis　226
meningioma　214
meningitis　286
meningocele　233
meningoencephalocele　233
meninx　13
metastasis　208
Meyer's loop　99, **100**
microadenoma　216
middle cerebral artery　89
middle cerebral artery aneurysm　147
MIH (melanocyte stimulating hormone inhibiting hormone)　**56**, 72
miosis　106
modified Barthel index　117
modified Rankin Scale　139
Monro 孔　**92**, 94
Moyamoya disease　173
MRH (melanocyte stimulating hormone releasing hormone)　**56**, 72
MSH (melanocyte stimulating hormone)　**66**, 68, 72
mydriasis　106

N

neck clipping　153

negative feedback mechanism　69
neocerebellum　61
neurilemmoma　223
neurinoma　223
neurohypophysis　65
neuron　19, 54
neurosecretion　54
neurosecretory cell　54
nidus　**159**, 160, 274, 281
non-communicating syringomyelia　269
non-functioning adenoma　216
NPH (normal pressure hydrocephalus)　149, **237**
nucleus　29

O

OA・PICA anastomosis　183
occipital lobe　26
oculomotor nerve　79
olfactory nerve　79
oligodendroglioma　212
operculum　27
OPLL (ossification of posterior longitudinal ligament)　264
optic chiasma　99
optic nerve　**79**, 99
optic radiation　100
oxytocin　54, 73

P

Pacchioni 小体　95
paleocerebellum　61
parasympathetic nerve　86
paraventricular nucleus　73
parent artery　148
parietal lobe　24
Parinaud 症候群　222
pars nervosa　65
peripheral nerve system　79
persistence　239
photodynamic therapy　210
PIH (prolactin inhibiting hormone)　**56**, 71, 72, 217

pituicyte 65
pituitary adenoma 216
pituitary gland 65
pituitary stalk 65
pontine hemorrhage 169
portal vessel 68
postcentral gyrus 24
precentral gyrus 20
precocious puberty 222
PRH (prolactin releasing hormone) 56,72,217
PRL 71,72
projectile vomiting 123
prolactin 68,72,217
pseudoaneurysm 145
pupil 106
Purkinje 細胞層 59
putaminal hemorrhage 168
pyramidal tract 32

Q

quandrantic hemianopsia 110

R

Rankin Scale 139
———, modified 139
re-entry 145
re-rupture 150
recombinant tissue plasminogen activator 182
red vein 160
rehabilitation 112
Reil 島 17,27
releasing hormone 68,71
RI cisternography 238
Roland 溝 17
rt-PA (recombinant tissue plasminogen activator) 180,182

S

S 状静脈洞 15
S-P shunt 270
S-S shunt 270

sacral sparing 272
sagittal suture 4
SAH (subarachnoid hemorrhage) 140,147
schwannoma 223
schwann 細胞 223
schwann 鞘 223
sensory dissociation 269
short loop feedback mechanism 71
skull 2
sNPH (symptomatic normal pressure hydrocephalus) 237
somatomedin C 73
somatostatin 56,71,72,73
SPECT (single photon emission computed tomography) 240
spinal arteriovenous malformation 274
spinal AVM 274
spinal cord 74
spinal cord tumor 271
spinal dural AVF 276
spinal intradural intramedullary AVM 280
spinal intradural perimedullary AVF 278
spinal lemniscus 41
spinal nerve 85
Spurling 椎間孔圧迫試験 255
squamous suture 4
STA・MCA (superficial temporal artery-middle cerebral artery) anastomosis 182
stereotactic irradiation 129
stroke warning signs and symptoms 135
subarachnoid space 93
subarachoid space 140
subarchnoid hemorrhage 140,147
subcutaneous hematoma 189
subdural abscess 290
subdural hematoma 198
subgalear hematoma 189
subperiosteal hematoma 189

sulcus 17
sunset phenomenon 237
superior hypophysial artery 67
supraoptic hypophysial tract 73
supraoptic nucleus 73
suture 4
sympathetic nerve 86
syringo-peritoneal shunt 270
syringo-subarachnoid shunt 270
syringomyelia 269
syrinx 269

T

tap test 239
target organ 54
temporal lobe 22
thalamic hemorrhage 168
thalamic pain 168
thalamus 49
third ventricle 93
TIA (transient ischemic attack) 177,178
tonsillar herniation 124
transcranial approach 218
transshpenoidal approach 218
treatable dementia 238
TRH (thyrotropin releasing hormone) 56,70
trigeminal lemniscus 43
trigeminal nerve 80
trigeminal neuralgia 300
trigeminothalamic tract 43
trochlear nerve 80
true aneurysm 144
true lumen 145
TSH (thyroid stimulating hormone) 68,69,70
tuber cinereum 53
tuberohypophysial tract 55
tuberoinfundibular tract 55

U

uncal herniation 124
uncus **28**,124

V

V-P shunt 130,**154**,239
vagal nerve 82
vasogenic brain edema 119
vasopressin **54**,73
vasospasm 150
ventricular drainage 130,**154**
ventricular reflux 238
ventriculo-peritoneal shunt 130,**154**
vermis 59
vertebra 8
vertebral artery 91
vestibular nerve 81
vestibulocochlear nerve 81
visual field 109
vital sign 104
von Hippel-Lindau 病 225
VP (ventral posterior nucleus) 50
VPL (ventral posterolateral nucleus) 35,39,41,**50**,53
VPM (ventral posteromedial nucleus) 43,**50**,53

W

Wallenberg 症候群 269
Wernicke 野 22
white matter 18
WHO (World Health Organization) 209,213
Willis 動脈輪 88,**138**

X

xanthochromia 140,288

Z

Zovirax 289

0からの脳神経外科学

ISBN978-4-907095-27-7 C3047

平成27年10月10日　第1版発行
平成31年 3月10日　第1版第2刷（増補）

著　　　　　窪田　惺
発行者　　　山本美惠子
印刷所　　　三報社印刷株式会社
発行所　　　株式会社ぱーそん書房
〒101-0062　東京都千代田区神田駿河台2-4-4(5F)
電話(03)5283-7009(代表)/Fax(03)5283-7010

Printed in Japan　　　　　　　Ⓒ KUBOTA Satoru, 2015

・本書の複製権・翻訳権・上映権・譲渡権・公衆送信権（送信可能化権を含む）は株式会社ぱーそん書房が保有します．
・JCOPY ＜出版者著作権管理機構　委託出版物＞
本書の無断複製は著作権法上での例外を除き禁じられています．複製される場合には，その都度事前に出版者著作権管理機構（電話 03-5244-5088，FAX 03-5244-5089，e-mail：info@jcopy.or.jp）の許諾を得て下さい．